高等医药院校教材

中医各家学说

（供中医专业用）

主　　编　任应秋

副 主 编　裘沛然　丁光迪

编　　委　王祖雄　郭子光

协　　编　鲁兆麟　严世芸

徐荣庆

上海科学技术出版社

图书在版编目(CIP)数据

中医各家学说/任应秋主编. —上海：上海科学技术出版社，1986.5(2025.1 重印)

高等医药院校教材. 供中医专业用

ISBN 978-7-5323-0491-2

Ⅰ. 中… Ⅱ. 任… Ⅲ. 中医学—高等学校—教材 Ⅳ. R22

中国版本图书馆 CIP 数据核字(2007)第 113481 号

中医各家学说

主编 任应秋

上海世纪出版(集团)有限公司
上海科学技术出版社 出版、发行

(上海市闵行区号景路 159 弄 A 座 9F-10F)

邮政编码 201101 www.sstp.cn

上海华顿书刊印刷有限公司印刷

开本 787×1092 1/16 印张 18.5

字数 443 千字

1986 年 5 月第 1 版 2025 年 1 月第 42 次印刷

ISBN 978-7-5323-0491-2/R·130

定价：45.00 元

前　言

由国家组织编写并审定的高等中医院校教材从初版迄今已历二十余年。其间曾进行了几次修改再版，对系统整理中医药理论、稳定教学秩序和提高中医教学质量起到了很好的作用。但随着中医药学的不断发展，原有教材已不能满足并适应当前教学、临床、科研工作的需要。

为了提高教材质量，促进高等中医药教育事业的发展，卫生部于一九八二年十月在南京召开了全国高等中医院校中医药教材编审会议。首次成立了全国高等中医药教材编审委员会，组成32门学科教材编审小组。根据新修订的中医、中药、针灸各专业的教学计划修订了各科教学大纲。各学科编审小组根据新的教学大纲要求，认真地进行了新教材的编写。在各门教材的编写过程中，贯彻了一九八二年四月卫生部在衡阳召开的“全国中医医院和高等中医教育工作会议”的精神，汲取了前几版教材的长处，综合了各地中医院校教学人员的意见；力求使这套新教材保持中医理论的科学性、系统性和完整性；坚持理论联系实际的原则；正确处理继承和发扬的关系；在教材内容的深、广度方面，都从本课程的性质、任务出发，注意符合教学的实际需要和具有与本门学科发展相适应的科学水平；对本学科的基础理论、基本知识和基本技能进行了较全面的阐述；同时又尽量减少了各学科间教材内容不必要的重复和某些脱节。通过全体编写人员的努力和全国中医院校的支持，新教材已陆续编写完毕。

本套教材计有医古文、中国医学史、中医基础理论、中医诊断学、中药学、方剂学、内经讲义、伤寒论讲义、金匮要略讲义、温病学、中医各家学说、中医内科学、中医外科学、中医儿科学、中医妇科学、中医眼科学、中医耳鼻喉科学、中医伤科学、针灸学、经络学、腧穴学、刺灸学、针灸治疗学、针灸医籍选、各家针灸学说、推拿学、药用植物学、中药鉴定学、中药炮制学、中药药剂学、中药化学、中药药理学三十二门。其中除少数教材是初次编写外，多数是在原教材，特别是在二版教材的基础上充实、修改而编写成的。所以这套新教材也包含着前几版教材编写者的劳动成果在内。

教材是培养社会主义专门人才和传授知识的重要工具，教材质量的高低直接影响到人才的培养。要提高教材的质量，必须不断地予以锤炼和修改。本套教材不可避免地还存在着一些不足之处，因而殷切地希望各地中医药教学人员和广大读者在使用中进行检验并提出宝贵意见，为进一步修订作准备，使之成为科学性更强、教学效果更好的高等中医药教学用书，以期更好地适应我国社会主义四化建设和中医事业发展的需要。

全国高等中医药教材编审委员会

一九八三年十二月

编 写 说 明

《中医各家学说》是中医专业中反映历代中医学成就，具体阐述医学家的学说及其经验的一门后期提高课程。其教学目的是使学生在学习了中医学各科课程的基础上，进一步了解与掌握中医历代著名医家的学术思想、学术成就和主要医学流派对中医学发展的影响，以扩大学生的知识范围，提高理论水平，丰富临床知识，为今后从事教学、临床和科研工作打下扎实基础。这门课程具有很强的理论性、知识性与实用性，因此，它与《中国医学史》及其他课程是有区别的。

本教材是根据一九八二年卫生部组织的全国高等中医院校中医药教材编审委员会审定的《中医各家学说》教学大纲编写的。在编写过程中参考了二版、三版《中医各家学说》教材的内容，根据中医高等院校几年来教材的使用情况，这次教材编写的主要内容是：总论部分概述了中医学术发展的源流以及学术流派的形成与发展；各论分为八章，介绍伤寒学派、河间学派、易水学派、攻邪学派、丹溪学派、温补学派、温病学派的代表医家，以及其他著名医家，共计四十位。在详述每一医家学术思想之后，附有医案与原著选读，以利于学生掌握与应用。

这次教材的编写，根据一九八二年全国高等中医院校中医药教材编审委员会的意见，教材编写组进行了分工。总论、河间学派、温病学派及张志聪学术思想部分，由任应秋编审，鲁兆麟协编：伤寒学派由郭子光编写；易水学派由王祖雄编写；攻邪学派、丹溪学派、温补学派由裘沛然编审，严世芸协编；其他著名医家由丁光迪编审，徐荣庆协编，最后召开审定稿会议集体讨论定稿的。

本教材在使用过程中，请各院校不断总结经验，提出宝贵意见，以便今后进一步修订提高。

编 者

一九八四年六月

目　录

总　论

各　论

总　论

中医各家学说是以阐明和研究中医学术发展过程中的主要医学流派和历代著名医家学术思想、学术成就的一门学科，它充分反映了中国医药学这一伟大宝库的丰富多彩，是中医药学的重要组成部分，也是中医理论体系的不断发展和临床经验不断总结的反映。

因此，学习各家学说，就首先应该了解中医理论体系的形成与发展，弄清学术流派的产生与发展和各个医学流派的一般概况，以及各家学说在祖国医学发展中的贡献。这样，才能对历代医学家的学术成就和经验，全面地进行估价，综合各医学家之所长，正确地进行取舍，更有效地指导临床实践，从而达到继承发扬中医学的目的。

1. 祖国医学理论体系的形成

科学理论的确立,无不通过反复的生活、生产和科学实践,再从反复认识中得出正确的理论的。祖国医学理论的形成也是在历代医学家长期与疾病作斗争的医疗实践过程中,不断总结经验,逐步上升为理论知识而形成的。

远古的医学,据历代文献资料记载,基本上可分作三个内容,第一,从伏羲制九针到著成《黄帝针灸》;第二,由黄帝岐伯论经脉到著成《素女脉诀》;第三,由神农尝百草到著成《神农本草经》,这就是《礼记·曲礼》所说的"三世医学"。所以,谢利恒氏总结说:"吾国医学之兴,遐哉尚矣。《曲礼》:'医不三世,不服其药。'孔疏引旧说云:'三世者,一曰《黄帝针灸》,二曰《神农本草》,三曰《天子脉诀》'此盖中国医学最古之派别也。"[①]是否可称为中医最古的医学派别,现无更多史料证实,但确可证明祖国医学渊源已久,这是不容置疑的。

及至春秋战国时期,由于《黄帝内经》这部医学巨著的渐渐形成,奠定了中医学的理论体系,为中医学术的发展打下了良好的基础。虽然,目前对这部著作的成书时代看法不一,但肯定中医理论体系基本奠定于战国时期是没有疑义的。

在《黄帝内经》这部巨著中,对人体的生理活动、病理现象,以及诊断治疗的方法,结合当时自然学科的成就,进行了客观的认识,建立了如脏腑、经络、病因、病机、诊法、辨证、治则、针灸、摄生等学说,使祖国医学建立了一整套的理论。尤其难能可贵的,是它在阐述这些学说的时候,一直贯穿着朴素的唯物主义及辩证法思想。

首先,《黄帝内经》承认世界是物质的。若《素问·四气调神论》说:"天地俱生,万物俱荣。""万物不失,生命不竭。""与万物浮沉于生长之门。"《素问·宝命全形论》也说:"天覆地载,万物悉备,莫贵于人。"又进一步指出人是万物之一,是万物中最可贵的。既然世界是物质构成的,《黄帝内经》又借用古代哲学概念的"气"作为物质的最基本单位。《素问·宝命全形论》说:"人以天地之气生,四时之法成。"同时还说明物质的运动和变化,在于气的运动。故《素问·六微旨大论》说:"气之升降,天地之更用也。""气有胜复,胜复之作,有德有化,有用有变。"升降与胜复,都是气运动的表现。由于《黄帝内经》将世界的变化概括于气的运动变化之中,人体的生理病理变化也必然不能超脱这种变化。所以,朴素的唯物论观点贯穿于中医学中,成为其主导思想。

其次,《黄帝内经》又借助阴阳五行学说以说明事物的对立统一规律和整体观念,以阐明人体与自然界事物的复杂变化,并且将二者有机地结合在一起,使中医理论奠定在朴素辩证法的思想基础之上。《黄帝内经》中明确指出阴阳的对立统一是天地万物运动变化的总规律,并指出这种对立统一的关系是普遍存在的。如《素问·阴阳应象大论》说:"阴阳者,天地之道也,万物之纲纪,变化之父母,生杀之本始。"《素问·阴阳离合论》又说:"阴阳者,数之可十,推之可百,数之可千,推之可万,万之大不可胜数,然其要一也。"并以阴与阳的相互对立、相互依存、相互消长、相互转化等对立统一关系来说明人体的生理、病理、诊断、治疗诸方面,阐明中医学的理论。

古代医家同时亦吸收了五行学说来说明医学中的整体观念。《黄帝内经》认为各种事物内可包含着具有木、火、土、金、水五种功能属性的成分或因素，并且运用五行的生克制化的变化规律来说明自然界和人体中复杂关系的变化规律，以说明事物中的某一方面与其他方面的密切关系。不仅如此，《黄帝内经》还运用五行分类的方法把人体的生理组织以及自然界的事物和现象分为五类，若五方、五气、五色、五味、五音、五季、五畜、五谷、五脏、五腑、五官、五体、五志等，使人体与自然界联系在一起，以阐明自然界对人体的影响，形成了中医学的整体观念。而且，《黄帝内经》运用五行之间动态平衡与失调，解释人体的生理、病理诸现象，使中医学的理论具有朴素系统论思想。

总之，《黄帝内经》将阴阳五行学说运用于中医理论的阐发，阴阳学说的对立统一辩证思想，五行学说的整体系统方法，有助于认识人体局部与局部、局部与整体之间的关系和认识人体与生活环境的统一，从而奠定了祖国医学的理论体系。后世医家在《黄帝内经》的基础上从不同角度加以阐发，形成了不同的学术流派和竞相发挥的各家学说，丰富了中医学的伟大宝库。

2. 中医学术流派的形成与发展

中医学具有十分悠久的历史，它的形成和发展与人们对疾病的认识程度有密切关系，同时也受到历史上各种因素的影响。春秋战国之际，我国的社会制度正在经历着巨大的历史性的变革，以宗族制度为基础的生产关系受到了以家族制度为基础的生产关系的冲击，推动了社会的向前发展；随之而来的各种学术文化的创立与发展，亦比较迅速，各种不同的学术流派相继产生，形成了历史上诸子百家学术争鸣的局面。重要的学派如儒家、法家、墨家、兵家等都已经创始了。范文澜在《中国通史简编》中说："郑国子产创法家，齐国孙武创兵家，鲁国孔丘创儒家，重要学派除了道家，东周后半期都创立了。"[2]说明在学术研究领域中，已经有了学派的产生。

在这一历史时期，科学文化的各个方面相应也有了很大的发展，如天文历算学、地理学、农学、制器技术、军事、艺术等方面都有相当的成就。医学属于自然科学范畴之内，《黄帝内经》的问世，标志着医学亦已发展到了一定的水平，有了一整套较为完整的理论，这就奠定了医学流派产生的基础。

再从汉代前医学发展的情况来看，史料中已有师承授受的关系。若《史记·扁鹊仓公列传》中，记有扁鹊学医于长桑君，而弟子又有子阳、子豹等人。《说苑》中还记有子容、子明、子越、子游、阳仪诸人。《扁鹊仓公列传》还记载太仓公淳于意学医于公乘阳庆与公孙光，其弟子有宋邑、高期、王禹、冯信、杜信、唐安等。可见，当时名医辈出，又有师承授受，这对医学流派的产生有一定影响。

此时，在医学理论发展中，业已出现不同的学术见解，各有发挥。以《黄帝内经》与《难经》相较，就有多处不一。若论命门，《难经·三十六难》云："脏各有一耳，肾独有两者何也？然，肾两者，非皆肾也，其左者为肾，右者为命门。命门者，诸精神之所舍，原气之所系，男子以藏精，女子以系胞，故知肾有一也。"强调命门为右肾。而《黄帝内经》中虽有命门之称，乃是指眼目而言。如《素问·阴阳离合论》说："太阳根起于至阴，结于命门，命曰阴中之阳。"《灵枢·根结篇》也说："太阳根于至阴，结于命门，命门者，目也。"指命门为两目。故两说所指内容截然不同，只能说明是各有师承，属于不同的医学理论论述。再如两家之论三焦，《难经·二十五难》云："心主与三焦为表里，俱有名而无形。"提出了无形三焦说。而《灵枢·本脏》却说："密理厚皮者，三焦膀胱厚；粗理薄皮者，三焦膀胱薄；疏腠理者，三焦膀胱缓；皮急而无毫毛者，三焦膀胱急。毫毛美而粗者，三焦膀胱直；稀毫毛者，三焦膀胱结也。"《灵枢·本输》又说："三焦者，中渎之府，水道出焉。"三焦既称作"中渎之府"，水所从出之道，而本身又有厚、薄、缓、急、直、结的区分，则三焦为有名有形之府。《黄帝内经》与《难经》看法又不一。故徐大椿在《难经经释》说："其说不本于《内经》，而与《内经》相发明者，此则别有师承，又不得执《内经》而议其可否。"

既然在这一时期，有不同的师承授受关系，又有不同的学术理论见解，出现学术上的争鸣，说明早在汉代以前，就有了产生医学流派的一定条件。现存史料《汉书·艺文志》中记有医经七家，经方十一家，并叙述说："医经者，原人血脉、经络、骨髓、阴阳、表里，以起百病之本，死生之分，而用度箴石汤火所施，调百药齐和之所宜，至齐之得，犹慈石取铁，以物相使，拙者失理，以愈为剧，以生为死。""经方者，本草石之寒温，量疾病之浅深，假药味之滋，因气感之宜，辨五苦六辛，致水火之齐，以通闭解结，反之于平。及失其宜者，以热益热，以寒增寒，精气内伤，不见于外，是所独失也。"故谚曰："有病不治，常得中医。"③说明当时对中医学术研究上已有不同的方向，有侧重于理论，有侧重于临床的。

汉代医家张仲景熔理论与方药于一炉，写成《伤寒论》，奠定了中医学辨证论治的基础，专门探讨伤寒杂病的诊断治疗规律。被后世医家所推崇，称为医中之圣，《伤寒论》亦被奉为经典。因此，后世很多医家专门从事《伤寒论》研究，从晋唐至宋元明清，历代不衰，形成了医家众多的伤寒学派。至宋元之际，由于人们多年来遭受到战争的破坏、饥荒劳役，使疾病丛生，在当时的历史条件下，原有的医疗水平，不能满足客观需要。因此一些医家根据自己的临床经验和学习心得，各创新说，形成了不同的学术流派。刘完素在研究《素问》《伤寒论》的基础上，创立了"火热论"，以阐发六气病机，治主寒凉，成为寒凉派的代表。因刘氏家住河间，故这一学派又称河间学派。张元素在《黄帝内经》《金匮》《中藏经》及钱乙小儿"五脏辨证"启示下，以脏腑的虚实寒热论点来分析疾病的发生与演变，创立"脏腑病机学说"，因张元素为易水人，故后世称之为易水学派。而后，李杲继承发展了元素之学，独重后天脾胃，创立"脾胃论"，又自成补土一派。张从正私淑河间之学，但强调"病由邪生，攻邪已病"，主张用汗吐下三法以治病，而成为攻邪一派。刘完素的三传弟子朱丹溪，其学术受刘完素"火热论"的影响，又接受李杲"内伤论"观点，探讨内伤杂病证治，悟出"阳有余，阴不足"的道理，认为治阴虚火亢证，不仅要泻火，还要养阴，遂开后世滋阴一派之先河，其师承授受，又形成丹溪学派。到了明代，探讨脏腑病机逐渐侧重于虚损病症方面，尤其重视先后二天，在肾命门水火的认识上发挥尤多，形成了善用温补的特点，若薛己、张介宾、赵献可、孙一奎、李中梓诸家及其门人，形成了温补一派。明代末年，温疫病广泛流行，用伤寒法治之罔效，以吴又可为开创，叶天士、吴瑭为中坚的一派医家，侧重于温病温疫的研究，并取得了很大成就，形成了温病学派。河间学派、易水学派、丹溪学派、攻邪学派、温补学派、伤寒学派、温热学派这七大医学流派成为祖国医学发展过程中的主要脉络，在此能够清楚地看到祖国医学是如何随着历史的发展而发展演变的。除此之外，另有一些医家，虽在学术上颇有贡献，然未有明显的学派倾向，若孙思邈、钱乙、陈自明、缪仲淳、绮石、喻昌、张石顽、张志聪、吴师机、王泰林、王清任、唐宗海、张山雷、恽铁樵等，与七大学派诸家共同形成了中医学丰富多彩的百家争鸣局面，促进了中医学术的向前发展。

3. 学术争鸣在祖国医学发展中的作用

中医学数千年的发展史，产生了众多的医学家，形成了不少的学术流派，在学术上进行百家争鸣，促进了中医学的不断发展，充实、丰富了中医学宝库。中医学的发展，由于早在战国时期已经形成了较为完整的理论体系，且这一理论体系包含着朴素唯物主义和辩证法思想，因此经历了历史的反复检验，得以不断地充实与提高，使之进一步完善与深化。

《伤寒论》的学术理论源于古医经家，其治法方药源于古经方家，具有较高的理论和临床价值，所创立的六经辨证与辨证论治法则为后世所公认，研究者众多。在晋唐之际，主要侧重于搜集整理，宋金以后则侧重于深入研究，围绕着《伤寒论》的编次注释、研究方法、六经本质展开了激烈的争论。持错简重订之说者，以风伤卫、寒伤营、风寒两伤营卫校订旧论，提出三纲鼎立之说，以麻黄汤、桂枝汤、青龙汤证为大纲，于太阳之寒热虚实辨析颇精。与之相反，一些医家主张维护旧论，示人不要随意移动条文，这对研究古典著作很有意义。这一派医者又多以六气释六经，认为人体三阴三阳之气，与天之风寒暑湿燥火相应，二者上下相因，内外相贯，因此三阴三阳之为病，亦即六经气化之病，对六气六经和脏腑关系的病机理论有很大提高。还有一些医家着眼于《伤寒论》辨证论治思想的探讨，有提倡按方类证者，认为《伤寒论》中有一证即有一方，辨证既确，方即随之，主张以方名证，汇集六经诸证，各以类从，有利于《伤寒论》诸方的临床应用。有主张以法类证者，则重视《伤寒论》中治法的分析，将有关条文方证汇集于大法之下，加以阐发，对研讨伤寒治法规律，有效地运用于临床大有裨益。有强调分经审证者，重点探讨三阴三阳病症的不同表现规律及证候特点，又有利于临床上更好地运用六经辨证的方法，等等。伤寒学派诸家对《伤寒论》的研究，各有所长，若将各家之长综合在一起，则对《伤寒论》辨证论治的思想更能全面掌握，并使之达到更高的学术水平。

河间学派研究的主要课题是火热病机，尤以外感六气所致的火热病症探讨为多，提出“六气皆能化火”之说的著名论断，这对于中医的病机理论的提高很有贡献，并对后世创立温病学说有很大启迪。

易水学派整个学术内容，侧重于脏腑病机的研究，强调脏腑虚实寒热病症的分析。张元素提出了五脏六腑虚实寒热不同证型的临床表现及治疗方药，虽渊源于《黄帝内经》《金匮》《中藏经》等，但对中医脏腑辨证理论的发展大有推动。李杲之脾胃论，正确地阐述了中土清阳之气在人体生理与病理变化中的重要地位，强调了调理脾胃在治疗上的积极作用，为治疗脏腑虚损病症开拓了新的门径，提出了新的治法，丰富了脏腑病机学说。阐发了易水学派的学术观点，有利于丰富我们对内伤诸病的病机理论认识，从脾胃方面发展了脏腑辨证学说，对后世脏腑病机理论的不断深化能有所启发。

攻邪学派则强调病之一物，皆邪气所致，治疗应以驱邪为主，不能滥用补法。对汗吐下诸法大加发挥，从一个侧面深化了中医的治则理论，并丰富了临床经验，至今仍有现实意义。尤其是张从正吐法经验的积累，在中医治法研究上有独到之处，更值得我们重视。

丹溪学派以研究内伤火热病症为中心课题，深入探讨了阴虚火旺诸般病症的病机，不仅为内伤阴亏病症的治疗提供了理论依据，而且对温病学说的治疗法则大有启示。朱丹溪与刘完素两家，一者强调内伤火热，一者重视外感火热，熔两派诸家之学为一炉，必将使我们对火热病的认识和临床治疗水平，有很大的提高。

温补学派诸家重视肾命水火的研究，充实发展了中医的命门学说，使中医的学术理论又有所突破。李杲重视脾胃，温补诸家则既重视脾胃，又重视肾命，强调先后二天的补养是治疗病症的关键，使扶正诸法臻于完善。

温病学派各医家的主要成就，不仅在病因学上有新的进展，而且对外感热病的治疗规律进行了大胆的探索，提出了温疫病机和温病学说，创立了卫气营血与三焦辨证诸说，大大充实了仲景《伤寒论》有关温病的范围和实质内容。

要之，纵观诸学派的学术贡献，使中医学的理论大大丰富，临床经验更加充实。虽然，诸学派的学术成就都渊源于《黄帝内经》的理论体系和《伤寒论》的辨证论治思想，但又各有发展，大大丰富了中医学的内容，为临床工作的提高各自做出了卓越的贡献。

以上发展史，说明了不同学派的学术争鸣，促进医学科学不断发展。掌握历史上各家学术的不同成就与特点，不仅可以丰富我们的学识，深化我们的中医学知识，而且有利于进一步做好整理提高祖国医学的工作，有利于今后对中医学理论的研究。同时，历史的发展规律，使我们懂得，必须在学术领域中解放思想，活跃学术空气，百家争鸣，这样，才能从不同的方面，把中医学的发掘、整理、提高工作更好地开展起来。

【复习思考题】

(1) 祖国医学理论的形成对中医学的发展有何意义？为什么？

(2) 中医学术流派是如何产生和发展的？

(3) 举例说明各家学说对中医学的发展起到什么作用？

〔注释〕

① 见《中国医学源流论 · 医学变迁》。

② 见《中国通史简编 · 古代文化的创造》。

③ 见《汉书》卷三十。

各　论

4. 伤寒学派

4.1　概　　说

伤寒学派，是以研究或阐发张仲景《伤寒论》的辨证论治，理法方药为主要课题的众多医家形成的一大医学流派。迄今为止，这个学派的伤寒著作有千余种，七百余家之多，影响很大。

伤寒学派的形成与发展，及其历久不衰的原因，主要是《伤寒论》这部书具有很高的理论意义与实践价值，以及历代注家不断地充实与发挥。《伤寒论》的学术渊源与成书过程，正如它的作者在自序中所说："余宗族素多，向余二百，建安纪年以来，犹未十稔，其死亡者，三分有二，伤寒十居其七。感往昔之沦丧，伤横夭之莫救，乃勤求古训，博采众方，撰用素问，九卷，八十一难，阴阳大论，胎胪药录，并平脉辨证，为伤寒杂病论，合十六卷。"可见，它的学术理论源于古医经家，其治法方药源于古经方家，并通过作者自己的临床观察而写成的。这部书的研究对象与实践基础，虽然是外感伤寒病，但它提供的辨证论治原则则具有普遍意义。它总结了我国汉代以前的医学成就，把古代理论医学与临床医学结合起来，理法方药比较完备，内容明确而系统，在中医学的发展中占有承前启后的地位。在当时，"华佗读而善之曰，此真活人书也。"[①]后来孙思邈也有"江南诸师秘仲景要方不传"[②]之语。历代医家崇奉《伤寒论》为"医门之规矩""治病之宗本""方书之祖"，无不对其高度评价与珍视。然而，这部成书于东汉末年的巨著，时值社会动乱，历遭兵燹，致使原书散失不全，而未得到广泛地流传与应用。后世医家对这部书的搜集、整理、研究与发挥的过程，也就是伤寒学派的形成、发展与兴盛的过程，大约可分三个发展阶段：

4.1.1　晋唐时期，为搜集、整理阶段

此期以晋太医令王叔和为代表，对已经散失了的伤寒条文方证进行广泛地搜集、整理与编次。他自称："今搜采仲景旧论，录其证候、诊脉、声色，对病真方有神验者，以防世急也。"[③]表明他是从脉、证、方、治入手，按照仲景辨证论治精神进行整理、编次的，因而是比较成功的。与他同时代的皇甫谧对其做了肯定的评价，说："近代太医令王叔和撰次仲景选论

甚精，指事施用。”[④]但叔和撰次的《伤寒论》也未得到广泛流传，以致唐代孙思邈直到晚年著《千金翼方》时，才见到《伤寒论》，感叹“伤寒热病，自古有之，名贤濬哲，多所防御，至于仲景，特有神功，寻思旨趣，莫测其致，所以医人不能钻仰”。[②]于是采取“方证同条，比类相附”的研究方法，将《伤寒论》条文分别按方证比附归类，单独构成两卷，实于《千金翼方》之中，竟成为唐代仅有的《伤寒论》研究性著作。孙氏以方名证，归类比较的研究方法，实为后世从方证角度探索《伤寒论》的先导。孙氏所谓仲景治法大意“不过三种：一则桂枝，二则麻黄，三则青龙，此之三方，凡疗伤寒，不出之也”。[②]明代方有执、喻嘉言等，竟发挥而为“三纲鼎立”之说，可见其影响深远。王叔和撰次的《伤寒论》原书版本，目前已不可复见，而宋代成无己《注解伤寒论》与明代赵开美复刻宋本《伤寒论》，则基本保留了叔和撰改的原貌。

4.1.2 宋金时期，为深入研究与学派形成阶段

此期有韩祗和著《伤寒微旨》，从脉证分辨，以脉为先；庞安常著《伤寒总病论》，着重病因、发病方面的阐发，倡寒毒、异气之说；朱肱著《南阳活人书》，提出三阴三阳的本质问题，倡经络之说；许叔微著《伤寒九十论》等，从临床验证上深入探索；郭雍著《伤寒补亡论》，搜采世说补入其中，以丰富伤寒内容。特别是成无己首倡全面注解《伤寒论》，用以经注论、经论结合的方法，阐明学理，使《伤寒论》第一次获得理论上的说明。同时，他对论中五十个主要症状的发生机制、表现特点、形证异同做了精辟阐述和辨别。成氏的成就，赢得了广大医家对《伤寒论》的理解和应用，开辟了用注解、释义的方法，研究《伤寒论》的先河，其影响导致此后对《伤寒论》的研究蔚然成风。上述诸家，都是这一时期的代表医家，各有独到，各有特长，共同形成伤寒学派。

4.1.3 明清时期，为发展、兴盛阶段

这一时期，在伤寒学派内部，围绕着《伤寒论》的编次注释、研究方法、六经本质等问题，展开了热烈的论争，形成不同的流派，从而促进了伤寒理论与实践的发展，是伤寒学派的兴旺、鼎盛时期。伤寒学派内部不同派别的形成，实发端于明代方有执错简重订之说。方氏认为王叔和编次的《伤寒论》是“颠倒错乱殊甚”，必须“重修考订”。于是，他采取整移改削的方法，对其大加改订，并着重发挥了“卫中风”“营伤寒”“营卫俱中伤风寒”之论，著成《伤寒论条辨》。后来，喻嘉言著《尚论篇》，对方氏的考订大加赞赏，认为其“改叔和之旧，以风寒之伤营卫者分属，卓识超越前人”。[⑤]并将风寒中伤营卫之论概括为“三纲鼎立”学说。在方、喻的影响，错简重订之风大扇，和者竟起。如张璐著《伤寒缵论》，深感诸家多歧而不一，读到方，喻之书后，才“忽有了悟，觉向之所谓多歧者，渐归一贯”。[⑥]之后，著名医家如程郊倩著《伤寒论后条辨直解》，章虚谷著《伤寒本旨》，周扬俊著《伤寒论三注》，黄坤载著《伤寒悬解》等，无不以错简为说，指王叔和之非，议成无己之误。这一派称为错简重订派。与之相反，也有“尊王赞成”的，认为王叔和的编次，仍为长沙之旧，不必改弦更张，而成无己的注释，不仅未曲解仲景之说，其引经析义，实为诸家所不胜。持此种观点的代表医家，如张卿子、张志聪、张锡驹、陈修园等，这一派称为维护旧论派。其中以陈修园影响最大。陈氏著《伤寒论浅注》等书，认为“叔和编次《伤寒论》，有功千古，增入诸篇，不书其名，王安道惜之。然自《辨太阳病脉证篇》至《劳复》止，皆仲景原文，其章书起止照应，王肯堂犹如神龙出没，首尾相应，鳞甲森然。兹不敢增减一字，移换一节”。[⑦]这一派对六经病机的解释，持六气气化学说，观点也几乎是一致的。介于上述二派之间的另一派学者，认为《伤寒论》的精神实质是辨证论治，不管是仲景旧论，还是叔和纂集，只要有利于辨证论治的运用，其错简与真伪就不是主要的问题。此派的思维非常活跃,他们在孙思邈"方证同条,比类相附"的启发下,运用归类编次的研究方法,从不同的角度充分揭示了《伤寒论》辨证论治的规律,大大地丰富和发展了仲景学说。其归类编次的方式,有以下几种。

(1) 按方类证　以柯韵伯《伤寒来苏集》为代表,把一个个方证视为一个个独立存在的证候,以方名证,按方类证,将有关条文汇列于下,加以分析。其优点是能够完整地体现各个方证的脉证,明确分辨出主证与次证及其类似证的辨别,便于掌握应用;

(2) 按法类证　以尤在泾《伤寒贯珠集》为代表,特点是以法类证,以证论治,将有关条文方证汇列于大法之下,加以阐述,充分揭示了伤寒治法规律;

(3) 按症类证　以沈金鳌《伤寒论纲目》为代表,特点是以伤寒百余个主要症状为归类标准,将具有该症状的条文汇列于下,加以比较分析,充分阐明了伤寒主要症状的发生机理、表现特点及其治法异同;

(4) 按因类证　以钱璜《伤寒溯源集》为代表,采取以方证的原因为归类标准,将有关条文汇列于下,以突出方证的病因为特点;

(5) 分经审证　陈修园晚年吸取了其他流派的优点,著《伤寒医诀串解》,立足于六经气化理论,创分经审证之法,充分体现出方证的联系及其传变、转归的机制。

当代,伤寒学派不乏名家。江阴曹颖甫著《伤寒发微》,强调"仲景后的方书卑不足道"[⑧],其门人沈氏述其学术思想云:"历代之注伤寒者,不下百数十家,大率皆妄易次序,颠到经义……而吾师此书,以经解经,独得仲景之奥,更足以光大仲景之学。"[⑨]西安黄竹斋著《伤寒论集注》,曰:"还医林之巨观,刊诸注之谬异,集群哲之雅言……撷百种方书之精华,集一贯古今之真诠。"[⑩]二氏著作的编次注释,具有"尊王赞成"的倾向,但能兼采众家之所长,可称近世旧论派之代表。日本山田正珍著《伤寒论集成》,常责叔和之非,赞方有执之是,可称错简派的代表。四川左季云著《伤寒论类方汇参》,曰:"述仲景之心法,宗洄溪之方式,以方名编次,不类经而类方,且繁征博引,为见证施治之准绳。"[⑪]可以说是介乎二派之间的代表。至于武进恽铁樵著《伤寒论研究》、上海陆渊雷著《伤寒论今释》,都各有发挥。新中国成立以后,是仲景学说的又一个大发展时期,各种伤寒著作、专题论文,犹如雨后春笋般地出现,对《伤寒论》的病因病机、脉证方治,及其认识论与方法论等,进行了空前规模的、全面深入的探讨,在一定程度上发展了伤寒学理,提高了对其科学性的认识。与此同时,人们还对《伤寒论》的方药进行了大量的临床观察与实验研究,探索其卓有成效的原理。正是这些探讨与研究,使伤寒学说显示出坚实的可靠性,广泛的适应性和强大的生命力。

纵观伤寒学派的古今,发端于晋唐,形成于宋金,兴盛于明清,而现时正处于一个大发展的阶段。由于历代注家通过整理、编次、校刊、注释的形式,将自己的临证经验与认识,融会于其中,而使伤寒学说的内容不断丰富,应用范围不断扩大,学术水平不断提高。现今所谓伤寒学说,《伤寒论》是基本的,后世注家发展的内容则是大量的、丰富的。伤寒学派内部不同派别的论争,以及注家们对《伤寒论》条文的不同校刊与注释,大都是由于不同的实践经验产生的不同认识,一般不存在谁是谁非的问题。相反,他们的论争在客观上却成为伤寒学说不断发展的推动力。

【复习思考题】

(1) 伤寒学派内部派别论争的焦点是什么?他们是否存在谁是谁非的问题?

(2) 试以事实论证伤寒学说所以具有强大的生命力而历久不衰的原因。

〔注释〕

① 明·李濂《医史·张仲景补传》。

② 唐·孙思邈《千金翼方·卷九·伤寒上》。

③ 宋·成无己《注解伤寒论·伤寒例》。

④ 晋·皇甫谧《甲乙经·序》。

⑤ 明·喻昌《尚论篇·尚论张仲景伤寒论大意》。

⑥ 清·张璐《伤寒缵论·自序》。

⑦ 清·陈修园《伤寒浅注·凡例》。

⑧ 曹颖甫《伤寒发微·秦伯未序》。

⑨ 曹颖甫《伤寒发微·沈石顽序》。

⑩ 黄竹斋《伤寒论集注·自序》。

⑪ 左季云《伤寒论类方汇参·序》。

4.2 庞安时

庞安时,字安常,宋代庆历~元符(1042~1099年)时,蕲水(湖北省浠水县)人,幼时随父习医,长而博读《灵枢》《太素》《甲乙经》诸书,用功颇深,融会贯通,尤精于《伤寒论》。著有《难经辨》《主对集》《本草补遗》《伤寒总病论》,前三部书都已亡佚,现仅存后者。

现行《伤寒总病论》是根据清代黄丕烈《士礼居丛书》复宋刊本印行。金、元、明时期都没有传本,故现行本较正确地反映了庞氏的学术思想。全书分六卷,卷一叙论并六经诸证,卷二论汗吐下证并用水用火和表温里的方法,卷三论结胸、痞气、阴阳毒、狐惑、百合、痓、湿、暍和杂病,劳复等证,卷四论暑病、时行、寒疫、斑痘等证,卷五论天行,温病和变黄、败坏等证,并附小儿伤寒证,卷六冬夏伤寒发汗杂方,妊娠伤寒方,伤寒暑病通用治法、伤寒温热病生死证,并有瘥后禁忌等。可见庞氏既精于伤寒,也熟谙温病,内妇儿科,皆有研究,是一位拥有广泛实践经验的医家,其于病因、发病与传变,尤有发挥,兹择其主要学术见解分述如下。

4.2.1 寒毒说

庞氏治伤寒主要是从病因、发病入手,并结合体质、地理、气候等进行探讨,他认为广义伤寒的病因是"寒毒",只不过是由于感受邪气的时间、地域、体质不同,而表现出伤寒(狭义)、中风、风温、温病、湿病、暑病等不同的证候,他说:"素问云:冬三月是谓闭藏,水冰地裂,无扰乎阳。又云:彼春之暖,为夏之暑,彼秋之忿,为冬之怒,是以严寒冬令,为杀厉之气也。故君子善知摄生,当严寒之时,周密居室,而不犯寒毒,其有奔驰荷重,劳力之人,皆辛苦之徒也。当阳气闭藏,反扰动之,令郁发腠理,津液强渍,为寒所搏,肌腠反密,寒毒与营卫相浑,当是之时,勇者气行则已,怯者则著而成病矣。其即时成病者,头痛身疼,肌肤热而恶寒,名曰伤寒。其不即时成病,则寒毒藏于肌肤之间,至春夏阳气发生,则寒毒与阳气相搏于营卫之间,其患与冬时即病候无异,因春温气而变,名曰温病也;因夏暑气而变,名曰热病也;因八节虚风而变,名曰中风也;因暑湿而变,名曰湿病也;因气运风热相搏而变,名曰风温也,其病本于冬时中寒,随时有变病之形态耳,故大医通谓之伤寒焉。"③又说:"一州之内,有山居者为居积阴之所,盛夏冰雪,其气寒,腠理闭,难伤于邪,其人寿,其有病者多中风中寒之疾也。有平居者为居积阳之所,严冬生草,其气温,腠理疏,易伤于邪,其人夭,其有病者多中湿中暑之疾也。凡人禀气各有盛衰,宿病各有寒热……假令素有寒者,多变阳虚阴盛之疾,或变阴毒也;素有热者,多变阳盛阴虚之疾,或变阳毒也。”[③]庞氏的这些论点,是根据《伤寒例》“中而即病者,名曰伤寒;不即病者,寒毒藏于肌肤,至春变为温病,至夏变为暑病……”加以发挥的。他在这里阐发了三个重要的问题,其一,强调一切外感热病的共同病因是“毒”,虽然“毒”有阴阳寒热的不同属性,临证表现也有中风、温热、暑湿与急缓轻重等多种多样,但只要抓住了“毒”,就抓住了一切外感热病的共性。这在临床上有很大的实践意义,说明外感热病重视“解毒”的治法,是提高疗效的途径之一。其二,指出素体盛衰在发病中的关键作用,即所谓“凡人禀气各有盛衰”“勇者气行则已,怯者则著而成病”。禀气是指人体素质,勇怯是指正气盛衰。寒毒虽已侵袭人体,但其能否发病,完全取决于素体强弱与正气盛衰,素体强劲,正气旺盛,足以抵抗寒毒,即是“气行则已”;素体衰弱,正气不足,不能抵御寒毒,即“著而成病”。由于庞氏从寒毒立论,所以他强调的正气实指阳气,尤其是足太阳经之气。他所谓“天寒之所以折,则折阳气,足太阳为诸阳主气,其经夹脊膂,贯五脏六腑之腧,上入脑,故始则太阳受病也”[③]就明确地指出了此点。庞氏在毒气“从化”的倾向上,也强调了素体的决定意义,认为素体寒盛,则从寒化,“即多变阳虚阴盛之疾,或变阴毒也”;素体热盛,则从热化,即“多变阳盛阴虚之疾,或变阳毒也。”庞氏对疾病的发生发展都以内因为根据的认识,颇有辩证法思想。其三,指出发病与四时气候,地域居处关系密切,同是感受寒毒,冬时即发为伤寒,因春温气诱发而为温病,因夏暑气诱发而为热病,因暑湿诱发而为湿病等,都因四时气候变迁而发生不同的症状。不仅如此,山居者多中风中寒之疾,平居者多中湿中暑之疾,认识到发病与地域居处也有关系。这种把人的疾病与自然环境联系起来考虑的思想,是很可贵的。

4.2.2　异气说

庞氏《伤寒总病论》所言“异气”“乖气”“疫气”是同义语,都是指引起流行性、急性传染性外感热病的病因。他说:“天行之病,大则流毒天下,次则一方,次则一乡,次则偏着一家。”[④]认为颇具流行性、传染性的病症,是外感热病中另一类性质不同的病症。这类病症虽属温病范围,究其起因,则是感受毒性很强的异气引起的。庞氏《伤寒总病论》第五卷,基本是讨论温病的。他在其《天行温病论》中将温病分为两种,一种是触冒寒毒,至春及夏至前发的一般温病,另一种是感受异气而成的,以具有流行性、传染性为特点的温病。他说:“感异气而变成温病也……更遇风热,变成风温,阳脉洪数,阴脉实大,更遇其热,变成温毒,温毒为病最重也,阳脉濡弱,阴脉弦紧,更遇湿气,变为湿温,脉阴阳俱盛,重感于寒,变为温疟,斯乃同病异名,同脉异径也。”[④]说明这些病症都是同一病因(异气)引起的同一疾病,即温病,只不过由于兼受四时六淫邪气不同,而有不同的病名罢了。庞氏认为,温病与伤寒的治疗迥然不同。他疾呼:“四时温病,败坏之候,自王叔和后,鲜有炯然详辨者,故医家一例作伤寒行下……感异气复变四种温病,温病若作伤寒行汗下必死,伤寒汗下尚或错谬,又况昧于温病乎！天下枉死者过半,信不虚矣!”[⑤]提出温病与伤寒分治。这在认识上是一个突破,对后世温热病学的形成具有影响。

庞氏从其丰富的临证实践中观察到,温病一类以温毒最为重险,也颇留心研究。他将温毒五大证与四时、五行、经络、脏腑联系起来辨证论治,有一定见解,说:“自受乖气而成腑脏阴阳温毒者,则春有青筋牵,夏有赤脉攒,秋有白气狸,冬有黑骨温,四季有黄肉随,治亦别有法。”[④]兹将庞氏关于温毒五大证治列表如下。

庞氏、温毒五大证治

季　节	五　行	经　络	脏　腑	证　候	症　　状	汤　方
春	木	少阴少阳	病毒在肝	青筋牵证	常见颈背双筋牵、腰强急，脚挛急，先寒后热等症	柴胡地黄汤 石膏竹叶汤
夏	火	少阴太阳	病毒在心	赤脉攒证	常见身热，皮肉痛，口干舌破而咽塞等症	石膏地黄汤
长夏	土	太阴阳明	病毒在脾	黄肉随证	常见头重项直，皮肉强，结核起于颈下等症	玄参寒水石汤
秋	金	太阳太阴	病毒在肺	白气狸证	常见乍寒乍热、暴咳呕逆等症	石膏杏仁汤 石膏葱白汤
冬	水	太阴少阴	病毒在肾	黑骨温证	常见里热外寒，意欲守火而引饮，腰痛欲折，胸胁切痛，心腹膨胀等症	苦参石膏汤 知母解肌汤

备注：

柴胡地黄汤：柴胡二两半，生地黄五合半，香豉五合，生姜、石膏各四两，桂枝半两，大青、白术、芒硝、栀子仁各一两半。

石膏竹叶汤：淡竹叶二升，栀子仁、黄芩、升麻、芒硝各一两半，细辛、玄参四两，石膏四两，车前草一升。

石膏地黄汤：石膏、生葛根各四两，麻黄二两，玄参三两，知母半两，栀子仁、大青叶、黄芩、芒硝各一两半，地黄半升。

玄参寒水石汤：羚羊角屑、大青各一两，升麻、射干、芒硝各一两，玄参四两，寒水石二两半，栀子仁二两。

石膏杏仁汤：石膏四两，杏仁、前胡各二两，甘草一两，栀子仁、麻黄、紫菀、桂枝、大青、玄参、葛根各一两半。

石膏葱白汤：豉半升，葱白连须二两，石膏、生姜各四两，栀子仁、升麻、大青、芒硝各一两半。

苦参石膏汤：苦参、生葛各二两，石膏地黄各四两，栀子仁、茵陈、芒硝各一两半，香豉葱白各半升。

知母解肌汤：麻黄、甘草各一两，知母、葛根各一两半，石膏三两。

庞氏认为："天地有斯害气，还以天地所生之物，以防备之，命曰贤人知方。"专立《辟温疫论》列举"疗疫气令人不染"方，有辟温粉，雄黄嚏法，千敷散等。体现出庞氏治温病着重预防的思想。

庞氏对温毒五大证使用大剂量消热解毒，辛温散毒，着眼于一个"毒"字的治疗原则，以及混汗吐下补诸法于一方之中的组方思想，对于发病急骤，来势猛烈，传变迅速，未及治卫，已入气营，或陷心包一类温毒重证，在治疗上确实别开门径，有很大的实践意义。这对后来余师愚治温疫也有很大启发。

总之，庞氏治伤寒是从病因、发病着手的，强调体质因素在发病中的重要作用。认为广义伤寒的病因是"寒毒"，而具有流行性、传染性一类病症，则是"异气"引起，提出温病与伤寒分治，指出温病中以温毒最为重险，对温毒五大证的治法遣方颇具特色，其重视预防的思想，也是很可贵的。

【复习思考题】

(1) 庞氏认为一切外感热病的共性是"毒"，为什么说这有很大的临床意义？能举出事实来说明吗？

(2) 试从柴胡地黄汤、石膏地黄汤的组方意义，分析庞氏的学术见解。

【原著选读】

《叙　　论》

庞曰：素问云：冬三月，是谓闭藏，水冰地裂，无扰乎阳。又云：彼春之暖，为夏之暑，彼秋之忿，为冬之怒。是以严寒冬令,为杀厉之气也,故君子善知摄生,当严寒之时,周密居室而不犯寒毒。具有奔驰荷重,劳力之人,皆辛苦之徒也,当阳气闭藏,反扰动之,令郁发腠理,津液强渍,为寒所搏,肤腠反密,寒毒与营卫相浑。当是之时,勇者气行则已,怯者则著而成病矣。其即时成病者,头痛身疼,肌肤热而恶寒,名曰伤寒。其不即时成病,则寒毒藏于肌肤之间,至春夏阳气发生,则寒毒与阳气相搏于营卫之间,其患与冬时即病候无异。因春温气而变,名曰温病也;因夏暑气而变,名曰热病也;因八节虚风而变,名曰中风也;因暑湿而变,名曰湿病也;因气运风热相搏而变,名曰风温也。其病本因冬时中寒,随时有变病之形态尔,故大医通谓之伤寒焉。其暑病,湿温,风温,死生不同,形状各异,治别有法。

庞曰:天寒之所折,则折阳气。足太阳为清阳主气,其经夹脊膂,贯五脏六腑之腧,上入脑,故始则太阳受病也。以其经贯五脏六腑之腧,故病有脏腑传变之候,以其阳经先受病,故次第传入阴经,以阳主生,故足太阳水传足阳明土,土传足少阳木,为微邪;以阴主杀,故木传足太阴土,土传足少阴水,水传足厥阴木,至第六七日,当传足厥阴,肝木必移气克于脾土,脾再受贼邪,则五脏六腑皆危殆矣。营卫不通,耳聋囊缩,不知人则死,速用承气汤下之,则可保五死一生。勿从容拯溺,令病人水浆不入,汤液不下,无可奈何也。素问云:脾热病则五脏危。又云:土败木贼则死。若第六七日传厥阴,脉得微缓微浮,其证寒热似疟,此为必愈,宜桂枝麻黄各半汤和之,微缓微浮为脾胃脉也,故知脾气全不再受克,邪无所容,否极泰来,营卫将复,水升火降,则寒热作而大汗解矣,人将大汗必冒昧者,若久旱天将时雨,六合皆至昏昧,雨降之后,草木皆苏,庶物明净,玉册所谓换阳之吉证也。

王叔和云:土地温凉,高下不同。物性刚柔,餐居亦异。是以黄帝兴四方之问,岐伯立四治之能,以训后贤,开其未悟。临病之工,宜两审之。

庞曰:叔和非医之园机,孰能臻此也。如桂枝汤自西北二方居人,四时行之,无不应验,自江淮间地偏暖处,唯冬及春可行之,自春末及夏至以前,桂枝麻黄青龙内宜黄芩也。自夏至以后,桂枝内又须随证增知母、大青、石膏、升麻辈取汗也。若时行寒疫及病人素虚寒者,正用古方,不再加减可矣。夏至以后,虽宜白虎,详白虎汤自非新中暍而变暑病,乃汗后解表药耳,一白虎未能驱逐表邪故也。或有冬及始春,寒甚之时,人患斯疾,因汗下偶变狂躁不解,须当作内热治之,不拘于时令也。南方无霜雪之地,不因寒气中人,地气不藏,虫类泄毒,岚瘴间作,不在此法,治别有方也。又一州之内,有山居者为居积阴之所,盛夏冰雪,其气寒,腠理闭,难伤于邪,其人寿。其有病者,多中风中寒之疾也。有平居者为居积阳之所,严冬生草,其气温,腠理疏,易伤于邪,其人夭,其有病者,多中湿中暑之疾也。凡人禀气各有盛衰,宿病各有寒热,因伤寒蒸起宿疾,更不在感异气而变者。假令素有寒者,多变阳虚阴盛之疾,或变阴毒也;素有热者,多变阳盛阴虚之疾,或变阳毒也。

庞曰:四时之中,有寒暑燥湿风火相搏喜变诸疾,须预察之。其饮食五味禽鱼虫菜果实之属,生偏有嗜者,或金石草木,药素尝有饵者,人五脏有大小,高下,坚脆、端正偏倾,六腑亦有大小,长短、厚薄、缓急,令人终生长有一病者。贵者后贱,富者乍贫,有常贵,有常富,有暴富,有暴贫,有暴乐,有暴苦,有始乐后苦,有离绝蕴结,忧恐喜怒者。失尝贵后贱,名曰脱营;尝富后贫,名曰失精。暴乐暴苦,始乐后苦,精竭体沮,脱势侯王,精神内伤,情慕尊贵,妄为丧志。始富后贫,焦皮挛筋,常富恶劳,骄堕精消。离间亲爱者魂游,绝所怀者意丧,所虑者神劳,结怨恨者志苦,忧悉者闭塞而不行,盛怒者迷惑而不治,恐惧者荡惮而不收,喜乐者搼散而不藏。此皆非外邪所中,而得之于内也。良工必预审问其由,先知脏腑经络受病之所,可举万全。工不恩晓,令五脏六腑血气离守,迨至不救,又何言哉。

庞曰:阴阳虚盛者,非谓分尺寸也。营卫者,表阳也,肠胃者,里阴也。寒毒争于营卫之中,必发热恶寒,尺寸俱浮大,内必不甚躁,设有微烦,其人饮食欲温而恶冷,谓阳虚阴盛也,可汗之则愈,若误下则死也。若寒毒相搏于营卫之内,而阳盛阴衰,极阴变阳,寒盛生热,热气盛而入里,热毒居肠胃之中,水液为之干涸,燥粪结聚,其人外不恶寒,必蒸蒸发热而躁,甚则谵语,其脉浮滑而数,或洪实,或汗后脉虽迟,按之有力,外证已不恶寒,腹满而喘,此皆为阳盛阴虚,当下之则愈,若误汗则死也。仲景载三等阳明,是阳盛阴虚证矣。调经论云:阳虚则外寒,阴虚则内热,阳盛而外热,阴盛则内寒,以此别之。若阴独盛而阳气暴绝,必四肢逆冷,脐筑凑痛,身疼如被杖,面青、或吐、或利,脉细欲绝,名曰阴毒也,须急灸脐下,服以辛热之药,令阳气复生,濈然汗出而解。若阳独盛则阴气暴绝,必发躁狂走,妄言面赤,咽痛,身斑斑如锦纹,或下利赤黄,脉洪实,或滑促,名曰阳毒也。宜用针泄热,服以苦酢之药,令阴气复生,濈然汗出而解也。(《伤寒总病论》卷一)

《天行温病论》

庞曰：辛苦之人，春夏多温热者，皆由冬时触冒寒毒所致。自春及夏至前为温病者，素问，仲景所谓伤寒也，有冬时伤非节之暖，名曰冬温之毒，与伤寒大异。即时发病温者，乃天行之病耳。其冬月温暖之时，人感乖候之气，未即发病，至春或被积寒所折，毒气不得泄，至天气暄热，温毒乃发，则肌肉斑烂也。又四时自受乖气而成府脏阴阳温毒者，则春有青筋牵，夏有赤脉攒，秋有白气狸，冬有黑骨温，四季有黄肉随，治亦别有法。难经载五种伤寒，言温病之脉行在诸经，不知何经之动，随经所在而取之，中风木、伤寒金、热病火、湿温水、温病土，治之者各取其所属。据难经，温病本是四种伤寒，感异气而变成温病也。土无正形，因火而名，故以温次热也，土寄在四维，故附金木水火而变病。所以王叔和云：阳脉浮滑，阴脉濡弱，更遇于风热，变成风温；阳脉洪数，阴脉实大，更遇其热，变成温毒，温毒为病最重也；阴脉濡弱，阴脉弦紧，更遇湿气，变为湿温；脉阴阳俱盛，重感于寒，变成温疟，斯乃同病异名，同脉异经者也。故风温取足厥阴木，手少阴火，温毒专取乎少阴火，温疟取手太阴金，湿温取足少阴水，手少阴火，故云：随经所在而取之也。天行之病，大则流毒天下，次则一方，次则一乡，次则偏著一家。悉由气运郁发，有胜有伏，迁正退位，或有先后，天地九室相形，故令升之不前，降之不下，则天地不交，万化不安，必偏有宫分，受斯害气。庄子所谓运动之泄者也。且人命有遭逢，时有否泰，故能偏着一家。天地有斯害气，还以天地所生之物，以防备之，命曰贤人知方矣。(《伤寒总病论》卷五)

〔注释〕

① 《伤寒总病论 · 苏轼启》。

② 《伤寒总病论 · 黄庭坚序》。

③ 《伤寒总病论 · 叙论》。

④ 《伤寒总病论 · 天行温病论》。

⑤ 《伤寒总病论 · 上苏子瞻端明辨伤寒论书》。

4.3 朱 肱

朱肱，字翼中，自号无求子，浙江吴兴人。宋元祐三年(1088)进士，徽宗朝授奉议郎、医学博士等职，人称朱奉议。他精研《伤寒论》达数十年，为当时著名的伤寒学家，因仲景居南阳，华佗称《伤寒论》为活人书，所以他把自己的主要著作称为《南阳活人书》，即《类证活人书》(原名《无求子伤寒百问》，1118 年重刻时更名)。该书作于 1089 年(元祐四年己巳)，而成于 1108 年(大观二年戊子)。全书用综合分析的方法，以通俗易懂的文字，设为问答的形式，阐述伤寒证治的异同，使人明白易晓，对推广仲景学说的实际应用，贡献很大。宋孝宗时，李先知根据该书旨意，撮其机要，错综成文，一证一歌，著成《活人书括》，则更为普及、流传，其影响之大，正如《医剩》所云："宜乎世之言伤寒者，至知有《活人书》，而不知有长沙之书也。"

朱肱治伤寒从经络立论，着重六经方证的定位与定性问题的阐发，强调鉴别诊断的重要性，对伤寒脉法颇有研究，尤其憾于"仲景证多而药少"①，采取后世诸方补而备之，此种知其所长，明其不足的治学精神，与那些注不破经者大不相同。朱肱在学术上的成就为历代医家所重视，清代徐灵胎对其高度评价："宋人之书，能发明《伤寒论》，使人有所执持而易晓，大有功于仲景者，《活人书》为第一。盖《伤寒论》，不过随举六经所现之症以施治，有一症而六经皆现者，并有一症而治法迥别者，则读者茫无把握矣。此书以经络病因传变疑似，条分缕晰,而后附以诸方治法,使人一览了然,岂非后学之津梁乎!”[②]兹将朱氏治伤寒的学术见解择要介绍如下。

4.3.1　从经络辨病位

《伤寒论》三阴三阳证治各篇没有明确提出“六经”或“经络”的概念,每篇之首也只有“辨太阳病脉证并治”“辨阳明病脉证并治”……并非辨太阳经病、辨阳明经病……朱肱提出《伤寒论》三阴三阳即足之六经,即足太阳膀胱经、足阳明胃经、足少阳胆经、足太阴脾经、足少阴肾经、足厥阴肝经。并用此六条经络的循行及生理特点来解释伤寒三阴三阳病症的发生、传变与转归机制。他指出:“足太阳膀胱之经,从目内眦上头连于风府,分为四道,下项并正别脉上下六道以行于背与身为经。太阳之经为诸阳主气,或中寒邪,必发热而恶寒。缘头项腰脊,是太阳经所过处,今头项痛,身体疼,腰脊强,其脉尺寸俱浮者,故知太阳经受病也。”[③]“足阳明之经,从鼻起夹于鼻,络于目,下咽分为四道,并正别脉六道上下行腹纳维于身。盖诸阳在表,阳明主肌肉,络于鼻,故病人身热目疼鼻干不得卧,其脉尺寸俱长者,知阳明经受病也。”[③]其余诸经也是如此地运用经络理论阐述病症机制的。由于朱肱以足六经论三阴三阳,后来人们也就习惯地称伤寒三阴三阳病为“六经病”“六经病机”“六经辨证”。这就是《伤寒论》的“经络说”。

朱氏不仅用“经络说”解释单个症状发生的机制,也以之解释由多个症状组成的证候的机制。例如,发热、恶寒、头痛、项强、腰背痛等,这些症状之所以联系在一起构成太阳表证,就是因为这些症状都发生在足太阳膀胱经脉循行的部位;当然,只要看到由这些症状构成的证候,也就知其病位在足太阳膀胱经。由此可见,朱氏“经络说”的实质,是力图阐明伤寒病症的定位问题。所以,他强调:“治伤寒先须识经络,不识经络,触途冥行,不知邪气之所在。往往病在太阳,反攻少阴,证是厥阴,乃和少阳,寒邪未除,真气受毙。”[④]朱氏在比较正确认识六经病机的基础上,根据《素问・热论》六经病症,结合《伤寒论》条文所载,提出辨识六经为病的证候指证:“发热恶寒,头项痛,腰脊强,则知病在太阳经也。身热目疼,鼻干不得卧,则知病在阳明经也。胸胁痛耳聋,口苦舌干,往来寒热而呕,则知病在少阳经也。腹满咽干,手足自温,或自利不渴,或腹满时痛,则知病在太阴经也。引饮恶寒,或口燥舌干,则知病在少阴经也。烦满囊缩,则知病在厥阴经也。”[⑤]并设问答六题,补充了六经的脉候。这些论述对后世立六经“提纲证”有很大的启发。

伤寒六经方证的本质问题,是论中最关键的问题。朱肱把这个问题提出来进行探讨,畅发了自己的见解,打开了后世医家研究伤寒的思路,围绕这个问题展开了热烈的论争,推动了仲景学说的发展。

4.3.2　脉证合参辨病性

朱肱在分经辨证以定病位的同时,又十分重视病症的定性问题。他强调表里虚实阴阳是伤寒辨证的大纲,尤其是阴阳两纲最为重要。因为对一个病症分清了阴阳,就明确了病机性质和治疗的大方向,方向对头虽不中亦不远矣;方向错了就根本错了。所以,他强调:“治伤寒须识阴阳二证。”[⑥]“治伤寒须辨表里,表里不分,汗下差误。”[⑦]“治伤寒先须识脉,若不识脉,则表里不分,虚实不辨。”[⑧]在具体辨别病性时,他主张必须脉证合参,说:“大抵问而知之以观其外,切而知之以察其内,证之与脉不可偏废。”[⑧]他明确指出各种脉证一般的阴阳表里性质,说:“阳行也速,阴行也缓……阳候多语,阴证无声;阳病则旦静,阴病则夜宁;阳虚则暮乱,阴虚则夜争。阴阳消息,证状各异。然而物极则反,寒暑之变,重阳必阴,重阴必阳,阴证似阳,阳证似阴,阴盛格阳,似是而非,若同而异。"[⑥]"况伤寒尤要辨表里,脉浮为在表,脉沉为在里;阳动则有汗,阴动则发热;得汗而脉静者生,汗已而脉躁者死;阴病阳脉则不成,阳病阴脉则不永。"[⑧]并将常见的主要脉象,按阴阳表里进行分类,所谓"七表阳也",即"浮芤滑实弦紧洪属于表";"八里阴也",即"迟缓微濇沉伏濡弱属里。"[⑧]他的此种分类竟成为后世论脉分纲领的先驱。

朱肱认识到,有些病症性质的判断主要决定于脉诊,所以十分重视切脉。他举例说:"病人心下紧满,按之石硬而痛者,结胸也。结胸证于法当下,虽三尺之童,皆知用大黄甘遂陷胸汤下之。然仲景云:结胸脉浮者,不可下,下之则死。以此推之,若只凭外证,便用陷胸汤则误矣。"[⑧]此例见于《伤寒论》132 条,其 135 条则云:"结胸热实,脉沉而紧,心下痛,按之石硬者,大陷胸汤主之。"可见凭脉象断病性定治法,是《伤寒论》的重要方面。朱肱根据"仲景犹诮当时之士,按寸不及尺,握手不及足"[⑧],不重视脉诊的时弊,强调"治伤寒先须识脉",主张脉证合参,是符合仲景"平脉辨证"精神的。

4.3.3 正病名以辨病症

朱肱认为:"天下之事,名定而实辨,言顺则事成,又况伤寒之名,种种不同,若识其名,纵有差失;功有浅深,效有迟速耳。不得其名,妄加治疗,往往中暑乃作热病治之反用湿药;湿温乃作风温治之,复加发汗,名实混淆,是非纷乱,性命之寄,危于风烛。"[⑨]他所论述正病名的问题,实际上强调了病症的鉴别诊断。因温病与伤寒的病因病性、传变转归迥然不同,而温病中又有风温、湿温、温疫、温疟、温毒等区别,确定了病名,也就认识到该病的病机性质与证候演变的一般规律,治法遣方的大方向就不会错了。所以他说:"因名识病,因病识证,如暗得明,胸中晓然,而处病不差矣。"[⑨]注意到辨病与辨证相结合,通过辨病以达到辨证的目的,是很可贵的。他的书中详论了伤寒与伤风、热病、中暑、温病、温疟、风温、温疫、中湿、风湿、湿温、痉病、温毒,以及痰证、食积、脚气等病的鉴别诊断。而寒温有异则是后世温热学派加以探讨和发扬的内容。由此也可以看出,朱氏对寒温异趣,早具卓识。

4.3.4 论方药加减并补其不足

朱肱在其书中提出一百个问题详论有关伤寒脉证治法之后,又别开生面,以方类证,详述方药的加减之法。例如桂枝汤,他将《伤寒论》中所有应用此方治疗的条文证候均汇列于下,使人读后能对桂枝汤的适应证有完整的认识。其他诸方亦复如此。这是朱氏研究《伤寒论》的又一个创见。后来徐灵胎、柯韵伯治伤寒也深受其影响。

朱氏主张遣方用药,应方证相合,将药合病,灵活加减,不可执方疗病。他说:"所谓药证者,药方前有证也,如某方治某病是也。伤寒有证异而病同一经,药同而或治两证,类而分之,参而伍之。审知某证者,某经之病;某汤者,某经之药,然后用之万全矣。又况百问中一证下有数种药方主之者,须是将病对药,将药合病,乃可服之。"[⑩]他以下利而心下痞为例,如十枣汤、大柴胡汤、生姜泻心汤、甘草泻心汤、赤石脂禹余粮汤、桂枝人参汤皆可治之,但这些方药有寒热温凉之异,必须与证候的寒热虚实相符合,才能用之有效。但是,"仲景伤寒方一百一十三道,病与方相应,乃用正方,科有差别,即随证加减"。[⑩]所以他强调方药要灵活加减,以药合病,如执方疗病,必定陷于"学方三年,无病可医,疗病三年,无方可治"[⑩]的困境。他说:"不知执方疗病,或中或否,不知加减,移咎于方,古人用药,如斗运转,故攻病的而取速效,一服知,二服愈。"[⑩]对于如何进行加减,他举例说:"假如理中丸证,肾气动者去白术;小柴胡汤证,小便不利者加茯苓,盖脾恶湿,肾恶燥,白术治湿,茯苓利水,故肾气动者去白术,小便不利者加茯苓。以此推之,然后知不可执方疗病,须是随证加减。”[10]从此例示范性加减法说明,朱氏主要是着眼病机增损方药,这是高人一筹之处。

朱肱认为,《伤寒论》所述不能包罗万象,治一切疾病。他指出:“仲景药方缺者甚多,至如阴毒伤寒、时行温疫、温毒、发斑之类、全无方书。”[①]于是,他从《外台》《千金》《圣惠》等书中,选录有方剂一百余首,补而备之,大大丰富了伤寒方药的内容。尤其是他认识到妇人与小儿的体质特点,提出妇人伤寒与小儿伤寒遣方用药应注意之点,是仲景所未备。例如,他治小儿伤寒无汗、头疼发热恶寒,用麻黄黄芩汤[11];治小儿伤风有汗,头疼发热恶寒,用升麻黄芩汤[11],就注意到小儿易虚易实的生理特点。

总之,朱肱治伤寒有较高造诣,他采用综合分析的方法,用“经络说”解释六经方证发生与演变的机理;主张脉证合参辨别病症的表里虚实阴阳的性质;强调病症的鉴别诊断,认识到辨病与辨证相辅相成;并开创了以方类证,从证论方的先河。指出遣方用药,必须方证相合,将药合病,灵活加减,不可执方疗病。同时还大量补充了仲景方药之未备。朱肱能融会贯通《伤寒论》的精义,深入浅出地阐明其理法方药,使之明白易晓,推广使用,并知其所长,补其不足,为发展仲景学说作出了一定贡献。可以说,朱氏是正确地处理继承与发扬、普及与提高的辩证关系的典范。

【复习思考题】

(1) 运用《伤寒论》的知识,举例说明朱肱以经络辨病位的可取之处与不足之点。

(2) 兹举伤寒方证为例说明脉证合参以辨别表里虚实阴阳的正确性。

【原著选读】

《论　经　络》

问伤寒一二日,发热恶寒,头项痛,腰脊强,尺寸脉俱浮。此足太阳膀胱经受病也。太阳病,头痛发热,汗出恶风,宜桂枝汤。轻者只与柴胡桂枝汤。太阳病,头痛发热,无汗恶寒,宜麻黄汤。轻者只与桂枝麻黄各半汤。麻黄汤,桂枝汤,二者均为解散,证分阴阳,不可不慎也。仲景所谓无汗不得服桂枝,有汗不得服麻黄,常须识此,勿令误也。今人才见身热头痛,便发汗,不知汗孔闭而用麻黄,汗孔疏而用桂枝,伤寒伤风其治不同。古人有汗者当解肌,无汗者可发汗。问伤寒二三日,身热,目疼鼻干,不得卧,尺寸脉俱长。此足阳明胃经受病也。伤寒二日,阳明经受病,可发具汗,非正阳明也。今言一二日传阳明经,身热目疼,鼻干,不得卧。其脉俱长者,是太阳阳明可表而已。若无汗尚恶寒,宜升麻汤。有汗微恶寒者,表未解也,宜桂枝汤。无汗脉浮,其人喘者,与麻黄汤。又问十二经皆一,而阳明有三,何也?有太阳阳明,有少阳阳明,有正阳阳明也。太阳阳明者,本太阳病,若发汗,若下,若利小便,此亡津液,胃中干燥,因转属阳明也。少阳阳明者,本传到少阳,因发汗利小便已,胃中燥实,大便难也,正阳阳明者,病人本风盛气实也。三阳明俱宜下,唯恶寒乃中寒,为病在经、与太阳合病,属表,可发其汗。盖太阳与阳明合病,脉必浮大而长,外证必头疼腰痛,肌热,目痛,鼻干也,脉浮大者,太阳也,长者,阳明也,头疼腰痛者,太阳也;肌热目痛鼻干者,阳明也,尚恶寒者,可升麻汤汗之。若不恶寒反恶热,大便不秘者,可白虎汤解利之。不恶寒,反恶热,大便秘,或谵语者,属胃家实也,可调胃承气汤下之。又问三阳有合病,有并病,何也?脉浮大而长,头疼腰痛肌热目疼鼻干者,合病也。太阳初得病时,发其汗,汗先出不彻,因转属阳明,续自微汗出,不恶寒者,并病也。三阳皆有合病,唯三阴元合病,不可不知也。太阳证罢,但发潮热,手足挚挚汗出,大便难而谵语者,下之愈,宜大承气汤。若太阳证不罢,不可下,宜用桂枝麻黄各半汤小发汗,设面赤色者,阳气怫郁在表,当解之熏之,若发汗不彻,则阳气怫郁,不得越散,当汗不汗,烦躁不知痛处,其人短气但坐,盖以汗出不彻故也,更以麻黄汤发其汗则愈,何以知汗出不彻,以脉涩故知之。问伤寒三四日,胸胁痛而耳聋,或口苦舌干,或往来寒热而呕,其尺寸脉俱弦,此足少阳胆经受病也。太阳病不解,转入少阳,胁下鞕满,干呕不能食,往来寒热,尚未可吐下,诊其脉弦紧者,小柴胡汤主之。盖脉弦细头痛发热属少阳,少阳受病,口苦咽干目眩,宜小柴胡汤以解表,不可发汗。发汗则谵语,谵语属胃,胃和则愈,不和则烦而燥,宜调胃承气汤,此属少阳阳明也。问伤寒四五日,腹满咽干,手足自温,或自利不渴,或腹满时痛,尺寸俱沉细。此足太阴脾经受病也,伤寒手足必微冷,若手足自温者,系太阴也。自利不渴,属太阴也。腹满时痛,属太阴也。自利不渴者,脏寒也,当温之,宜四逆汤,理中汤也。腹满脉浮者,可桂枝微发汗,腹痛者,桂枝加芍药汤。痛甚者,桂枝加大黄汤。古人以四日太阴证病在胸膈,可吐而愈何也?答曰:不然。有太阴证脉大胸满多痰者,可吐之,脉大而无吐证者,可汗而已。大抵在表者汗之,在里者下之,在上者涌之,在下者泄之,瓜蒂、栀豉随证施用,不可拘以日数也。问伤寒五六日,尺寸脉俱沉,或口燥舌干而渴,或口中和而恶寒。此足少阴肾经受病也。少阴病,口燥舌干者,急下之,宜大承气汤。若不渴,不口燥舌干而脉沉者,急温之,宜四逆汤。太阴、厥阳皆不恶寒,只有少阴有恶寒之证,不可不知也。少阴病,得之一二日,口中和,其背恶寒者,宜着灸并附子汤也。大抵伤寒阳明证宜下,少阴证宜温。然仲景于少阴证,口燥咽干,即云急下之,盖少阴主肾,系舌本,伤寒热气入于脏,流于少阴之经,肾汁干,咽路焦,故口燥咽干而渴,须宜急下之,非若阳明证宜下而可缓也。虽然阳明亦有一证,发热汗出多急下之,阳明属胃,汗多则胃汁干,亦须急下也。问伤寒六七日,烦满囊缩,其脉尺寸俱微缓。此足厥阴,肝经受病也。厥阴病,其脉微浮为欲愈,不浮为未愈,宜小建中汤。脉浮缓者,必囊不缩,外证必发热恶寒,似疟为欲愈,宜桂枝麻黄各半汤。若尺寸脉俱沉短者,必是囊缩,毒气入脏,宜承气汤下之。大抵伤寒病脏腑传变,阳经先受病,故次第传入阴经。以阳主生,故太阳水传足阳明土,土传足少阳木,为微邪也。阴主杀,故木传足太阴土,土传足少阴水,水传足厥阴木。至六七日当传,厥阴肝木,必移气克于脾土,脾再受贼邪,则五脏六腑皆困而危殆。营卫不通,耳聋囊缩,不知人而死矣。速用承气汤下之,可保五死一生。古人云:脾热病则五脏危。又云:土败木贼则死。若第六七日传厥阴,脉得微缓,微浮为脾胃脉也。故知脾气全,不再受克,邪无所容,否极泰来,营卫将复,水升水降,则寒热作而大汗解矣。(《类证活人书》卷第一)

《问 表 证》

发热恶寒,身体痛而脉浮者,表证也,表证者,恶寒是也,恶寒者,表之虚,此属太阳,宜汗之。然伤寒发表,须当随病轻重而汗之,故仲景有发汗者,有和解之者。兼四时发汗,亦自不同:春不可大发汗,以阳气尚弱,不可亟夺,使阴气胜于时,天寒初解,营卫腠理缓,可用小柴胡汤之类。冬不可汗者,以阳气伏藏,不可妄扰,不问伤寒中风,以轻药解利之,伤寒无汗者,只与桂枝麻黄各半汤,伤风有汗,只与柴胡桂枝汤,或得少汗而解,或无汗自解。夏日天气大热,玄府开,脉洪大,宜正发汗,但不可用麻黄、桂枝热性药,须是桂枝麻黄汤加黄芩、石膏、知母、升麻也。夏月有桂枝麻黄证,不加黄芩辈服之,转助热气,便发黄斑出也,白虎汤虽可用,然治中暑与汗后一解表药耳,一白虎未能驱逐表邪,况夏月阴气在内,或患热病而气虚人,妄投白虎,往往有成结胸者,以白虎性寒,非治伤寒药也。凡发汗欲令手足俱周,濈濈然一时许为佳,不欲如水淋漓,服汤中病即止,不必尽剂。然发汗,须如常覆腰以上,厚衣覆腰以下,盖腰以上流漓,而腰以下至足心微润,病终不解。凡发汗病症仍在者,三日内可二三汗之,令腰脚周遍为度。又问:三阴有可汗者乎?阴病不当发汗,发汗即动经,然太阴脉浮,少阴发热,亦须微微取汗,但不正发汗耳,大抵风寒中人,与营卫俱薄而发热,又未曾行诸汗药,虽无阳证,须少汗解逐之,王叔和云:表中风寒,入里则不消,故知初病脉沉细数,虽里不消,本表中风寒,须宜温覆少汗而解。仲景太阴证脉浮可汗,宜桂枝汤;少阴病发热脉沉,宜麻黄附子细辛汤,少阴二三日,常见少阴证,无阳证者,宜麻黄附子甘草汤微发汗,皆阴证表药也。要知脉沉细数,病在里,不可发汗,此大略之言耳,脉应里而发热在表,宜以小辛之药取微汗而温散也。大抵伤寒太阳证发热恶寒,宜发其汗。然热多寒少,其脉微弱,或尺脉迟者,不可表也;其人当汗而衄血下血者,不可表也;坏病者,不可表也;妇人经水适来者,不可表也;风温者,不可表也;湿温者,不可表也;虚烦者,不可表也;病人腹间左右上下有筑触动气者,不可表也,以此见古人慎用表药如此。(《类证活人书》卷三)

《问　里　证》

不恶寒，反恶热，手掌心并腋下濈濈汗出，胃中干涸，燥粪结聚，潮热，大便硬，小便如常，腹满而喘，或谵语，脉沉而滑者，里证也，里证者，此属阳明也，宜下之。伤寒始发热恶寒，今汗后不恶寒，但倍发热而躁，始脉浮大，今脉洪实，或沉细数，始惺静，今狂语，此为胃实阳盛，再汗即死，须下之即愈，亦有始得病，便变阳盛之证，须便下之，不可拘以日数。更有心胸连脐腹大段疰闷，腹中疼，坐卧不安，冒闷喘急极者，亦不候他证，便下之，失下则气血不通，四肢便厥，医人不知，反疑是阴厥，复进热药，祸如反掌，不可不察也。又问：三阴有可下者乎？三阴大约可温，然须有积证方可也，何谓积证？太阴腹满时痛，少阴口燥咽干，或腹满不大便，或下利清水，心下痛，皆积证也。下证悉具，服汤已、更衣者，止后服，不尔，尽剂服之。下后慎不中服补药，孙真人云：服大承气汤，得利差，慎不中服补药也。热气得补复成，更复下之，是重困也，宜消息安养之，大抵伤寒最慎于下，若表证未罢，不可乱投汤剂，虚其胃气，脉浮者，不可下；脉虚细者，不可下；恶寒者，不可下；呕吐者，不可下；不转矢气者，不可下；大便坚，小便数，不可用承气汤攻之；小便清者，不可下，大便硬，小便少者，未可攻；阳明病自汗出，若发汗，小便自利者，不可下，以此知古人慎用转药如此。（《类证活人书》卷第三）

《问　阴　证》

太阴、少阴、厥阴，皆属阴证也。太阴者，脾也。少阴者，肾也。厥阴者，肝也。何谓太阴证？太阴脾之经，主胸膈膜胀。甲乙经云：邪生于阳者，得之风雨寒暑。邪中于阴者，得之饮食居处，阴阳喜怒。又曰：贼风虚邪者，阳受之。饮食不节，起居不时者，阴受之。阳受之则入腑，阴受之则入脏。入六腑则身热，不时上为喘呼。入五脏则膜满闭塞，下为飧泄，久为肠澼。何谓少阴证？少阴肾之经，主脉微细心烦，但欲寐，或自利而渴。又问：经云：一二日少阴病者何也？谓初中病时，腠理寒，便入阴经，不经三阳也。盖寒气入太阳，即发热而恶寒，入少阴经，只恶寒而不发热也。三阴中寒，微则理中汤；稍厥或中寒下利，即干姜甘草汤；大段重者，用四逆汤；元脉者，用通脉四逆汤也。何谓厥阴证？厥阴肝之经，主消渴，气上冲，心中疼热，饥不欲食，食则吐蚘，下之利不止也。若阴气独盛，阳气暴绝，则为阴毒。其证四肢逆冷，脐腹筑痛，身如被杖，脉沉疾，或吐或利，当急灸脐下，服以辛热之药，令阳气复而大汗解矣，古人云：辛甘发散为阳，谓桂枝、甘草、干姜、附子之类，能复其阳气也，微用辛甘，甚则用辛苦。阴极发躁，阴证似阳，学者当以脉辩之。（《类证活人书》卷第四）

《问　阳　证》

太阳、阳明、少阳，皆属阳证也。太阳者，膀胱也，发热恶寒，头疼腰痛而脉浮也。阳明者，胃也，不恶寒，反恶热，濈濈汗出，大便秘，潮热而脉长也。少阳者，胆也，口苦，咽干，胁下满，发热而呕，或往来寒热而脉弦也。麻黄汤、大青龙汤、桂枝汤，治太阳经伤风寒也。大柴胡汤、调胃承气汤、小承气汤、大承气汤，治阳明伤寒也。小柴胡汤，治少阳伤寒也。其他药皆发汗吐下后证也。若阳气独盛，阴气暴绝，即为阳毒，必发躁狂走妄言，面赤咽痛，身斑斑如锦纹，或下利赤黄，脉洪实，或滑促，当以酸苦之药，今阴气复而大汗解矣。古人云：酸苦涌泄为阴，谓苦参、大青、葶苈、苦酒之类，能复其阴气也。微用苦，甚则兼用酸苦，析热复阴，若热极发厥，阳证似阴，学者当以脉别之。（《类证活人书》卷第四）

〔**注释**〕

① 《活人书》卷第十六。

② 《医学源流论》活人书论。

③ 《活人书》卷第一。

④ 《活人书》卷第一。

⑤ 《活人书》卷第一。

⑥ 《活人书》卷第四。

⑦ 《活人书》卷第三。

⑧ 《活人书》卷第二。

⑨ 《活人书》卷第六。

⑩ 《活人书》卷第十二。

⑪ 《活人书》卷二十,麻黄黄芩汤:麻黄(去节一两)、黄芩、赤芍药(各半两)、炙甘草、桂枝(各一分)。升麻黄芩汤:升麻、葛根、黄芩、芍药(各三钱)、炙甘草(一钱半)。

4.4 成无己

成无己,宋代山东聊摄(今阳谷县)人。后来聊摄并于金,故又称金人。成氏医学世家,精于医理,擅长临床,为宋金时期研究《伤寒论》的大家之一。著有《注解伤寒论》十卷,《伤寒明理论》三卷,《药方论》一卷。这三种伤寒著作,有注解,有论证,有论方,鼎足而立,联系紧密,相得益彰。成氏是注解《伤寒论》的第一家,他博极研精,深造自得,以经注论,以论证经,创始艰难,厥功甚伟,给人无穷启迪,深得医家的赞誉。宋代严器之评论道:"聊摄成公,议论该博,术业精通,而有家学,注成伤寒十卷,出以示仆,其三百九十七法之内,分析异同,彰明隐奥,调陈脉理,区别阴阳,使表里以昭然,俾汗下而灼见;百一十二方之后,通明名号之由,彰显药性之主,十剂轻重之攸分,七情制用之斯见,别气味之所宜,明补泻之所适,又皆引《内经》,旁牵众说,方法之辨,莫不允当,实前贤所未言,后学所未识,是得仲景之深意者也。"[①]清代汪琥甚至把他注《伤寒论》的成就与王太仆注《内经》相媲美,说:"成无己注解《伤寒论》,犹王太仆之注《内经》,所难者惟创始耳。"[②]其实,注《黄帝内经》之创始者当推先于王太仆的全元起,而成无己确是注《伤寒论》的先导,惟因第一次对《伤寒论》旧本,进行全面的系统地注解,其难度之大,以致耗去了他毕生的精力,至其晚年方脱稿毕功。成氏的伤寒成就,是和他的顽强意志分不开的。他在世九十余岁,而用于注书的时间,竟长达四十余年,约在八十高岁时,其著作才脱稿。这种坚持不懈、老而弥坚的精神,为医家树立了榜样。正因为成氏首先对《伤寒论》进行了注解释义,使其获得理论的说明,才使得这部本来就有很大实用价值的著作,得以广泛地为医家所理解和重视,并对其研究而蔚然成风,从而促进了伤寒学派的迅速发展。兹将成氏治伤寒的学术思想和成就简介如下。

4.4.1 以经注论,以论证经

成氏根据《伤寒论》原序"撰用素问,九卷,八十一难,阴阳大论……"之语,始终运用《黄帝内经》《难经》学理注解论中条文方证,力图按照写这部著作本来的样子去研究,并且不把论中没有的东西包括进去,这是非常朴质的科学态度,而他的注解也比较接近于仲景原意。由于成氏采用了以经注论的研究方法,不仅使内、难、伤寒一脉相承,融会贯通,具有探本寻源,互相渗透之妙,同时还起到了经论结合,以论证经的效果。使伤寒理明,内、难有实,正是成氏治学的成功之处。兹举数例以说明之。

(1)"太阳病,发汗,遂漏不止,其人恶风,小便难,四肢微急,难以屈伸者,桂枝汤主之。"[③]成氏注解云:"太阳病,因发汗,遂汗漏不止而恶风者,为阳气不足,因发汗,阳气益虚而皮腠不固也。《内经》曰：膀胱者州都之官，津液藏焉，气化则能出矣。小便难者，汗出亡津液，阳气虚弱，不能施化。四肢者，诸阳之本也。四肢微急，难以屈伸者，亡阳而液脱也。《针经》曰：液脱者，骨属屈伸不利。与桂枝加附子汤，以温经复阳。"③所谓《针经》即仲景原序之《九卷》，亦即《灵枢》，其二段引文，一见于《素问·灵兰秘典》，一见于《灵枢·决气篇》，用以解释因发汗而漏汗不止，引起亡阳液脱而发生的种种症状，不但引证正确，从病机理论上说明了问题，而且证实了《黄帝内经》的学理，具有实在的内容，体现经论结合、承先启后、相得益彰的效果。

(2)"伤寒表不解，心下有水气，干呕发热而咳，或渴，或利，或噎，或小便不利，少腹满，或喘者，小青龙汤主之。"④成氏注释云："伤寒表不解，心下有水饮，则水寒相搏，肺寒气逆，故干呕发热而咳。"《针经》曰："形寒饮冷则伤肺，以其两寒相感，中外皆伤，故气逆而上行，此之谓也。与小青龙汤发汗，散水，水气内渍，则所传不一，故有或为之证，随证增损，以解化之。"④即使今天对本条的注解在原则上还没有超过成氏的见解。值得指出的是，成氏所谓《针经》之说，出于《灵枢·邪气脏腑病形》。今本《灵枢》该篇云"形寒饮冷则伤肺，以其两寒相感，中外皆伤，故气道而上行"，成氏引《针经》"气逆上行"之语，足以证《灵枢》"气道上行"之讹。

(3)成氏不仅以经注论，而且以经注方如注解小青龙汤云："寒邪在表，非甘辛不能散之，麻黄、桂枝、甘草之辛甘，以发散表邪。水停心下而不行，则肾气燥，《内经》曰：肾苦燥，急食辛以润之。干姜、细辛、半夏之辛，以行水气而润肾。咳逆而喘，则肺气逆，《内经》曰：肺欲收，急食酸以收之。芍药，五味子之酸，以收逆气而安肺。"④两则《黄帝内经》原文均见于《素问·脏气法时论》，不但引证正确，"以行水气而润肾"一语，明白晓畅地说明了辛药能使气行水散，气至水亦至，而达到润肾的机制。又如注解桂枝汤云："《内经》曰：辛甘发散为阳。桂枝汤，辛甘之剂也，所以发散风邪，"③注解四逆汤云："《内经》曰：寒淫于内，治以甘热；又曰：寒淫所胜，平以辛热。甘草姜附相合，为甘辛大热之剂，乃可发散阴阳之气。"③所引二方经文，一见于《素问·阴阳应象大论》，一见于《素问·至真要大论》。皆以《黄帝内经》四气五味之理，解释仲景组方之义，相互印证，彼此阐发，有理有据。

4.4.2 辨证明理，鉴别异同

成氏所著《伤寒明理论》凡五十篇，从"发热"起至"劳复"止，对《伤寒论》中五十个主要症状的状态，不同的表现形式，发生机制，病位病性，以及辨别要点等，做了精辟的分析，可以说是《伤寒论》最早的一部"症状鉴别诊断学"。严器之评论其成就云："……义皆前人未经道者，指在定体，分形，析证。若同而异者明之，似是而非者辨之。释战慄有内外之诊，论烦躁有阴阳之别。谵语郑声，令虚实之灼见，四逆与厥，使深浅之类明。始于发热，终于劳复，凡五十篇，目之曰明理论，所谓真得长沙公之旨趣也。"⑤今举数例以说明其辨证明理，鉴别异同的思想方法。

(1)发热证"伤寒发热，何以明之？发热者，谓怫怫然发于皮肤之间，熇熇然散而成热者是也。"⑥这是描述发热的状态，也就是所谓"定体"；"与潮热寒热若同而异，与烦躁相类而非。烦躁者在内者也，潮热之热，有时而热，不失其时。寒热之热，寒已而热，相继而发。至于发热，则无时而发也"⑥，这是辨别不同形证的状态，即所谓"析证"；"有谓翕翕发热者，有谓蒸蒸发热者，此则轻重不同，表里之区别耳。所谓翕翕发热者，谓若合羽所复，明其热在外也。故与桂枝汤发汗以散之。所谓蒸蒸发热者，谓若熏蒸之蒸，明其热者内也，故与调胃承

气汤攻下以涤之”[⑥]，这是从发热之状态以辨内外之病位；“其发热属于表者，即风寒客于皮肤，阳气怫郁所致也。其发热属里者，即阳气下陷入阴中所致也”[⑥]，这是解释不同发热的发生机制，即所谓“明理”。接着还对半表半里发热、表里俱发热、三阴病反发热的状态、病性与机制，做了详尽的解释，最后还指出了发热的预后观察，云：“脉阳的俱虚，热不止者死，下利发热亦死。《内经》云：汗出则复热，而脉躁疾，不为汗衰，狂言不能食，此名阴阳交，交者死也。”[⑥]层层剖析，淋漓尽致，使人读后，心中有数，无复滋疑。

（2）战慄证“伤寒战慄，何以明之？战慄者，形相类而实非一也，合而言之，战慄非二也，析而分之，有内外之别也”[⑦]，指出战与慄虽常合而言之，但其发生有内外病位之不同，相似而相异，当注意辨别；“战者身为之战摇者是也。慄者心战是也……战之与振，振轻而战重也。战之与慄，战外而慄内也”[⑦]，寥寥数语，将战、振、慄分析得清清楚楚，指出战与振只是程度不同，而战与慄则有病位层次的区别；“战慄者，皆阴阳之争也。伤寒欲解，将汗之时，正气内实，邪不能与之争，则便汗出而不发战也，邪气欲出，其人本虚，邪与正争，微者为振，甚者则战，战退正胜而解矣……邪气内与正气争则为慄，慄为甚者也，经曰：阴中于邪，必内慄也。表气微虚，里气不守，故使邪中于阴也，……正气怯弱，故成慄也”[⑦]，把战慄的发生机制解释得一清二楚，指出战的正气虚而不甚，其发在外，可望战汗而解，而振则正气虚甚，病发于内，难望战汗退邪。可见成氏拥有丰富的临床实践和周密观察，否则难以体验到如此境界。

（3）四逆证“伤寒四逆，何以明之？四逆者，四肢逆而不温者是也”[⑧]，这给四逆下了明确的定义；“积凉成寒，积温成热，非一朝一夕之故，其所由来者渐矣。伤寒始者邪在皮肤，当太阳阳明受邪之时，则一身手足尽热，当少阴太阴受邪之时，则手足自温，是表邪渐缓而欲传里也。经曰：伤寒四五日，手足温而渴者，小柴胡汤主之，是太阳之邪传之少阳也。伤寒脉浮，手足自温者，是为系在太阴，是少阳之邪传于太阴也。是知邪气在半表半里，则手足不热而自温也。至于邪传少阴，为里证已深，虽未至厥，而手足又加之不温，是四逆也。若至厥阴，则手足厥冷矣……若手足自热而至温，从四逆而至厥者，传经之邪也，四逆散主之。若始得之手足便厥而不温者，是阴经受邪，阳气不足，可用四逆汤温之。大须识此，勿令误也。四逆与厥相近而非也，经曰：诸四逆厥者，不可下，是四逆与厥有异也”[⑧]，透彻地分析了由热而温、而四逆、而厥的传变过程与发生机制。其对四逆与手足厥冷的病机与辨别，是历代注家很少深究者，往往混为一谈，致使少阴与厥阴无法在手足冷凉上辨别。他指出四逆在少阴而轻、厥冷在厥阴而重，堪称真情大白，独具卓识，竟使当代刘渡舟教授研读至此，不禁“拍案叫绝”[③]，称赞“成氏辨证之微，分析之透，遇疑似者判之，晦涩者明之，其有功伤寒之学可云博矣”。[③]

总之，成无已医学造诣极深，实践经验非常丰富，其于伤寒发明甚多，是第一个全面注解《伤寒论》的医家。他治伤寒的学术思想特点是以经注论，以论证经。他的突出成就，一是经论结合，把内、难学理与伤寒证治，联系起来，融会贯通，既使《伤寒论》的条文方证，第一次获得理论上的解释，又展现出内、难的阐述，具有实在的内容。二是辨证明理，对《伤寒论》主要形证的状态、疑似和机理，进行了精辟的辨别与分析。他的主要贡献是，使后世能明伤寒之理，知伤寒之用，从而推动了伤寒学说的流传与发展。

【复习思考题】

（1）试引《内经》《难经》原文，解释《伤寒论》的一条证候或一个方剂意义。

（2）举例说明《伤寒明理论》辨证明理，鉴别异同的临床价值。

【原著选读】

《论 振》

伤寒振者，何以明之？振者森然若寒，耸然振动者是也。伤寒振者，皆责其虚寒也，至于欲汗之时，其人必虚，心蒸蒸而振，却发热汗出而解。振近战也，而轻者为振矣，战为正与邪争，争则为鼓栗而战，振但虚而不至争，故止耸动而振也。下后复发汗振寒者，谓其表里俱虚也。亡血象发汗，则寒栗而振者，谓其血气俱虚也。诸如此者，止于振耸尔。其振振欲擗地者，有身为振振摇者，二者皆发汗过多，亡阳经虚，不能自主持，故身为振摇也。又非若振慄之比，经曰：若吐若下后，心下逆满，气上冲胸，起则头眩，发汗则动经，身为振振摇者，茯苓桂枝白术甘草汤主之，太阳病，发汗不解，其人仍发热，心下悸，头眩身瞤动，振振欲擗地者，真武汤主之，二汤者，皆温经益阳，滋血助气之剂，经虚阳弱得之，未有不获全济之功者。（《伤寒明理论·振第三十》）

《论 厥》

伤寒厥者，何以明之？厥者冷也，甚于四逆也。经曰：厥者阴阳气不相顺接，便为厥；厥者手足逆冷是也。谓阳气内陷，热气逆伏，而手足为之冷也。经曰：伤寒一二日至四五日，厥者必发热，前热者后必厥，厥深者热亦深，厥微者热亦微，是知内陷者，手足为厥矣。少阴病但厥无汗，而强发之，必动其血，未知从何道出，或从口鼻，或从目出，是名下厥上竭。亦是言发动其热也。先热而后厥者，热伏于内也。先厥而后热者，阴退而阳气得复也。若始得之便厥者，则是阳气不足，而阴气胜也。大抵厥逆为阴所主，寒者多矣，而又有进退之别。经曰：病厥五日，热亦五日，设六日当复厥，不厥者自愈。发热四日，厥反三日，复厥四日，厥少热多，其病自愈。厥四日热反三日，复厥五日，其病为进；寒多热少，阳气退，故为进也。病至厥阴，传经尽也。当是之时，阳气胜阴，厥少热多，其病则愈；若或阴气反胜，阳不得复，厥多热少，其病则逆，厥为阴气至也，热为阳气复也。至于下利，则曰：先厥后发热而利，必自止。见厥复利，厥者复为热，为阳气得复，而利必自止；热者便为厥，是阴气还胜也，故复下利矣。诸阳受气于胸中，邪气客于胸中郁郁留结，则阳气不得敷布，而手足为之厥，经曰：手足厥冷，脉乍紧，邪结在胸中，心中满而烦，饥不能食，病在胸中，当吐之者是矣。厥为阴之盛也，若更加之恶寒而踡者，阴气之极也，则难可制。经曰：少阴病恶寒身踡而利，手足厥冷者，不治。是厥冷之逆者，神丹其能生乎。（《伤寒明理论·厥第三十三》）

《桂枝汤方》

经曰：桂枝本为解肌，若其人脉浮紧，发热汗不出者，不可与也。常须识此，勿令误也。盖桂枝汤，本专主太阳中风，其于腠理致密，荣卫邪实，津液禁固，寒邪所胜者，则桂枝汤不能发散。必也皮肤疏凑，又自汗，风邪干于卫气者，乃可投之也。仲景以解肌为轻，以发汗为重，是以发汗吐下后，身疼不休者，必与桂枝汤，而不与麻黄汤者，以麻黄汤专于发汗。其发汗吐下后，津液内耗，虽有表邪，而止可解肌，故须桂枝汤小和之也，桂味辛热……是犹辛甘发散为阳之意。盖发散风邪，必以辛为主，故桂枝所以为君也。芍药味苦酸微寒，甘草味甘平，二物用以为臣佐者，《内经》所谓风淫所胜，平以辛，佐以苦，以甘缓之，以酸收之，是以芍药为臣，而甘草为佐也。生姜味辛温，大枣味甘温，二物为使者，《内经》所谓风淫于内，以甘缓之，以辛散之，是以姜枣为使者也。姜枣味辛甘，固能发散，而此又不特专于发散之用。以脾主为胃行其津液，姜枣之用，专行脾之津液，而和荣卫者也。麻黄汤所以不用姜枣者，谓专于发汗，则不待行化，而津液得通矣。用诸方者，请熟究之。（《伤寒明理论·药方论》）

《小柴胡汤方》

小柴胡为和解表里之剂也。柴胡味苦平微寒，黄芩味苦寒。《内经》曰：热淫于内，以苦发之。邪在半表半里，则半成热矣，热气内传，攻之不可，则迎而夺之，必先散热，是以苦寒为主，故以柴胡为君，黄芩为臣，以成彻热发表之剂，人参味甘温，甘草味甘平。邪气传里，则里气不治，甘以缓之，是以甘物为之助，故用人参甘草为佐，以扶正气而复之也。半夏味辛微温。邪初入里，则里气逆，辛以散之，是以辛物为之助，故用半夏为佐，以顺逆气而散邪也。里气平正，则邪气不得深入，是以三味佐柴胡以和里。生姜味辛温，大枣味甘温，《内经》曰：辛甘发散为阳。表邪未已……宜当两解，其在外者，必以辛甘之物发散，故生姜大枣为使，辅柴胡以和表，七物相合，两解之剂当矣。（《伤寒明理论·药方论》）

〔注释〕

① 《注解伤寒论》序。

② 《伤寒论辨证广注》凡例。

③ 《注解伤寒论》辨太阳病脉证并治法上第五。

④ 《注解伤寒论》辨太阳病脉证并治法第六。

⑤ 《伤寒明理论》序。

⑥ 《伤寒明理论》发热第一。

⑦ 《伤寒明理论》战慄第三十一。

⑧ 《伤寒明理论》四逆第三十二。

4.5 方有执

方有执，字中行，明代安徽歙县人。他潜心研究《伤寒论》数十年，“涉苦万端，鬓霜而后豁然”①。他认为《伤寒论》其书，代远年湮，早已失仲景之旧，即是王叔和所编次的本子，也为后人所更易，主张治伤寒要“心仲景之心，志仲景之志以求之”②，以返还其本来面目。他寻求端绪，潜心考据，至晚年写成《伤寒论条辨》八卷。对其命名解释道：“曰伤寒论者，仲景之遗书也；条辨者，正叔和故方位而条还之之谓也。”②《伤寒论》经过他的考订编次，引起后世医家的极大反响，有赞成者，有反对者，有折衷者，拉开了伤寒学派内部派系争鸣的序幕，促进了仲景学说的深入发展。但他独尊“仲景圣当时而祖百代”②，攻击王叔和、成无己不遗余力，未免失之过偏。兹将他的学术思想与成就，择要介绍如下。

4.5.1 错简重订论

方有执认为：“愚自受读以来，沉潜涵泳，反复细绎，窃怪简篇条册，颠倒错乱殊甚。盖编始虽由于叔和，而源流已远，中间时异世殊，不无蠹残人弊，今非古是，物固然也。而注家则置弗理会，但徒依文顺释，譬如童蒙受教于师，惟解随声传诵，一毫意义，懵不关心，至历扞挌聱牙，则又掇拾假借从牵合，即其负前修以误后进，则其祸斯时与害往日者，不待言也……于是不惮险遥，多方博访，广益见闻，虑积久长，晚忽豁悟，乃出所旧得，重考修辑，属草于万历壬午，成于去岁己丑……凡若千万言，移整若干条，考订若干字……”②这就是方氏力持错简的观点。在方氏之前注《伤寒论》者已不乏人，如元代王履就曾对王叔和编次的《伤寒论》有怀疑，说：“惜其既以自己之说，混于仲景所怀疑中说又以绪脉杂病纷纭并载于卷首，故使玉石不分，主客相乱。”③仅仅指出“相乱”，而没有提出错简重订之说。惟方氏明确提出“重考修辑”，采取整移删削的方法,对《伤寒论》进行了通盘的订正与编次。根据方氏的考据,论中第三篇《伤寒例》于义难通,"岂仲景之言,其为后人之伪,明亦甚矣"[4]竟削去之。对辨三阴三阳病脉证并治诸篇大加改订,将太阳病分成"卫中风""营伤寒""营卫俱中伤风寒"三篇,是为第一、二、三卷;阳明与少阳二篇合为第四卷;太阴、少阴与厥阴三篇合为第五卷。认为论中有关温病杂病的条文,"此皆旧本错杂乱出"[5],于是将有关温病、风温、杂病条文,以及霍乱、阴阳易、差后劳复诸篇,合成第六卷。认为辨痉湿暍病症一篇,"此篇相传谓为叔和述仲景《金匮》之文,虽远不可考,观其揭首之词,信有之也。然既曰以为与伤寒相似而致辨焉,则亦述所当述者"[6];其《辨脉法》与《平脉法》二篇,是"皆叔和述仲景之言,附己意以为赞经之辞,譬则翼焉,传类也"[7]。虽非仲景原著,但有仲景的一些内容,故仍可保留。然其篇名"皆非叔和之旧,其为后人之纷更明甚"[7],乃将二篇通改为《辨脉法》,与辨痉湿暍病症一篇,合为第七卷。方氏认为,论中"夫以为疾病至急,仓卒寻按,要旨难得,故重集诸可与不可方治,比之三阴三阳篇中,此易见也"[8]之语,是"叔和自揭其编述以下诸篇之由"。[8]即汗吐下可与不可诸篇,乃将其移于篇末,合为第八卷,方氏此举,自以为恢复了仲景《伤寒论》的原有面貌,究竟如何?实难稽考。然而,他的考订编次确有一定见解,增强了伤寒条文的系统性、条理性,使其规律性更加显著。这可从《伤寒论条辨》与新辑宋本《伤寒论》条文作对照,便可得知。

4.5.2　风寒中伤营卫说

方氏对《伤寒论》太阳篇大加改订,分为"卫中风""营伤寒""营卫俱中伤风寒"三篇。他认为,"太阳一经,风寒所始,营卫二道,各自中伤。风则中卫,故以卫中风而病者为上篇"[9],凡桂枝汤证及其变证一类条文,均汇于此篇,共六十条,二十方:"太阳统摄之营卫,乃风寒始入之两途。寒则伤营,故以营伤于寒而病者为中篇。……盖经之所以条例各病,对比而辨论者,正为与伤寒分别争差也。"[10]于是将麻黄汤证及其变证,以及条文首冠"伤寒"二字者,汇于此篇,共五十七条,三十二方:"若风寒俱有而中伤,则营卫皆受而俱病,故以营卫俱中伤风寒而病者为下篇……单中单伤而为病者,已云难治矣。然则俱中伤而病者,其治不尤难乎!何也?寒须发汗,风则解肌,欲并行而不悖,其为两难也。何如哉?故能发两难发之汗者。名曰青龙,能解两难解之热者。名曰白虎,能救无两难,而误服大青龙之逆者则曰真武焉。"[11]于是,将青龙汤证及其有关的变证、坏证,均汇列于此篇,共三十八条,十八方。关于风寒中伤营卫之说,虽有王叔和倡之于前,成无己述之于后,如成氏云:"风并于卫者,为营弱卫强;寒并于营者,为营强卫弱。今风寒两伤,则营卫俱实……"[12]但都未能从整个太阳病进行考察。惟方氏独具卓识,把风寒伤营卫提到整个太阳病的共同病理基础来认识,深刻地揭示了太阳病的发病、传变与转归的规律,这对仲景学说是一个发挥。方氏对太阳病篇的编次情况,突出地表明三点学术见解:第一,由于感受邪气不同,中伤的病位层次不同,所以发病方式与类型不同。外感风寒邪气的发病方式与类型不外三种,即"卫中风""营伤寒""营卫俱中伤风寒";第二,由于发病方式与类型不同,其传变、转归也就大不一样,各有各的变证、坏证;第三,尽管发病方式与类型不同,传变与转归不一,但都属于太阳病,因为有其共同的病理基础,即"营卫不和"。这就是方氏所以将太阳病篇所有条文方证,分别按"卫中风""营伤寒""营卫俱中伤风寒"进行归类编次的实质意义。由此可见,方氏对《伤寒论》的"重考修辑",绝不只是条文的编排或篇章的整移问题,而是反映了他对伤寒病的发生发展、传变转归的实践与认识,所以他倾注了大量的精力与时间,方毕其功于暮年。他的见解影响深远,后世伤寒名家喻昌大加赞赏,进一步指出:"夫足太阳膀胱,病主表也,而表有营卫之不同,病有风寒之各异,风则伤卫,寒则伤营,风寒兼受,则营卫两伤,三者之病,各分疆界,仲景立桂枝汤、麻黄汤、大青龙汤,鼎足大纲三法,分治三证。"[13]明确提出"三纲鼎立"说,也有反对他的,如张遂辰、陈修园等,围绕着错简重订论与风寒中伤营卫之说,展开了热烈的论争。应该认识到,这些论争都是由于不同的实践经验而产生的不同认识,实际上不存在谁是谁非的问题。

总之,方氏治伤寒力主错简重订论,并持风寒中伤营卫之说通过他的整移编次,一方面增强了伤寒论的系统性和条理性,另一方面又体现出他对伤寒发病、传变、转归的实践与认识。他敢于破旧,勇于创新的精神,推动了伤寒学派内部百家争鸣,是发展仲景学说的关键人物之一。

【复习思考题】

(1) 试以《伤寒论条辨》与新辑宋本《伤寒论》前五十条作对比,理解方氏编次的系统性与条理性。

(2) 方氏风寒中伤营卫之说,有赞成者,有反对者,试评论之。

【原著选读】

《卫 中 风》

"太阳中风,阳浮而阴弱,阳浮者,热自发,阴弱者,汗自出,啬啬恶寒,淅淅寒风,翕翕发热,鼻鸣干呕者,桂枝汤主之。"……关前阳,外为阳,卫亦阳也。风邪中于卫则卫实,实则太过,太过则强。然卫本行脉外,又得阳邪而助之强于外,则其气愈外浮。脉所以阳浮,阳主气,气郁则蒸热。阳之性本热,风善行而数变,所以变热而快捷,不待闭郁而即自蒸发故曰:阳浮者,热自发也。关后阴,内为阴,荣亦阴也。荣无故则荣比之卫为不及,不及则不足,不足则弱。然荣本行脉内,又无所助,而但是不足于内,则其气愈内弱。脉所以阴弱,阴主血汗者血之液,阴弱不能内守,阳强不能外固,所以致汗亦直易,不待覆盖而即自出泄。故曰:阴弱者,汗自出也……(《伤寒论条辨》)

《荣 伤 寒》

"太阳病,或已发热,或未发热,必恶寒,体痛,呕逆,脉阴阳俱紧者,名曰伤寒。"或,未定之词。寒为阴,阴不热。以其著人而客于人之阳经,郁而与阳争,争则蒸而为热。已发热者,时之所至,郁争而蒸也。未发热者,始初之时,郁而未争也。必,定然之词。恶寒见上篇。然此以寒邪郁荣,故荣病而分见恶寒。曰必者,言发热早晚不一,而恶寒则必定即见也。体痛者,寒主坚凝而伤荣,则荣实而强,卫虚而弱矣。荣强则血涩,卫弱则气滞,故痛也……(《伤寒论条辨》)

《荣卫俱中伤风寒》

"太阳中风,脉浮紧,发热,恶寒,身疼痛,不汗出而烦躁者,大青龙汤主之……""伤寒脉浮缓,身不疼但重,乍有轻时,无少阴证者,大青龙汤发之。"上条太阳中风者,言有上篇第三条之证也。病属太阳则脉浮,然浮以候风,紧以候寒。发热者,中风热即发也。恶寒身疼痛,不汗出,皆寒也。风为烦,寒则躁。盖谓风寒俱有而中伤。风多寒少之证犹指言此风之中有寒之谓也。此条伤寒者,言有中篇首条之证也。缓者风之诊。身不疼亦风也。但重寒也。乍有轻时,亦为有风而然也。"无少阴证者,言若是但欲寐,则涉于少阴之疑似矣。今是但重,故曰:无少阴证,亦谓风寒两中伤,荣卫俱受病,寒多风少之证。犹指言此寒之中有风之谓也。盖风寒二者,大率多相因而少相离。有寒时,不皆无风;有风时,不皆无寒。所以单中单伤者,固尝

自是;相兼而中伤者,亦尝多有,此大青龙之所以作也……"(《伤寒论条辨》)

〔注释〕

① 《伤寒论条辨》痉书叙。
② 《伤寒论条辨》跋。
③ 《四库全书总目》第104卷,中华书局,1965年版。
④ 《伤寒论条辨》削伤寒例。
⑤ 《伤寒论条辨》辨温病风湿杂病脉证并治第九。
⑥ 《伤寒论条辨》辨痉湿暍病症第十二。
⑦ 《伤寒论条辨》辨脉法上篇第十三。
⑧ 《伤寒论条辨》辨不可发汗病脉证并治第十五。
⑨ 《伤寒论条辨》辨太阳病脉证并治上篇第一。
⑩ 《伤寒论条辨》辨太阳病脉证并治中篇第二。
⑪ 《伤寒论条辨》辨太阳病脉证并治下篇第三。
⑫ 《注解伤寒论》大青龙汤条下注文。
⑬ 《尚论篇》论太阳经伤寒症治大意。

4.6 柯 琴

柯琴,字韵伯,号似峰,浙江慈溪(今余姚县)人,后迁居于吴之虞山(江苏常熟),生于清康熙雍正(1662—1735年)间。生平致力于《黄帝内经》《伤寒论》之研究,颇有贡献。《慈溪县志·方技传》记载,柯氏著有《伤寒论注》四卷,《伤寒论翼》二卷,《伤寒附翼》二卷,合称《伤寒来苏集》。此书体现出柯氏精究伤寒,卓然自立的成就。温病学家叶天士曾为《附翼》作序,赞誉其"独开生面""透彻详明"。余听鸿为《论翼》作注,谓其条理明晰,高度评价了柯氏的学术成就。惜其《内经合璧》一书,亡佚不传,但从《伤寒来苏集》的阐述中,可以看出柯氏对《内经》的用功精深。

柯氏治学严谨,态度客观。他曾谓:"胸中有万卷书,笔底无半点尘者,始可著书。胸中无半点尘,目中无半点尘者,才许作古书注疏。"①要求不要存偏见,不要把自己的意识强加于古人,以为古人必然如是。他认为,《伤寒论》"著书者往矣。其间几经兵燹,几番播迁,几次增删,几许抄刻,亥豕者有之,杂伪者有之,脱落者有之,错简者有之,如注疏者着眼,则古人之隐旨明,尘句新,注疏者失眼,非依样葫芦,则另寻枝叶,鱼目溷珠,碔砆胜玉矣"。①所以他对《伤寒论》逐条细勘,句句研读,后来的许多临床事实证明,他对不少条文的删改与议论是正确的。

柯氏是仲景学说继承与发扬的楷模。他认为"仲景治法,悉本《内经》"。所以他的疏注,每引经据典,不仅使仲景原文义理明晰,而且体现出《黄帝内经》原则的具体内容。例如,他引《黄帝内经》之文解析仲景治法云:"按岐伯曰:调治之方,必别阴阳。阳病治阴,阴病治阳。定其中外,各守其乡。外者外治,内者内治。从外之内者,治其外。从内之外者,调其内。从内之外而盛于外者,先调其内,后治其外。从外之内而盛于内者,先治其外,后调其内。中外不相及,则治主病。微者调之,其次平之,盛者夺之,寒热温凉,衰之以属,随其攸利,此大法也。仲景论所称发热恶寒发于阳,无热恶寒发于阴者,是阴阳之别也。阳病用白虎承气以存阴,阴病用附子吴萸以扶阳。外者用麻桂以治表,内者用硝黄以治里。其于表里虚实，表热里寒，发表和表，攻里救里，病有浅深，治有次第，方有轻重，是以定其中外，各守其乡也。太阳阳明并病，小发汗；太阳阳明合病用麻黄汤，是从外之内者，治其外也。阳明病，发热汗出，不恶寒，反恶热，用栀子豉汤，是从内之外者，调其内也。发汗不解，蒸蒸发热者，从内之外而盛于外，调胃承气，先调其内也。表未解而心下痞者，从外之内而盛于内，当先解表，乃可攻里，是先治其外，后调其内也。中外不相及，是病在半表半里，大小柴胡汤治主病也。此即所谓微者调之。其次平之，用白虎、栀豉、小承气之类。盛者夺之，大承气、陷胸、抵当之类矣。所云观其脉症，知犯所逆，以法治之，则寒热温凉，衰之以属，随其攸利之谓也。"②诸如此类，充满柯氏著作，可谓善执《黄帝内经》之义，发扬仲景学理的大医家。

柯氏实有创新精神。他认为"《伤寒论》一书，经叔和编次，已非仲景之书，仲景之文遗失者多，叔和之文附会者亦多矣"①，后经方中行、喻嘉言各为更定，距仲景原旨就更加遥远了。他反对方、喻"三百九十七法"之说，指出"三百九十七法之言，既不见于仲景之序文，又不见于叔和之序列……其不足取信，王安道已辨之矣。而继起者。拘琐琐于数目，即丝毫不差，亦何补于古人，何功于后学哉"①。他更不同意"三纲鼎立"之说，认为那是"埋没仲景心法"。在他看来，已没有可能恢复《伤寒论》旧貌，所以错简重订派的编次，不过"种种蛇足"而已。同时也反对维护旧论派"不敢增减一字，移换一节"的主张。他认为，《伤寒论》的精神实质是辨证论治，不管是仲景旧论或叔和纂集，只要符合辨证论治精神，其真伪就不是主要的。他认定仲景有太阳证、桂枝证、柴胡证等，必然是按方证为主进行辨证论治的。于是，他大胆提出以方类证、以方名证、方不拘经、汇集诸论、各以类从的方法，对《伤寒论》条文方证重新编次。他在太阳病篇里，汇列了桂枝汤证、麻黄汤证、葛根汤证、大青龙汤证、五苓散证、十枣汤证、陷胸汤证、泻心汤证、抵当汤证、火逆诸证、痉湿暑证等十一大证类；阳明病篇里，汇列了栀子豉汤证、瓜蒂散证、白虎汤证、茵陈汤证、承气汤证等五大证类；少阳病篇里，汇列了柴胡汤证、建中汤证、黄连汤证、黄芩汤证等四大证类；太阴篇里汇列了三物白散证一大证类；少阴篇里汇列了麻黄附子汤证、附子汤证、真武汤证、桃花汤证、四逆汤证、吴茱萸汤证、白通汤证、黄连阿胶汤证、猪苓汤证、猪肤汤证、四逆散证等十一大证类；厥阴篇里汇列了乌梅丸证、白头翁汤证、热厥利证、复脉汤证、阴阳易证、诸寒热证等六大证类。每一个大证类下又汇列了有关的方证，以及变证、坏证、疑似证等。其方证的归属与顺序的安排，基本体现出病候的性质与形层的深浅。柯氏拘不复原仲景旧论的编次，着重仲景辨证论治精神的阐发，而按方类证，独树一帜，颇合实用，为临床医家所推崇。柯氏研究《伤寒论》的思想影响很大，后世医家在其分类编次的思想启发下，有按法类证编次的，有分经审证编次的，有按因类证编次的，更有按症类证、按理类证编次等，从不同角度更深刻地揭示仲景辨证论治规律。

柯氏研究《伤寒论》，对六经分证等还有其独特的学术见解，兹择其主要者分述如下。

4.6.1 六经为百病立法说

自唐宋以下，医家多认为《伤寒论》是辨治外感热病的专书。柯氏则以为不然。他认为："按仲景自序，言作《伤寒杂病论》合十六卷，则伤寒、杂病未尝分为两书也，凡条中不贯伤寒者，即与杂病同义，如太阳之头项强痛，阳明之胃实，少阳之口苦咽干目眩，太阴之腹满吐利，少阴之欲寐，厥阴之消渴、气上撞心等证，是六经之为病，不是六经之伤寒，乃六经分司诸病之提纲，非专为伤寒一证立法也……观五经提纲，皆指内证，惟太阳提纲为寒邪伤表立法，因太阳主表，其提纲为外感立法"②。他接着指出："其他结胸脏结，阴结阳结，瘀热发黄，热入血室，谵语如狂等证，或因伤寒，或非伤寒，纷纭杂沓之中，正可思伤寒杂病合论之旨矣。盖伤寒之外皆杂病,病不脱六经,故立六经而分司之。伤寒之中,最多杂病,内外夹实,虚实互呈,故将伤寒杂病而合参之,优扼要法也。”[②]临床证明,六经提纲证确非伤寒一病所专有,其他外感、内伤诸病也多有之。柯氏所列《伤寒论》中的结胸脏结等诸多杂病,也足证明该书绝非仅仅辨治伤寒病或外感热病。实际上,《伤寒论》的实践基础主要是伤寒病或外感热病,但它揭示的辨证论治规律则具有普遍意义。例如,《伤寒论》所阐述和强调的“外证未解,当先解表”的原则,内妇儿外各科疾病,概莫能外。《伤寒论》实际上是一部专门阐述中医辨证论治规律的著作。而被后世医家尊崇为“医门之规绳,治病之宗本”。成为学习中医者的必读之书。所有这些都进一步证明柯氏的著名论断,“原夫仲景之六经为百病立法,不专为伤寒一科,伤寒杂病,治无二理,咸归六经节制”[③]是正确的。

4.6.2 阴阳总纲论

柯氏将《伤寒论》第七条“病有发热恶寒者发于阳也,无热恶寒者发于阴也”。列为《论注》开宗明义第一条,作为全书总纳,具有深刻的实践意义。尽管历来医家对本条发于阳发于阴的理解不一致,有认为发于阳是发于三阳,发于阴是发于三阴;有认为阳是指太阳,阴是指少阴;也有认为阳是指卫阳,阴是指营阴。而柯氏则认为“阴阳指寒热,勿凿分营卫经络”,并举例说,凡太阳病发热恶寒是发于阳,无热恶寒是发于阴;阳明病壮热恶寒是发于阳,不发热而恶寒即是发于阴;少阳病但恶寒是发于阴;三阴病之反发热者便是发于阳,一般说,邪在三阳,多为正盛邪实,故以发热恶寒为多见,而病入三阴,正气已虚,故以无热恶寒为多见。此言其常,但常中有变。柯氏列举的太阳病或未发热,阳明病得之一日不发热而恶寒,少阴病但恶寒,三阴病反发热等,就是言其变。临床证候虽然十分复杂,但只要分清了阴阳,就明确了疾病变化发展的大方向,柯氏明确指出发热恶寒与否,是三阴病和三阳病分阴证阳证的纲领,这不仅在临床辨证上提供了具体的指标,在理论上也是一个发挥。

4.6.3 六经地面说

柯氏认为《伤寒论》六经与《素问·热论》六经,虽然两者都是辨证论治的纲领,但其内容已有很大不同。后世医家将《伤寒论》六经与《素问·热论》六经等同,并由此而产生的六经即经络循行路线的误解,其源盖出于王叔和之《序例》。柯氏指出:“叔和不知仲景之六经,是经略之经,而非经络之经,妄引《内经》热病论作序例,以冠仲景之书,而混其六经之证治,六经之理因不明,而仲景之平脉辨证,能尽合诸病之权衡废矣。”[④]并对《伤寒论》六经与《素问·热论》六经之异同,做了论述:“夫热病之六经,专主经脉为病,但有表里之实热,并无表里之虚寒,虽因于伤寒,已变成热病,故竟称热病,而云伤寒之类。要知《内经》热病,即温病之互名,故无恶寒证,但有可汗可泄之法,并无可温可补之例……夫仲景之六经,是分区地面,所该者广,虽以脉为经纪,凡风寒湿热,内伤外感,自表及里,热寒虚实,无乎不包”[④]。可见《素问·热论》的六经分证比较局限,只限于经络之阴阳,未言及寒热虚实之阴阳,其所论之病位,也只限于经络之分布,而柯氏则扩展到领域分区,两相比较,《素问·热论》的三阳经证候,都是仲景的太阳证;其三阴经证候,都是仲景的阳明承气证,而仲景的少阳证和三阴证,则为《素问·热论》所没有。柯氏在论述六经地面的划分、毗邻关系,以及疾病时邪气的传变指出:“腰以上为三阳地面,三阳主外而本乎里。心者三阳夹界之地也,内由心胸,外自巅项,前至额颅,后至肩背,下及乎足,内合膀胱,是太阳地面。此经统理营卫,主一身之表证,犹近边御敌之国也。内自心胸,至胃及肠,外自头颅,由面及腹,下及于足,是阳明地面。由心至咽,出口颊,上耳目,斜自巅,外至胁,内属胆,是少阳地面。此太阳差近阳明,犹京畿矣。腰以下为三阴地面,三阴主里,而不及外。腹者三阴夹界之地也,自腹由脾及二肠魄门,为太阴地面。自腹至两肾及膀胱溺道,为少阴地面。自腹由肝上膈至心,从胁肋下及于小肠宗筋,为厥阴地面;此经通三焦主一身之里论,犹近京夹辅之国矣。太阴阳明,同居异治,犹周召分政之义……若经络之经,是六经道路,非六经地面矣。六经之正邪客邪,合病并病,属脾属肾者,犹寇盗充斥,或在本境,或及邻国,或入京师之义也。太阳地面最大,内邻少阴,外邻阳明,故病有相关,如小便不利,本膀胱病,少阴病而小便不利者,邪入太阳之界也,腰痛本肾病,太阳病而腰痛者,是邪及少阴之界也,六七日不大便,反头痛身热者,是阳明热邪,侵入太阳之界也。头项强痛,兼鼻鸣干呕者,是太阳风邪侵入阳明之界也。心胸是阳明地面,而为太阳之通衢,因太阳主营卫,心胸是营卫之本……如喘胸满者是太阳外邪入阳明地面而骚扰,故称为太阳阳明合病,若头不痛项不强,胸中痞硬,气冲咽喉,不得息者,此邪不自太阳来,乃阳明热邪结于胸中……以为六经之主,故六经皆有心烦之证。如不头项强痛则烦,不属太阳;不往来寒热则烦,不属少阳;不见三阴证者,则烦不属三阴矣。故心愦愦,心惕惕,心中懊侬,一切虚烦,皆属阳明,以心居阳明地面也。”④柯氏仍以地理作譬喻,概述客邪多由三阳来,正邪多由三阴起,以反邪气在三阴地面传变的关系,强调“明六经之地形,始得握百病之枢机,详六经之来路,乃操治病之规则”。④显然,柯氏六经地面的划分,除根据经络循行外,主要是以伤寒六经病症牵涉的范围来确定。在他看来,经络是“道路”,伤寒六经是“地面”。这种朴素的譬喻说明:“道路”是“地面”中的“道路”,可以通达各处,但范围小,“地面”则是一大片。六经就是包括了整个人体的六块大“地面”,即六个大病位。柯氏六经地面说的实质,是力求把伤寒六经病症的发生与演变,落实到具体的“地形”上,即人体形质结构上。由此可见,柯氏十分注意疾病的定位问题,这与伤寒学派中主张六经气化学说,以“重气轻形”为指导思想的医家,恰恰相反。这正是柯氏学术思想的突出特点,深得临床医家所推崇的原因之一。

4.6.4 三阴合病说

疾病的变化发展常因邪正盛衰、脏腑虚实不同,而有不同的演变过程,仲景立六经分证以概括疾病的一般传变、转归以外,更立合病、并病以概括多属性多层次的复杂传变,故合病、并病实际上是为复杂病情而设立的辨证论治方法。但仲景书中只三阳病列有合病、并病条文,于三阴病中未明确提及。柯氏认为,合病、并病不独三阳病存在,三阴病以及三阴病与三阳病之间也普遍存在,他论述道:“病有定体,故立六经而分司之。病有变迁,更求合病、并病而互参之。此仲景立法之尽善也。夫阴阳互根,气虽分而神自和。三阳之里,便是三阴,三阴之表,即是三阳,如太阳病而脉反沉,便合少阴;少阴病而发热,便合太阳,阳明脉迟,即合太阳;太阴脉缓,即合阳明。少阳脉小,是合厥阴,厥阴脉浮,是合少阳,虽无并合之名,而有并合之实……学者当于阴阳两证中,察病势之合与不合,更于三阳三阴中,审其证之并与不并。”⑤在《伤寒论》中,两经同时发病者,称为合病;一经病未解,另一经又发病,即两经以上先后发病,称为并病。临床上,阴阳错杂,虚实互见,两经同病者,确不鲜见。三阳三阴以及阳经与阴经之间,也广泛存在合病与并病的复杂病情。柯氏举例论述:“三阳皆有发热证,三阴皆有下利证,如发热而下利,是阴阳合病也。阴阳合病,阳盛者属阳经,则下利为实热,如太阳阳明合病,阳明少阳合病,太阳少阳合病,必自下利,用葛根黄芩汤等是也。阴盛者属阴经,则下利为虚寒,如少阴病吐利,反发热者不死。少阴病下利清谷,里寒外热,不恶寒而面色赤,用通脉四逆者是也。若阳与阳合,不合于阴,即是三阳合病,则不下利而自汗出,为白虎证也。阴与阴合,不合于阳,即是三阴合病。不发热而吐利厥逆,为四逆证也。并病与合病稍异,合则一时并见,并则以次相乘。”⑤柯氏精研《伤寒论》,深得仲景辨证立法精神,明确提出三阴病,以及阴经阳经之间合病、并病的存在。显然是通过自己的临床实践而认识到的,也是对仲景学说的发挥。

总之,柯氏治学严谨,见解独超,富有创新精神。对《伤寒论》的整理校订,疏注立论,始终未离《黄帝内经》法度。他采用按方类证、方不拘经、汇集诸论、各以类从的编次方法,更切实用,他提出《伤寒论》为百病立法,视其为阐述辨证论治规律的专书,明确指出临证划分阴阳的总纲,独创六经地面的定位和三阴病存在合病、并病等学说,实发前人所未发。若非精研伤寒原著,具有广博学识,并拥有丰富实践经验,是难以获得如此显著成就的。当然,柯氏也有割裂原文,曲从己意,失之过偏之处,但与他的成就相比,当属次要问题。

【复习思考题】

(1) 你对柯氏“六经为百病立法”之说,有何看法? 能够列举事实进一步论证其正确与否吗?

(2) 柯氏六经地面说有何实践意义? 请以方证为依据进行一些具体分析。

【原著选读】

《全论大法》

按仲景自序,言作《伤寒杂病论》合十六卷,则伤寒、杂病未尝分为两书也。凡条中不贯伤寒者,即与杂病同义,如太阳之头项强痛,阳明之胃实,少阳之口苦、咽干、目眩,太阴之腹满吐利,少阴之欲寐,厥阴之消渴、气上撞心等症,是六经之为病,不是六经之伤寒,乃六经分司诸病之提纲,非专为伤寒一症立法也。观五经提纲,皆指内症,惟太阳提纲,为寒邪伤表立法,因太阳主表,其提纲为外感立法,故叔和将仲景之合论,全属伤寒,不知仲景已自明其书不独为伤寒设,所以《太阳篇》中先将诸病线索,逐条提清,比他经更详也,其曰:太阳病,或已发热,未发热,必恶寒,体痛,呕逆,脉阴阳俱紧者,名曰伤寒,是伤寒另有提纲矣。此不特为太阳伤寒之提纲,即六经总纲。观仲景独于太阳篇,别其名曰伤寒,曰中风,曰中暑,曰温病,曰温痹,而他经不复分者,则一隅之中,可以寻其一贯之理也。其他结胸,脏结,阳结,阴结,瘀热,发黄,热入血室,谵语如狂等症,或因伤寒,或非伤寒,纷纭杂沓之中,正可思伤寒,杂病合论之旨矣。盖伤寒之外皆杂病,病不脱六经,故立六经而分司之。伤寒之中最多杂病,内外夹杂,虚实互呈,故将伤寒、杂病而合参之,优扼要法也。叔和不知此旨,谓痉、湿、暍三种,宜应别论,则中风、温病何得与之合论耶? 以三症为伤寒所致,与伤寒相似,故此见之,则中风非伤寒所致,温病与伤寒不相似者,何不为之另列耶? 霍乱属肝木为患,阴阳易,瘥后劳复皆伤筋动骨所致,咸当属于厥阴,何得另立篇目? 叔和分太阳三症于前,分厥阴诸症于后,岂知仲景约法,能合百病,兼该于六经,而不能逃六经之外,只在六经上求根本,不在诸症名目上求枝叶。叔和以私意挈乱仲景之原集,于劳复,后重,集可发汗,不可发汗诸篇,如弱反在关,濡反在巅,微反在下,不知如何名反? 岂濡弱微涩等脉,有定位乎!

其云:大法春夏宜发汗,春宜吐,秋宜下,设未值其时,当汗不汗,当下不下,必待其时耶? 而且利水、清火、温补、和解等法,概不言及,所以今人称仲景只有汗、吐、下三法,实由于是。夫四时者,众人所同,受病者,因人而异,汗吐下者,因病而施也。立法所以治病,非以治时,自有此大法之谬,后人因有随时用药之通论。论麻黄、桂枝汤者,谓宜于冬月严寒,而三时禁用;论白虎汤者,谓宜于夏,而大禁于秋分后与立夏之前。夫寒热温凉之逆用,此必先岁气,独不曰有假者反之。有是症因有是方,仲景因症立方,岂随时定剂哉,当知仲景治法,悉本《内经》。按岐伯曰:调治之方,必别阴阳,阳病治阴,阴病治阳,定其中外,各守其乡。外者外治,内者内治,从外之内者,治其外;从内之外者,调其内;从内之外而盛于外者,先调其内,后治其外;从外之内而盛于内者,先治其外,后调其内;中外不相及,则治主病。微者调之,其次平之,盛者夺之,寒热温凉,衰之以属，随其攸利，此大法也。仲景论所称发热恶寒发于阳，无热恶寒发于阴者，是阴阳之别也。阳病用白虎承气以存阴；阴病用附子吴萸以扶阳；外者用麻桂以治表；内者用硝黄以治里。其于表里虚实，表热里寒，发表和表，攻里救里，病有浅深，治有次第，方有轻重，是以定其中外，各守其乡也。太阳阳明并病；小发汗，太阳阳明合病，用麻黄汤，是从外之内者，治其外也，阳明病，发热汗出，不恶寒。反恶热，用栀子鼓汤，是从内之外者，调其内也。发汗不解，蒸蒸发热者，从内之外而盛于外，调胃承气先调其内也，表未解而心下痞者，从外之内而盛于内，当先解表，乃可攻里，是先治其外，后调其内也。中外不相及，是病在半表半里，大小柴胡汤治主病也，此即所谓微者调之，其次平之，用白虎、栀豉、小承气之类。盛者夺之，大承气，陷胸，抵当之类矣。所云：观其脉症，知犯何逆，以法治之，则寒热温凉，衰之从属，随其攸利之谓也。若分四时乃以拘法，限三法以治病，遇病之变迁，则束手待毙矣，且汗吐下出于岐伯，而利水、清火、调补等法悉具。其曰有邪者，渍形以为汗。在皮者，汗而发之。实者，散而泻之，此汗家三法。中满者，泻之于内，血实者，决之，是下之二法。高者因而越之，谓吐。下者引而竭之，为利小便。慓悍者，按而收之，是清火法。气虚宜掣引之，是调补法也。夫邪在皮毛，犹未伤形，故制麻黄汤，急汗以发之。邪入肌肉，已伤其形，故制桂枝汤，啜稀粥以解肌，是渍形以为汗若邪正交争，内外皆实，寒热互呈，故制大青龙加石膏以泻火，是散以泻之也。吐剂有栀豉、瓜蒂，分胸中虚实之相殊；下剂有大、小承气、调胃、抵当，分气血浅深之不同；利水有猪苓、真武辈，寒热之悬绝，清火有石膏、芩连辈，轻重之差等。阳气虚，加人参于附子、吴萸中以引阳；阴气虚，加人参于白虎、泻心中，以引阴。诸法井然，质之岐伯，先圣后圣，其揆一也。愚更有议焉，仲景言平脉辨症，为伤寒杂病论，是脉与症未尝分也。夫因病而平脉，则平脉即在辨证中。脉有阴阳。发热恶寒发于阳，无热恶寒发于阴，是病之阴阳也，当列前论之首。浮、大、动、滑、数，名阳，沉、涩、弱、弦、微，名阴，是脉之阴阳也，此条当为之继。叔和既采仲景旧论，录其症候诊脉，是知叔和另立脉法，从此搜采耳。试观太阳篇云：脉浮者，病在表，脉浮紧者，法当身疼痛，脉浮数者，法当汗出愈。诸条脉法，不入辨脉平脉篇，是叔和搜采未尽，犹遗仲景旧格也。由此推之，知寸口脉浮为在表，及寸口脉浮而紧，脉浮而数诸条，皆从此等处采出脉有阴结阳结条，未始不在阳明中风、中寒之间；洒淅恶寒而复发热者，未始不在少阳寒热往来之部；脉阴阳俱紧者，未必非少阴之文；阴阳相搏条，未必不在伤寒脉结代之际。设仲景另集脉法，或有上下之分，决无辨、平之别矣。名平、名辨，皆叔和搜采诸说，仲景所云：各承家技者是也。叔和既改换仲景原文，独为伤寒立论，十六卷中，不知遗弃几何？而今六经之文夹杂者亦不少，岂犹然仲景旧集哉。世以《金匮要略》为仲景杂病论，共经魔魅之后乎。(《伤寒论翼》卷上)

《六经正义》

仲景于诸病之表里阴阳，分为六经，清理脉症之异同，寒热之虚实，使治病只在六经。夫一身之病，俱受六经范围者，犹周礼分六官以总百职，四时分六气以纪生成也。若伤寒不过是六经中一症，叔和不知仲景之六经，是经略之经，而非经络之经，妄引《内经·热病论》作序例，以冠仲景之书，而混其六经之证治，六经之理因不明，而仲景之平脉辨证，能尽合诸病之权衡废矣。夫热病之六经，专主经脉为病，但有表里之实热并无表里之虚寒，虽因于伤寒，已变成热病，故竟称热病，而云伤寒之类。要知《内经》热病，即温病之互名，故无恶寒症，但有可汗可泄之法，并无可温可补之例。观温病名篇，亦称《评热病论》，其义可知矣。夫仲景之六经，是分区地面，所该者广，虽以脉为经纪，凡风寒湿热，内伤外感，自表及里，热寒虚实，无乎不包，而总名《伤寒杂病论》。所以六经提纲各立一局，不为经络所拘，勿为风寒画定也。仲景既云"撰用《素问》"，乃《素问·皮部论》云：皮有分布，脉有经纪，其生病各异，别其部分左右上下，阴阳所在，诸经始终，此仲景创立六经部位之源。又曰：阳主外，阴主内。故仲景以三阳主外，三阴主内。又曰：在阳者主内，在阴者主出，以渗于内。故仲景又以阳明主内，少阴亦有反发热者，故仲景于表剂中用附子，是固其渗也，又曰：少阴之阴，名曰枢儒，其入于经也，从阳部注于经，其出者，从阴内注于骨。故仲景制麻黄附子汤，治发热脉沉，无里症者，是从阳部注经之义也。制附子汤，治身体骨节痛，手足寒，背恶寒，脉沉者，是从阴内注于骨之义也。

又《阴阳离合论》太阳为开,故仲景以之主表而以脉浮恶寒,头项强痛为提纲。立言与热病颇同,而立意自别。阳明为阖,故以之主里,而以胃实为提纲,虽有目痛鼻干等症,而所主不在是。少阳为枢,少阴亦为枢,故皆有半表半里症。少阳为阳枢,归重在半表,故以口苦、咽干、目眩为提纲,而不及胸胁痛硬。少阴为阴枢,故其欲寐不寐,欲吐不吐,亦半表半里症,虽有咽干、口燥等症。而不入提纲,归重在半里也。岂惟阳明主里,三阴亦皆主里,而阴阳异位,故所主各不同。阳明主里症之阳,阳道实,故以胃实属阳明;太阴主里症之阴,阴道虚,以自利属太阴。太阴为开,又为阴中之至阴,故主里寒而自利,厥阴为阖,又为阴中之阳,故主里热而气逆,少阴为阴中之枢,故所主或寒或热之不同,或表或里之无定,与少阳相似也。请以地理喻,六经犹列国也,腰以上为三阳地面,三阳主外而本乎里。心者,三阳夹界之地也,内由心胸,外自巅项,前至额颅,后至肩背,下及乎足,内合膀胱,是太阳地面。此经统理营卫,主一身之表症,犹近边御敌之国也。内自心胸,至胃及肠,外自头颅,由面及腹,下及于足,是阳明地面。由心至咽,出口颊,上耳目,斜至巅,外至胁,内属胆,是少阳地面此太阳差近阳明,犹京畿矣。腰以下为三阴地面,三阴主里,而不及外,腹者三阴夹界之地也。自腹由脾及二肠魄门,为太阴地面;自腹至两肾及膀胱溺道,为少阴地面;自腹由肝上膈至心,从胁肋下及于小肠宗筋,为厥阴地面,此经通三焦,主一身之里症,犹近京夹辅之国矣。太阴阳明,同居异治,犹周召分政之义;四经部位,有内外出入,上下牵引之不同,犹定地犬牙相制之理也。若经络之经,是六经道路,非六经地面矣。六经之有正邪、客邪;合病、并病,属脾、属胃者,犹寇盗充斥,或在本境,或及邻国,或入京师之义也。太阳地面最大,内邻少阴,外邻阳明,故病有相关。如小便不利,本膀胱病,少阴病而小便不利者,邪入太阳之界也。腰痛本肾病,太阳病而腰痛者,是邪及少阴之界也。六七日不大便,反头痛身热者,是阳明热邪,侵入太阳之界也。头项强痛,兼鼻鸣干呕者,是太阳风邪,侵入阳明之界也。心胸是阳明地面,而为太阳之通衢,因太阳主营卫,心胸是营卫之本。营卫环周不休,犹边邑之吏民士卒,会于京畿,往来不绝也。如喘胸满者,是太阳外邪,入阳明地面而骚扰,故称为太阳阳明合病。若头不痛,项不强,胸中痞鞕,气冲咽喉,不及息者,此邪不自太阳来,乃阳明热邪结于胸中,犹乱民聚本境为患也。心为六经之主,故六经皆有心烦之症。如不头项强痛,则烦不属太阳;不往来寒热,则烦不属少阳;不见三阴症者,则烦不属三阴矣。故心愦愦,心惕惕,心中懊憹,一切虚烦,皆属阳明,以心居阳明地面也。阳明犹京师,故心腹皆居其地,邪在心为虚烦,在腹为实热,心为阳而属无形,腹为阴而属有形也。夫人身之病,动关心腹,阳邪聚于心,阴邪聚于腹,肝为阴中之阳,故能使阴邪之气撞于心。阳明主在里之阳,故能使阳邪入聚于腹耳。更请以兵法喻,兵法之要,在明地形,必先明六经之路,才知贼寇所从来,知某方是某腑来路,某方是某腑去路,来路犹边关,三阳是也;去路是内境,三阴是也。六经来路各不同,太阳是大路,少阳是僻路,阳明是直路,太阴近路也,少阴后路也,厥阴邪路也。客邪多由三阳来,正邪多由三阴起,犹外寇自边关至,乱民至内地生也。明六经之地形,始得握百病之枢机,详六经之来路乃能操治病之规则。如以证论,伤寒大寇也,病从外来,中风流寇也,病因旁及;杂病乱民也,病由中起。既认为何等之贼,又知为何地所起,发于其境,便御之本境,移祸邻郡,即两路夹攻如邪入太阳地面,即汗而散之,犹陈利兵于要害,乘其未定而击之也。邪之轻者在卫,重者在营,尤重者在胸膈,犹寇之浅者在关外,深者在关上,尤深者在关内也。麻黄为关外之师,桂枝葛根为关上之师,大青龙为关内之师。凡外寇不靖,内地盗贼必起而应之,因立两解法,故有大、小青龙,及桂枝、麻黄加减诸方如前军无纪,致内乱蜂起,当重内轻外,因有五苓、十枣、陷胸、泻心、抵当筹汤。邪入少阳地位,宜杂用表里寒热攻补之品,为防御解利之法,如偏僻小路,利于短兵,不利于茅戟,利于守备不利于战争也。邪之轻者入腠理,重者入募原,犹重者入脾胃。小柴胡腠理之剂也;大柴胡募原之剂也;小建中、半夏泻心、黄芩、黄连四物,少阳之脾剂也;柴胡加芒硝、加牡蛎二方,少阳之胃剂也。如太阳少阳有合并病,是一军犯太阳,一军犯少阳矣,用柴胡桂枝汤,是两路分击之师也。甚至三阳合病,是三面受敌矣。法在独取阳明,阳明之地面清肃,则太、少两路之阳邪不攻自解,但得内寇宁而外患自息。此白虎所由奏捷耳。若阳邪不戢于内地,用大承气以急下之,是攻邪以护主;若阴邪直入于中宫,用四逆汤以急救其里,是强主以逐寇也。阳明为内地,阳明界上,即太阳少阳地面,邪入阳明之界,虽不犯太阳,太阳之师,不得坐视而不救,故阳明之营卫病,即假麻桂等方以汗之。邪近少阳地面,少阳之师不得高垒而与战,故阳明之腠理病,即假柴胡以解之,是知阳明之失守,非太阳不固,即少阳无备,所以每每两阳相合而为病也。若邪已在阳明地面,必出师奋击,以大逐其邪,不使稍留,故用瓜蒂,栀豉之吐法以迅扫之,若深入内地,不可复驱,则当清野千里,使无所剽掠,是又白虎得力处也。若邪在内廷,又当清宫除道,此三承气所由取胜。如茵陈、猪苓辈,又为失纪之师立法矣。太阴亦内地,少阴、厥阴为夹界,太阴居中州,虽外通三阳,而阴阳既以殊途,心腹更有隔膜之藩蔽,故寒水之邪,从太阳外属者轻,由少阴内授者重;风木之邪,自少阳来侵者轻,因厥阴上袭者甚。如本经正邪转属阳明而为实,犹邪老势穷,可下之而愈;如阳明实邪转属本经而成虚,则邪盛正虚,温补挽回者甚难。盖太阴、阳明,地面虽分,并无阻隔,元气有余,则邪入阳明;元气不足,则邪入太阴,但在阳明,则陈师鞠旅,可背城一战,取胜须臾;在太阴,则焚劫积蓄,仓廪空虚,无能御敌耳。厥阴之地,相火游行之区也,其本气则为少火,若风寒燥湿之邪,一入其境,悉化为热,即是壮火。其少火为一身之生机,而壮火为心腹之大患,且其地面通三焦,邪犯上焦,则气上撞心,心中疼热,消渴口烂,咽痛喉痹;逼上中焦,即手足厥冷,脉微欲绝,饥不欲食,食即吐蚘;移祸下焦,则热利下重,或便脓血,为害非浅,犹跋扈之师矣。仲景制乌梅丸,寒热并用,攻补兼施,通理气血,调和三焦,为平治厥阴之主方,犹总督内地之大师也。其与之水以治消渴,茯苓甘草汤以治水,炙甘草汤以复脉,当归四逆以治厥,是间出锐师,分头以救上焦之心主,而安神明也。用白虎承气辈,清胃而平中焦之实热;白头翁、四逆散,清胃而止下焦之热利,是分头以救腹中之阴,而扶胃脘之元气耳。肾为一府,而分阴阳两经,少阴一经,而兼阴阳两脏者,皆为根本之地故也。邪有阴阳两途,脏分阴阳二气,如阳邪犯少阴之阳,反发热心烦,咳渴咽痛;阳邪犯少阴之阴,则腹痛自利,或便脓血;阴邪犯少阴之阳,则身体骨节痛,手足逆冷,背恶寒,而身踡卧;阴邪犯少阴之阴,则恶寒呕吐,下利清谷,烦燥欲死。仲景制麻黄附子细辛、黄连阿胶、甘草、桔梗、猪肤、半夏、苦酒等汤,御阳邪犯少阴又阳也;其制桃花、猪苓等汤,御阳邪入少阴之阴也;附子、吴萸、四逆等汤,御阴邪犯少阴之阳也;通脉四逆、茯苓四逆、干姜附子等汤,御阴邪入少阴之阴也。少阴为六经之根本,而外通太阳,内接阳明,故初得之而反发热,与八九日而一身手足尽热者,是少阴阳邪侵及太阳地面也;自利纯清水,心下痛,口燥舌干者,少阴阳邪侵及阳明地面也。出太阳,则用麻黄为锐师,而督以附子;入阳明,则全大承气汤而不设监制,是犹用向导与本部不同法也。其阴邪侵入太阴,则用理中四逆加人尿猪胆,亦犹是矣。嗟乎!不思仲景所集,安能见病知源哉。(《伤寒论翼》卷上)

《合并启微》

病有定体,故立六经而分司之,病有变迁,更求合病、并病而互参之,此仲景立法之尽善也。夫阴阳互根,气虽分而神自合,三阳之里,便是三阴;三阴之表,即是三阳。如太阳病而脉反沉,便合少阴;少阴病而反发热,便合太阳;阳明脉迟,即合太阴;太阴脉缓,即合阳明;少阳脉小,是合厥阴;厥阴脉浮,是合少阳,虽无合并之名,而有合并之实。或阳得阴而解,或阴得阳而解。或阳入阴而危,阴亡阳而逆,种种脉症不解。学者当于阴阳两证中,察病势之合不合,更于三阳三阴中,审其症之并不并,阴病治阳,阳病治阴,扶阳抑阴,泻阳补阴等法,用之恰当矣。三阳皆有发热症,三阴皆有下利症,如发热而下利,是阴阳合病也。阴阳合病,阳盛者属阳经,则下利为实热,如太阳阳明合病,阳明少阳合病,太阳少阳合病必自下利,用葛根、黄芩等汤是也;阴盛者属阴经,则下利为虚寒,如少阴病吐利,反发热者不死,少阴病下利清谷,里寒外热,不恶寒而面色赤,用通脉四逆者是也。若阳与阳合,不合于阴,即是三阳合病,则不下利而自汗出,为白虎证也。阴与阴合,不合于阳,即是三阴合病,不发热而吐利厥逆,为四逆症也,并病与合病稍异,合则一时并见,并则以次相乘。如太阳之头项强痛未罢,递见脉弦,眩冒,心下痞硬,是与少阳并病,更见谵语,即三阳并病矣。太阳与阳明并病,太阳症未罢者,从太阳而小发汗,太阳病已罢者,从阳明而下之,其机在恶寒发热而分也。然阳明之病,在胃家实,太阳阳明合病,喘而胸满者,不可下,恐胃家未实耳。若阳明与太少合病,必自下利,何以得称阳明?要知协热下利,即胃实之始。《内经》所云:暴注下迫,皆属于热,其脉必浮大、弦大,故得属之阳明,而不得系太阴也。若下利清谷,里寒外热,脉浮而迟者,则浮不得属之表,而迟则为在脏,若见脉微欲绝,即身不恶寒,而面色赤者,又当属之少阴。盖太阴、阳明下利之辨,在清谷不清谷,而太阴少阴之清谷,又在脉之迟与微为辨也。夫阳明主胃实,而有协热利,太阴主下利清谷,又因脉微细而属少阴,脉微下利,反见阳

明之不恶寒而面色赤。若不于合参之,安知病情之变迁若是,而为之施治哉。(《伤寒论翼》卷上)

〔注释〕

① 《伤寒论注·自序》。

② 《伤寒论翼·全论大法》。

③ 《伤寒论翼·自序》。

④ 《伤寒论翼·六经正义》。

⑤ 《伤寒论翼·合并启微》。

5. 河 间 学 派

5.1 概　　说

河间学派是以宋金时代河间刘完素为代表的一个医学流派。其学术思想的中心内容是从运气角度出发，探讨火热病机，以治疗火热病症为其擅长，善用寒凉药物，故后世又称之为寒凉派，有"热病用河间"之说。

宋代，官方设置了专门的药政机构"太平惠民和剂局"，并由官方规定了临床应用的处方，编纂了《太平惠民和剂局方》，该书记载了十四门七百余方，影响很大，形成了"官府守之以为法，医门传之以为业，病者持之以立命，世人习之以为俗"[①]的状况，甚至形成按病索成方而不辨寒热虚实的情况，凡诊病均不离《局方》。而《局方》之中，用药又多偏温燥，因而在当时温燥药物应用是十分广泛的。加之刘完素生于北方，风土刚燥，世人禀赋强壮，兼之饮食牛羊乳酪，脍炙醇浓。而刘氏所处时代又是宋金交战，动乱不安，因而疫病多次流行，这些热病用《局方》温燥之品治疗，往往无效，对刘氏有很大启示，因而其从《黄帝内经》病机十九条及运气学说中受到启示，提出"火热论"的观点，一反当时流行的善用温燥药的习惯，多以寒凉之剂抑阳泻火，独成一派，对后世影响很大，成为金元四大家的第一家。

刘完素的弟子有穆大黄、荆山浮屠、马宗素等，荆山浮屠又传于罗知悌，而罗知悌又传之于朱震亨，朱氏在前人学术成就的基础上，又发展成"阳有余阴不足论"，强调"滋阴降火"，自成滋阴一派，虽使刘氏之学为之一变，但从学术渊源分析，河间之学对其还是有一定影响的。传刘氏之学者，还有葛雍、镏洪、常德诸人，使得河间学说得以流传，成为一派医家之所宗，后人将其称为"河间学派"。

【复习思考题】

河间学派的概念是什么？是如何形成的？

〔注释〕

① 《局方发挥》。

5.2 刘 完 素

刘完素，字守真，自号通玄处士，河间(今河北河间县)人，后人称其为刘河间。金承安间，章宗征召，不就，又赐号高尚先生，约生于宋大观四年(1110 年)，卒于金章宗承安期间或以后(1196~1200 年或以后)。他非常重视《黄帝内经》理论，特别是关于五运六气的研究，认为医学的"法之与术，悉出《内经》之玄机"。[①]而运气学说在医学理论中尤为重要，所以他又说："易教体乎五行八卦，儒教存乎三纲五常，医家要乎五运六气。"[②]他认为："不知运气而求医无失者，鲜矣。"[③]他在运气学说与《黄帝内经》病机十九条的研究过程中，对火热之气的研究逐渐深入，渐渐形成对火热病机的理论认识，以倡言"火热论"著称。所著有《素问玄机原病式》《素问病机气宜保命集》《宣明论方》《三消论》《伤寒标本心法类萃》等,其中以《素问玄机原病式》《宣明论方》尤能代表其学术观点。

5.2.1　五运六气病机学说

运气学说,是古代医家探讨气象运动规律的一门科学,它是以阴阳五行学说为基础,研究四时气候变化规律及其对人体影响的一种理论。这一学术理论,反映了自然界气象变化的规律,也反映人类对自然界的依存关系,及在一定程度上自然界的变化对人类生命活动的影响。自王冰注释《黄帝内经素问》补入七篇大论,使运气学说得以流传。而北宋以后,这一学说颇为盛行,刘完素在其影响下,亦潜心进行研究,对这一学说十分重视。他对《素问·六节脏象论》"不知年之所加,气之兴衰,虚实之所起,不可以为工矣"一句,十分赞赏。但他研究运气学说,着眼于结合临床实际,以解决临床实际问题为目的,并不仅仅局限于运气理论上的阐发。因此,刘完素十分重视一岁四时六气的变化,如他说:"所谓四时天气者,皆随运气之兴衰也。然岁中五运气之气者,风暑燥湿寒,各主七十三日五刻,合为期岁也。岁中六部之主位者,自大寒至春分属木,故温和而多风也;春分至小满属君火,故暄暖也;大满至大暑属相火,故炎热也;大暑至秋分属土,故多湿阴云雨也;秋分至小雪属金,故凉而物燥也;小雪至大寒属水,故寒冷也。"④这里明确指出了五运乃一年之五季,六气乃一岁之六部。刘氏又说:"夫一身之气,皆随四时五运六气兴衰,而无相反矣,适其脉候,明可知也。"⑤进一步指出了人体随四时的运气变化而变化。所以,刘氏研究运气学说,重视小运主气,而对于大运客气则往往不及。其所以如此,正是他重视理论联系实际的反映。

刘氏综合《黄帝内经》"人与天地相应"的理论,在王冰五脏本气认识的启示下,指出在正常情况时,木主春,在六气为风(温),在人体为肝;火主夏,在六气为热,在人体为心;土主长夏,在六气为湿,在人体为脾;金主秋,在六气为燥(清),在人体为肺;水主冬,在六气为寒,在人体为肾。如果发生了变化,则"肺本清,虚则温;心本热,虚则寒;肝本温,虚则清;脾本湿,虚则燥;肾本寒,虚则热"⑥。这样,从脏腑的寒热温清燥湿之变化,根据其六气属性特点,就可以了解其正常与失常了。

五运指木火土金水主运,是古人运用五行属性的特点以阐明自然界的变化规律。既然人与自然有密切关系,自然界的五运必然影响及人。刘氏以比物立象的方法,将脏腑病机与五运联系在一起,将病机十九条中的脏腑病症统归于五运之中,归纳为"五运主病"。如诸风掉眩,皆属肝木;诸痛痒疮疡,皆属心火;诸湿肿满,皆属脾土;诸气膹郁病痿,皆属肺金;诸寒收引,皆属肾水。虽较病机十九条原文,仅加入木火土金水诸字样,然这是刘氏创造性地运用五运作为疾病分类的纲领,使运气学说与临床紧密结合在一起。

《素问》病机十九条之中,原有风、热、湿、火、寒邪为病,刘氏加以归纳、补充,并增列了"诸涩枯涸,干劲皴揭,皆属于燥"一条,以成"六气为病"一类,使之与运气学说之六气相合。这样,脏腑病机、六气病机与运气学说结合在一起,使错综复杂的诸般病症统归于十一类,可谓纲举目张。

5.2.2　亢害承制论

《黄帝内经》在阐发运气学说时,提出了"亢害承制"的理论。在《素问·六微旨大论》中说:"亢则害,承乃制,制则生化,外列盛衰,害则败乱,生化大病。"并以此说明五运六气间的相互承制关系。刘完素运用这一理论,来认识和说明疾病病理现象的本质与标象的内在联系。

刘氏认为运气的承制关系,是维持其正常运动的必要条件。所以他说:"夫五行之理,甚则无以制之，则造化息矣。”[⑦]这与《黄帝内经》“害则败乱”认识是一致的。例如，春令“风木旺而多风，风大则反凉，是反兼金化，制其木也；大凉之下，天气反温，乃火化承于金也；夏火热极而体反出液，是反兼水化制其火也”[⑧]，正是由于这种“反兼胜己之化”的存在，才使运气维持正常，气候不致太过与不及，万物才能生化不息。五脏六腑，与天之运气相合，因而亦有如此关系。所以刘氏调整脏腑功能，主要着眼于脏腑间的协调统一。如其论掉眩为肝病时指出：“由风木旺，必是金衰不能制木，而木复生火，风火皆属阳，多为兼化，阳主乎动，两动相搏，则为之旋转。”[⑨]从亢害承制角度探讨病机。

同时，刘氏看到在病理变化过程中，也还有本质与现象不一致的情况。由于五运之气的偏亢过度，就要出现“胜己之化”的假象。如湿气过甚而见筋脉强直，即“湿极反兼风化制之”的现象；而风气过甚而见筋脉拘急，又是“燥金主于紧敛短缩劲切，风木为病，反见燥金之化”[⑩]。若恶寒战慄是寒病之本质，但热气过甚，也会出现寒战振慄等假寒症状，则是“火极反兼水化制之”的现象；至于寒邪过甚而见坚痞腹满者，又是“寒极则血脉凝沍，反兼土化制之，故坚痞而腹满也”[⑪]。凡此“兼化”之象，不同于相兼同病，而属假象，必需认真对待。所以刘氏说：“木极似金，金极似火，火极似水，水极似土，土极似木。故《经》曰：‘亢则害，承乃制。’谓已亢过极，则反似胜己之化也。俗未知之，认似作是，以阳为阴，失其意也。”[⑫]这里，刘氏将“亢害承制”的意义延伸于病机，提出五运之中，一运过极，必有承制之象见之。因此，在临床上可以出现似是实非的假象。

5.2.3 六气化火说

刘氏对病机的认识，尤其重视火热为病。他在《黄帝内经》病机十九条的启示下，对六气病机加以发挥，其中对火热病症大大加以扩充。在《素问·至真要大论》所述的病机中，属于火的，仅有瞀冒、口禁、瘛疭、胕肿、酸疼、冲逆、鼓慄、惊骇、狂、躁十种；属于热的，仅有转戾、胀满、呕吐、吐酸、下迫、泄泻、水液混浊七种。而刘完素在他著的《素问玄机原病式》里，提出：“诸病喘呕吐酸，暴注下迫，转筋，小便浑浊，腹胀大，鼓之如鼓，痈疽疡疹，瘤气结核，吐下霍乱，瞀郁肿胀，鼻塞鼽衄，血溢血泄，淋闷身热，恶寒战慄，惊惑悲笑谵妄，衄衊血汗，皆属于热。”[⑬]“诸热瞀瘛，暴喑冒昧，躁扰狂越，骂詈惊骇，胕肿疼酸，气逆冲上，禁慄如丧神守，嚏呕疮疡喉痹，耳鸣及聋，呕涌嗌食不下，目昧不明，暴注瞤瘛，暴病暴死，皆属于火。”[⑭]将火热病症扩大为五十多种。而对于属于风、燥、湿的诸肿病症，在论述病机时，又多从火热阐发。这样，就形成了刘氏以“火热论”为中心的学术观点。

对于风、燥、湿、寒诸气与火热的关系，刘氏提出了著名的“六气皆能化火”之说，他强调风、湿、燥、寒诸气在病理变化过程中，皆能化热生火，而火热也往往是产生风、湿、燥、寒的原因之一。

风与火热的关系，刘氏认为风属木，而木能生火，故“火本不燔，遇风冽乃焰”[⑮]，即风可以助火。反之，病理上的风，又往往因火热过甚而生。他说：“风本生于热，以热为本，以风为标，凡言风者，热也，热则风动。”[⑯]即火热是生风的根本原因，开后世“热极生风”[⑰]之先河。而风与火热之气，在病变过程中，又往往容易相兼为病，所谓“风火皆属阳，多为兼化”[⑱]。鉴于以上三个方面，风与火热的关系就十分密切了。因此，治疗时刘氏主张用清凉之剂，即《素问》所谓“风淫于内，治以辛凉”的原则。

湿与火热的关系亦十分密切。刘完素认为，湿虽为阴邪，在五行属土，但火热可以生土湿。所以他说：“夫诸湿者，湿为土气，火热能生土湿也。故夏热则万物湿润，秋凉则湿物燥干也。湿病本不自生,因于火热怫郁,水液不得宣通,即停滞而生水湿也。"[19]反之,刘氏又认为"积湿成热"。[20]既然热可生湿,湿可生热,所以二者亦可以相兼为病。刘氏论水肿时就指出:"诸水肿者,湿热之相兼也。"[21]"湿热相搏,则怫郁痞隔,小便不利而水肿也。"[22]因此,刘氏治疗这类水肿腹胀,则主张用辛苦寒药为君,认为"以其辛苦寒药,能除湿热怫郁痞隔故也"。[23]由于以上原因,湿与火热的关系也是十分密切的。当然,亦有属寒湿为病者,但刘氏认为:"虽病水寒不得宣行,亦能生湿,虽有此异,亦以鲜矣。"[24]

燥与火热的关系,刘氏亦有卓见。首先,他补充了《黄帝内经》病机中燥气为病的内容。并阐发燥为阴邪的特点。他指出燥气"寒月甚而暑月衰",这是因为"寒能收敛,腠理闭密,无汗而燥,故病甚也。热则皮肤纵缓,腠理疏通而汗润,故病衰也"[25]。但又指出,"燥渴之为病也,多兼于热"[26]"风热胜湿为燥"[27]"燥干者,今肺之本燥,金受热化,而成燥也"[28]"火热极甚,水液干而不润于身,皮肤乃启裂,手足有如斧伤而深二三分者"[29],即热盛津伤亦可成燥。刘氏并以《易》所说"燥万物者,莫熯于火",作为论据。这样,燥气就与火热分不开了。所以刘氏总结说:"金燥虽属秋阴,而其性异于寒湿,反同于风火热也。"[30]也正由于燥与火热之性质有相似之处,故二者又易相兼为病。可见,燥与火热也有相当密切的关系。治疗时,刘氏针对燥证产生的两方面病机,提出了相应的治疗原则。他说:"宜开通道路,养阴退阳,凉药调之,慎毋服乌附之药。"[31]

寒与火热之气,一为纯阴,一为纯阳,水火难容,二者不可相兼为病。但二者还有一定关系。刘氏指出,若由于感冒寒邪,或内伤生冷,使"冷热相并",均能使"阳气怫郁,不得散"而生热,不可便认为寒,而"当以成证辨之"[32]。即伤于寒邪,由于阳气怫郁,也可化生热证。

既然风、湿、燥、寒与火热均有一定的关系,有的还十分密切,因此,风、湿、燥、寒诸气为病可以化生火热,而火热为病又可产生风、湿、燥、寒诸证,六气之中,火热就成为中心了,这就是刘完素"六气皆能化火"说的基本观点。

因此其治疗六气为病,很重视风、湿、燥、寒与火热的关系。其在《宣明论方》中所举方药,颇反映这一特点。风邪为病,创立防风通圣散[33],一以祛风,二以泻火,盖风生于热,以热为本,以风为标之故。火热为病,制神芎丸[34]清热兼以散风火,大金花丸[35]则苦寒直折,盖风火热三者多易相兼为病故也。湿邪为病,则用三花神佑丸[36]、葶苈木香散[37],祛壅宣通,祛水消肿,但用药偏寒凉,立意于火热怫郁水湿内生之旨。燥邪为病,多兼火热,故用人参白术散[38]、绛雪散[39]等,清火燥湿,亦本于六气化火之说。可见,河间论治与其理论一脉相承,并非泛泛空谈。

5.2.4 火热病证治

刘氏对火热病机研究颇深刻,因而对火热病症的治疗亦总结出一套经验。刘氏据《黄帝内经》"今夫热病者,皆伤寒之类也""未满三日者,可汗而已;已满三日者,可泄而已"的认识,指出伤寒即是热病,在临床上只有表里两大类型。

他认为表证固应汗解,虽表证可用麻黄汤汗解,或用桂枝汤解肌,但因外感初起,多是怫热郁结,这时用辛甘热药,虽能发散,但若发之不开,会使热病转甚,甚至可见发黄、惊狂诸变证。惟有用辛凉或甘寒以解表,才是正治。明确提出辛凉解表的方法,并根据具体情况而随证应用。

阳热郁遏于表,虽亦见恶寒战慄诸证,实为阳热郁极而产生的假象,不能用辛热解表以助其热,而应以石膏、滑石、甘草、葱、豉等以开发其郁结[40],但必须从脉证上细心分辨。

夏季暑热当令，一般不宜用麻黄、桂枝等辛热解表。若必须使用时，也应适当增入寒性药物，否则会助长热邪而发生他变。可加入黄芩、石膏、知母、柴胡、地黄、芍药、栀子、茵陈、葱白、豆豉等，或“如世以甘草、滑石、葱、豉寒药发散甚妙。”[41]

至于表证而兼有内热的，一般可用表里双解的办法，如防风通圣散、双解散[42]，即为两解表里之剂。或用天水[43]一凉膈[44]半，或用天水凉膈各半，以散风壅，开结滞，使气血宣通，郁热便可自然解除[45]。

对于里证的治疗，刘完素根据临床表现提出了三种不同的治法。

凡里证见而表证已解，仅有里热郁结，见有脉实而不浮，不恶风寒，自汗谵语，咽痛腹满，而大便不行，有可下之证者，属热邪郁结在里，当用承气汤。刘氏更创立了三一承气汤[46]，而广泛应用于多种里证。凡伤寒杂病见腹满咽干，烦渴谵妄，心下按之硬痛，小便赤涩，大便秘结者；或湿热内甚，下利臭秽，热甚喘嗽，闷乱惊悸，癫狂抽搐者；或目疼口疮，舌肿喉痹，痈疡疮癣，胃热发斑者；或久壅风热，暴伤酒食，烦心闷乱，僵仆卒中，暴喑不语者；或蓄热内甚，阳厥极深，脉反沉细欲绝；或表邪内陷，热并于里，则里热亢极，阳极似阴，反为寒战，脉微欲绝者；或风热燥甚，客于下焦，而大小便涩滞不通者，均可应用。

若热毒极深，以致烦躁干呕，口燥咽干，喘满，甚至阳厥极深，蓄热内甚，四肢逆冷，或用汗吐下后而热不退者，又当用黄连解毒汤[47]清热解毒，或与承气汤配合应用。

若大下之后，热势尚盛，可用黄连解毒汤清解余热。若热极失下，残阴欲绝，又应当用黄连解毒汤合凉膈散，或白虎汤合凉膈散，养阴退阳。

对里证的治疗，或攻下里热，或清热解毒，或养阴退阳。若邪气在表而又兼里证者，刘氏又主张表里双解。至于邪在半表半里者，刘完素宗仲景法，用小柴胡汤和解之。总之，刘氏治疗火热病症，积累了丰富的经验，可说在宋金以前言火热病症的治疗者，无出其右。

刘氏所以对火热病机与治法有较深刻的认识，是其根据当时的实际情况，在医疗过程中不断总结出来的。正如他说：“余自制双解、通圣辛凉之剂，不遵仲景法桂枝、麻黄发表之药，非余自衒，理在其中矣。故此一时、彼一时，奈五运六气有所更，世态居民有所变，天以常火，人以常动，动则属阳，静则属阴，内外皆扰，故不可峻用辛温大热之剂。”[48]

5.2.5 杂病的治疗经验

刘完素很重视杂病的研究，尤其重视《黄帝内经》杂病理论的研究。在《素问》《灵枢》中虽然提到大量杂病，但方药仅仅记述了汤液醪醴、生铁落饮、左角发酒、泽泻饮、鸡矢醴、蔆翘饮、马膏膏法、治口甘方、乌鲗骨丸、豕膏、半夏汤、棉布熨法等十二方。刘氏根据自己多年的临床体会，对《素问》的五十一种杂病一一提出治疗方药，使《黄帝内经》杂病理论与临床紧密结合。

刘氏在论述每一病症时，首先提出对这一症证的认识，然后列以治疗方药。如其论述结阳证时，首先指出：“结阳证，主四肢，四肢肿，热胜则肿，四肢者，诸阳之本，阳结者，故不得行于阴脉，阴脉不行故留结也。”[49]较之《素问・阴阳别论》“结阳者，肿四支”的认识要深入得多。而且刘氏还提出用“犀角汤主之，治阳结，四肢肿满，热菀不散，或毒攻注，大便闭涩。犀角、玄参、连翘、柴胡各半两，升麻、木通各三钱，沉香、射干、甘草各一分，芒硝、麦门冬各一两”[50]。方中一派清解邪热之品，又有降气之沉香，泻下之芒硝，升散之升麻，使郁热得清，阳气得行，故可治疗结阳证。再如鬲消一证，《素问・气厥论》仅有“心移热于肺，传为鬲消”的记载。刘氏发挥指出：“二者心膈有热，久则引饮为消渴耳。”[51]并选用麦门冬饮子[52]益气养阴、生津止渴以治之,药证合拍,足以体现其临证的丰富经验。

刘氏对消渴一病的认识尤有独到之处,曾专著《三消论》加以阐发。他认为消渴有三,"若饮水多而小便多者,名曰消渴;若饮食多而不甚饥,小便数而渐瘦者,名曰消中;若渴而饮水不绝,腿消瘦而小便有脂液者,名曰肾消"[53],成为后世分消渴为上消、中消、下消之宗本。而其对该病病机的认识,也是十分深刻的。他说:"如此三消者,其燥热一也,但有微甚耳。"[54]因此,刘氏认为治疗时用"燥热毒药助其强阳,以伐衰阴",是"实实虚虚之罪也"[55],主张"补肾水阴寒之虚,而泻心火阳热之实,除肠胃燥热之甚,济一身津液之衰,使道路散而不结,津液生而不枯,气血利而不涩,则病日已矣"[56]。这些看法,都有很重要的临床意义,足见刘氏治疗杂病的学识是很精深的。

刘氏阐发火热论,但并不是唯寒凉攻邪论者,还是强调辨证施治这一中医诊治法则的。对于虚寒病症,刘氏亦常用温补之剂,若《宣明论方·补养门》中,就有如双芝丸[57]、内固丹[58]、大补丸[59]、水中金丹[60]、丁香附子散[61]等,尤其是所创立的地黄饮子,药用熟地黄、巴戟天、山茱萸、石斛、肉苁蓉、附子、五味子、官桂、白茯苓、麦门冬、菖蒲、远志,以治喑痱,为后世医家所习用,亦属温补之剂。可见,刘氏对杂病的治疗还是不拘"火热论"的观点的。对此,我们应对刘氏的学术思想有一正确评价。

【复习思考题】

(1) 试述刘完素运气学说的主要内容是什么?其对"亢害承制"理论是如何认识的?

(2) 试述刘完素"六气皆能化火"说的学术观点?

(3) 刘完素对火热病是如何治疗的?有什么创造与发挥?

(4) 刘完素在杂病的证治方面有何创见与发展?

【原著选读】

《病 机 论》

论曰:察病机之要理,施品味之性用,然后明病之本焉。故治病不求其本,无以去深藏之大患,故掉眩收引,膹郁肿胀,诸痛痒疮,皆根于内。夫百病之生也,皆生于风寒暑湿燥火,以之化之变也。经言盛者泻之,虚者补之,余锡以方士,而方士用之,尚未能十全,余欲令要道必行,桴鼓相应,犹拔刺雪污,工巧神圣,可得备闻。《灵枢经》曰:刺深而犹可拔,污深而犹可雪。庄子曰:雪犹洗也。岐伯曰:审察病机,无失气宜,此之谓也。

黄帝曰:愿闻病机何如?岐伯对曰:诸风掉眩,皆属于肝。少虑无怒,风胜则动。肝者罢极之本,魂之居也,其华在爪,其充在筋,以生血气,其味酸,其色苍,为将军之官,谋虑出焉,此为阴中之少阳,通于春气,其脉弦。王注曰:肝有二布叶一小叶,如木甲拆之状,故经所谓其用为动,乃木之为动,火太过之政,亦为动,盖火木之主暴速,所以掉眩也。掉,摇也。眩,昏乱也。旋运,皆生风故也。是以风火皆属阳,阳主动,其为病也,胃脘当心痛,上支两胁,隔咽不通,食饮不下,甚则耳鸣眩转,目不识人,善暴僵仆,里急緛戾,胁痛呕泄,甚则掉眩巅疾,两胁下痛引少腹,令人善怒也,虚则目识䀮䀮无所见,耳无所闻,善恐如人将捕之。凡病肝木风疾者,以热为本,以风为标,故火本不燔,遇风冽乃焰。肝本不甚热,因金衰而旺。肺金不胜心火,木来侮于金,故诸病作矣。其为治也,燥胜风。王注曰:风自木生,燥为金化。风余则制之以燥,肝胜治以清凉,清凉之气,金之气也,木气之下,金气承之。又曰:"风淫于内,治以辛凉。""肝欲散,急食辛以散之。"故木主生荣而主春,其性温。故风大则反凉而毁折,是兼金化制其木也。故风病过极,而反中外燥涩,是反兼金化也。故非为金制其木,是甚则如此。中风偏枯者,由心火暴盛,而水衰不能制,则火实克金;金不能平木,则肝木胜,而兼于火热,则卒暴僵仆。凡治消瘅仆击,偏枯痿厥,气满发,肥贵膏粱之疾也,故此脏气平则敷和，太过则发生，不及则委和。

诸痛痒疮，皆属于心。静则神明，热胜则肿，心者生之本，神之变也，其华在面，其充在血脉，为阳中之太阳，通于夏气，其脉钩，其味苦，其色赤，为君主之官，神明出焉，此阳中之太阳也。王注曰：心形如未敷莲花，中有七空，以导引天真之气，神明之宇也。经所谓其用为燥，火性燥动，其明于外，热甚火赫，铄石流金，火之极变也；燔焫山川，旋反屋宇，火之灾眚也。故火非同水，水智而火愚，其性暴速，其为病也，当胸中热，嗌干，右胠满，皮肤痛，寒热咳喘，唾血，血泄，鼽衄嚏呕，溺色变，甚则疮痒胕肿，肩背臑缺盆中痛，疡疹身热惊惑，恶寒战慄，谵妄，衄衊语笑，疮疡血流，狂妄目赤，胸中痛，胁支满，胁下痛，背膺肩甲间痛，两臂痛，虚则胸腹大，胁下与腰背相引而痛。其为治也，以寒胜热。王注曰：小热之气，凉以和之，大热之气，寒以取之，甚热之气，汗以发之，发之不尽，逆制之，制之不尽，求其属以衰之。又曰：壮水之主，以制阳光。《经》曰：气有多少，病有盛衰，治有缓急，方有大小，此之谓也。是以热淫于内，治以咸寒，佐以苦甘，以酸收之，以苦发之。心欲软，急食咸以软之。君火之下，阴精承之；火气之下，水气承之。是故火主暴虐，故燥万物者，莫熯乎火，夏月火热极甚，则天气熏和，而万物反润，以水出液，林木津流，及体热极而反汗液出，是火极而反兼水化。俗以难辨，认是作非，不治已极，反攻王气，是不明标本，但随兼化之虚象，妄为其治，反助其病而害于生命多矣。故此脏平则升明，太过则赫曦，不及则伏明。王注曰：百端之起，皆自心生。

诸湿肿满，皆属脾土。味和气化，湿胜则濡泄。脾者仓廪之本，营之居也，名曰器，能化糟粕，转味而入出者也，其华在唇，其充在肌，其味甘，其色黄，故为仓廪之官，又名谏议之官，五味出焉。此至阴之类，通于土气，为阴中至阴，脾也，其脉缓。王注曰：脾形象马蹄，内包胃脘，象土形也，其用为化，兼四气聚散，复形群品，以主溉灌肝心肺肾，不主于时，寄旺四季，经所谓善不可见，恶者可见也。其变骤注，其灾霖溃，其为病也，胕肿骨痛阴淖，按之不得，腰脊头颈痛，时眩，大便难，阴气不用，饮不欲食，咳唾则有血，积饮否膈中满，霍乱吐下，善讥肉痿，足不收行，胁膜呕吐，泄注下。王注曰：脾热则生湿，虚则腹满肠鸣飧泄食不化者，有胃之寒者，有胃之热者，色白澄彻清冷，皆属于寒；色黄水赤浑浊，皆属于热。故仲景曰：邪热不杀谷，火性疾速，此之谓也。其为治也，风胜湿，湿自土生，风为木化，土余则制之以风，脾盛治之以燥，故湿伤肉，湿胜则濡泄，甚则水闭胕肿。王注曰：湿为水，水胜则肿，水下形肉已消。又曰：湿气为淫，皆为肿满，但除其湿，肿满自衰。若湿气在上，以苦吐之；湿气在下，以苦泻之，以淡渗之。治湿之法，不利小便，非其治也。故湿淫所胜，平以苦热，佐以酸辛，以苦燥之，以淡泄之。若湿上甚而热，治以苦温，佐以甘辛，以汗为故而止。湿淫于内，治以苦热，佐以酸淡，以苦燥之，以淡泄之，脾苦湿，急食苦以燥之。又曰：土气之下，木气承之，《本草》曰：燥可去湿，桑白皮，赤小豆之属。王注曰：半身已上，湿气有余，火气复郁，所以明其热能生湿，经所谓"风寒在下，燥热在上，湿气在中，火游行其间，是亦热之用矣。故土主沉黔，云雨而宏静，雨热极甚，则飘骤散落，是反兼风木制其土也。若脾热甚，土自壅，燥去其湿，以寒除热，脾土气衰，以甘缓之，所以溏泄积饮，痞隔肿满，湿热干涸消渴，慎不可以温药补之。故积温成热，性之温，乃胜气之药也。故此脏喜新而恶陈，常令滋泽，无使干涸，土平则备化，太过则敦阜，不及则卑监。

诸气膹郁病痿，皆属于肺金。燥胜则干，肺者气之本，魄之处也，其华在毛，其充在皮，其味辛，其色白，而为相傅之官，治节出焉，为阳中之少阴，通于秋气，其脉毛。王注曰：肺之形，象人肩，二布叶一小叶，中有二千四空行列，以分布诸脏清浊之气，经所谓其用为固，其变肃杀，其眚苍落。其为病也，骨节内变，左胠胁痛，寒清于中，感而疟，太凉革候，咳，腹中鸣，注泄鹜溏，咳逆心胁满，引小腹，善暴痛，不可反侧，嗌干面尘色恶，腰痛，丈夫癞疝，妇人少腹痛，浮虚，鼽、尻、阴股、髀、腨、胻痛。是病皴揭，实则喘厥逆气，肩背痛，汗出，尻、阴股、膝、髀、腨、胕、足皆痛；虚则少气不能报息，耳聋嗌干。其为治也，热胜燥，燥自金生，热从火化，金余则制之以火，肺胜则治之以苦。又曰：金气之下，火气承之。燥淫于内，治以苦温，佐以苦辛，以苦下之。若肺气上逆，急食苦以泄之。王注曰：制燥之胜，必以苦温，故受干病生焉。是以金主于秋而属阴，其气凉。凉极天气清明，而万物反燥，故燥若火，是金极而反兼火化也，故病血液衰也，燥金之化极甚，则烦热气郁痿弱，而手足无力不能收持也。凡有声之痛，应金之气，故此脏平气则审平，太过则坚成，不及则从革。

诸寒收引，皆属于肾水。寒胜则浮，肾者主蛰，封藏之本，精之处也，其华在发，其充在骨，其味咸，其色黑，为作强之官，伎巧出焉，为阴中之太阴，通于冬气，其脉石。王注曰：肾脏有二，形如豇豆相并，而曲附于膂筋,外有脂裹,里白表黑,主藏精。故《仙经》曰:心为君火,肾为相火。是言在肾属火,而不属水也。经所谓膻中者,臣使之官,喜乐出焉。故膻中者,在乳之间,下合于肾水,是火居水位,得升则喜乐出焉。虽君相二火之气,论其五行造化之理,同为热也。故左肾属水,男子以藏精,女子以系胞,右肾属火,游行三焦,兴衰之道由于此,故七节之傍,中有小心,是言命门相火也。经所谓其变凝冽,其眚冰雹,其为病也,寒客心痛,腰腿痛,大关节不利,屈伸不便,若厥逆痞坚,腹满寝汗,实则腹大胫肿,喘咳身重,汗出憎风;虚则胸中痛,大小腹痛,清厥意不乐。王注曰:大小腹,大小肠也。此所谓左肾水发痛也。若夫右肾命门相火之为病,少气,疮疡,疥癣,痈肿,胁满,胸背首面四肢浮肿,腹胀呕逆,瘛疭,骨痛,节有动,注下温疟,腹中暴痛,血溢,流注精液,目赤心热,甚则瞀昧暴痛,瞀闷懊侬,嚏呕疮疡惊躁,喉痹耳鸣,呕涌暴注,瞤瘛暴死,瘤气结核丹熛,皆相火热之胜也。其为治也,寒胜热,燥胜寒。若热淫于内,治以咸寒;火淫所胜,平以咸冷。故相火之下,水气承之。如寒淫于内,治以甘热,佐以苦辛;寒淫所胜,平以辛热,又曰:肾苦燥,急食辛以润之,肾欲坚,急食苦以坚之。故水本寒,寒急则水冰如地而能载物,水发而雹雪,是水寒亢极,反似克水之土化,是谓兼化也。所谓寒病极者,反肾满也。左肾不足,济之以水,右肾不足,济之以火,故此脏水平则静顺,不及则涸流,太过则流行。

诸厥固泄,皆属于下。厥谓气逆,固谓禁固,气逆则肝肾失守,失守则不能禁固,出入无度,燥湿不恒,故气下则愈也。经所谓厥气上行,满脉去形。

诸痿喘呕,皆属于上。肺者,脏之长也,为心之华盖,故肺热叶焦,发为痿躄。是气郁不利,病喘息而呕也。呕谓呕酸水,火气炎上之象也。胃鬲热甚,则为呕也。若衰火之炎,痿躄则愈,利肺之气,喘息自调也。道路开通,吐呕则除。凡病呕涌溢食,皆属之火也。王注曰:内格呕逆,食不得人,是有火也。经所谓三阳有余,则为痿易。王注曰:易有变常用,自痿弱无力也,故此者热之明也。

诸热瞀瘛,皆属于火。热气胜,则浊乱昏昧也。瞀,视乃昏也。经所谓病筋脉相引而急,名曰瘛者,故俗谓之搐是也。热胜风搏,并干经络,故风主动而不宁,风火相乘,是以热瞀瘛而生矣。治法祛风涤热之剂,折其火势,热瘛可立愈,若妄加灼火,或饮以发表之药,则取死不旋踵。

诸禁鼓慄,如丧神守,皆属于火。禁慄惊惑,如丧神守,悸动怔忪,皆热之内作,故治当以制火,制其神守,血荣而愈也。

诸痉项强,皆属于湿。寒湿同性,水火同居,故足太阳膀胱经属水而位下,所以湿可伤也。其脉起目内眦,上额交于巅上,其支别从巅入络于脑,还出别下项,故主项强。太阳表中风,加之以湿,客于经中,内挟寒湿,则筋脉抽急,故痉项强而不柔和也。此太阳寒湿,当详有汗无汗,故以流湿祛风,缓发表而愈也。

诸逆冲上,皆属于火。冲,攻也,火气炎上,故作呕涌溢,食不下也。

诸胀腹大,皆属于热。肺主于气,贵乎通畅。若热甚则郁于内,故肺胀而腹大,是以火主长而高茂,形现彰显,升明舒荣,皆肿之象也,热去则见自利也。

诸躁狂越,皆属于火。胃实则四肢实而能登高也。故四肢者,诸阳之本,经所谓阴不胜阳,则脉流薄疾,病乃狂。是以阳盛则使人妄言骂詈,不避亲疏,神明之乱也。故上善若水,下愚若火,此之谓也。治之以补阴泻阳,夺其食则病已。

诸暴强直,皆属于风。暴,虐而害也。强,劲有力而不能和柔也。乃厥阴风木势甚而成此。王注曰:阳郁于内,而阴行于外。《千金》曰:强直为风,治以泻火补金,木能自平也。

诸病有声,鼓之如鼓,皆属于热。腹胀大而鼓之有声如鼓者,热气甚则然也,经所谓热胜则肿,此之类也。是以热气内郁,不散而聚,所以叩之如鼓也。诸腹胀大,皆为里证,何以明之?仲景曰:少阴病腹胀,不大便者,急下之,宜大承气汤。所谓土坚胜水则干,急与大承气汤下之以救肾水,故知无寒,其热明矣。

诸病胕肿,疼酸惊骇,皆属于火。胕肿热胜,内则阳气滞故也。疼酸由火实制金,不能平木,则木王而为酸。酸者,肝之味也。故经所谓二阳一阴发病,主惊骇。王注曰:肝主惊,然肝主之,原其本也。自心火甚则善惊,所以惊则心动而不宁也,故火衰水平,治之本也。

诸转反戾,水液浑浊,皆属于热。热气燥烁于筋,故筋转而痛,应风,属于肝也,甚则吐不止。暍热之气,加之以泄,湿胜也。若三气杂,乃为霍乱,故仲景曰:呕吐而利,名曰霍乱。故有干霍乱,有湿霍乱。得其吐利，邪气得出，名湿霍乱也，十存八九。若不得吐利，挥霍撩乱，邪无由出，名曰干霍乱，十无一生。二者皆以冒暑中热，饮食不节，寒热气不调，清浊相干，阴阳乖隔，则为此病。若妄言寒者，大误矣。故热则小便浑而不清，寒则洁而不浊，故井水煎汤沸，则自然浑浊也。

诸病水液，澄彻清冷，皆属于寒。水液为病寒也，故水清净，其气寒冷，水谷不化而吐利，其色白而腥秽，传化失常，食已不饥，虽有邪热不杀谷而不饥者，无倦而常好动，其便色黄而酸。王注曰：寒者上下所出，即吐出溺出也。又法曰：小寒之气，温以和之。

诸呕吐酸，暴注下迫，皆属于热。流而不腐，动而不蠹，故吐呕酸者，胃鬲热甚，则郁滞于气，物不化而为酸也。酸者肝木之味，或言吐酸为寒者误也。暴注者，是注泄也。乃肠胃热而传化失常，经所谓清气在下，则生飧泄。下迫者，后重思急，窘迫急痛也。火性急速，而能造物故也，俗云虚坐努责而痛也。

诸涩枯涸，干劲皴揭，皆属于燥。涩枯者，气衰血少，不荣于皮肉，气不通利，故皮肤皴揭而涩也，及甚则麻痹不仁。涸干者，水少火多，《系辞》云：燥万物者，莫熯乎火。故火极热甚，水液干而不润于身，皮肤乃启裂，手足有如斧伤而深三二分者，冬月甚而夏月衰。故法曰：寒能收敛，收敛则燥涩皴揭；热能纵缓，则滋荣润泽，皆属燥金之化也。王注曰：物之生滑利，物之死枯涩。其为治也，宜开通道路，养阴退阳，凉药调之，荣血通流，麻木不仁，涩涸干劲皴揭，皆得其所，慎毋服乌、附之药。

经所谓金木水火土运行之数，寒暑燥湿火风临御之化，不失其道，则民病可调。凡受诸病者，皆归于五行六气胜复盛衰之道矣。王注曰：人生有形，不能无患，既有其患，亦常有逃生化出阴阳者也，故曰谨守病机，各司其属，有者求之，无者求之，盛者责之，虚者责之，必先五胜，疏其血气，令得调达，而致和平，此之谓也。（《素问病机气宜保命集》）

〔注释〕

① 《素问玄机原病式·自序》。
② 同上。
③ 同上。
④ 《素问玄机原病式·热类》。
⑤ 同上。
⑥ 《三消论》。
⑦ 《素问玄机原病式·寒类》。
⑧ 同上。
⑨ 《素问玄机原病式·五运主病》。
⑩ 《素问玄机原病式·风类》。
⑪ 《素问玄机原病式·寒类》。
⑫ 《素问玄机原病式·自序》。
⑬ 《素问玄机原病式·热类》。
⑭ 《素问玄机原病式·火类》。
⑮ 同上。
⑯ 《素问玄机原病式·五运主病》。
⑰ 同上。
⑱ 同上。
⑲ 《宣明论方·水湿门》。
⑳ 《素问玄机原病式·火类》。
㉑ 《素问玄机原病式·热类》。
㉒ 同上。
㉓ 同上。
㉔ 《宣明论方·水湿门》。

㉕ 《素问玄机原病式·燥类》。

㉖ 同上。

㉗ 同上。

㉘ 《宣明论方·燥门》。

㉙ 《素问病机气宜保命集》。

㉚ 《宣明论方·燥门》。

㉛ 《素问病机气宜保命集·病机论》。

㉜ 《宣明论方·伤寒门》。

㉝ 防风通圣散：防风、川芎、当归、芍药、大黄、薄荷叶、麻黄、连翘、芒硝以上各半两，石膏、黄芩、桔梗各一两，滑石三两，甘草二两，荆芥、白术、栀子各一分，上为末，每服二钱。见《宣明论方》。

㉞ 神芎丸：大黄、黄芩各二两，牵牛、滑石四两，上为细末，滴水为丸，如小豆大，温水下十丸至十五丸，每服加十丸，日三服。见《宣明论方》。

㉟ 大金花丸：黄连、黄檗、黄芩、大黄各半两，上为末，滴水为丸，如小豆大，每服三二十丸，新汲水下。自利去大黄，加栀子。小儿丸如麻子大三五丸。见《宣明论方》。

㊱ 三花神佑丸：甘遂、大戟、芫花各半两，牵牛二两，大黄一两，轻粉一钱。上为末，滴水为丸，如小豆大，初服五丸，每服加五丸，温水下，每日三服，加至快利。见《宣明论方》。

㊲ 葶苈木香散：葶苈、茯苓、猪苓、白术各一分，木香半钱，泽泻、木通、甘草各半两，辣桂一分，滑石三两，上为末，每服三钱，白汤下。见《宣明论方》。

㊳ 人参白术散：人参、白术、当归、芍药、大黄、栀子、荆芥穗、薄荷、桔梗、知母、泽泻各半两，茯苓连翘、瓜蒌根、干葛各一两，甘草三两，藿香叶、青木香、官桂各一分，石膏四两，寒水石二两，滑石半斤。上为细末，每服五钱，水一茶盏，入盆硝半两，生姜三片，煎至半盏，入蜜少许，温服，加至十余钱，得脏腑流利取效。见《宣明论方》。

㊴ 绛雪散：黄芩、黄丹、汉防己、瓜蒌实各等分，上为细末，每服二钱，汤浆水调下。见《宣明论方》。

㊵ 《素问玄机原病式·热类》。

㊶ 《素问玄机原病式·火类》。

㊷ 双解散：防风、川芎、当归、芍药、薄荷叶、大黄、麻黄、连翘、芒硝各半两，石膏、桔梗各一两，滑石十五两，白术、栀子、荆芥、甘草各四两，黄芩一分，上为粗末，每服五钱六分，入葱白五寸、豉五十粒、生姜三片，水煎服。见《伤寒直格》。

㊸ 天水散，即六一散。

㊹ 凉膈散：连翘二两，栀子、大黄、薄荷叶、黄芩各半两，甘草一两半，朴硝一分，蜜少许。见《伤寒直格》。

㊺ 《伤寒标本心法类萃》及《伤寒直格》。

㊻ 三一承气汤：大黄、芒硝、厚朴、枳实各半两，甘草一两，生姜三片。见《伤寒直格》。

㊼ 黄连解毒汤：黄连、黄檗、栀子、黄芩各半两。见《伤寒直格》。

㊽ 《素问病机气宜保命集·伤寒论》。

㊾ 《宣明论方》。

㊿ 同上。

51 同上。

52 麦门冬饮子：麦门冬二两，栝蒌实、知母、炙甘草、五味子、生地黄、人参、葛根、茯神各一两。主治膈消胸满烦心，津液燥少，短气，久为消渴。见《宣明论方》。

53 《三消论》。

54 同上。

55 同上。

(56) 《三消论》。

(57) 双芝丸：熟干地黄、石斛、五味子、黄芪、肉苁蓉、牛膝、杜仲、菟丝子、麋鹿角霜各半斤，沉香三钱，麝香二钱，人参、白茯苓、覆盆子、熟山药、木瓜、天麻、秦艽、薏苡仁各二两，上为末，炼蜜为丸，如桐子大，每服二十丸至四十丸。补精气，填骨髓，壮筋骨，助五脏，调六腑，久服驻颜不老。见《宣明论方》。

(58) 内固丹：肉苁蓉、茴香、破故纸、葫芦巴、巴戟、黑附子、川楝子、胡桃仁各四两。见《宣明论方》。

(59) 大补丸：陈韭子、陈萝菔子、蕤仁各半两，穿山甲七片，麝香少许。治男子脾肾不足，不问久新者。见《宣明论方》。

(60) 水中金丹：阳起石、木香、乳香、青盐各二分，茴香、骨碎补、杜仲各半两，白龙骨一两，黄狗脊一对，茯苓一两。治元脏气虚不足，梦寐阴人，走失精气。见《宣明论方》。

(61) 丁香附子散：母丁香四十九个，附子一两，生姜半斤取汁，上用附子钻孔四十九个，以丁香填内，生姜汁用文武火熬尽，用大萝卜一个取一穴，入附子填内，将萝卜盖之，又用文武桑柴火烧香熟为度，取出，切附子作片，焙干，捣为细末，每服一钱，日进三服。治脾胃虚弱，胸膈痞结，吐逆不止。见《宣明论方》。

5.3 河间门人及私淑者

刘完素善治火热病症，创立火热论，名噪一时，影响颇大，据史料记载，亲炙河间之学者，有穆大黄、马宗素、荆山浮屠等。

穆大黄，姓穆，其名字里贯，俱无从考，人以大黄名之，可见其是善用寒凉者无疑，仅在锦溪野叟跋《三消论》中记有："麻征君止取《三消论》即付友人穆子昭，子昭乃河间门人穆大黄之后也。"证明穆大黄是刘完素之门人，但其无著作传世，学术思想无以了解。

马宗素，平阳人，著有《伤寒医鉴》一卷。《宋以前医籍考》说："按《医学源流》引《列代名医图》曰：'金有何公务、侯德和、马宗素、杨从正、袁景安。'而是书又载正治反治之法，曰闻诸守真之言，则宗素亦金人，当得亲炙于守真之门者。"

刘完素很重视对仲景《伤寒论》的研究，称仲景为"亚圣"，但他据《素问·热论》研究六经，认为伤寒是热证，不言寒证，而六经之病仅是表里传变。因此，治疗时，主张"伤寒无汗，表病里和，则麻黄汤汗之，或天水散之类亦佳。表不解，半入于里，半尚在表者，小柴胡汤和解之，或天水、凉膈散甚良。表里热势俱甚者，大柴胡汤微下之。更甚者，大承气汤下之。表热多，里热少者，天水一凉膈半和解之，里热多，表热少，未可下之者，凉膈天水各半调之，势更甚者，小承气汤可之。表证解，但有里证者，大承气汤下之，凡此诸可下者，通宜三一承气汤下之。发汗不解，下后前后别无里证者，通宜凉膈散调之，以退其热。两感仿此而已""伤风自汗，表病里和者，桂枝汤解肌，半在表半在里，白虎汤和解之，病在里者，大承气汤下之"[①]。马宗素大倡其说，对河间研究《伤寒论》的思想加以总结，指出："守真首论伤寒之差谬，故一切内外所伤，俱有受汗之病，名曰热病，通谓之伤寒。""守真曰：人之伤寒，则为热病，古今一同，通谓之伤寒病。前三日太阳、阳明、少阳受之，热在于表，汗之则愈；后三日太阴、少阴、厥阴受之，热传于里，下之则愈。六经传变，由浅至深，皆是热证，非有阴寒之证。古圣训阴阳为表里，惟仲景深得其意，厥后朱肱《活人书》，特失仲景本意，将阴阳二字释作寒热，此差之毫厘，失之千里矣。"[②]可见马宗素传河间之学，在阐发河间革新《伤寒论》认识上颇有贡献。

荆山浮屠，亦是刘完素门人，但其姓氏里籍无从考据，仅《明史·列传》记有"戴思恭又学医于宋内侍钱塘罗知悌，知悌得之荆山浮屠，浮屠则河间守真门人也"，可为佐证。

罗知悌，字子敬，号太无，钱塘人，据明史料，说明他是刘完素的再传弟子，但罗氏又是朱震亨的老师。河间之学，传至罗知悌已有变化，正如宋濂《丹溪先生墓表》所说："罗司徒知悌，宋宝佑中寺人，精于医，得金士刘完素之学，而旁参于李杲、张从正二家。尝言医学之要，必本于《素问》《难经》，而湿热相火，为病最多，人罕有知其秘者。兼之长沙之书，详于外感，东垣之书，详于内伤，必两尽之，治疾方无所憾。区区陈裴之学，泥之且杀人。"正因如此，朱震亨从学于罗知悌，重视内伤火热病研究，又创立"阳有余阴不足论"，自成滋阴一派。然从其学术渊薮来看，亦是河间学派的继承与发展。

私淑刘完素之学者，有葛雍、镏洪、张从正诸人。

葛雍，字仲穆，号华盖山樵。据《医籍考》云："编《河间刘守真伤寒直格》三卷，亦为传河间之学者。"《伤寒直格》卷中，阐发"伤寒总评"，与刘完素研究《伤寒论》看法完全一致，仍以六经分表里，而不训作寒热，主张"六经传受，乃外感于寒而为热病"，治疗但分表里，以汗下为法，卷下载治疗常用方药，除仲景麻黄汤、桂枝汤等外，若益元散、凉膈散、黄连解毒汤、三一承气汤等刘完素习用之方，一一载入，是传刘氏之学的代表人物。

镏洪，号瑞泉野叟，据《伤寒辨注》说："《伤寒心要》，都梁镏洪编，其论伤寒，大率以热病为主，此得河间之一偏。"可见其亦是私淑河间之学者。《伤寒心要》全书一卷，其论伤寒治法，仍不出双解散、黄连解毒汤、大小柴胡汤、三一承气汤诸方，与刘完素之学术思想别无二致。

张从正，虽为攻邪派之代表，自成一家，但其学术思想，受河间之学影响颇大，故《金史·本传》径称："张从正，精于医，贯穿《素》《难》之学，其法宗刘守真，用药多寒凉，然起疾救死多取效。"不过，河间之学传至张从正，又为之一变，其主张"攻邪已病"，另创新说，但从学术源流分析，也是河间之学的进一步发展。

以上可见，河间之学自刘完素为开山，创立"火热论"以后，颇受当时中医界的重视，影响很大，师承其说者大有人在，私淑发展其说者更不乏人，他的学说对后来形成的滋阴派、攻邪派均有很大启示，并对温病学说的形成亦有深远影响。所以说，刘完素对中医学的贡献应当给予充分的肯定。

【复习思考题】

河间学派的主要医家有谁？其对后世有何影响？

〔注释〕

① 《宣明论方·伤寒门》。

② 《伤寒医鉴》。

6. 易 水 学 派

6.1 概　　说

略后于刘完素，而能与河间学派媲美者，当首推以张元素为代表的易水学派。他们是以脏腑证候的病机及其治疗作为研究课题，而取得了重大成就的一个学派。

张元素于“五运六气”亦极有研究，但与刘完素的论点尚有不同之处。首先，他并不以“亢害承制”为研究运气的中心，而是以其盛衰变化来分析病理反映和研究治疗方法。其次，张氏亦不以“六气皆从火化”之说来阐发病机，所以他并不偏重火热之为病；相反，他是以脏腑寒热虚实的论点来分析疾病的发生和演变。他这种脏腑议病之说，是远绍《灵枢》《中藏经》之旨，近承钱乙“五脏辨证”之义而来的。

李杲传元素之学，在其“脏腑议病”观点的启示下，别开蹊径，阐发《素问》“土者生万物”的理论，而创立“脾胃论”。他认为脾胃之病，多由于虚损，因此，在病因方面，尤其重视内伤。他的《内外伤辨惑论》，尽管亦本于《素问》，提出病因有天地之邪气感与水谷之寒热感两个方面，但其中于水谷内伤的发挥颇多，所以临床惯于运用补中、升阳、益气、益胃诸法，而自成为“补土”一派。

比李杲稍幼，亦师事张元素的王好古，后又从李杲学习。他在张、李两家的影响下，甚为重视内因在病变中的作用，认为无论内伤或外感发病，都是由于人体本虚，体内无虚，腠理固密，即或受到六淫的侵袭，也能抵抗而不易发病。很明显，王氏的主张，既与《素问》“邪之所凑，其气必虚”的理论一致，也与李杲“饮食失节，劳倦所伤”的观点有共同之处。不过，李杲重在阐发内伤脾胃，而好古则兼论外感，并重在肾，是又各有侧重了。

罗天益亦师事李杲，他在脏腑辨证的启示下，即补充了李氏的脾胃学说，复详述了三焦的辨治。根据《难经》三焦乃原气之别使，主通行三气等理论，着重气机调理。此为善于汇通元素、李杲两家的理论，而又自成一说者。

上述各家，其学术观点前后相承，又均独具特色，在中国医学史上蔚然形成一大学派——易水学派。

6.2 张 元 素

张元素，字洁古，金代易州（今河北省易水县）人。张氏二十七岁后，潜心于医学，经过二十多年的刻意精研，临证疗效甚高。其间因治好了刘完素的伤寒病，声名大噪，以此而显名，竟成为易水学派的开山。张氏的医学思想主要渊源于《黄帝内经》《难经》《伤寒论》，以及间取《华氏中藏经》、钱乙《小儿药证直诀》等，同时受到刘完素的一定影响。张氏的著述有：《珍珠囊》《药注难经》《医学启源》《藏府标本寒热虚实用药式》等书，而以《医学启源》《藏府标本寒热虚实用药式》为其代表作。兹将其主要医学成就，扼要分述于后。

6.2.1　脏腑辨证说

脏腑辨证之说，肇自《灵枢》“邪气藏府病形”“经脉”“经筋”“本藏”等篇。至相传为华元化所著之《中藏经》内，便综合而成为论五脏六腑虚实寒热生死逆顺脉证之法凡十一篇。以后唐孙思邈著《千金要方》，更类列脏腑虚实病症，约有数十篇；降及钱乙著《小儿药证直诀》，亦以寒热虚实分析五脏病症。三者相较，元化失之略，思邈失之泛，钱乙重在小儿病症，而于六腑又有不够详明之处。张元素在学习古典著作的同时，又接受了前人的经验，并结合自己数十年的临证实践，自成其从脏腑寒热虚实以言病机辨证的学说体系，比起前述诸家所辑，实有所提高。究其脏腑辨证的具体内容，主要包括四个方面。现以肝脏为例，分述如下。

首先提出肝脏的正常生理。他说：“肝与胆为表里，足厥阴少阳也。其经王于春，乃万物之始生也。其气软而弱，软则不可汗，弱则不可下，其脉弦长曰平。”①这就将肝的性质、功用、特征等都概括地反映出来了。

其次叙述了肝的虚实、寒热脉证。他说：“肝中寒则两臂不举，舌燥，多太息，胸中痛，不能转侧，其脉左关上迟而涩者是也。肝中热，则喘满多嗔，目痛，腹胀不嗜食，所作不定，梦中惊悸，眼赤，视物不明，其脉左关阳实者是也。肝虚冷，则胁下坚痛，目盲臂痛，发寒热如疟状，不欲食，妇人则月水不来，气急，其脉左关上沉而弱者是也。”②以上所述肝之脉证，有本之于《灵枢》者，有取之于《金匮》者，但脉证并举，则为元素自己的经验。

又其次指出肝病的种种演变和预后。他说：“肝病旦慧，晚甚，夜静。肝病头痛目眩，胁满囊缩，小便不通，十日死。又身热恶寒，四肢不举，其脉当弦而急，反短涩者，乃金克木也，死不治。”③

最后从补虚、泻实、温寒、清热几个方面提出了肝病常用的药和方。如说：“肝苦急，急食甘以缓之，甘草。肝欲散者，急食辛以散之，川芎。补以细辛之辛，泻以白芍药之酸。肝虚，以陈皮、生姜之类补之。经曰：虚则补其母，水能生木，水乃肝之母也。若以补肾，熟地黄、黄檗是也。如无他证，惟不足，钱氏地黄丸补之；实则芍药泻之。如无他证，钱氏泻青丸主之；实则泻其子，心乃肝之子，以甘草泻之。”④以上所述治则，基本上取法于《素问·藏气法时论》，并结合其医疗实践，具体地规定出较为得宜的药和方。其他各个脏腑，亦大略如此。

张元素的脏腑辨证说，不简不繁，自成体系；既有理论，也有经验。不仅在当时具有指导意义，即于现在临床，亦是极有价值的参考文献。

6.2.2　遣药制方论

张元素在药物研究上的特点，是以《黄帝内经》的理论为指归，对药物的气味、补泻、归经等方面，进行了深入的探讨。

药物气味，各分阴阳，气为阳，味为阴，阳气主上升，阴味主下降，这是气味升降的基本理论。但其中还有厚薄之分，正如《素问·阴阳应象大论》所说：“味厚者为阴，薄为阴之阳；气厚者为阳，薄为阳之阴。”从气味中分厚薄，即从阴阳中又分阴阳，说明气薄者未必尽升，味薄者未必尽降。张元素对这一理论的体会，颇为深刻。他说：“升降者，天地之气交也。茯苓淡，为天之阳，阳也，阳当上行，何谓利水而泄下？经云：气之薄者，阳中之阴，所以茯苓利水而泄下，亦不离乎阳之体，故入手太阳也。麻黄苦，为地之阴，阴也，阴当下行，何谓发汗而升上？经曰：味之薄者，阴中之阳，所以麻黄发汗而升上，亦不离乎阴之体，故入手太阴也。附子，气之厚者，乃阳中之阳，故经云发热。大黄，味之厚者，乃阴中之阴，故经云泄下。竹淡，为阳中之阴，所以利小便。茶苦，为阴中之阳，所以清头目也。”⑤正因为张氏对这方面有着精深而细致的认识，所以他在《医学启源》中叙述药物分类时，都非常注重气味厚薄，以及升降浮沉的异同及其辨证关系，据此而制订了药类法象，而区分为风升生、热浮长、湿化成、燥降收、寒沉藏等五类[6]，这是张氏的独到见地。

关于药物补泻，张氏根据《内经》理论亦有所阐发。如《素问·藏气法时论》说："肝苦急，急食甘以缓之；心苦缓，急食酸以收之；脾苦湿，急食苦以燥之；肺苦气上逆，急食苦以泄之；肾苦燥，急食辛以润之。"他就主张用甘草缓肝急，五味子收心缓，白术燥脾湿，黄芩泄肺逆，黄檗、知母润肾燥。《素问·藏气法时论》里还有"肝欲散，急食辛以散之，用辛补之，酸泻之；心欲软，急食咸以软之，用咸补之，甘泻之……"等理论，张氏在临证中便用川芎散肝，细辛补肝，白芍泻肝；芒硝软心，泽泻补心，黄芪、甘草、人参泻心；甘草缓脾，人参补脾，黄连泻脾；白芍敛肝，五味子补肺，桑白皮泻肺；知母坚肾，黄檗补肾，泽泻泻肾，等等[7]。

至于药物的归经，则为张元素的创见。他认为取各药性之长，使之各归其经。则力专用宏，疗效更著。如同一泻火药，黄连则泻心火，黄芩则泻肺火，白芍则泻肝火，知母则泻肾火，木通则泻小肠火，黄芩又泻大肠火，石膏则泻胃火。用柴胡泻三焦火，必佐以黄芩；用柴胡泻肝火，必佐以黄连，泻胆火亦同；黄檗则泻膀胱火。如归经不明，无的放矢，则难以获得理想的效果。不仅如此，他还认为制方必须引经报使，才能更好地发挥效用。如太阳小肠膀胱经病，在上则用羌活，在下则用黄檗；阳明胃与大肠经病，在上则用升麻、白芷，在下则用石膏；少阳胆与三焦经病，在上则用柴胡，在下则用青皮；太阴脾和肺经病，用白芍药；少阴心和肾经病，用知母；厥阴肝与心包络经病，在上则用青皮，在下则用柴胡[8]。归经是为了强调遣用每味药的专司，引经是为了引导全方主治的效用。药性有专司，制方有专主，则临证疗效，必将得到更大的提高。张氏遣药，重在气味、补泻、归经、略如上述。

元素制方之理，是以药物气味与病机之协调为基础，以五行相生相克为法则，从而拟订了制方原则。他说："夫木火土金水，此制方相生相克之法也，老于医者能之。风制法：肝、木、酸，春生之道也，失常则病矣，风淫于内，治以辛凉，佐以苦辛，以甘缓之，以辛散之。暑制法：心、火、苦，夏长之道也，失常则病矣。热淫于内，治以咸寒，佐以甘苦，以酸收之，以苦发之。湿制法：脾、土、甘，中央化成之道也，失常则病矣。湿淫于内，治以苦热，佐以咸淡，以苦燥之，以淡泄之。燥制法：肺、金、辛，秋收之道也，失常则病矣。燥淫于内，治以苦温，佐以甘辛，以辛润之，以苦下之。寒制法：肾、水、咸，冬藏之道也，失常则病矣。寒淫于内，治以甘热，佐以苦辛，以辛散之，以苦坚之"[9]。他并为之解释说："酸苦甘辛咸，即肝木、心火、脾土、肺金、肾水之本也。四时之变，五行化生，各顺其道，违则病生。圣人设法以制其变，谓如风淫于内，即是肝木失常也，火随而炽，治以辛凉，是为辛金克其木，凉水沃其火，其治法例皆如此。"[10]

张元素根据上述制方原则，还举出"当归拈痛汤"一方（羌活半两　防风三钱　升麻一钱　葛根二钱　白术一钱　苍术三钱　当归身三钱　人参二钱　甘草五钱　苦参酒浸二钱　黄芩一钱炒　知母三钱酒洗　茵陈五钱酒炒　猪苓三钱　泽泻三钱），阐明其义，以作为启示后学处方方法的示例。如说："当归拈痛汤：治湿热为病。肢节烦痛，肩背沉重，胸膈不利，遍身疼，下注于胫，肿痛不可忍。经云：湿淫于内，治以苦温，羌活苦辛，透关利节而胜湿；防风甘辛，温散经络中留湿，故以为君。水性润下，升麻、葛根苦辛平，味之薄者，阴中之阳，引而上行，以苦发之也；白术苦甘温，和中除湿；苍术体轻浮，气力雄壮，能去皮肤腠理之湿，故以为臣。血壅而不流则痛，当归身辛温以散之，使气血各有所归。人参、甘草甘温，补脾养正气,使苦药不能伤胃。仲景云:湿热相合,肢节烦痛,苦参、黄芩、知母、菌陈者,乃苦以泄之也。凡酒制药,以为因用。治湿不利小便,非其治也。猪苓甘温平,泽泻咸平,淡以渗之,又能导其留饮,故以为佐。气味相合,上下分消,其湿气得以宣通矣。"[11]张元素所拟定的制方原则,分风、暑、湿、燥、寒五类,盖源于《素问·至真要大论》诸气在泉之治法。

综上所述,元素从遣药到制方,都是在阐发《内经》的理论,其中又参以五运六气之说。可以看出,他是就木、火、土、金、水;风、暑、湿、燥、寒;酸、苦、甘、辛、咸等相生相制的关系,朴素地阐明所以疗疾的道理,其中颇具有辩证法的因素,予后学启发良多。

6.2.3 脾胃病治法

张元素脏腑议病的主导思想,使他对于脾胃虚实病症的治疗,有着比较系统、完整的方法。如他提出:土实泻之,方法有泻子、吐、下;土虚补之,方法有补母、补气、补血;本湿除之,方法有燥中宫,洁净府;标湿渗之,主要开鬼门;胃实泻之,主要是泻湿热饮食;胃虚补之,是补胃气以胜湿热、寒湿;本热寒之,主要是降火;标热解之,主要是解肌,等等[12]。这就可以清楚地看出,张氏根据脾喜温运,胃宜润降之特点,分别确定了治脾宜守、宜补、宜升;治胃宜和、宜攻、宜降等治则,这是深得治疗脾胃病之奥旨的。

此外,从元素所创制的枳术丸一方来看,也颇体现其扶养脾胃的治疗思想。

"枳术丸治痞消食强胃。白术二两、枳实麸炒黄色去穰一两上同为极细末,荷叶裹烧饭为丸,如梧桐子大。每服五十丸,多用白汤下,无时。"[13]考本方系从《金匮》方枳术汤化裁而成,原方枳实用量重于白术,以消化水饮为主,兼顾脾胃;张氏改汤为丸,白术用量重于枳实,则以补养脾胃为主兼治痞消食。正如其方后自注所说:"白术者本意不取其食速化,但令人胃气强实,不复伤也。"[14]配荷叶芬芳升清,以之裹烧,又用米饭为丸,与术协力,则更能增强滋养胃气。不难分析,张氏对于脾胃病的治疗,其主导思想,是以扶养为主,祛邪为辅。亦即张氏"养正积自除"[15]之谓。

总之,张元素在脏腑辨证、遣药制方、治疗脾胃病等方面所获得的成就,都是他刻意精研前人之说后,结合自己临证实践的经验,进一步整理探讨,而形成的更有系统性的理论。直至今日,他的理论仍具有极大的现实指导意义。

元素的入室弟子,首为李杲,其次是王好古,再传者则有师事李杲的罗天益等,他们继承和发展易水学派的学术经验,都具有积极推动作用和卓越的贡献。

【复习思考题】

(1) 易水学派学术思想的中心是什么?它对后世有什么影响?

(2) 张元素脏腑辨证说的内容,主要包括哪些方面?

(3) 张元素研究遣药和制方的特点是什么?

(4) 张元素治疗脾胃病的主导思想是什么?

【病案举例】

风痰头痛

病头痛旧矣,发则面颊青黄,晕眩,目慵张而口懒言,体沉重,兀兀欲吐,此厥阴、太阴合病,名曰风痰头痛。以《局方》玉壶丸治之,更灸侠溪穴,寻愈。

生南星、生半夏各一两,天麻五钱,头白面三两,研为细末,滴水为丸如梧桐子大,每服三十丸,清水一大盏,先煎令沸,下药煮五七沸,候药浮即熟,漉出放温,另以生姜汤送下,不计时服。(见《名医类案》卷六)

按:六经皆有头痛,包青主肝,色黄主脾,肝开窍于目,脾开窍于口,诸风掉眩,皆属于肝。脾病则体重,胸膈有痰则兀兀欲吐。头为诸阳之会,胸为阳气发源之所,病发"面颊青黄,兀兀欲吐",以其在肝脾两经,故断为厥阴太阴合病，风气上逆，痰浊随之而上。故名曰风痰。玉壶丸以星夏去痰，天麻息风，佐以白面，以复其脾运，并以去其湿也，送用生姜汤，一以去其星、夏之毒，一以宣其神明。更灸侠溪，以振刷其甲胆之阳，俾风痰消而阳复清明，寻愈不发，理有可信。

【原著选读】

《脏气法时补泻法》

肝苦急，急食甘以缓之，甘草。

心苦缓，急食酸以收之，五味子。

脾苦湿，急食苦以燥之，白术。

肺苦气上逆，急食苦以泄之，黄芩。

肾苦燥，急食辛以润之，黄蘗、知母。

注云：开腠理，致津液，通气血也。

肝欲散，急食辛以散之，川芎。以辛补之，细辛。以酸泻之，白芍药。

心欲软，急食咸以软之，芒硝。以咸补之，泽泻。以甘泻之，黄芪、甘草、人参。

脾欲缓，急食甘以缓之，甘草。以甘补之，人参。以苦泻之，黄连。

肺欲收，急食酸以收之，白芍药。以酸补之，五味子。以辛泻之，桑白皮。

肾欲坚，急食苦以坚之，知母。以苦补之，黄蘗。以咸泻之，泽泻。

注云：此五者，有酸、辛、甘、苦、咸，各有所利，或散、或收、或缓、或软、或坚，四时五脏病，随五味所宜也。(《医学启源·卷之下》)

《用 药 用 方 辨》

如仲景治表虚，制桂枝汤方。桂枝味辛热，发散助阳、体轻，本乎天者亲上，故桂枝为君，芍药、甘草佐之。如阳脉涩，阴脉弦，法当腹中急痛，制小建中汤方，芍药为君，桂枝、甘草佐之。一则治其表虚，一则治其里虚，是各言其主用也。后人之用古方者，触类而长之，则知其本，而不致差误矣。(《医学启源·卷之下》)

《制 方 法》

夫药有寒、热、温、凉之性，有酸、苦、辛、咸、甘、淡之味，各有所能，不可不通也。夫药之气味不必同，同气之物，其味皆咸。其气皆寒之类是也。凡同气之物，必有诸味；同味之物，必有诸气，互相气味，各有厚薄，性用不等，制方者，必须明其用矣。经曰：味为阴，味厚为纯阴，味薄为阴中之阳；气为阳，气厚为纯阳，气薄为阳中之阴。然味厚则泄，薄则通；气厚则发热，气薄则发泄。又曰：辛甘发散为阳，酸苦涌泄为阴，咸味涌泄为阴，淡味渗泄为阳。凡此之味，各有所能。然辛能散结润燥，苦能燥湿坚软，咸能软坚，酸能收缓，甘能缓急，淡能利窍。故经云：肝苦急，急食甘以缓之；心苦缓，急食酸以收之；脾苦湿，急食苦以燥之；肺苦气上逆，急食苦以泄之；肾苦燥，急食辛以润之，开腠理，致津液通气也。肝欲散，急食辛以散之，以辛补之，以酸泻之；心欲软，急食咸以软之，以咸补之，以甘泻之，脾欲缓，急食甘以缓之，以甘补之，以苦泻之，肺欲收，急食酸以收之，以酸补之，以辛泻之；肾欲坚，急食苦以坚之，以苦补之，以咸泻之。凡此者，是明其气味之用也。若用其味，必明其味之可否；若用其气，必明其气之所宜。识其病之标本脏腑、寒热虚实、微甚缓急，而用其药之气味，随其证而制其方也，是故方有君臣佐使，轻重缓急，大小反正逆从之制也。主病者为君，佐君者为臣，应臣者为使，此随病之所宜，而又赞成方而用之。君一臣二，奇之制也；君二臣四，耦之制也。去咽喉之病，近者奇之；治肝肾之病，远者耦之。汗者不可以奇，下者不可以耦。补上治上制以缓，缓则气味薄；

补下治下制以急,急则气味厚。薄者则少服而频服,厚者则多服而顿服。又当明五气之郁,木郁达之,谓吐令调达也;火郁发之,谓汗令其疏散也;土郁夺之,谓下无壅滞也;金郁泄之,谓解表利小便也;水郁折之,谓制其冲逆也。凡此五者,乃治病之大要也。(《医学启源·卷之下》)

《辨内伤饮食用药所宜所禁》

易水张先生尝戒不可用峻利食药,食药下咽,未至药丸施化,其标皮之力始开,便言空快也。所伤之物已去,若更待一两时辰许,药尽化开,其峻利药必有情性,病去之后,脾胃安得不损乎?脾胃既损,是真气元气败坏,促人之寿。当时说下一药枳实一两,麸炒黄色为度,白术二两,只此二味,荷叶裹烧饭为丸。以白术苦甘温,其甘温补脾胃之元气,其苦味除胃中之湿热,利腰膝间血,故先补脾胃之弱,过于枳实克化之药一倍。枳实味苦寒,泄心下痞闷,消化胃中所伤,此一药下胃,其所伤不能即去,须待一两时辰许,食即消化,是先补其虚而后化其所伤,则不峻利矣。当是之时,未悟用荷叶烧饭为丸之理,老年味之始得,可谓神奇矣。荷叶之一物,中央空虚,象震卦之体。震者动也,人感之生足少阳甲胆也,甲胆者,风也,生化万物之根蒂也……荷叶之体,生于水土之下,出于秽污之中,而不为秽污所染,挺然独立,其色青,形乃空,清而象风木者也。食药感此气之化,胃气何由不上升乎?其主意用此一味为引用,可谓远识深虑,合于道者也。更以烧饭和药,与白术协力滋养谷气,而补令胃厚,再不至内伤,其利广矣大矣。(《内外伤辨惑论·卷下》)

〔注释〕

①②③④ 《医学启源·五脏六腑除心包络十一经脉证法》(任应秋点校本,人民卫生出版社 1978 年 11 月。下同)。

⑤ 《医学启源·气味厚薄寒热阴阳升降图》。

⑥ 《医学启源·药类法象》。

⑦ 《医学启源·脏气法时补泻法》。

⑧ 《医学启源·各经引用》。

⑨⑩⑪ 《医学启源·五行制方生克法》。

⑫ 《本草纲目序例·藏府虚实标本用药式》。

⑬⑭ 《内外伤辨惑论·易水张先生枳术丸》。

⑮ 《卫生宝鉴·卷十四》。

6.3 李　杲

李杲,字明之,晚号东垣老人,宋金时真定(今河北省保定市)人,生于 1180 年,卒于 1251 年。据《元史》记载:"杲幼岁好医药,时易人张元素以医名燕赵间,杲捐千金从之学。"李杲从张元素学医,尽得其传。他在张氏脏腑议病的启示下,对《黄帝内经》《难经》等古典医籍的研讨,极为深刻,并通过其长期临证实践,积累了治疗内伤病的丰富经验。

李杲所处的金元时代,正值民族矛盾十分尖锐,战乱频仍。当时兵连祸结,疾病流行,人民生活极不安定。李杲观察到人民所患疾病,多为饮食失节、劳役过度而致的内伤病,而一般时医崇古尊经,因循守旧,沿用古方以治内伤各证,因而重损元气,误治致死的人为数不少。加之,李杲本人又患脾胃久衰之证,深受其害。由于有了这些亲身实践,他就提出了"内伤脾胃,百病由生"的论点,并逐步形成了一种具有独创性的系统理论——脾胃论学说,为充实和发展祖国医学,做出了卓越的贡献。

李杲的著述有《脾胃论》《内外伤辨惑论》《兰室秘藏》等。李氏在这些著作里,着重阐明了脾胃的生理功能和内伤病的病因病理、鉴别诊断、治疗方药等一系列问题。兹将其学说的主要内容分别介绍说明如下。

6.3.1 对脾胃生理功能的阐发

(1) *脾胃与元气的关系* “气”是人体生命活动的动力和源泉,它既是脏腑功能的表现,又是脏腑活动的产物。因此,气与人体的病理变化之间,就有非常密切的关系。李氏认为内伤病的形成,乃是气不足的结果;而气之所以不足,实由脾胃损伤所致。故在其论著中,曾不厌其详地反复阐述了脾胃与元气的密切关系。如说:

“真气又名元气,乃先身生之精气也,非胃气不能滋之”①。

又说:

“夫元气、谷气、荣气、清气、卫气、生发诸阳上升之气,此六者,皆饮食入胃,谷气上行,胃气之异名,其实一也”②。

“脾胃之气既伤,而元气亦不能充,而诸病之所由生也。”③

以上几段论述,说明脾胃是元气之本,元气是健康之本,脾胃伤则元气衰,元气衰则疾病所由生,这是李杲内伤学说中的基本论点。

(2) *脾胃为精气升降运动的枢纽* 李杲认为,自然界一切事物都是时刻运动着的,其运动形式主要表现为升降浮沉的变化,而这种变化决定了“天地阴阳生杀之理”。例如,一年四季,以春为首,春夏地气升浮而生长,万物由萌芽而繁茂,时至秋冬,则天气沉降而杀藏,万物斯凋落而收藏。这一年之气的升降,惟长夏土气居于中央,为浮沉变化的枢纽。而人身精气的升降运动,亦赖脾胃居于其中以为枢纽。如说:

“盖胃为水谷之海,饮食入胃,而精气先输脾归肺,上行春夏之令,以滋养周身,乃清气为天者也;升已而下输膀胱,行秋冬之令,为传化糟粕,转味而出,乃浊阴为地者也。”④

假使脾胃受到损伤,便将出现两种不同的病变,即:

“或下泄而久不能升,是有秋冬而无春夏,乃生长之用,陷于殒杀之气,而百病皆起;或久升而不降,亦病焉。”⑤

不过,李杲在升降问题上,特别强调生长和升发的一面。他认为只有谷气上升,脾气升发,元气功能充沛,生机才能洋溢活跃,阴火才会戢敛潜藏。与此相反,若谷气不升,脾气下流,元气将会亏乏和消沉,生机也必然受到影响,因而不能活跃起来。这样,阴火即可因之上冲而为诸病。所以,他在理论上就非常重视升发脾之阳气,在治疗时就喜用升麻、柴胡,以遂其生升之性。并由此提出“胃虚则脏腑、经络皆无所受气而俱病”“脾胃虚则九窍不通”“胃虚,元气不足,诸病所生”等论点,在发病论中大加阐发,以强调升发脾胃之气的重要性,而构成其“土为万物之母”之说。

惟必须指出,李杲在主张升发脾胃之气的同时,也注意到潜降阴火的另外一方面。他认为升胃气和降阴火,是相反相成的,因胃气的升发,促成了阴火的潜降;而阴火的潜降,亦有助于胃气的升发。不过生掌握上,升发是主要的、基本的;潜降是次要的、权宜的。

6.3.2 对内伤热中证病因病理的论述

(1) *致病原因* 李杲认为内伤病的致病原因,主要有下列几个方面。

① 饮食不节:“夫饮食不节则胃病,胃病则气短精神少,而生大热,有时而显火上行,独燎其面。《黄帝针经》云:面热者,足阳明病。胃既病则脾无所禀受……故亦从而病焉。”⑥

② 劳役过度:“形体劳役则脾病,病脾则怠惰嗜卧,四肢不收,大便泄泻。脾既病则其胃

不能独行津液,故亦从而病焉。"[⑦]

③ 精神刺激:李杲认为精神刺激能资助心火,壮火食气。所以,长期的精神刺激,也是造成内伤病的重要因素之一。如说:人们"因喜怒忧恐,损耗元气,资助心火,火与元气不两立,火胜则乘其土位,此所以病也"。[⑧]

李杲还特别指出,内伤病的形成常常是上述三方面因素综合作用的结果。他论述道:内伤之病"皆先由喜怒悲忧恐,为五贼所伤,而后胃气不行,劳役饮食不节继之,则元气乃伤"。[⑨]这不仅概括地说明了内伤病形成的整个原因,而且还表现出李氏颇为重视精神因素在其中的先导作用。

除了这三方面因素之外,李杲还言及身体素弱者,更易发病。如他在《兰室秘藏》中说"或素有心气不足,因饮食劳倦,致令心火乘脾"[⑩],内伤病症因之而发生。

这里还须指出,造成内伤病的因素实际并不止此。不过李杲内伤学说的提出,正当中原战乱频仍,人民生活颠沛流离,精神恐惧紧张,再加上繁重而无休止的劳役,以及饥饿冻馁等恶劣条件,因此造成内伤病的上述因素,就显得很突出了。

(2) 病理变化　李杲的内伤学说,对于病理变化的阐述主要有以下两点。

① 气火失调:李杲认为元气与阴火具有相互制约的关系。内伤病的病理变化,就在于气与火的关系失调。元气不足时,阴火则亢盛;反之,元气若充沛,阴火自降敛。他曾指出:"火之与气,势不两立,故《内经》曰:'壮火食气。气食少火,少火生气,壮火散气。"[⑪]阴火愈炽,元气就愈被伤耗,因此,李杲把这种阴火,叫做"元气之贼"。并谓:"元气不足而心火独盛,心火者,阴火也。起于下焦,其系系于心。心不主令,相火代之。相火,下焦包络之火,元气之贼也。火与元气不两立,一胜则一负。"[⑫]可见李氏所说的阴火,实际上是指相火,相火与元气是相互对立的,元气充沛,则相火戢敛,而发挥正常的生理作用,这就是"气食少火,少火生气"的对立统一;元气不足,则相火妄动而发生病变,使得"少火生气"的对立统一受到破坏,即所谓"壮火散气"。李氏对这个问题的阐发,主要着重在病变的表现这一方面。至于说到这种阴火的产生,仍是由于上述饮食不节、劳役过度、精神刺激等原因,损伤了脾胃元气所引起。如说:

"脾胃气虚,则下流于肾,阴火得以乘其土位。"[⑬]

"或因劳役动作,肾间阴火沸腾。"[⑭](按:劳役过度,损伤脾胃元气,遂致阴火沸腾)

"夫阴火之炽盛,由心生凝滞,七情不安故也。""心君不宁,化而为火。"[⑮](按:心火胜则乘其土位)

由于阴火上冲,就会产生内伤热中的病变。这些论述,可以说都是李杲通过临证实践的经验总结。

② 升降失常:脾胃居于中焦,是精气升降运动的枢纽,升则上输于心肺,降则下归于肝肾,因而脾胃健运,才能维持"清阳出上窍,浊阴出下窍;清阳发腠理,浊阴走五脏;清阳实四肢,浊阴归六腑"的正常升降运动。若脾胃气虚,升降失常,则内而五脏六腑,外而四肢九窍,都会发生种种病症。内伤病既然都有脾胃气虚,所以升降失常也就成为内伤病变的主要关键。例如,李杲论内障眼病说:"元气不行,胃气下流,胸中三焦之火及心火乘于肺,上入胸灼髓,火主散溢,瞳子开大。"[⑯]说明内伤的病机,也不离乎升降失常。不仅如此,凡九窍之疾,李杲认为均可因升降失常而发生。如说:"脾胃既为阴火所乘,谷气闭塞而下流,即清气不升,九窍为之不利。"[⑰]事实上,九窍是受五脏支配的,五脏接受了水谷的营养而发挥其正常

作用,九窍才能通利;若脾胃气衰,则胃不能分化水谷,脾不能为胃行其津液,“故六府之气已绝,致阳道不行,阴火上行”[18]。上下升降转输的枢机失常,五脏无所禀气,九窍就不通利。李氏认为,这就是《素问·生气通天论》所谓“阳不胜其阴,则五脏气争,九窍不通”[19]的道理。

又如,内伤病所以会出现恶寒发热之证,也是与升降失常分不开的。李氏认为:“饮食入胃,其荣气上行,以舒于心肺,以滋养上焦之皮肤腠理之元气也。”[20]这样,就得以维持人体的正常,如果荣气不升反而下流,就会导致“心肺无所禀受,皮肤间无阳,失其荣卫之外护,故阳分皮毛之间虚弱,但见风见寒,或居阴寒处,无日阳处,便恶之也”[21]。这就是造成内伤病恶寒的病机。至于内伤病的发热,与外感伤寒的发热亦不同,乃由于“肾间受脾胃下流之湿气,闭塞其下,致阴火上冲”所致,所以具有“作蒸蒸而燥热,上彻头顶,旁彻皮毛”的临床表现[22]。

综上所述,脾胃气虚而升降失常,可以发生许多病症,所以李氏对此颇为重视。特从一上一下、一升一降两个方面,提出“肺之脾胃虚”及“肾之脾胃虚”两大问题来加以阐发,其中许多论点和经验,是很可取的。

6.3.3 内伤热中证及其鉴别诊断

内伤热中证与外感病的区别,李杲论述得甚为详尽,说理亦很清楚。关于内伤热中证的临床表现,李氏在他所著的《脾胃论》中指出:“……脾证始得,则气高而喘,身热而烦,其脉洪大而头痛,或渴不止,其皮肤不任风寒,而生寒热。”[23]以上内伤热中证所表现的发热、烦渴、头痛、恶风寒等和外感六淫之邪的发热、烦渴、头痛、恶风寒等症状,在表面上有些相似,而实质上是不相同的,若不加以鉴别,治疗时就容易犯“虚虚实实”的原则错误。因此,李氏写成《内外伤辨惑论》,列举辨阴证阳证、辨脉、辨寒热、辨手心手背、辨口鼻、辨头痛、辨筋骨四肢、辨渴与不渴等鉴别方法,以便后学临证掌握。兹分别介绍其鉴别要点如下。

(1) 辨阴证阳证　辨阴证阳证是鉴别外感与内伤的总纲。外感风寒,是感受六淫之邪,李杲根据《黄帝内经》的理论,加以阐明说:“天之邪气,感则害人五脏,是八益之邪,乃风邪。伤人筋骨……盖有形质之物受病也。”并指出:“乃有余之证也。”[24]至于内伤病症,是因饮食劳役所伤。李杲亦引用《黄帝内经》的理论,加以阐明:“水谷之寒热,感则害人六腑,是七损之病,乃内伤饮食也……适饮食不节,劳役所伤,湿从下受之,谓脾胃之气不足……是无形质之元气受病也。”同时也指出:“乃不足之证也。”[25]

(2) 辨脉　外感:人迎脉大于气口,多表现于左手。外感寒邪则左寸人迎脉浮紧,按之洪大紧急。外感风邪则人迎脉缓而大于气口一倍或二三倍。内伤:气口脉大于人迎,多表现于右手。内伤饮食则右寸气口脉大于人迎一倍。若饮食不节,劳役过度,则心脉变见于气口,气口脉急大而涩数,时一代。

(3) 辨寒热　外感:发热恶寒,寒热并作,面色赤,鼻息壅塞,呼吸不畅,心中烦闷。其恶寒得温不止,必待表解或传里,其寒始罢,语声重浊,高厉有力。内伤:见风见寒或居阴寒处,便感到恶寒,而得温则止,其热是蒸蒸燥热,得凉则止;鼻中气短,少气不足以息,言语声音怯弱。

(4) 辨手心手背　外感;手背热,手心不热。内伤:手心热,手背不热。

(5) 辨口鼻　外感:口中和,不恶食,鼻塞流清涕。内伤:口不知谷味,恶食,清涕或有或无,无鼻塞症状。

(6) 辨头痛　外感:头痛不止,必待表解或传里,头痛方罢。内伤:头痛时作时止。

(7) 辨筋骨四肢　外感:筋骨疼痛,不能动摇,甚则非扶不起。内伤:怠惰嗜卧,四肢重不收。

(8) 辨渴与不渴 外感：感受风寒三日以后，谷消水去，邪气传里，始有渴证。内伤：劳役所伤或饮食失节，伤之重者必有渴证，但久病则不渴。

以上各类鉴别方法，都是李杲从长期临证中所总结的经验，具有一定的实用价值。

6.3.4 治疗特点与遣药制方注度

由于李杲重视脾胃，并强调脾气升发的一面，因而他在治疗上的特点，突出地表现为对脾胃升阳益气药物的运用和处方。即便也有间用苦降的方法，但这仅仅是配合与权宜之计，李氏治疗内伤热中证之法约有两大端，即甘温除热（或配以苦寒泻火药）和升阳散火。其代表方药，即补中益气汤及其加味法和升阳散火汤等。兹分述如下。

(1) 补中益气汤 治气高而喘，身热而烦，其脉洪大而头痛，或渴不止，皮肤不任风寒而生寒热。

黄芪一钱，人参、炙甘草各五分，升麻、柴胡、橘皮、当归身、白术各三分。

补中益气汤用黄芪最多，补脾而益肺气；人参、甘草次之，即以甘温益气，同时甘草能泻火热，有“急者缓之”之效。病属燥热，更宜缓其急迫，所以李杲强调“以上三味，除湿热烦热之圣药也”[26]。白术苦甘温，除胃中热，升麻、柴胡，能引胃中清气上行，扭转中气下陷之势；同时能引黄芪、人参、甘草甘温之气上行，补胃气而实皮毛，使卫外固摄，则恶寒自汗可去。橘皮理气和胃，散滞气，有利于诸甘温药的运化和发挥作用。脾胃气虚，则荣气亦不足，加之燥热煎熬，血气亦日减，所以又加当归，甘温药能生阴血，即所谓“阳生阴长”，再加用当归，则更能调和气血。这种方法，又称之为补中升阳，能使脾胃之气升发，元气随之充旺，元气旺则阴火消，燥热亦能随之而去，此即所谓“一胜则一负”。这种甘温除热，是治本而除其产生阴火之源者。

若其烦热仍不退，则于甘温除热药中，配以苦寒泻火药，如少加黄檗以救肾水，能泻阴中之伏火；若烦扰不止，则少加生地黄补肾水，水旺而心火自降；若气浮心乱，则用朱砂安神丸（朱砂五钱另研水飞为衣 甘草五钱五分 黄连去须净酒洗二钱 当归去芦二钱五分 生地黄一钱五分）镇固之。以上就是甘温除热配以苦寒泻火的遣药制方大略。但是必须注意，泻阴火除燥热，配用苦寒之药，只能适可而止，因为阴火的产生，根本原因在于脾胃虚衰，中气下陷，阳道先虚，所以对于黄檗、地黄等药的运用，李杲均冠以“少加”二字，并明确指出：“盖温能除大热，大忌苦寒之药泻胃土耳。”[27]否则，内伤热中证未已，寒中证又起，病情就更复杂了。

(2) 升阳散火汤 治男子妇人四肢发困热，肌热，筋骨间热，表热如火燎于肌肤，扪之烙手。

升麻、葛根、独活、羌活、白芍药、人参各五钱，炙甘草、柴胡各三钱，防风二钱五分，生甘草二钱。上为粗末，每服五钱，水煎服，无时，忌寒凉之物。

“阴火”乘脾，脾主肌内，又主四肢，所以在形气不足常畏风寒的同时，又有燥热发于肌表，而见四肢发困热，肌热，筋骨间热，表热如火燎于肌肤，扪之烙手等症。这是脾胃之气虚弱，中气下陷，不能上行阳道，入于心，贯于肺，充实皮毛所致。肌肤本为营卫卫外之处，变成阴火充斥之地，其肌表之元气不足，阴火盛于表而不能发泄之征象已经十分明显。

治以升阳散火汤，用人参、炙甘草之甘温益气，并用升麻、柴胡、葛根，升引脾胃中清气，上行阳道，亦引甘温之气味上行，使元气充实腠理，阳气得以卫外而为固，这是治其本者。同时用羌活、独活、防风等诸风药，盖取其升发阳气以滋肝胆之用，与上药相配合，则成为辛甘温发散之剂，既发越脾土之郁遏，又发越郁于肌表之燥热，而使郁者伸而阴火散。佐以生甘草泻火而缓急迫，加白芍药合人参能补脾肺，合甘药能化阴敛阴，寓收于散，有制约调节之义，这是区别于一般辛温解表法的关键所在。如上述病情较轻，用药亦可减其制，另有火郁汤（升麻、葛根、柴胡、白芍药各一两，防风、甘草各五钱）可以取法。

李杲的学术思想大约如上所述，他对后人在调治疾病，维护健康方面，起着积极指导作用。特别是他关于脏腑病机的研究以及脾胃学说的理论，更为历代许多名家所继承，并不断发扬光大，李氏学说在中医发展史上的影响是非常深远的。

例如，比李杲稍幼的王好古，早年同李师事张元素，继又从李杲学习。他在张、李两家的影响下，重视内因在病变中的作用，认为无论内伤或外感发病，都是由于人体本虚，并在治疗阴证上卓有创见。

罗天益亦师事李杲，他全面继承了李杲之学，并有所发挥。如其论脾胃所伤，尚有饮与食之分；论劳倦所伤，虚中有寒与热之辨，比李杲所说，则更加条理分明。

朱丹溪虽为刘河间的三传弟子，但亦汲取了李杲的学说。如他调治杂病，注重胃气，以及反对滥用攻击和香燥之品等理论，都可以从中窥见李杲脾胃学说的启示作用。

明代以后，私淑李杲的医家则更多。如薛立斋、张景岳、李中梓、叶天士等人，无论在理论研究或治疗实践中，都景仰李氏学说而有新的建树。薛立斋既私淑李杲而注重补脾，又私淑钱仲阳而注重补肾，注重脾肾，就成为薛氏的擅长。李中梓遥承易水之遗绪，仍以兼重脾肾名于世，他强调了先天之本在肾，后天之本在脾。张景岳出入李杲、薛立斋之间，对命门水火，脾胃元气又进行了深入的研讨，并凭着某些见解而独树一帜。叶天士在继续李氏脾胃阳气之说的基础上，又创立了胃阴学说，使脾胃学说趋于完善。以上诸家对脏腑病机的研究，都有发展和贡献，这与李杲倡导于前是分不开的。

【复习思考题】

(1) 李杲的脾胃学说，在脾胃的生理功能方面，有哪些主要论点？

(2) 李杲阐述内伤热中证的病理变化，有哪些主要内容？

(3) 试述李杲治疗内伤热中证的用药法度。

(4) 李杲的脾胃学说，对后世有什么影响？

【医案举例】

(1) 麻木　李正臣夫人病，诊得六脉俱中得弦洪缓相合，按之无力，弦在上，是风热下陷入阴中，阳道不行。其症闭目则浑身麻木，昼减而夜甚，觉而开目，则麻木渐退，久则绝止。常开其目，此证不作，惧其麻木，不敢合眼，致不得眠，身体皆重，时有痰嗽，觉胸中常似有痰而不利，时烦躁，气短促而喘。肌肤充盛，饮食不减，大小便如常……麻木为风，三尺之童，皆以为然，细较之则有区别耳。久坐而起，亦有麻木，如绳缚之久，释之觉麻作而不敢动，良久则自已。以此验之，非为风邪，乃气不行。主治之当补其肺中之气，则麻木自去矣。如经脉中阴火乘其阳分，火动于中为麻木也，当兼去其阴火则愈矣。时痰嗽者，秋凉在外在上而作也，当以温剂实其皮毛。身重脉缓者，湿气伏匿而作也。时见躁作，当升阳助气益血，微泻阴火与湿，通行经脉，调其阴阳则已矣。

补气升阳和中汤：生甘草（去肾热）、酒黄檗（泻火除湿）、白茯苓（除湿导火）、泽泻（除湿导火）、升麻（升阳助经）、柴胡各一钱，苍术（除湿补中）、草豆蔻仁（益阳退外寒）各一钱五分，橘皮、当归身、白术各二钱，白芍药、人参各三钱，佛耳草、炙甘草各四钱，黄芪五钱。右（上）㕮咀，每服五钱，水二盏，煎至一盏，去渣，食远服之。（《兰室秘藏·妇人门》）

按：本案以补气升阳为治疗重点，而佐以祛湿调经。李杲认为，"麻木乃气不行"，气之所以不行，是由于阳气不能升发，湿邪停滞的缘故。阳气升发，则湿邪自能运。这和"阳气升发，阴火自降"的道理是一致的，至于方中泻火的药物，则在"火与元气不两立"的理论指导下，是用来除去贼火，以助阳气的升发。

(2) 目疾　白文举，年六十二，素有脾胃虚损病。目疾时作，身面目睛俱黄，小便或黄或白，大便不调，饮食减少，气短上气，怠惰嗜卧，四肢不收。至六月中，目疾复作，医以泻肝散下数行，而前疾增剧。予谓：大黄、牵牛虽除湿热，而不能走经络，下咽不入肝经，先入胃中，大黄苦寒，重虚其胃，牵牛其味至辛，能泻气，重虚肺本，嗽大作。盖标实不去，本虚愈甚。加之适当暑雨之际，素有黄证之人，所以增剧也。此当补脾胃肺之本脏，泻外经中之湿热，制清神益气汤主之而愈。

清神益气汤：茯苓、升麻以上各二分，泽泻、苍术、防风以上各三分，生姜五分，青皮一分，橘皮、生甘草、白芍药、白术以上各二分，人参五分，黄檗一分，麦冬二分，五味子三分。(《脾胃论》下卷)

按：本案重点在于补益脾胃，脾胃气足，清阳上升，目疾面黄等证自退。从以上两案，可以看出李杲对内伤脾胃病的处理，总以升补中气为主，其祛湿泻火，则可根据情况适当增减，故两案的处方，都以升补中气的药物为主，而以泻火祛湿药为佐使。

(3) 大头瘟　泰和二年四月，民多疫病，初觉憎寒壮热体重，次传头面肿甚，目不能开，上喘，咽喉不利，舌干口燥，俗云大头伤寒，染之多不救。张县丞患此，医以承气汤加兰根下之，稍缓，翌日其病如故，下之又缓，终莫能愈，渐至危笃，请东垣视之。乃曰：身半以上，天之气也，邪热客于心肺之间，上攻头面而为肿，以承气泻胃，是诛伐无过，殊不知适其病所为故。遂用芩、连各五钱，苦寒泻心肺之火；元参二钱，连翘、板蓝根、马勃、鼠粘子各一钱，苦辛平清火散肿消毒；僵蚕七分，清痰利膈；甘草二钱以缓之，桔梗三分以载之，则诸药浮而不沉；升麻七分，升气于右；柴胡五分，升气于左。清阳升于高颠，则浊邪不能复居其位。经曰："邪之所凑，其气必虚。"用人参二钱以补虚，再佐陈皮二钱以利其壅滞之气，名普济消毒饮子。若大便秘者，加大黄。共为细末，半用汤调，时时服之，半用蜜丸噙化，且施其方，全活甚众。(《古今医案按》)

按：从本案可以看出，李杲用药在必要情况下，也采用泻火为主的方剂。但他的泻火，正是为了升阳，所以在大队苦寒泻火药中，仍加入人参一味，以照顾元气。复用升麻、柴胡少许，以升清阳。统观三案，可以窥见李杲理论与实践的一贯主张。

【原著选读】

《脾胃虚实传变论》

《五脏别论》云："胃、大肠、小肠、三焦、膀胱，此五者，天气之所生也，其气象天，故泻而不藏。此受五脏浊气，名曰传化之府，此不能久留输泻者也。所谓五脏者，藏精气而不泻也，故满而不能实；六腑者，传化物而不藏，故实而不能满。所以然者，水谷入口，则胃实而肠虚；食下，则肠实而胃虚。故曰实而不满，满而不实也。"《阴阳应象大论》云："谷气通于脾，六经为川，肠胃为海，九窍为水注之气。"九窍者，五脏主之，五脏皆得胃气，乃能通利。《通评虚实论》云："头痛耳鸣，九窍不利，肠胃之所生也。"胃气一虚，耳目口鼻，俱为之病。《经脉别论》云："食气入胃，散精于肝，淫气于筋；食气入胃，浊气归心，淫精于脉；脉气流经，经气归于肺；肺朝百脉，输精于皮毛；毛脉合精，行气于腑；腑精神明，留于四脏，气归于权衡，权衡以平，气口成寸，以决死生。饮入于胃，游溢精气，上输于脾；脾气散精，上归于肺，通调水道，下输膀胱；水精四布，五经并行，合于四时、五脏，阴阳揆度以为常也。"又云"阴之所生，本在五味，阴之五宫，伤在五味。"至于五味，口嗜而欲食之，必自裁制，勿使过焉，过则伤其正也。"谨和五味，骨正筋柔，气血以流，腠理以密，如是则骨气以精，谨道如法，长有天命。"《平人气象论》云："人以水谷为本，故人绝水谷则死，脉无胃气亦死，所谓无胃气者，非肝不弦，肾不石也。"历观诸篇而参考之，则元气之充足，皆由脾胃之气无所伤，而后能滋养元气，若胃气之本弱，饮食自倍，则脾胃之气既伤，而元气亦不能充，而诸病之所由生也。《内经》之旨，皎如日星，犹恐后人有所未达，故《灵枢经》中复申其说，经云："水谷入口，其味有五，各注其海，津液各走其道。胃者水谷之海，其输，上在气街，下至三里。水谷之海有余，则腹满，水谷之海不足，则饥不受谷食。”“人之所受气者，谷也。谷之所注者，胃也。胃者，水谷气血之海也。海之所行云气者，天下也。胃之所出气血者，经隧也。经隧者，五脏六腑之大络也。”又云：“五谷入于胃也，其糟粕、津液、宗气分为三隧，故宗气积于胸中，出于喉咙，以贯心肺而行呼吸焉。荣气者，泌其津液，注之于脉，化而为血，以荣四末，内注五脏六腑，以应刻数焉。卫气者，出其悍气之慓疾，而行于四末、分肉、皮肤之间，而不休者也。”又云：“中焦之所出，亦并胃中，出上焦之后，此所受气者，泌糟粕，蒸津液，化为精微，上注于肺脉，乃化而为血，以奉生身，莫贵于此。”圣人谆复其辞，而不惮其烦者，仁天下后世之心亦惓惓矣。

故夫饮食失节，寒温不适，脾胃乃伤，此因喜怒忧恐，损耗元气，资助心火。火与元气不两立，火胜则乘其土位，此所以病也。《调经篇》云：“病生阴者，得之饮食居处，阴阳喜怒。”又云：“阴虚则内热，有所劳倦，形气衰少，谷气不盛，上焦不行，下脘不通，胃气热，热气熏胸中，故为内热。”脾胃一伤，五乱互作，其始病，偏身壮热，头痛目眩，肢体沉重，四肢不收，怠惰嗜卧，为热所伤，元气不能运用，故四肢困怠如此。圣人著之于经，谓人以胃土为本，成文演义，互相发明，不一而止。粗工不解读，妄意施用，本以活人，反以害人。今举经中言病从脾胃所生，及养生当实元气者条陈之。《生气通天论》云：“苍天之气清净，则志意治，顺之则阳气固，虽有贼邪，弗能害也。此因时之序，故圣人传精神，服天气而通神明，失之内闭九窍，外壅肌肉，卫气散解，此谓自伤，气之削也。阳气者，烦劳则张，精绝，辟积于夏，使人煎厥，目盲耳闭，溃溃乎若坏都。”故苍天之气贵清净，阳气恶烦劳，病从脾胃生者一也。《五常政大论》云：“阴精所奉其人寿，阳精所降其人夭。”阴精所奉，谓脾胃既和，谷气上升，春夏令行，故其人寿。阳精所降，谓脾胃不和，谷气下流，收藏令行，故其人夭，病从脾胃生者二也。《六节脏象论》云：“脾、胃、大肠、小肠、三焦、膀胱者，仓廪之本，营之居也，名曰器，能化糟粕，转味而入出者也，其华在唇四白，其充在肌，其味甘，其色黄，此至阴之类，通于土气。凡十一脏，皆取决于胆也。”胆者，少阳春升之气，春气升则万化安。故胆气春升，则余脏从之。胆气不升，则飧泄、肠澼，不一而起矣。病从脾胃生者三也。经云：“天食人以五气，地食人以五味，五气入鼻，藏于心肺，上使五色修明，音声能彰；五味入口，藏于肠胃，味有所藏，以养五气，气和而生，津液相成，神乃自生。此谓之气者，上焦开发，宣五谷味，熏肤、充身、泽毛、若雾露之溉。”气或乖错，人何以生？病从脾胃生者四也。岂特四者，至于经论天地之邪气，感则害人五脏六腑，及形气俱虚，乃受外邪，不因虚邪，贼邪不能独伤人，诸病从脾胃而生，明矣。圣人旨意，重见叠出，详尽如此，且垂戒云：“法于阴阳，和于术数，食饮有节，起居有常，不妄作劳，故能形与神俱，而尽终其天年，度百岁乃去。”由是言之，饮食起居之际，可不慎哉。(《脾胃论》卷上)

《脾胃胜衰论》

胃中元气盛，则能食而不伤，过时而不饥。脾胃俱旺，则能食而肥；脾胃俱虚，则不能食而瘦；或少食而肥，虽肥而四肢不举，盖脾实而邪气盛也。又有善食而瘦者，胃伏火邪于气分则能食，脾虚则肌肉削，即食㑊也。叔和云：多食亦肌虚，此之谓也。夫饮食不节则胃病，胃病则气短精神少，而生火热，有时而显火上行，独燎其面。《黄帝针经》云：“面热者，足阳明病。”胃既病，则脾无所禀受，脾为死阴，不主时也，故亦从而病焉。形体劳役则脾病，病脾则怠惰嗜卧，四肢不收，大便泄泻，脾既病则其胃不能独行津液，故亦从而病焉，大抵脾胃虚弱，阳气不能生长，是春夏之令不行，五脏之气不生。脾病则下流乘肾，土克水，则骨乏无力，是为骨痿，令人骨髓空虚，足不能履地，是阴气重叠，此阴盛阳虚之证。大法云：汗之则愈，下之则死。若用辛甘之药滋胃，当升当浮，使生长之气旺。言其汗者，非正发汗也，为助阳也。夫胃病其脉缓，脾病其脉迟，且其人当脐有动气。按之牢若痛。若火乘土位，其脉洪缓，更有身热、心中不便之证，此阳气衰弱不能生发，不当于五脏中用药法治之，当从《脏气法时论》中升降浮沉补泻法用药耳。

如脉缓，病怠惰嗜卧，四肢不收或大便泄泻，此湿胜，从平胃散。若脉弦气弱自汗，四肢发热，或大便泄泻，或皮毛枯槁，发脱落，从黄芪建中汤。脉虚而血弱，于四物汤中摘一味或二味，从本显证中加之。或真气虚弱，及气短脉弱，从四君子汤。或渴、或小便闭涩赤黄多少，以五苓散去桂，摘一二味加正药中。以上五药，当于本证中随所兼见证加减。假令表虚自汗，春夏加黄芪，秋冬加桂。如腹中急缩，或脉弦，加防风，急甚加甘草。腹中窄狭或气短者亦加之，腹满、气不转者勿加，虽气不转而脾胃中气不和者勿去，但加厚朴以破滞气，然亦不可多用，于甘草五分中加一分可也。腹中夯闷，此非腹胀，乃散而不收，可加芍药收之。如肺气短促，或不足者，加人参、白芍药。中焦用白芍药，则脾中升阳，使肝胆之邪不敢犯也，腹中窄狭及缩急者去之，乃诸酸涩药亦不可用。腹中痛者，加甘草、白芍药。稼穑作甘，甘者己也，曲直作酸，酸者甲也。甲己化土，此仲景妙法也。腹痛兼发热，加黄芩；恶寒或腹中觉寒，加桂；怠惰嗜卧有湿，胃虚不能食，或沉困，或泄泻，加苍术；自汗，加白术；小便不利，加茯苓，渴亦加之。气弱者，加白茯苓、人参；气盛者，加赤茯苓，缩砂仁；气复不能转运，有热者，微加黄连，心烦乱亦加之。小便少者，加猪苓、泽泻；汗多，津液竭于上，勿加之，是津液还入胃中，欲自行也。不渴而小便闭塞不通，加炒黄檗、知母；小便涩者，加炒滑石；小便淋涩者，加泽泻；且五苓散治渴而小便不利，无恶寒者，不得用桂；不渴而小便自利，妄见妄闻，乃瘀血证，用炒黄檗、知母以除肾中燥热；窍不利而淋，加泽泻、炒滑石；只治窍不利者，六一散中加木通亦可。心脏热者，用钱氏方中导赤散；中满或但腹胀者，加厚朴；气不顺加橘皮；气滞加青皮一橘皮三；气短、小便利者，四君子汤去茯苓加黄芪以补之；若腹中气不转者，更加甘草一半；腹中刺痛，或周身刺痛者，或里急者，腹中不宽快是也，或虚坐而大便不得者，皆血虚也，血虚则里急，或血气虚弱，而目睛痛者，皆加当归身；头痛者，加川芎；苦头痛，加细辛，此少阴头痛也；发脱落及脐下痛，加熟地黄。予平昔调理脾胃虚弱，于此五药中加减。如五脏证中互显一二证，各对证加药无不验。然终不能使人完复，后或有因而再至者，亦由督任冲三脉为邪，皆胃气虚弱之所致也。法虽依证加减，执方疗病，不依《素问》法度耳。是以检讨《素问》《难经》及《黄帝针经》中，说脾胃不足之源，乃阳气不足，阴气有余，当从元气不足，升降浮沉法，随证用药治之。盖脾胃不足，不同余脏，无定体故也。

其治肝心肺肾有余不足，或补或泻，惟益脾胃之药为切。经言"至而不至，是为不及；所胜妄行，所生受病，所不胜乘之也"。至而不至者，谓从后来者为虚邪，心与小肠来乘脾胃也。脾胃脉中见浮大而弦，其病或烦躁闷乱，或四肢发热，或口苦舌干咽干，饮食不节，劳役所伤，以致脾胃虚弱，乃血所生病，主口中津液不行，故口干咽干也。病人自以为渴，医者治以五苓散，谓止渴燥，而反加渴燥，乃重竭津液，以至危亡。经云："虚则补其母。"当于心与小肠中以补脾胃之根蒂者，甘温之药为之主，以苦寒之药为之使，以酸味为之臣佐。以其心苦缓，急食酸以收之。心火旺，则肺金受邪，金虚则以酸补之，次以甘温及甘寒之剂，于脾胃中泻心火之亢盛，是治其本也。所胜妄行者，言心火旺能令母实。母者，肝木也，肝木旺，则挟火势，无所畏惧而妄行也。故脾胃先受之，或身体沉重，走疰疼痛，盖湿热相搏，而风热郁而不得伸，附着于有形也。或多怒者，风热下陷于地中也。或目病而生内障者，脾裹血，胃主血，心主脉，脉者，血之腑也；或云心主血，又云肝主血，肝之窍开于目也。或妄见妄闻，起妄心，夜梦亡人，四肢满闭转筋，皆肝木太盛而为邪也。或生痿，或生痹，或生厥，或中风，或生恶疮，或作肾痿，或为上热下寒，为邪不一，皆风热不得升长，而木火遏于有形中也。所生受病者，言肺受土火木之邪，而清肃之气伤。或胸满少气短气者，肺主诸气，五脏之气皆不足，而阳道不行也。或咳嗽寒热者，湿热乘其内也。所不胜乘之者，水乘木之妄行，而反来侮土。故肾入心为汗，人肝为泣，入脾为涎，入肺为痰、为嗽、为涕、为嚏，为水出鼻也。一说，下元土盛克水，致督任冲三脉盛，火旺煎熬，令水沸腾而乘脾肺，故痰涎唾出于口也。下行为阴汗，为外肾冷，为足不任身，为脚下隐痛，或水附木势而上为眼涩，为眵，为冷泪，此皆由肺金之虚而寡于畏也。夫脾胃不足，皆为血病。是阳气不足，阴气有余，故九窍不通。诸阳气根于阴血中，阴血受火邪则阴盛，阴盛则上乘阳分，而阳道不行，无生发升腾之气也。夫阳气走空窍者也，阴气附形质者也，如阴气附于上，阳气升于天，则各安其分也。

今所立方中，有辛甘温药者，非独用也，复有甘苦大寒之剂，亦非独用也。以火酒二制为之使，引苦甘寒药至顶，而复入于肾肝之下，此所谓升降浮沉之道，自耦而奇，奇而至耦者也。泻阴火以诸风药，升发阳气以滋肝胆之用，是令阳气生上出于阴分，末用辛甘温药接其升药，使大发散于阳分，而令走九窍也。经云："食入于胃，散精于肝，淫气于筋，食入于胃，浊气归心，淫精于脉，脉气流经，经气归于肺，肺朝百脉，输精于皮毛，毛脉合精，行气于腑。"且饮食入胃，先行阳道，而阳气升浮也。浮者，阳气散满皮毛；升者，充塞头顶，则九窍通利也。若饮食不节，损其胃气，不能克化，散于肝，归于心，溢于肺，食入则昏冒欲睡，得卧则食在一边，气暂得舒，是知升发之气不行者此也。经云："饮入于胃，游溢精气，上输于脾，脾气散精，上归于肺。"病人饮入胃，遽觉至脐下，便欲小便，由精气不输于脾，不归于肺，则心火上攻，使口燥咽干，是阴气大盛，其理甚易知也。况脾胃病，则当脐有动气，按之牢若痛，有是者乃脾胃虚，不是则非也，亦可作明辨矣。

脾胃不足，是火不能生土，而反抗拒，此至而不至，是为不及也。白术（君）、人参（臣）、甘草（佐）、芍药（佐）、黄连（使）、黄芪（臣）、桑白皮（佐）诸风药皆是风能胜湿也，及诸甘温药亦可。

心火亢盛，乘于脾胃之位，亦至而不至，是为不及也。黄连（君）、黄檗（臣）、生地黄（臣）、芍药（佐）、石膏（佐）、知母（佐）、黄芩（佐）、甘草（佐）。

肝木妄行，胸胁痛，口苦舌干，往来寒热而呕，多怒，四肢满闭，淋溲便难，转筋，腹中急痛，此所不胜乘之也。羌活（佐）、防风（臣）、升麻（使）、柴胡（君）、独活（佐）、芍药（臣）、猪苓、泽泻（佐）、肉桂（臣）、藁本、川芎、细辛、蔓荆子、白芷、石膏、黄檗（佐）、知母、滑石。

肺金受邪，由脾胃虚弱不能生肺，乃所生受病也，故咳嗽、气短、气上，皮毛不能御寒，精神少而渴，情惨惨而不乐，皆阳气不足，阴气有余，是体有余而用不足也。人参（君）、白术（佐）、白芍药（佐）、橘皮（臣）青皮（以破滞气）、黄芪（臣）、桂枝（佐）、桔梗（引用）、桑白皮（佐）、甘草（诸酸之药皆可）、木香（佐）、槟榔、五味子（佐，此三味除客气）。

肾水反来侮土，所胜者妄行也，作涎及清涕，唾多、溺多而恶寒者是也。土火复之，乃二脉为邪，则足不任身，足下痛不能践地，骨乏无力，喜睡，两丸冷，腹阴阴而痛，妄闻妄见，腰脊背胛皆痛。干姜（君）、白术（臣）、苍术（佐）、附子（佐、炮，少许）、肉桂（去皮，少许）、川乌头（臣）、茯苓（佐）、泽泻（使）、猪苓（佐）。

夫饮食入胃，阳气上行，津液与气入于心，贯于肺，充实皮毛，散于百脉。脾禀气于胃，而浇灌四旁，荣养气血者也。今饮食损胃，劳倦伤脾，脾胃虚则火邪乘之而生大热，当先于心分补脾之源。盖土生乎火，兼于脾胃中泻火，主生化之源。足阳明为十二经之海，主经营之气，诸经皆禀之。言阳明厥阴与何经相并而为病，酌中以用药，如权之在衡，在两、则有在两之中，在斤、则有在斤之中也。所以言此者，发明脾胃之病不可一例而推之，不可一途而取之，欲人知百病皆由脾胃衰而生也。毫厘之失，则灾害立生。假如时在长夏，于长夏之令中立方，谓正当主气衰而客气旺之时也。后之处方者，当从此法，加时令药，名曰补脾胃泻阴火升阳汤。

补脾胃泻阴火升阳汤：柴胡一两五钱、甘草（炙）、黄芪（臣）、苍术（泔浸去黑皮切作片子，日曝干，锉碎，炒）、羌活已上各一两升麻八钱、人参（臣）、黄芩已上各七钱、黄连（去须酒制，炒，为臣为佐）五钱、石膏少许（长夏微用，过时去之，从权）上件㕮咀，每服三钱，水二盏煎至一盏去渣，大温服，早饭后午饭前间日服，服药之时，宜减食，宜美食，服药讫，忌语话一、二时辰许，及酒、湿面、大料物之类，恐大湿热之物，复助火邪而愈损元气也。亦忌冷水及寒凉、淡渗之物及诸果，恐阳气不能生旺也。宜温食及薄滋味以助阳气。大抵此法此药，欲令阳气升浮耳。若渗泄淡味，皆为滋阴之味，为大禁也。虽然亦有从权而用之者，如见肾火旺，乃督、任、冲三脉盛，则用黄檗、知母酒洗讫、火炒制加之。若分两、则临病斟酌，不可久服，恐助阴气而为害也。小便赤或涩、当利之，大便涩、当行之，此亦从权也，得利，则勿再服。此虽立食禁法，若可食之物一切禁之，则胃气失所养也，亦当从权而食之，以滋胃也。（《脾胃论》卷上）

〔注释〕

① 《脾胃论·脾胃虚则九窍不通论》。
② 《内外伤辨惑论　辨阴证阳证》。
③ 《脾胃论·脾胃虚实传变论》。
④ 《脾胃论·天地阴阳生杀之理在升降浮沉之间论》。
⑤ 同上。
⑥ 《脾胃论·脾胃胜衰论》。
⑦ 同上。
⑧ 《脾胃论·脾胃虚实传变论》。
⑨ 《脾胃论·阴病治阳，阳病治阴》。
⑩ 《兰室秘藏·经漏不止有三论》。

⑪ 《兰室秘藏·内障眼论》。
⑫ 《脾胃论·饮食劳倦所伤始为热中论》。
⑬ 同上。
⑭ 《内外伤辨惑论·辨劳役受病表虚不作表实治之》。
⑮ 《脾胃论·安养心神调治脾胃论》。
⑯ 《兰室秘藏·内障眼论》。
⑰ 《脾胃论·脾胃虚则九窍不通论》。
⑱ 同上。
⑲ 同上。
⑳ 《内外伤辨惑论·辨寒热》。
㉑ 同上。
㉒ 同上。
㉓ 《脾胃论·饮食劳倦所伤始为热中论》。
㉔ 《内外伤辨惑论·辨阴证阳证》。
㉕ 同上。
㉖ 《脾胃论·饮食劳倦所伤始为热中论》。
㉗ 《内外伤辨惑论·饮食劳倦论》。

6.4 王好古

王好古,字进之,号海藏,元代·赵州(今河北省赵县)人,约生于1200~1264年,曾同李杲学医于张元素,以年幼于李杲二十岁,又师事之,尽得其传。王好古的学术思想,渊源于《黄帝内经》《伤寒论》等经典,复受着历代诸医家如王叔和、朱奉议、许叔微、韩祗和等影响,特别是其师张元素的脏腑议病和李杲的脾胃论,对他的熏陶尤深,所有这些,都奠定其阴证学说的基础。著有《阴证略例》《医垒元戎》《此事难知》《斑论萃英》《汤液本草》等书,其中《阴证略例》为其代表作。

据《三三医书》本《阴证略例》麻信之序末有"门人皇甫黻、张沌、宋廷圭、张可、弋彀英同校正"等字,则知王好古尚有以上五人为其弟子,可存以待考。

6.4.1 关于阴证的提出

王氏在学术上虽然受到张元素和李杲的深厚影响,但他认为张元素只是泛泛地以脏腑证候病机及治疗,作为其研究课题,而未突出重点;李杲虽是重点研究了脾胃学说,但只阐发了"饮食失节、劳倦伤脾"所造成的"阴火炽盛"的热中病变,而对内伤冷物遂成"阴证"的病变,论述还不够全面。同时,他又认为"伤寒,人之大疾也,其候最急,而阴毒证为尤惨,阳则易辨而易治,阴则难辨而难治"[①]。所以写成《阴证略例》一书,对阴证的发病原因、诊断、治疗等,都做了详细的分析。王好古之所以要特地提出"阴证"这一问题,其中心思想是:仲景《伤寒论》法,既可用以治外感,又可用以治内伤;既可用以治伤寒,又可用以治杂病。但是一般研究《伤寒论》的,都详于三阳证,而略于三阴证,所以他特将仲景温里扶阳诸方证加以反复阐述外,并列述后世诸家有关阴证、阴脉的阐发,以为其立论的依据。

6.4.2 阴证的病因病机

王氏认为构成"阴证"的主要原因,在于人身本气的先有虚损,如说:"有单衣而感于外者，有空腹而感于内者，有单衣空腹而内外俱感者，所禀轻重不一，在人本气虚实之所得耳；岂特内寒饮冷，误服凉药而独得阴证哉！重而不可治者，以其虚人，内已伏阴，外又感寒，内外俱病，所以不可治也。”[②]外感寒、内饮冷都是外在的条件，“人本气虚实”，这才是内在的根据。人本气实，虽感寒饮冷，均不足以病人；人本气虚，感寒饮冷虽不甚，或者既未感寒，又未饮冷，亦可以病阴证，即所谓“内已伏阴”也。王好古这一论点，是很有现实意义的。

王氏论述阴证，对张元素所说的三阴实证可下之法，引证了《伤寒论》三阴虚证的可补之法，进行了补充。如说：“洁古既有三阴可下之法也，亦必有三阴可补之法。予欲举此内伤三阴可补之剂，未见仲景药，时人皆不言三阴；既举仲景药，分而三之，皆得知有三阴也。”[③]王氏举列仲景当归四逆、通脉四逆汤，理中丸[④]等证阐明其病机。

当归四逆汤是仲景用以治厥阴病手足厥寒，脉微欲绝者，为血脉阻滞，不能荣于四肢之证。王好古则谓：“若面青黑，脉浮沉不一，弦而弱者，伤在厥阴也。”[⑤]同样属于肝阳虚损，血因缺乏升发之气，而不能正常索回于经脉之中，故面色青黑，脉弦而弱，并属于内伤。

通脉四逆汤是仲景用以治少阴病下利清谷，内寒外热，手足厥冷，面色赤，脉微欲绝者，为阴盛格阳，生气离决之证。王好古亦谓：“若面红赤，脉浮沉不一，细而微者，伤在少阴也。”[⑥]这种面赤，纯为虚阳上泛，脉细而微，乃属肾阳虚损。

理中丸是仲景用以治“霍乱寒多不饮水，大病瘥后，喜睡，久不了了，胸上有寒，统属中焦脾胃虚寒之证”。王好古乃谓：“若面黄洁，脉浮沉不一，缓而迟者，伤在太阴也。”[⑦]面黄洁，即萎黄不泽之谓，结合脉缓而迟，乃脾胃虚损，津气不营于肌肤所致。

综观王好古的“内伤三阴例”，实指肝阳虚损、肾阳虚损、脾阳虚损而言。

6.4.3 阴证的鉴别与治疗

王氏对阴证的鉴别，亦颇精审。从他所搜集前人有关“阴证”的记载中，不仅全面介绍了“阴证”的具体症状，还分析了“阴证”在某种情况下所表现的变证及假象，并阐明其病机，使人在临证时便于理解和掌握。如他引《活人书》说：“假令身体微热、烦躁，面赤，其脉沉而微者，皆阴证也。身微热者，里寒故也；烦躁者，阴盛故也；面戴阳者，下虚故也。”[⑧]指明要从阴证所出现的“身热面赤”等现象中，认识“脉沉而微”的本质，并分析了微热烦躁等假象的原因。又如他在《论元阳中脱有内外》中说：“或有人饮冷内伤，一身之阳，便从内消，身表凉，四肢冷，脉沉细，是谓阴证，则易知之；若从外走，身表热，四肢温，头重不欲举，脉浮弦，按之全无力，医者不察，便与表药双解等，复使汗出，三焦之气绝，以此杀人者多矣。”[⑨]“身表热，四肢温”只是元阳外脱的现象，而脉“按之无力”是阳已脱失的本质，如不能透过现象，认清本质，乱用解热药，就会犯使“三焦气绝”的严重错误。他还介绍了在治疗过程中服药后所出现的反应，以及病理的转变趋向，使人不要被假象所惑。他说：“阴证阳从内消，服温热药，烦躁极甚，发渴欲饮，是将汗也，人不识此，反以为热，误矣。”[⑩]说明阴证本属阳气虚惫，服温热药后，阳气初复，与邪交争，往往出现烦躁口渴的假热症状，这是阳气升达，将要出汗的现象，不要误认为热。所有这些辨证方法，在临证时很有实用价值。

在治疗方面，从王好古所搜集的方剂来看，他是主张温养脾肾的。如返阴丹[⑪]、回阳丹[⑫]、火焰散[⑬]、霹雳散[⑭]、正阳散[⑮]等，都是以附子为主药的温肾方剂。有的还是同硫黄并用的峻剂，如附子散[⑯]、白术散[⑰]、肉桂散[⑱]等，则为脾肾双补之剂。此外，王好古还列出了他自拟的治疗内伤饮冷（冷物），外感风寒的方剂。如：

“神术汤　治内伤饮冷，外感寒邪无汗者。”[⑲]

“白术汤　治内伤冷物，外感风邪有汗者。”[20]

“黄芪汤　治伤寒内感拘急，三焦气虚自汗，及手足自汗……”[21]以及黄芪汤证中“如大便结者，宜调中丸主之”[22]；并对以上各方，说明了临证应用时的加减法。由于王氏是师承张、李之学的，故对于药物归经，亦很重视。

综上所述，王好古在继承张、李两家学说的基础上，又对阴证的理论和实践，阐发较深，这对后世医家治疗阴证，是很有裨益的。

【复习思考题】

(1) 王好古对阴证的发病论点有哪些？

(2) 王好古对阴证的鉴别与治疗主张有哪些？

【医案举例】

(1) 外阳内阴证　牌印将军完颜公之子小将军，病伤寒六七日，寒热间作，腕后有斑三五点，鼻中微血出，医以白虎汤、柴胡等药治之不愈。及余诊之，两手脉沉涩，胸膈间及四肢按执之，殊无大热，此内寒也。问其故，因暑热卧殿角之侧，先伤寒，次大渴，饮冰酪水一大碗，外感者轻，内伤者重，外从内病，俱为阴也，故先瘢衄，后显内阴，寒热间作，脾亦有之，非往来少阳之寒热也。与调中汤，数服而愈。(《阴证略例·治验录》)

按：饮食冷物，内伤脾胃，外现假热，与李杲所说脾胃内伤的热中病，大致略同。所不同者，本案是脾阳伤，而不是脾阳下陷，故不用升柴，以调中汤(理中汤加茯苓)温养脾胃即可。其鉴别内寒的关键，在于脉沉涩和胸膈四肢无大热。否则，脉来弦数，胸膈四肢扪之烙手矣。

(2) 阴血证　潞州义井街北浴堂秦二母病太阴证，三日不解，后呕逆恶心，而脉不浮，文之(即宋廷圭，好为古弟子)与半硫丸，二三服不止，复与黄芪建中等药。脉中得之极紧，无表里，胸中大热，发渴引饮。众皆疑为阳证，欲饮之水，余与文之争不与。又一日，与姜附等药，紧脉反沉细，阳犹未生，以桂、附、姜、乌之类，酒丸，每百丸接之，二日中凡十余服，渴止，脉尚沉细。以其病人身热，躁烦不宁，欲作汗，不禁其热，去其衣被盖复，体之真阳营运未全，而又见风寒，汗不能出，神愦不醒。家人衣之，装束甚厚，以待其皝。但能咽物，又以前丸接之，阳脉方出，而作大汗。盖其人久好三生茶，积寒之所致也。愈后元秘大小始得通利。翌日，再下瘀血一盆，如豚肝然。然文之疑不能判，余教以用胃风汤加桂附，三服血止，其寒甚如此，亦世之所未尝见也，治宜详之。大抵前后证变之不同，以脉别之，最为有准，不必求诸外证也。(《阴证略例·治验录》)

按：王好古《阴证略例·论下血如豚肝》云：“下血如豚肝者，饮冷太极，脾胃过寒，肺气又寒，心包凝泣，其毒浸渗入于胃中，亦注肠下，所以便血如豚肝，非若热极妄行，下血而为鲜色也。”说明血被凝过久，经服姜附等药以温化之，凝积之血得化而下泻，以胃为多气多血之经也。脉极沉紧，是断为寒凝的根据，寒凝而胸中大热渴饮，乃寒极生热之变证，热既由寒生，寒化而热自退。其坚不与水饮，而服以热药，正为欲化其寒，不欲增其冷也。

【原著选读】

《论谵言妄语有阴阳》

举阳证，《活人》云：发躁，狂走妄言，面赤咽痛，身斑斑若锦文，或下利黄赤为阳毒者。以其脉洪大而实，或滑或促，故用酸苦之药治之。

成无己云，有汗出谵语，有下利谵语，有下血谵语，有热入血室谵语，有三阳合病而谵语，有过经不解而谵语，皆阳证也。惟有发汗过多，亡阳谵语者，不可下。柴胡桂枝汤主之，此外感汗多亡阳谵语也。

海藏云：有内感伤冷，语言错乱，世疑作谵语者，神不守舍也，止是阴证，此特脉虚而不实耳。

《内经》云：谵妄悲笑，皆属于热。《难经》谓：面赤喜笑烦心，亦属于热。大抵此等证脉皆洪实，按之有力。若此等证脉按之无力，即阴气内充，阳气外游于皮肤之间，是无根之火也。阳气及心火入于皮肤之间，肺主皮毛，故有谵妄悲笑及面赤喜笑烦心之证，岂特是哉。所有胸背两手斑出者，有唾血丝者，有鼻中微衄者，不当作阳证，当作阴证治之。故活人辩证，不取诸于他，而独取诸脉，无如此，最为验也。其言可谓尽善矣，可谓尽美矣。（《阴证略例·海藏老人阴证例总论》）

《论阴证发渴》

阴证口干舌燥，非热邪侵凌肾经也，乃嗜欲之人，耗散精气，真水涸竭，元气阳中脱（坎内阳爻是也），饮食伤冷，变为枯阴，阳从内消者，或不渴，阳游于外者，必渴而欲饮也。然欲饮则饮汤而不饮水，或有饮水者，纵与不任，若不忍戒，误多饮者，变由是而生矣。此等舌干欲饮冷水，抑而与之汤，及得饮汤，胸中快然，其渴即解。若以渴为热，汤能解之乎？不惟不能解其渴，其热从而愈甚矣，以是知为阴证也，夫何疑之有。（《阴证略例　海藏老人阴证例总论》）

《阴证发热》

问：阴证有发热者何也？答曰：太阴厥阴皆不发热，只少阴有发热二条，仲景谓之反发热也。少阴始得之，发热脉沉者，麻黄附子细辛汤主之。少阴病下利清谷，里寒外热，手足厥逆，脉不出者，通脉四逆汤主之。断云：大抵阴证发热，终是不同，须脉沉细，或下利，手足厥。（《阴证略例·海藏老人阴证例总论》）

〔注释〕

① 《阴证略例·序》。

② 《阴证略例·扁鹊仲景例》。

③ 《阴证略例·洁古老人内伤三阴例》。

④ 《阴证略例·海藏老人内伤三阴例》。

⑤ 同上。

⑥ 同上。

⑦ 同上。

⑧ 《阴证略例·活人阴证例》。

⑨ 《阴证略例·海藏老人阴证例总论》。

⑩ 《阴证略例·论阴躁不躁死生二脉》。

⑪ 返阴丹：硫黄三两、太阴元精石、硝石各二两、附子半两、炮干姜半两、桂心半两，上件药，用生铁铫铺玄精石末一半，次铺硝石一半，中间下硫黄末，著消石盖硫黄，都以玄精石盖上讫，用小盏合着。以三斤炭末，烧令得所，勿令烟出。直俟冷取出，细研如面后，三味捣罗为末，与前药同研令匀，软饭和丸，桐子大，每服十五丸，艾汤下，频频服，汗出为度，重则加三十丸，此方甚验。喘促吐逆者，入口便止。（《阴证略例》）

⑫ 回阳丹：硫黄半两（研）、木香半两、荜澄茄半两、附子半两（制）、干姜一分、干蝎半两（炒）、吴茱萸半两（汤洗、炒），右细末，酒煮糊为丸，桐子大，每服三十丸，生姜汤下，频服。复以热酒一盏投之，以衣盖取汗。（《阴证略例》）

⑬ 火焰散：舶上硫黄、附子（去皮、生用）、新腊茶各一两，右为细末，先将好酒一升，调药分大新碗口中，于火上摊荡令干，合于瓦上，每一碗下烧艾熟一拳大，以瓦搘起，无令火著，直至烟尽，冷即刮取。却细研入瓮合盛，每服二钱，酒一盏，共煎七分，有火焰起，勿讶。（《阴证略例》）

⑭ 霹雳散：附子一枚（半两者，炮热取出，用冷灰焙之，细研，入真腊茶一大钱和匀），分作二服。水一

盏,煎至六分,临熟入蜜半匙,放温或冷服之,须臾,躁止得睡,汗出即瘥。(《阴证略例》)

⑮ 正阳散:附子一枚(炮裂,去皮脐)、皂荚一挺(醋炙,去皮弦子)、干姜一分、甘草一分、炙麝香一钱(另研),右细末,每服一钱,水一中盏,煎至五分,不计时候,和滓热服。(《阴证略例》)

⑯ 附子散:附子三分(炮裂,去皮脐)、桂心半两、当归半两(剉,炒)、半夏一分(姜制)、干姜一分(炮)、白术半两,右研为细末,每服二、三钱,水一中盏,生姜半钱,煎至六分,去滓,不计时候热服。衣复取汗,如人行地十里,未汗再服。(《阴证略例》)

⑰ 白术散:川乌头一两(炮,去皮脐)、桔梗一两、附子一两(炮)、白术一两、细辛一两(去苗)、干姜半两炮,右细末,每服一钱,水一中盏,煎至六分,稍热服,和滓无时。(《阴证略例》)

⑱ 肉桂散:肉桂三分、赤芍药一两、陈皮一两、前胡一两、附子一两(炮)、当归一两、白术三分、吴茱萸半两(洗、炒)、木香三分、厚朴三分(制)、良姜三分、人参一两,右粗末,每服五钱,水一中盏,枣三枚,煎至六分,去滓,不拘时候,稍热服。(《阴证略例》)

⑲ 神术汤:治内伤饮冷,外感寒邪无汗者。苍术二两(制)、防风二两、甘草一两(炒)。右㕮咀,生姜水煎,加葱白三寸。(《阴证略例》)

⑳ 白术汤:治内伤冷物,外感风邪有汗者。白术二两、防风二两、甘草一两(炙),右㕮咀,每服秤三钱,水一盏,生姜三片,同煎至七分,去滓温服,无时,一日止一二服,待二三日,渐渐汗少为解。(《阴证略例》)

㉑ 黄芪汤:治伤寒内感拘急,三焦气虚自汗,及手足自汗……人参、黄芪(味甘者)、白茯苓、白术、白芍药以上各一两、甘草七钱半,炒。呕吐者加藿香半两,生姜半两,如无,干者代之。右㕮咀,生姜水煎,量证大小加减多少用之可也。如大便结者,宜调中丸主之。(《阴证略例》)

㉒ 调中丸:白术、白茯苓(去皮)、干生姜、人参、甘草(炙),右等分为极细末,炼蜜丸,每两作十丸,或五丸。每服一二丸,水少许煎服之。(《阴证略例》)

6.5 罗 天 益

罗天益,字谦甫,元代真定(今河北省正定县)人,生卒年不详。从李杲学医十多年,对李氏的学术思想,有极为深透的理解和心得。《卫生宝鉴·胡广序》云:"谦甫,东垣李明之之门人,东垣在当时,有国医之目,已达窍奥,谦甫盖升其堂而入其室者,发言造诣,酪类其师,有裨于前人之未备。"其师李杲,曾想把自己平生对《黄帝内经》的研究,结合临床运用,分类整理,使之系统易学,时杲已年迈,就把这一工作交给罗氏代作。罗氏在李杲的指导下,数易其稿,历时三年而后成书,名曰《内经类编》。书虽已散佚不存,但却为明、清两代分类编注《黄帝内经》工作开辟了新的途径。此书的编纂成集,也说明了罗氏对《黄帝内经》的研究是很深刻的。罗氏的代表著述为《卫生宝鉴》,全书二十四卷,补遗一卷。本书是以《内》《难》经理论为依据,师承了李杲的学术理论,又旁采诸家之说,结合个人经验整理而成。因此,《卫生宝鉴·蒋用文序》云:"论病则本于素、难,必求其因,其为说也详而明;制方则随机应变,动不虚发,其为法也简而当。大抵皆采摭李氏平日之精确者,而间檃括以己意,旁及于诸家者也。"这是对该书较为中肯的评语。

6.5.1 对李杲脾胃学说的阐发

罗氏的学术思想,在全面而系统地继承李杲学说的基础之上,并有所发挥。如他论述脾胃的生理功能时说:"《内经》曰:肝生于左,肺藏于右,心位在上,肾处在下,左右上下,四脏居焉。脾者土也,应中为中央,处四脏之中州,治中焦,生育营卫,通行津液,一有不调,则营卫失所育,津液失所行。"[①]"胃者卫之源,脾者营之本……脾胃健而营卫通。"[②]这对脾胃在脏器中的地位和脾胃与营卫津液的关系是阐发得很精辟的。

又如他论述脾胃所伤和劳倦所伤的病机，强调了前者有饮伤和食伤之分，后者有虚寒和虚热之辨，比起李杲所说则更有条理。

罗氏在重视脾胃的同时，还非常重视各个脏器对脾胃的影响，他认为各个脏器的偏强偏弱，都能直接或间接地影响脾胃而发生病变，影响的情况和程度不同，所导致的病变也不同。如他在泄痢论中分析了飧泄或痢疾，都是肝胆影响到脾胃的结果。影响轻则为飧泄而谷不能化，影响重则为下痢脓血稠粘而里急后重[③]。他又分析了由饮食劳倦伤脾引起的心胃病，是由于脾胃气弱不能滋养心肺，上焦的元气不足，因遇冬冷，肾和膀胱寒水之气，乘机而克心乘脾，所以“胃脘当心而痛”（心胃痛及腹中痛）[④]。这说明他对某些疾病的认识，不是孤立地单从受病脏器的本身去观察，而是进一步从和它有联系的其他脏器去加以分析，这很具体地体现了罗氏在医疗上的整体观念。

6.5.2 治疗脾胃病的特点

罗氏治疗脾胃病的特点，重在甘辛温补，慎用寒凉，并反对滥用下法。如他在《卫生宝鉴》中说：“健脾者必以甘为主……荣出中焦，卫出上焦是也。卫为阳，不足者益之必以辛；荣为阴，不足者补之必以甘，甘辛相合，脾胃健而荣卫通。[⑤]”“凡人之脾胃，喜温而恶冷。”[⑥]罗氏遣用甘辛温补脾胃之剂，较为灵活。他不局限于李杲的益气升阳等方，而扩大施用了不少历代医家的名方，如建中汤、理中汤、四君子汤、枳术丸等，并在此基础上进行化裁，而创制新方。如他治一误用汗下，以致津气大伤的狂乱抽搐证，其所拟人参益气汤一方，就是在补中益气汤中加入了生甘草、白芍、黄檗三味药物而组成[⑦]。又如他治气虚头痛，汗后头更痛，不能安卧，恶风寒而不喜饮食，气短而促，自语而懒之证，其所拟顺气和中汤一方，也是在补中益气汤中加入了白芍、川芎、蔓荆、细辛四味药物而组成[⑧]。关于罗氏慎用寒凉，反对滥用下法的主张，在他所著的《卫生宝鉴・药误永鉴》中得到了深入的阐发，罗氏的目的在于扭转轻易使用下法的时弊。如他分析李人爱儿子被庸医误用攻法以致死亡一证说：“李人以俳优杂剧为戏，劳神损气，而其中疹然，因时暑热，渴饮凉茶，脾胃气弱不能运化而作痞满，以药下之，是重困也。”[⑨]又如分析晋才卿误服苦寒泻药病说：“彼惟知见血为热，而以苦寒攻之，抑不知苦泻土，土脾胃也，脾胃，人之所以为本者，今火为病而泻其土，火固未尝除而土已病矣。”[⑩]从上述例可以看出，罗氏不仅和李杲的学术主张是完全一致，而且还具有独到见解。

6.5.3 着重三焦气机变乱分析病症

罗天益继承张元素、李杲之说，在脏腑辨证的启示下，还独详于三焦的辨治。他认为三焦既可包括五脏六腑，又为“元气之别使”，元气能充，则脾胃亦自健运不息。他还认为饮食不节，能造成三焦气机升降的失常而致肠胃受伤。如说：“……水谷入口，则胃实而肠虚，食下则肠实而胃虚，更虚更实，此肠胃传化之理也，今饮食过节，肠胃俱实，胃气不能腐熟，脾气不能运化，三焦之气不能升降，故成伤也。[⑪]”由于罗氏论病注重三焦的气机，故其审证用药，也有辨治上、中、下三焦之分。如他在所著《卫生宝鉴》的“泻热门”和“除寒门”两篇中，就论述了有辨治“上焦热”“中焦热”“下焦热”和“上焦寒”“下焦寒”的区别，并在此基础上，进一步阐明了“气分寒热”和“血分寒热”的异同[⑫]。尽管其理论方药尚不十分完备，但他对后世研究三焦病机，是有一定启发的。

罗氏的治学精神，概以临证实践为主，不尚空谈理论，所以他专门阐发理论的著述比较少，但是罗氏的理论主张，仍分别贯串在他的探讨实际经验的各种论说之中。所以《卫生宝鉴》中的"药误永鉴""各方类集""药类法象""医验记述"四个部分,几乎无一不是通过实践来验证理论,或以理论指导实践的。

总之,天益通过长期的医疗实践,既对其师李杲的脾胃学说有所补充,并对三焦的辨治加以阐明,这是值得推崇和学习的。

【复习思考题】

(1) 罗天益对李杲脾胃学说的阐发,主要有哪些内容?

(2) 罗天益治疗脾胃病的特点是什么?他是怎样着重三焦气机变乱而分析病症的?

【医案举例】

(1) 结阴便血治验　真定总管史侯男十哥,年四十有二,肢体本瘦弱,于至元辛巳,因收秋租,佃人致酒,味酸不欲饮,勉饮三两杯,少时腹痛,次传泄泻无度,日十余行,越十日,便后见血,红紫之类,肠鸣腹痛。求医治之,曰:诸见血皆以为热,用芍药柏皮丸治之。不愈。仍不欲食,食则呕酸,形体愈瘦,面色青黄不泽,心下痞,恶冷物,口干,时有烦躁,不得安卧。请予治之,具说其由,诊得脉弦细而微迟,手足稍冷。《内经》云:结阴者便血一升,再结二升,三结三升。经云:邪在五脏,则阴脉不和,阴脉不和,则血留之。结阴之病,阴气内结,不得外行,无所禀,渗入肠间,故便血也。宜以平胃地榆汤治之。

平胃地榆汤:苍术一钱、升麻一钱、黑附子(炮)一钱、地榆七分、陈皮、厚朴、白术、干姜、白茯苓、葛根各半钱、甘草(炙)、益智仁、人参、当归、麹(炒)、白芍药各三分。右十六味,作一服,水二盏,生姜三片,枣子二个,煎至一盏,去柤温服,食前。此药温中散寒,除湿和胃,服之数服,病减大半。乃灸中脘三七壮,及胃募穴,引胃上升,滋荣百脉。次灸气海百余壮,生发元气。灸则强食生肉,又以还少丹服之,则喜饮食,添肌肉,至春再灸三里二七壮,壮脾温胃,生发元气,此穴乃胃之合穴也。改服芳香之剂,戒以慎言语,节饮食,良愈。(《卫生宝鉴》卷十六)

按:本案肢体瘦弱是原因,勉饮酸酒是诱因,以"恶冷物",脉弦细而微迟,手足稍冷,为断定"阴结"的根据,并用《内经》"阴结者便血一升,再结二升,三结三升"的理论加以阐发。他认为"阴结"是阳气不通,阴气内结,致使血液瘀滞而渗入肠间,所以他采用了药物合灸法配合以培补脾胃,温运阳气的治疗措施。这是在"脾统血"的理论指导下,以行血为止血的治法。

(2) 肢节肿痛治验　真定府张大,年二十有九,素好嗜酒,至元辛未五月间,病手指节肿痛,屈伸不利,膝膑亦然,心下痞满,身体沉重,不欲饮食,食即欲吐,面色萎黄,精神减少。至六月间,来求予治之,诊其脉沉而缓。缓者脾也。《难经》云:"腧主体重节痛。"腧者脾之所主,四肢属脾。盖其人素饮酒,加之时助,湿气大胜。流于四肢,故为肿痛。《内经》云:诸湿肿痛,皆属脾土(按:《内经》原文是"诸湿肿满,皆属于脾")。仲景云:"湿流关节,肢体烦痛"此之谓也。宜以大羌活汤主之。《内经》云:"湿淫于内,治以苦温,以苦发之,以淡渗之。"又云:"风能胜湿。"羌活、独活苦温,透关节而胜湿,故以为君。升麻苦平,威灵仙、防风、苍术,苦辛温发之者也,故以为臣。血雍而不流则痛,当归辛温以散之。甘草甘温,益气缓中,泽泻咸平,茯苓甘平,导湿而利小便,以淡渗之也。使气味相合,上下分散其湿也。

大羌活汤:羌活、升麻各一钱、独活七分、苍术、防风(去芦)、威灵仙(去芦)、白术、当归、白茯苓(去皮)、泽泻各半钱。右十味,㕮咀,作一服,水二盏,煎至一盏,去渣温服。食前一服,食后一服,忌酒面生冷硬物。(《卫生宝鉴》卷二十三)

按:本案于散风祛湿中并重用升麻以升发阳气,佐以二术茯苓以培补脾土。意思是阳气升发则津液得运,脾土健旺则湿邪自去,可以看出,这也是在李杲的理论指导下所采取的措施。

【原著选读】

《饮食自倍肠胃乃伤论》

痹论云:阴气者静则神藏,躁则消亡。饮食自倍,肠胃乃伤。谓食物无务于多,贵在能节,所以保冲和而遂颐养也。若贪多务饱、饫、塞难消，徒积暗伤，以召疾患、盖食物饱甚，耗气非一，或食不下而上涌，呕吐以耗灵源；或饮不消而作痰，咯唾以耗神水；大便频数而泄，耗谷气之化生，溲便滑利而浊，耗源泉之浸润。至于精清冷而下漏，汗淋漉而外泄，莫不由食物之过伤，滋味之太厚。如能节满意之食，省爽口之味，常不至于饱甚者，即顿顿必无伤，物物皆为益，糟粕变化，早晚溲便按时，精华和凝，上下津液含蓄，神藏内守，荣卫外固，邪毒不能犯，疾疢无由作。故圣人立言垂教，为养生之大经也。(《卫生宝鉴・卷四》)

《食 伤 脾 胃 论》

论曰：人之生也，由五谷之精，化五味之备，故能生形。经曰：味归形。若伤于味亦能损形，今饮食反过其节，以至肠胃不能胜，气不及化，故伤焉。经曰：壮火食气，气食少火，壮火散气，少火生气。痹论云：饮食自倍，肠胃乃伤。失四时之调养，故能为人之病也。(《卫生宝鉴・卷四》)

《饮 伤 脾 胃 论》

神家本草云：酒味苦甘辛，火热有毒，主百邪毒，行百药，通血脉，厚肠胃、润皮肤，久饮伤神损寿。若耽嗜过度，其酷烈之性，挠扰于外，沈注之体，淹滞于中，百脉沸腾，七神迷乱。过伤之毒一发，耗真之病百生。(《卫生宝鉴・卷四》)

〔注释〕

① 《卫生宝鉴・卷五・劳倦所伤虚中有寒》。
② 同上。
③ 参见《卫生宝鉴・卷十六・泄痢论》。
④ 《卫生宝鉴・卷十三・心胃病及腹中痛》。
⑤ 《卫生宝鉴・卷五・劳倦所伤虚中有寒》。
⑥ 《卫生宝鉴・卷三・轻易服药戒》。
⑦ 《卫生宝鉴・卷二十四・过汗亡阳变证治验》。
⑧ 《卫生宝鉴・卷九・气虚头痛治验》。
⑨ 《卫生宝鉴・卷一・方成弗约之失》。
⑩ 《卫生宝鉴・卷二・泻火伤胃》。
⑪ 《卫生宝鉴・卷四・饮食自倍肠胃乃伤治验》。
⑫ 《卫生宝鉴・卷六・泻热门・除寒门》。

7. 攻邪学派

7.1 概 说

攻邪学派以攻击邪气作为治病的首要任务，强调邪留则正伤，邪去则正安之理，善于运用汗、吐、下三法。其学说的产生，远则取法于《黄帝内经》《伤寒论》，近则受影响于刘完素的火热理论及其治病经验。张从正为该派的代表人物。

张从正的攻邪学说抨击了金代部分医家盲目投补给患者带来的严重危害，为纠正医界的不良时弊起到积极的作用，其学术经验阐发了攻邪祛病的道理，使《黄帝内经》许多有关论述得以发扬，且在临床上得到了验证。攻邪学说充实和发展了中医辨证论治体系，对后世医界产生了深远影响，明、清许多医家常以攻邪作为治病的重要手段，如吴又可的治疗疫症、赵学敏的某些治病方法，亦深受它的影响。

7.2 张从正

张从正，字子和，号戴人，金之睢州考城（即今河南省雎县）人，约生活于 1156~1228 年。张氏之学，宗奉《内》《难》《伤寒》，并私淑刘河间。在临床上，他对汗、吐、下三法的运用，具有独到见解，并积累了丰富的治疗经验。张氏对祖国医学中祛邪学说的发展，做出了重要的贡献。《金史本传》对其评价较高，称其“精于医，贯穿《素》《难》之学，其法宗刘守真，用药多寒凉，然起疾救死多取效。”

张氏著有《儒门事亲》一书，凡十五卷，但非他一人手笔，其中某些内容由时人麻知几、常仲明两人润色、撰辑而成。

7.2.1 病邪理论

张氏祛邪理论之确立，源于《黄帝内经》，基于实践。他在《儒门事亲》中指出：“《灵枢经》谓，刺与污虽久，犹可拔而雪，结与闭虽久，犹可解而决去。”[①]这是他祛邪理论的重要指导思想。

当时，医学界嗜补之习颇盛，凡疾病滋生，往往不问虚实，滥投补剂，庸工以此悦人，病者昧中不觉，以致邪气稽留，为害甚烈。张氏目睹时弊，痛加斥责，指出：“惟庸工误人最深，为鲧湮洪水，不知五行之道，夫补者人所喜，攻者人所恶，医者与其逆病人之心而不见用，不若顺病人之心而获利也。”[②]批判了庸工误补造成的危害，并揭露出时医的不良风气。

张氏潜心研究了《黄帝内经》《伤寒论》等经旨，深切地感到除病必须祛邪，祛邪必须依靠汗、吐、下三法，实际上张氏所称三法，其中包括有其他祛邪治病之法，故其自述：“三法可兼众法。”

(1) 邪气致病的观点　张氏论病首重邪气，认为人体之所以发病，乃是由于邪气侵犯的结果，指出：“病之一物，非人身素有之，或自外而入，或由内而生，皆邪气也。”这就是张氏论病首重邪气的著名观点。邪气侵犯人体须看到有虚实两端,他指出:“人身不过表里,气血不过虚实,表实者里必虚,里实者表必虚。经实者络必虚,络实者经必虚。病之常也。”[②]所谓实,即指邪实;所谓虚,即谓正虚,可见病邪的侵袭人身,必有正虚之处。但“邪之中人,轻则传久自尽,颇甚则传久而难已,更甚则暴死。若先论固其元气,以补剂补之,真气未胜,而邪气已交驰横骛,而不可制矣”,他把妄补的庸医指责为“皆鲧湮洪水之徒”[②]。所以张氏治病,力主祛邪,提出“吐、汗、下三法”[②],认为“先论攻邪,邪去而元气自复也”[②]。归纳张氏的论病观点,有因邪致病、论病重邪、祛邪安正三个要点。

(2) 三邪理论 对于邪气的由来,张氏也有相当的研究。他认为天地各有六气,人有六味,该六气六味都能成为邪气,使人体的上、中、下三部发生病变。指出:“天之六气,风暑水湿燥寒;地之六气,雾露雨雹冰泥;人之六味,酸苦甘辛咸淡。故天邪发病多在乎上,地邪发病多在乎下,人邪发病,多在乎中,此为发病之三也。”[②]再根据上、中、下发病部位和具体症状的不同,而采用吐、汗、下三法治之,所谓“处之者三,出之者亦三也”[②]。这种三邪理论,反映了张氏对邪气的独特见解。

此外,他还十分重视七情所伤的内因致病,和治疗失当所造成的药邪,曾强调“先去其药邪,然后及病邪”[③]这些致病的内外因素,都是值得临床注意的。

(3) 血气流通 血气流通是祖国医学历来最为重视的,张氏指出:“《内经》一书,惟以血气流通为贵。”[④]认为人体在正常的生理情况下,血气本是流通的,一旦患病便血气壅滞。而邪气侵阻是影响血气流通的根本原因,故在治疗疾病时以祛邪为首要,病邪如得祛除,可以达到恢复人体血气流通的目的,即张氏所谓的“陈莝去而肠胃洁,癥瘕尽而营卫昌”“使上下无碍,气血宣通,并无壅滞”[⑤]。如以寒邪而言,“寒则血行迟而少”[⑥],必须先除其致病之寒,“寒去则血行,血行则气和,气和则愈矣”。[⑦]如“风寒湿三气合而为痹”[⑧],气血痹阻而致疼痛,他认为“风湿散而气血自和”[⑨],痹痛自止。又如治疗郁证,他也强调用“吐”法和“下”法,“吐之令其条达也”[⑩],“下者是推陈致新也”,显然吐、下两法在这里的运用,都寓有流通气血的作用,以此来达到治郁的目的。他又创造性地用汗法来治疗腹泻,通过汗法的调和营卫,疏通气血以取效止泻。故张氏所称的汗、吐、下三法,与通常所指的颇有不同。在三法外,张氏还善用针刺出血作为发汗的方法之一,大大地扩大了三法的内容与治疗范围。

由此可见,在张氏的血气流通的论述中,邪气仍然是一个核心问题。以血气壅滞作为病理现象来说,其病因离不开邪气的入侵。因而,通过祛邪恢复血气流通的医疗理论,确是张氏之卓见。

7.2.2 治疗方法

(1) 祛邪三法 张氏指出:“世人欲论治大病,舍汗、下、吐三法,其余何足言哉。”[⑩]他平生对三法的运用,积累了丰富的临床经验,所以说:“所论三法,至精至熟,有得无失,所以敢为来者言也。”关于三法的适应范围和具体运用,在《黄帝内经》、《伤寒论》的基础上,加以引申和发展,颇具独特之见。

① 汗法 “所谓发表者,出汗是也”。凡是能具有疏散外邪作用的方法,张氏认为都属汗法,所以除了辛散解表的内服药物之外,其他如“灸、蒸、渫、洗、熨、烙、针刺、砭射、导引、按摩,凡解表者,皆汗法也”[②]。

适应范围为邪气侵犯肌表,尚未深入,多宜汗法。张氏指出:“诸风寒之邪,结搏于皮肤之间,藏于经络之内,或发疼痛走注,麻痹不仁,及四肢肿痒拘挛,可汗而出之。”“风寒湿暑之气,入于皮肤之间而未深,欲速去之,莫如发汗也。”[12]以及《黄帝内经》“春伤于风,夏生飧泄”等病症,皆可用汗法治之。

论治方药,戴人也不废通常所用解表的方法,以为外感风寒之邪“非热不能解表”,故“解表常宜热”[11],感受风寒“若病在表,虽畏日流金之时,不避司气之热,亦必以热药发其表”[11]。同时,如果表有风寒,里有郁热,则“可以热药发其表,亦可以寒攻里,此仲景之大、小柴胡汤,虽解表,亦攻里,最为得体”[11]。如果风热侵袭于表,凉药亦能发汗解表,他指出:“世俗止知惟温热者为汗药,岂知寒凉亦能汗也。”[12]亦有表而可用柴胡之凉者,犹宜热而行之。”[11]并指出外寒内热宜辛凉;外热内寒宜辛温。由于上述原因,所以他选方的范围很广,如寒邪郁闭肌表的可用麻黄汤、寒袭表虚的可用桂枝汤等温热之方发表;内热盛的可用大柴胡、小柴胡、柴胡饮子等苦寒发表。其他属于辛温解表的尚有败毒散、升麻汤、葛根汤、解肌汤、逼毒散等;属辛凉解表的有通圣散、双解散、当归散子等。张氏并把荆芥、白芷、陈皮等四十味药,按性味归入辛温、辛热、辛甘、辛凉等范围,审证选择而用。

在使用汗法时,张氏又要人们注意:“凡发汗欲周身漐漐然,不欲如水淋漓;欲令手足俱周遍,汗出一二时为佳,若汗暴出,邪气多不出……使人亡阳;凡发汗,中病即止,不必尽剂,要在剂当,不欲过也。”[12]这些都是他总结前人之法而获效于临床的经验之谈。

忌宜。张氏在辛凉辛温的忌宜方面,辨析较为详细。如:“南陲之地多热,宜辛凉之剂解之;朔方之地多寒,宜辛温之剂解之。午未之月多暑,宜辛凉解之;子丑之月多冻,宜辛温解之。少壮气实之人宜辛凉解之;老耆气衰之人宜辛温解之。病人因冒寒食冷而得者,宜辛温解之;因役劳冒暑而得者,宜辛凉解之。病人禀性怒急者,可辛凉解之;病人禀性和缓者,可辛温解之。病人两手脉浮大者,可辛凉解之;两手迟缓者,可辛温解之。”[13]以上审病求因、因地制宜、察脉施治等论述,可供今日临床参考之用。

出血疗法张氏对认为“出血之与发汗,名虽异而实同”[6],都能起到发泄散邪的作用。它符合于《黄帝内经》“血实者决之”的治疗原则,针刺出血方法具体适宜于目暴赤肿、羞明隐涩、头风疼痛,少年发早白落或白屑以及腰脊牵强、阴囊燥痒、雷头风、面肿风等证。值得注意的是他还用以来治疗喉痹急症,指出:“大抵治喉痹,用针出血、最为上策”[14]“《内经》火郁发之,发谓发汗,然咽喉中岂能发汗,故出血者乃发汗之一端也”[14]。可针刺肿处或有关穴位出血即愈。

张氏又有“目疾头风出血最急”之说,认为《黄帝内经》虽称“目得血而能视”[6],是言气血之常。但“血之为物,太多则溢,太少则枯。人热则血行疾而多,寒则血行迟而少”[6],血热壅滞时往往导致头目的病变,所谓“目不因火则不病”[6]。凡目赤肿痛,宜用针刺神庭、上星、颇会、前顶,百会等穴,使之出血,也可以草茎使鼻孔内出血。

注意事项。刺血当辨经络气血之多少。如目疾刺血,“宜太阳、阳明,盖此二经血多故也,少阳一经不宜出血,血少故也,刺太阳,阳明出血则目愈明,刺少阳出血则目愈昏”[6];凡肝肾不足、气血衰少,以致罹头目疾患者,禁出血,如“小儿利久反疳眼昏”[6]、“雀目不能夜视及内障,暴怒太忧之所致也……止宜补肝养肾”[6];“后顶、强间、脑户、风府四穴,不可轻用针灸,以避忌多故也”[6];刺血之后,并宜注意饮食宜忌及情志调摄。

② 吐法 吐法的运用,自古已备,《黄帝内经》就有“其高者因而越之”的方法;仲景《伤寒论》中,以瓜蒂散以吐伤寒邪结于胸中;嗣后《千金方·风论》吐方,《本事方》稀涎散[15]、《普济方》中吐风散[16],《总录方》常山散[17],都是催吐之方,均能除病却疾而取得良效。但张

氏感到此法渐渐被人遗忘,以至废置湮没,这是十分可惜的,所以他郑重提出吐法治病,提醒人们重视。根据他丰富的临床经验认为:“一吐之中,变态无穷,屡用屡验,以至不疑。”[18]但是,张氏所说的吐法范围较广,不仅限于内服药物,“如引涎漉涎,嚏气追泪,凡上行者皆吐法也”[2]。

适应范围。“凡在上者、皆宜吐之”[18]。风痰、宿食,酒积等在胸脘以上的大满大实之证宜吐。又如伤寒和杂病中某些头痛;痰饮病胁肋刺痛;痰厥失语、牙关紧闭、神志不清;眩晕恶心诸症,凡邪气在上,皆宜吐之。

论治方药。张氏用吐法,方药众多。用瓜蒂散吐伤寒头痛;用葱根白豆豉汤以吐杂病头痛;或用单瓜蒂加茶末少许以吐痰滞宿食;单瓜蒂加全蝎梢以吐“两胁肋刺痛,濯濯水声者。”[18]……以药物而言,又有栀子、黄连、苦参、大黄、黄芩、郁金、常山、藜芦、地黄汁、木香、远志等三十六味催吐药物,其中“惟常山,胆礬,瓜蒂有小毒,藜芦,芫花、轻粉、乌附尖有大毒,外二十九味皆吐药之无毒者”[18]均可审证择用。

张氏用吐法甚为审慎,每先予小剂,不效则逐渐加量,并用钗股、鸡羽探引,不吐可饮以齑汁,边探边饮,必能催吐。如吐至头昏目眩,不必惊疑,所谓“若药不瞑眩,厥疾弗瘳”[18],可给以饮冰水或凉水,往往眩止。身体壮实者,可一吐而安,怯弱者可小量分三次轻吐。吐之第二天,症状或减轻或转甚,如系吐而未净,可隔数天后复吐之,吐后口渴,可进凉水、瓜果等凉物,不必服药。

禁忌。性情刚暴,好怒喜淫及病势重危,老弱气衰,自吐不止,亡阳血虚,各种出血病症等皆不可吐,吐则转生他病。

必须指出,吐法治疗,自张氏以后,历代医家很少运用,有濒临失传的危险。它确实是祖国医学宝库中的一个组成部分,有待于今后进一步发掘和继承。

③ 下法 凡邪滞宿食,蕴结在胃脘以下,“积聚陈莝于中,留结寒热于内”[4],都可用下法,无论“寒湿固冷,热客于下焦,在下之病,可泄而出之”[2],因此,张氏的所谓下法,并不局限于泻下通便,而是认为凡具有下行作用的方法都属下法,所以如“催生、下乳、磨积、逐水、破经、泄气,凡下行者皆下法也”[2]。下法具有“陈莝去而肠胃洁,癥瘕尽而荣卫昌”[4]的功效。

适应范围。张氏把下法广泛运用于临床,如滞结脘下、热毒上蒸、伤寒汗后劳复、杂病腹满拒按、黄疸、食劳以及落马、堕井等外伤科疾患。

张氏在方药的选用方面,寒药泻下首选调胃承气汤,称之为“泄热之上热”[4],以及大、小桃仁承气,陷胸汤,大柴胡汤。又如“八正散泄热兼利小便,洗心散泄热兼治头目;黄连解毒散治内外上下蓄热而不泄者;四物汤凉血而行经者也;神芎丸解上下蓄热而泄者也”[4],温热泻下的有无忧散、十枣汤、煮黄丸、缠金丸等,皆须审慎应用。

张氏为阐述“上郁则夺之”之义,举大承气汤为例说明之:“大黄苦寒通九窍,利大小便,除五脏六腑积热;芒硝咸寒,破痰散热润肠胃;枳实苦寒为佐使,散滞气,消痞满,除腹胀;厚朴辛温和脾胃,宽中通气。此四味虽是下药,有泄有补。”[4]张氏又以大承气汤加以姜枣煎服,名之为调中汤,专治中满痞气,大便不通,下后宿滞荡除而兼调中之功。

下法运用于临床各科。张氏称:“宿食在胃脘,皆可下之”[4],如下后“心下按之而硬满者,犹宜再下之”[4];“伤寒大汗之后,重复劳发而为病者,盖下之后热气不尽故也,当再下之”;杂病腹中满痛,拒按者为内实证,可下之。其他如目黄、九疸、食劳,亦可用茵陈蒿汤或导水丸[20]、禹功散泻之;腰脚胯痛可用甘遂粉下之;落马、堕井、打仆、闪肭、损折等外伤引起肿痛剧烈者,可用通圣散下,导水丸峻泻三四十行,即"痛止肿消"[④]。

张氏又列举三十味药,指出牵牛、大戟、芫花等有小毒,巴豆、甘遂等有大毒,须谨慎用之。其中以巴豆的毒性最甚,对于寒实积滞能逐寒开结,属峻利泻下之剂,所以张氏指出,如用之不当"使人津液涸竭,留毒不去,胸热口燥,他病转生"[④]。

禁忌。洞泄寒中,伤寒脉浮,表里俱虚,厥而唇青,手足冷内寒者,小儿慢惊,小儿两目直视,鱼口出气者,以及十二经败证都不宜用下法。

张氏主张"治病当论药攻"[㉒],用汗、吐、下三法以祛邪,其目的为了使"邪去而元气自复"[②],所谓"医之道,损有余乃所以补其不足[⑯],故"不补之中有真补存焉"[④]。可见,他视祛邪为扶正的一种积极措施,而在临床上大大地扩大了汗、吐、下三法的应用范围。简而言之,病邪袭表入络、由风邪而致泄泻等证,可用发汗解表法治疗;邪结胸脘以上,可用吐法治疗;邪积下焦火热内炽以及外伤肿痛等证,可用下法。

此外,他主张攻邪也不废弃补养正气,其特点,一是对无病之人反对滥用补药;二是对邪积未去的患者,应"以攻药居其先"[⑲],认为邪未去而先投补,则无异于以粮资寇,其慎于用补,是为了避免助邪伤正;三是对"脉脱下虚,无积无邪"[②]的虚证患者,方可议投补剂。

至于补养正气的方法,张氏指出食补的重要意义。他提出"养生当论食补"[㉒],主张常以谷肉果菜补益养生。他尤其重视患者的胃气,认为"善用药者,使病者而进五谷者,真得补之道也"[㉓]。不仅如此,他还把药攻与食养相结合,用以治病。他强调投祛邪药剂不能孟浪行事,应"中病即止,不必尽剂"[④],以免"过而生愆"[④]克伐正气。而对于药攻后未尽的病邪,则提倡进食米粥素净之品,助正气以尽邪,即《黄帝内经》"食养尽之"之谓,当"病蠲之后续以五谷养之,五果助之,五畜益之,五菜充之",使正气得以恢复。

总之,在掌握张氏祛邪方法的同时,又要了解他论补的观点,这样才不致片面理解其学术思想。

(2) *心理疗法* 张氏不仅以祛邪为其治病的主要手段,而且在《黄帝内经》情志五行相胜理论的启示下,善于运用以情胜情的治疗方法,巧妙地治愈某些疾病。

《黄帝内经》谓"怒伤肝,悲胜怒";"喜伤心,恐胜喜";"思伤脾,怒胜思";"忧伤肺,喜胜忧";"恐伤肾,思胜恐"。张氏对此理论做了更深入的阐发,说:"悲可以治怒,以怆恻苦楚之言感之;喜可以治悲,以谑浪亵狎之言娱之;恐可以治喜,以迫遽死亡之言怖之;怒可以治思,以污辱欺罔之言触之;思可以治恐,以虑彼志此之言夺之。凡此五者,必诡诈谲怪无所不至,然后可以动人耳目,易人视听。"[㉓]

如治息城司候因悲伤过度而致心痛,渐渐致心下结块,大如覆杯,且大痛不止,屡经用药不效,经张氏诊断,指出其治法当以"喜胜悲",他认为"《内经》言忧则气结,喜则百脉舒和"[㉔],因此,假借巫者的惯技,杂以狂言以谑,引得病者大笑不止,一二日而心下结散。又如张氏治因惊所致的恐惧症,并不用一般的抑制方法,而是采取了从治之法。他首先弄清病因,继而模拟病因,使患者逐步习惯而消除惊恐。如"击拍门窗,使其声不绝,以治因惊而畏响,魂气飞扬者"[㉓]。张氏说"《内经》云:惊者平之。平者常也,平常见之必无惊"[㉔],对《黄帝内经》之语作了新的解释。

可见,张氏的情志疗法,是在继承了《黄帝内经》有关情志治疗理论的基础上,通过临床实践而总结出的一套有价值的治疗方法。

综上所述,具见张子和对医学的造诣很深,而其施治方法亦迥出寻常,他的学说在祖国医学宝库中占有十分重要的地位,值得我们认真学习和深入研究。

【复习思考题】

(1) 试述张从正病邪理论的要点。

(2) 张从正汗、吐、下三法的含义和内容是什么。

(3) 如何评价张从正的学术思想及其对后世的影响。

【医案举例】

(1) 一妇人年四十余,病额角上耳上痛,呜呼!为偏头痛,如此五七年,每痛大便燥结如弹丸。两目赤色,眩运昏涩,不能远视,世之所谓头风药饼子、风药白龙丸、芎犀丸之类,连进数服,其痛虽稍愈,则大便稍秘,两目转昏涩,其头上针灸数千百矣,连年著灸其两目,且将失明,由病而无子。一日问戴人,戴人诊其两手脉,急数而有力,风热之甚也,余识此四五十年矣,遍察病目者,不问男子妇人,患偏正头痛,必大便涩滞结硬,此无他,头痛或额角,是三焦相火之经,及阳明燥金胜也。燥金胜乘肝,则肝气郁,肝气郁则气血壅,气血壅则上下不通,故燥结于里,寻至失明,治以大承气汤,令河水煎三两,加芒硝一两,煎残顿令温,合作三五服,连服尽,荡涤肠中垢滞,结燥积热,下泄如汤,二十余行,次服七宣丸、神功丸以润之;菠、菱、葵、菜,猪、羊血为羹以滑之,后五、七、十日,但遇天道晴明,用大承气汤,令尽一剂,是痛随利减也,三剂之外,目豁首轻,燥泽结释,得三子而终。(《儒门事亲·卷七·燥形》)

按:本案为顽固偏头痛,兼见目涩,便秘,张氏认为其病癥结在于阳明而不在肝,阳明燥金胜则乘肝,肝郁则气血壅阻,故治以大承气汤,荡涤肠垢,而收痛随利减之功。本案不事清肝而专取急下阳明,反映了张氏治病经验的特点。

(2) 新寨马叟年五十九,因秋欠税,官杖六十,得惊气成风搐已三年矣。病大发则手足颤掉不能持物,食则令人代哺。口目张睒,唇舌嚼烂,抖擞之状,如线引傀儡。每发市人皆聚观,夜卧发热,衣被尽去,遍身燥痒,中热而反外寒,久欲自尽,手不能绳。倾产求医,至被其家,而病益坚。叟之子邑中旧小吏也,以父母病讯戴人,戴人曰:此病甚易治,若隆暑,不过一涌再涌,夺则愈矣。今已秋寒,可三之。如未更刺腧穴必愈。先以通圣散汗之,继服涌剂,则痰一二升、至晚又下五七行,其疾小愈,待五日再一涌,出痰三、四升,如鸡黄成块状,如汤热。叟以手颤不能自探,妻与代探,咽嗌肿伤,昏瞆如醉,约一二时许,稍稍省,又下数行,立觉走轻颤减,热亦不作,走亦能步,手能巾栉,自持匙筋,未至三涌,病去如濯,病后但觉极寒。戴人曰:当以食补之,久则自退。盖大疾之去,卫气未复,故宜以散风导气之药,切不可以热剂温之,恐反成他病也。(《儒门事亲·卷六·风形》)

按:本案因惊而得风搐症,已经三年,张氏认为此证仍属邪气作祟,上有胶痰,下有积滞,病邪阻结,故先与汗剂宣发,次以涌剂催吐,复以下剂攻泄,邪滞得逐,效如桴鼓,走轻颤减,久病得安。

(3) 项关令之妻,病食不欲食,常好叫呼怒骂,欲杀左右。恶言不辍,众医皆处药、几半载尚尔,其夫命戴人视之,戴人曰,此难以药治,乃使二娼各涂丹粉,作伶人状,其妇大笑,次日又令作角觝,又大笑,其旁常以两个能食之妇,夸其食美,其妇亦索其食,而为一尝之,不数日,怒减食增,不药而瘥,后得一子。夫医贵有才,若无才,何足应变无穷。(《儒门事亲·卷七》)

按:本案为神志病,服药无效。张氏以心理疗法而出奇制胜。先以戏谑转移患者情绪,使之大笑,复诱导其进食,果然收到"怒减食增,不药而瘥"的疗效,张氏精湛医技,于此可见一斑。

【原著选读】

《汗下吐三法该尽治病诠》

人身不过表里,气血不过虚实,表实者里必虚,里实者表必虚,经实者络必虚,络实者经必虚,病之常也。良工之治病者,先治其实,后治其虚,亦有不治其虚时。粗工之治病,或治其虚,或治其实,有时而幸中,有时而不中,谬工之治病,实实虚虚,其误人之迹常著,故可得而罪也。惟庸工之治病,纯补其虚,不敢治其实,举世皆曰平稳,误人而不见其迹,渠亦自不省其过,虽终老而不悔,且曰:吾用补药也,何罪焉?病人亦曰:彼以补药补我,彼何罪焉?虽死而亦不知觉。夫粗工之与谬工,非不误人,惟庸工误人最深,如鲧湮洪水,不知五行之道。夫补者人所喜,攻者人所恶,医者与其逆病人之心而不见用,不若顺病人之心而获利也,岂复计病者之死生乎!呜呼!世无真实,谁能别之?今余著此吐汗下三法之诠,所以该治病之法也,庶几来者,有所凭借耳。夫病之一物,非人身素有之也,或自外而人,或由内而生,皆邪气也。邪气加诸身,速攻之可也,速去之可也,揽而留之何也?虽愚夫愚妇,皆知其不可也。及其闻攻则不悦,闻补则乐。今之医者曰:当先固其元气,元气实,邪自去。世间如此妄人,何其多也?夫邪之中人,轻则传久而自尽,颇甚则传久而难已,更甚则暴死。若先论固其元气,以补剂补之,真气未胜而邪已交驰横骛而不可制矣。惟脉脱下虚,无邪无积之人,始可议补,其余有邪积之人而议补者,皆鲧湮洪水之徒也。今予论吐汗下三法,先论攻其邪,邪去而元气自复也。况予所论之法,识练日久,至精至熟,有得无失,所以敢为来者言也。天之六气,风、暑、火、湿、燥、寒;地之六气,雾、露、雨、雹、冰、泥;人之六味,酸、苦、甘、辛、咸、淡。故天邪发病,多在乎上;地邪发病,多在乎下;人邪发病,多在乎中,此为发病之三也。处之者三,出之者亦三也。诸风寒之邪,结搏皮肤之间,藏于经络之内,留而不去,或发疼痛走注,麻痹不仁,及四肢肿痒拘挛,可汗而出之。风痰宿食,在膈或上脘,可涌而出之。寒湿固冷,热客下焦,在下之病,可泄而出之。《内经》散论诸病,非一状也;流言治法,非一阶也。《至真要大论》等数篇,言运气所生诸病,各断以酸苦甘辛咸淡,以总括之,其言补,时见一二,然其补非今之所谓补也。文具于《补论》条下,如辛补肝,咸补心,甘补肾,酸补脾,苦补肺,若此之补,乃所以发腠理,致津液,通血气。至其统论诸药,则曰辛甘淡三味为阳,酸苦咸三味为阴,辛甘发散,淡渗泄,酸苦咸涌泄。发散者归于汗,涌者归于吐,泄者归于下,渗为解表归于汗,泄为利小溲归于下,殊不言补。乃知圣人止有三法,无第四法也。然则,圣人不言补乎?盖汗下吐,以若草木治病者也,补者,以谷肉果菜养口体者也,夫谷肉果菜之属,犹君之德教也;汗下吐之属,犹君之刑罚也。故曰德教兴平之粱肉,刑罚治乱之药石。若人无病,粱肉而已,及其有病,当先诛伐有过。病之去也,粱肉补之。如世已治矣,刑措而不用,岂可以药石为补哉!必欲去大病大瘵,非吐汗下末由也已。然今之医者,不得尽汗下吐法,各立门墙,谁肯屈己之高而一问哉!且予之三法,能兼众法,用药之时,有按有蹻,有揃有导,有减有增,有续有止。今之医者,不得予之法,皆仰面傲笑曰:吐者瓜蒂而已矣;汗者麻黄、升麻而已矣;下者巴豆、牵牛、朴硝、大黄、甘遂、芫花而已矣。既不得其术,从而诬之。予固难与之苦辩,故作此诠。所谓三法可以兼众法者,如引涎、漉涎、嚏气、追泪,凡上行者,皆吐法也;灸、蒸、熏、渫洗、熨烙、针刺、砭射、导引、按摩,凡解表者,皆汗法也;催生、下乳、磨积、逐水、破经、泄气,凡下行者,皆下法也。以余之法,所以该众法也。然予亦未尝以此三法,遂弃众法,各相其病之所宜而用之,以十分率之,此三法居其八九,而众所当才一二也。或言《内经》多论针而少论药者,盖圣人欲明经络,岂知针之理,即所谓药之理。即今著吐汗下三篇,各条药之轻重寒温于左,仍于三法之外,别著《原补》一篇,使不预三法,恐后之医者泥于补,故置之三篇之末,使用药者知吐中有汗,下中有补,止有三法。《内经》曰:"知其要者,一言而终。"是之谓也。(《儒门事亲》卷二)

《推原补法利害非轻说》

《原补》一篇不当作,由近论补者,与《内经》相违,不得不作耳。夫养生当论食补,治病当论药攻,然听者皆逆耳,以予言为怪,盖议者尝知补之为利,而不知补之为害也。论补者盖有六法,平补、峻补、温补、寒补、筋力之补,房室之补。以人参、黄芪之类为平补,以附子、硫黄之类为峻补,以豆蔻、官桂之类为温补,以天门冬、五茄皮之类为寒补,以巴戟、苁蓉之类为筋力之补,以石燕、海马、起石、丹砂之类为房室之补。此六者,近代之所谓补者也,若施之治病,非徒功效疏阔,至其害不可胜言者。《难经》言:"东方实,西方虚,泻南方,补北方。"此言肝木实而肺金虚,泻心火补肾水也。以此论之,前所谓六补者,了不相涉。试举补之所以为害者,如疟本夏伤于暑,议者以为脾寒而补之,温补之则危,峻补之则死。伤寒热病下之后,若以温辛之药补之,热当复作,甚则不救。泻血,血止之后,若温补之,血复热,小溲不利,或变水肿。霍乱吐泻,本风湿暍合而为之，温补之则危，峻补之则死。小儿疮疱之后，有温补之，必发痈肿焮痛。妇人大产之后，心火未降，肾水未升，如黑神散补之，轻则危，甚则死。老人目暗耳聩，肾水衰而心火盛也，若峻补之，则肾水弥涸，心火弥盛。老人肾虚，腰脊痛、肾恶燥，腰者肾之腑也，峻补之则肾愈虚矣。老人肾虚无力，夜多小溲，肾主足，肾水虚而火不下，故足痿，心火上乘肺而不入脬囊，故夜多小溲，若峻补之，则火益上行，脬囊亦寒矣。老人喘嗽，火乘肺也，若温补之则甚，峻补之则危。停饮之人不可补，补则痞闷转增。脚重之人不可补，补则胫膝转重。男子二十上下而精不足，女人二十上下而血不流，皆二阳之病也，时人不识，便作积冷极惫治之，以温平补之，夫积温尚成热，而况燔针于脐下，火灸手足腕骨。《内经》本无劳证，由此变而为劳，烦渴咳嗽，涎痰肌瘦，寒热往来，寝汗不止，日高则颜赤，皆以为传尸劳，不知本无此病，医者妄治而成之耳。夫二阳者，阳明也，胃之经也，心受之则血不流，脾受之则味不化，故男子少精，女子不月，皆由使内太过，故隐蔽委曲之事，各不能为也，惟深知涌泄之法者，能治之。又如春三月，风伤于荣，荣为血，故阴受之；温伤于卫，卫为气，故阳受之。初发之后，多与伤寒相似，头痛身热，口干潮热，数日不大便，仲景所谓“阴阳俱浮，自汗出，身重多眠睡，目不欲开”者是也。若以寒药下之，则伤脏气；若以温药补之，则火助风温，发黄发斑，温毒热增剧矣。风温外甚，则直视潮热谵语，捋衣撮空，惊惕而死者，温补之罪也。《内经》虽言“形不足者，温之以气，精不足者，补之以味”。气属阳，天食人以五气，血属阴，地食人以五味者，戒乎偏胜，非便以温为热也。又若经云：“损者补之，劳者温之。”此温乃温存之温也，岂以温为热哉！又如“虚则补其母、实则泻其子”者，此欲权衡之得其平也，又乌在燔针壮火，炼石烧砒、硫、姜、乌、附、然后为补哉！所谓补上欲其缓，补下欲其急者，亦焉在此等而为急哉！自有酸、苦、甘、辛、咸、淡、寒、凉、温、热、平，更相君臣佐使耳。所谓平补者，使阴阳两停，是谓平补。奈时人往往恶寒喜温，甘受酷烈之毒，虽死而不悔也，可胜叹哉！余用补法则不然，取其气之偏胜者，其不胜者自平矣。医之道，损有余，乃所以补其不足也。余尝曰：吐中自有汗，下中自有补，岂不信然。余尝用补法，必观病人之可补者，然后补之。昔维扬府判赵显之，病虚羸，泄泻褐色，乃洞泄寒中证也，每闻大黄气味即注泄。余诊之，两手脉沉而爽，令灸分水穴一百余壮，次服桂苓甘露散、胃风汤、白术丸等药，不数月而愈。又息城酒监赵进道病腰痛，岁余不愈。诊其两手脉，沉实有力，以通经散下五七行。次以杜仲去粗皮细切，炒断丝，为细末，每服三钱。猪腰子一枚，薄批五七片，先以椒盐淹去腥水，掺药在内，裹以荷叶，外以湿纸数重封，以文武火烧熟，临卧细嚼，以温酒送下。每旦，以无比山药丸一服。数日而愈。又相台临酒岳成之，病虚滑泄，日夜不止，肠鸣而口疮，俗呼为心劳口疮，三年不愈。予以长流水，同姜、枣煎五苓散五七钱，空心使服之，以治其下；以宣黄连与白茯苓去皮，二味各等分为末，以白面糊为丸，食后温水下三五十丸，以治其上，百日而愈，又汝南节度副使完颜君宝，病脏毒，下衃血发渴，寒热往来，延及六载，日渐瘦弱无力，面黄如染。余诊其两手脉沉而身凉，《内经》寒以为荣气在，故生可治。先以七宣丸下五七行，次以黄连解毒汤加当归、赤芍药与地榆散同煎服之，一月而愈。若此数证，余虽用补，未尝不以攻药居其先，何也？盖邪未去而不可言补，补之则适足资寇。故病蠲之后，莫若以五谷养之，五果助之，五畜益之，五菜充之，相五脏所宜，毋使偏倾可也。凡药有毒也，非止大毒小毒谓之毒，虽甘草、苦参，不可不谓之毒。久服必有偏胜，“气增而久，夭之由也”，是以君子贵流不贵滞，贵平不贵强。卢氏云：强中生百病，其知言哉。人惟恃强，房劳之病作矣，何贵于补哉。以太宗、宪宗高明之资，犹陷于流俗之蔽，为方士燥药所误；以韩昌黎、元微之犹死于小溲不通水肿；有服丹置数妾，而死于暴脱；有服草乌头、如圣丸，而死于须疮；有服乳石、硫黄，小溲不通；有习气求嗣，而死于精血；有嗜酒而死于发狂妄见；有好茶而为癖，乃知诸药而不可久服，但可攻邪，邪去则已。近年运使张伯英病宿伤，服硫黄、姜、附数月，一目丧明。监察陈威卿病嗽，服钟乳粉数年，呕血而殒。呜呼！后之谈补者，尚鉴兹哉。（《儒门事亲》卷二）

《七方十剂绳墨订》

方有七，剂有十，旧矣！虽有说者，辩其名而已，敢申昔人已创之意而为之订。夫方者，犹方术之谓也。易曰“ 方以类聚”，是药之为方，类聚之义也；或曰：方，谓五方也，其用药也，各据其方。如东方濒海卤斥，而为痈疡；西方陵居华食，而多颣瘘赘瘿；南方瘴雾卑湿，而多痹疝；北方乳食，而多藏寒满病；中州食杂，而多九疸、食痨、中满、留饮、吐酸、腹胀之病，盖中州之地，土之象也，故脾胃之病最多。其食味居处，情性寿夭，兼四方而有之，其用药也，亦杂诸方而疗之。如东方之藻、带；南方之丁、木；西方之姜、附；北方之参、苓；中州之麻黄、远志；莫不辐辏而参尚。故方不七，不足以尽方之变；剂不十，不足以尽剂之用。剂者，和也；方者，合也。故方如瓦之合；剂犹羹之和也。方不对病则非方；剂不蠲疾则非剂也。七方者，大、小、缓、急、奇、偶、复也；十剂者，宣、通、补、泻、轻、重、滑、涩、燥、湿也。

夫大方之说有二。有君一臣三佐九之大方；有分两大而频服之大方。盖治肝及在下而远者，宜顿服而数少之大方；病有兼证而邪不专，不可以一二味治者，宜君一臣三佐九之大方。王太仆以人之身三折之，上为近，下为远，近为心肺，远为肾肝，中为脾胃胞膻胆，亦有远近。以予观之，身半以上其气三，天之分也；身半之下其气三，地之分也；中脘，人之分也。又手之三阴、阳亦天也，其气高；足之三阴、阳亦地也，其气下；戊巳之阴、阳亦人也，其气犹中州。故肝之三服，可并心之七服，肾之二服可并肺之七服也。

小方之说亦有二。有君一臣二之小方；有分两微而频服之小方。盖治心肺及在上而近者，宜分两微而少、服而频之小方，徐徐而呷之是也。病无兼证邪气，专可一二味而治者，宜君一臣二之小方。故肾之二服可分为肺之九服，及肝之三服也。

缓方之说有五。有甘以缓之之缓方，糖、蜜、枣、葵、甘草之属是也。盖病在胸膈，取甘能恋也；有丸以缓之之缓方，盖丸之比汤散，其气力宣行迟故也；有品件群众之缓方，盖药味众，则各不得骋其性也，如万病丸，七八十味递相拘制也；有无毒治病之缓方，盖性无毒则功自缓矣；有气味薄药之缓方，盖药气味薄，则长于补上治上，比至其下，药力已衰，故补上治上制之以缓，缓则气味薄也。故王太仆云：治上补上方，若迅急则上不任而迫走于下，制缓方而气味厚，则势与急同。

急方之说有五。有急病急攻之急方，如心腹暴痛，两阴溲便闭塞不通，借备急丹以攻之。此药用不宜恒，盖病不容俟也，又如中风，牙关紧急，浆粥不入，用急风散之属亦是也；有汤散荡涤之急方，盖汤散之比丸，下咽易散而施用速也；有药性有毒之急方，盖有毒之药，能上涌下泄，可以夺病之大势也；有气味厚药之急方，药之气味厚者直趣于下，而气力不衰也。故王太仆云：治下补下，方之缓慢，则滋道路而力又微，制急方而气味薄，则力与缓等。

奇方之说有二。有古之单方之奇方，独用一物是也，病在上而近者，宜奇方也；有数合阳数之奇方，谓一三五七九，皆阳之数也，以药味之数皆单也，君一臣三，君三臣五，亦合阳之数也，故奇方宜下不宜汗。

偶方之说有三。有两味相配之偶方；有古之复方之偶方，盖方之相合者是也。病在下而远者，宜偶方也，有数合阴阳之偶方，谓二、四、六、八、十也，皆阴之数也。君二臣四，君四臣六，亦合阴之数也，故偶方宜汗不宜下。

复方之说，有一方、有二方、三方相合之复方，如桂枝越婢一汤，如调胃承气汤方，芒硝、甘草、大黄外，参以连翘、薄荷、黄芩、栀子以为凉膈散，是本方之外，别加余味者，皆是也。有分两均剂之复方，如胃风汤各等分是也。以《内经》考之，其奇偶四则，仅以味数奇者为奇方，味数偶者为偶方。下复云：汗者不以奇，下者不以偶。及观仲景之制方，桂枝汤，汗药也，反以三味为奇；大承气汤，下药也，反以四味为偶，何也？岂临事制宜，复有增损者乎？考其大旨，王太仆所谓汗药如不以偶，则气不足以外发；下药如不以奇，则药毒攻而致过。必如此言，是奇则单行、偶则并行之谓也，急者下本易行，故宜单、汗或难出，故宜并，盖单行则力孤而微，并行则力齐而大，此王太仆之意也。然太仆又以奇方为古之单方，偶为复方，今此七方之中，已有偶又有复者，何也？岂有偶方者，二方相合之谓也；复方者，二方、四方相合之方欤？不然，何以偶方之外，又有复方者欤？此复字非重复之复，乃反复之复，何以言之？盖《内经》既言奇偶之方，不言又有重复之方，惟云奇之不去则偶之，是为重方，重方者，即复方也。下又云：偶之不去，则反佐以取之，所谓寒热温凉，反以其病也。由是言之，复之为方，反复亦不远，《内经》之意也。

所谓宣剂者，俚人皆以宣为泻剂，抑不知十剂之中，已有泻剂。又有言宣为通者，抑不知十剂之中，已有通剂。举世皆曰春宜宣，以为下夺之药，抑不知仲景曰：大法春宜吐，以春则人病在头故也。况十剂之中，独不见通剂，岂非宣剂即所谓通剂者乎？《内经》曰：高者因而越之，木郁则达之。宣者升而上也，以君召臣曰宣，义或同此。伤寒邪气在上，宜瓜蒂散；头痛，葱根豆豉汤；伤寒懊憹，宜栀子豆豉汤；精神昏聩，宜栀子厚朴汤。自瓜蒂以下，皆涌剂也，乃仲景不传之妙，今人皆作平剂用之，未有发其秘者，予因发之，然则为涌明矣。故风痫、中风，胸中诸实痰饮，寒结胸中，热蔚化上，上而不下，久则嗽喘满胀，水肿之病生焉，非宣剂莫能愈也。

所谓通剂者，流通之谓也。前后不得溲便，宜木通、海金沙、大黄、琥珀，八正散之属。里急后重，数至圊而不便，宜通因通用，虽通与泻相类，大率通为轻而泻为重也。凡痹麻蔚滞，经隧不流，非通剂莫能愈也。

所谓补剂者，补其不足也。俚人皆知山药丸、鹿茸丸之补剂也，然此乃衰老下脱之人，方宜用之，今往往于少年之人用之，其舛甚矣。古之甘平、甘温、苦温、辛温，皆作补剂，岂独硫黄、天雄然后为补哉？况五脏各有补泻，肝实泻心，肺虚补肾。经曰：东方实，西方虚，泻南方，补北方。大率虚有六，表虚里虚，上虚下虚，阴虚阳虚。设阳虚则以干姜、附子，阴虚则补以大黄、硝石。世传以热为补，以寒为泻，讹非一日，岂知酸、苦、甘、辛、咸，各补其脏，《内经》曰：精不足者，补之以味。善用药者，使病者而进五谷者，真得补之道也。若大邪未去，方满方闷，心火方实，肾水方耗，而骤言鹿茸、附子，庸讵知所谓补剂者乎！

所谓泻剂者，泄泻之谓也。诸痛为实，痛随利减。经曰：实则泻之，实则散而泻之。中满者，泻之于内，大黄、牵牛、甘遂、巴豆之属，皆泻剂也。惟巴豆不可不慎焉。盖巴豆其性燥，热毒不去，变生他疾，纵不得已而用之，必以他药剂其毒，盖百千证中，或可一二用之，非有暴急之疾，大黄、牵牛、甘遂、芒硝足矣。今人往往以巴豆热而不畏，以大黄寒而反畏，庸讵知所谓泻剂者哉！

所谓轻剂者，风寒之邪，始客皮肤，头痛身热，宜轻剂，消风散、升麻、葛根之属也。故《内经》曰：因其轻而扬之，发扬所谓解表也。疥癣痤痱宜解表，汗以泄之，毒以薰之，皆轻剂也，故桂枝、麻黄、防风之流亦然。设伤寒冒风，头痛身热，三日内用双解散及嚏药，解表出汗，皆轻剂之云耳。

所谓重剂者，镇缒之谓也。其药则朱砂、水银、沉香、水石、黄丹之伦，以其体重故也。久病咳嗽，涎潮于上，咽喉不利，形羸不可峻攻，以此缒之，故《内经》曰：重者因而减之，贵其渐也。

所谓滑剂者，《周礼》曰：滑以养窍。大便燥结，小便淋涩，皆宜滑剂，燥结者，其麻仁、郁李之类乎；淋涩者，其葵子、滑石之类乎。前后不通者，前后两阴俱闭也，此名曰三焦约也，约，犹束也，先以滑剂润养其燥，然后攻之，则无失矣。

所谓涩剂者，寝汗不禁，涩以麻黄根、防己；滑泄不已，涩以豆蔻、枯白矾、木贼、乌鱼骨、罂粟壳。凡酸味亦同乎涩者，收敛之意也。喘嗽上奔，以齑汁、乌梅煎宁肺者，皆酸涩剂也。然此数种，当先论其本，以攻去其邪，不可执一以涩，便为万全也。

所谓燥剂者，积寒久冷，食已不饥，吐利腥秽，屈伸不便，上下所出水液澄澈清冷，此为大寒之故，宜用干姜、良姜、附子、胡椒辈以燥之，非积寒之病，不可用也。若久服，则变血溢、血泄、大枯大涸、溲便癃闭、聋瞽痿弱之疾，设有久服而此疾不作者，慎勿执以为是，盖疾不作者或一二，误死者百千也。若病湿者，则白术、陈皮、木香、防己、苍术等，皆能除湿，亦燥之平剂也。若黄连、黄蘗、栀子、大黄，其味皆苦、苦属火，皆能燥湿，此《内经》之本旨也，而世相违久矣，呜呼，岂独姜、附之俦，方为燥剂乎。

所谓湿剂者，润湿之谓也。虽与滑相类，其间少有不同，《内经》曰：辛以润之。盖辛能走气能化液故也。若夫硝性虽咸，本属真阴之水，诚濡枯之上药也，人有枯涸皴揭之病，非独金化为然，盖有火以乘之，非湿剂莫能愈也。(《儒门事亲　七方十剂绳墨计》)

《补　　论》

予幼岁留心于医，而未尝见其违者。贞祐间，自沃来河之南，至顿丘而从游张君仲杰之县舍，得遇太医张子和先生，诲仲杰以医，而及于游公君宝暨不肖，猗欤大哉。先生之学，明妙道之渊源，造化之根本，讲五运之抑郁，发越六气之胜复淫郁，定以所制之法，配以所宜之方，准绳既陈，曲直自正，规矩既设，方圆自成。先生之学，其学者之准绳规矩欤。虽为人天师可也，望而知之，以尽其神；闻而知之，以尽其圣；问而知之，以尽其工;切而知之,以尽其巧。何假饮上池之水,而照见人五脏乎,一目而无余矣,至约之法,其治有三,所用之药,其品有六,治三则汗、下吐,其品六则辛、甘、酸、苦、咸、淡也,虽不云补,理实具焉。予恐人之惑于补而莫之解,故续补说于先生汗下吐三论之后。我辈所当闻,医流所当观,而人之所当共知也。予考诸经检诸方,试为天下好补者言之。夫人之好补,则有无病而补者,有有病而补者,无病而补者谁与,上而缙绅之流,次而豪富之子,有金玉以荣其身,刍豢以悦其口,寒则衣裘,暑则台榭,动则车马,止则裀褥,味则五辛,饮则长夜,醉饱之余,无所用心,而致力于床笫,以欲竭其精,以耗散其真,故年半百而衰也。然则奈何?以药为之补矣。或咨诸庸医,或问诸游客,庸医故要用相求,以所论者轻,轻之则草木而已,草木则苁蓉、牛膝、巴戟天、菟丝之类;游客以好名自高,故所论者重,重之则金石而已,金石则丹砂、起石、硫黄之类。吾不知此为补也,而补何脏乎?以为补心耶,而心为丁火,其经则手少阴,热则疮疡之类生矣;以为补肝耶,肝为乙本,其经则足厥阴,热则掉眩之类生矣;脾为已土,而经则足太阴,以热补之,则病肿满;肺为辛金,而经则手太阴,以热补之,则病愤郁。心不可补,肝不可补,脾不可补,肺不可补,莫非为补肾手,人皆知肾为癸水,而不知经则子午君火焉,补肾之火,火得热而益炽,补肾之水,水得热而益涸,既炽其火,又涸其火,上接于心之丁火,火独用事,肝不得以制脾土,肺金不得以制肝木。五脏之极,传而之六腑,六腑之极,遍而之三焦,则百病交起,万疾俱生,小不足言,大则可惧,不疸则中,不中则暴瘖而死矣,以为无病而补之者所得也。且如有病而补之者谁欤?上而仕官豪富之家,微而农商市庶之辈,呕而补,吐而补,泄而补,痢而补,疟而补,咳而补,劳而补,产而补,呕吐则和胃丹、丁沉煎、泻痢豆蔻丸、御米壳散。咳不五味,则宁神散;劳不桂附,则山药;产不乌金,则黑神。吾不知此为补,果何意耶,殊不知呕得热而愈酸,吐得热而愈暴,泄得热而清浊不分,痢得热而休息继至,疟得热而进不能退,咳得热而湿不能除,劳得热而火益烦,产得热而血愈崩,盖如是而死者八九,生者一二,死者枉,生者幸,幸而一生,憔悴之态,人之所不堪也,视其寒,用热以补之矣,若言其补,则前所补者,此病何如,予请为言补之法,大抵有余者损之,不足者补之,是则补之义也,阳有余而明不足,则当损阳而补阴,阴有余而阳不足,则当损阴而补阳,热则芒硝、大黄,损阳而补阴也;寒则干姜、附子,损阴而补阳也;岂可以热药而云补乎哉,而寒药亦有补之义也。经曰:因其盛而减之,因其衰而彰之,此之谓也。或曰:形不足者,温之以气;精不足者,补之以味。执此温补二字,便为温补之法,惟用温补之药,且温补二字,特为形精不足而设,岂为病不病而设哉?虽曰温之,止言其气,虽曰补之,止言其味,曷尝言热药哉?至于天之邪气感则害人五脏,实而不满,可下而已;水谷之寒热感则害人六腑,满而不实,可吐而已;地之湿气感则害人皮肉筋脉,邪从外入,可汗而已。然发表不远热,而无补之意,人之所禀,有强有弱,强而病,病而愈,愈而后必能复其旧矣;弱而病,病而愈,愈而后不必复其旧矣,是以有保养之说。然有是说,热药亦安所用哉!慎言语、节饮食是矣。以日用饮食言之,则黍稷禾麦之余,食粳者有几?鸡豚牛羊之余,食血者有几?桃杏李梅之余,食黎者有几?葱韭薤蒜之余,食葵者有几?其助则姜桂椒莳,其和则盐油醯酱,常而粥羹,别而焦炒,异而烧炙,甚则以五辣生鲊,而荐酒之淆以姜醋羹羊。而按酒之病,大而富贵,此地尤甚,小而市庶,亦得以享。此吾不知何者为寒、何物为冷,而以热药为补哉!日用饮食之间,已为太过矣。尝闻人之所欲者生,所恶者死,今反忘其寒之生,甘于热之死,则何如!由其不明素问造化之理、本草药性之源,一切委之于庸医之手。医者曰:寒凉之药虽可去疾,奈何腑脏不可使之久冷,脾胃不可使之久寒,保养则固可温补之,是宜斯言方脱诸口,已深信于心矣,如金石之不可变,山岳之不可移,以至于杀身而心无少悔,呜呼!医者之罪固不容诛,而用之者亦当分受其责也。病者之不悔,不足怪也,而家家若是,何难见而难察耶!人惟不学故耳。亦有达者之论,以《素问》为规矩准绳,以本草为斤斧法则矣,其药则寒凉,其剂则两,其丸则百,人之闻者,如享美馔而见蛆蝇,惟恐去之不亟也。何哉?而所见者丘垤,及见谈泰山则必骇,不取唾而远则幸矣,尚敢冀其言之能从乎!兹正之所以难立,而邪之所以易行也,吾实忧之。且天下之不知过,不在天下而已,在医流尚不知,何责于天下哉。噫!春秋之法,责贤不责愚,所谓我辈者,犹巨弃道学之本源,而拘言语之末节,以文章自富,以谈辨自强,坐而昂昂,立而行行,阔其步,翼其手,自以为高人而出尘表,以天下聪明莫已若也,一旦疾之临身,瞢然无所知,茫若搏风之不可得,迷若捕影之不可获,至于不得已,则听庸医之裁判,疾之愈则以为得人,不愈则以为疾之既极,无可奈何,委之于命而甘于泉下矣。呜呼!实与愚夫殆去相远,此吾所以言之喋喋也,然而未敢必其听之何如耳。虽然,吾之说非止欲我辈共知,欲医流共知,欲天下共知也。我辈共

知,医流共知,天下共知,惬吾之意,满吾所望矣。(《儒门事亲·补论》)

〔注释〕

① 《儒门事亲·腰胯痛》。

② 《儒门事亲·汗下吐三法该尽治病诠》。

③ 《儒门事亲·痿》。

④ 《儒门事亲·凡在下者皆可下式》。

⑤ 《儒门事亲·湿门》。

⑥ 《儒门事亲·目疾头风出血最急说》。

⑦ 《儒门事亲·湿痹》。

⑧ 《儒门事亲·痹》。

⑨ 《儒门事亲·指风痹痿厥近世差玄说》。

⑩ 《儒门事亲·偶有所遇厥疾获瘳记》。

⑪ 《儒门事亲·攻里发表寒热殊涂笺》。

⑫ 《儒门事亲·凡在表者皆可汗式》。

⑬ 《儒门事亲·立诸时气解利禁忌式》。

⑭ 《儒门事亲·喉舌缓急砭药不同解》。

⑮ 稀涎散(见《儒门事亲·三法六门·吐剂》)猪牙皂角(不蛀者,去及弦,炙)一两 绿矾藜芦各半两为细末每服一二钱,量虚实加减,以齑汁调之,空心服之。

⑯ 《儒门事亲·凡在上者皆可吐式》云:“近代《普济方》,以吐风散、追风散,吐口噤不开,不省人事。”按吐风散今已不传。

⑰ 常山散(见《儒门事亲·三法六门·吐剂》)常山二两、甘草二两半为细末,水煎空心服之。

⑱ 《儒门事亲·凡在上者皆可吐式》。

⑲ 神芎丸(见《儒门事亲·三法六门·下剂》)大黄、黄芩各二两、滑石、黑牵牛各四两、黄连、薄荷、川芎各半两,水丸桐子大,水下。

⑳ 导水丸(见《儒门事亲·三法六门·下剂》)大黄二两、黄芩二两、滑石四两、黑牵牛(另取头末)四两、加甘遂一两。去湿热腰痛,泄水湿肿满;久病则加白芥子一两,去遍身走注疼痛;加朴硝一两,退热、散肿毒、止痛,久毒宜加郁李仁一两,散结滞、通关节、润肠胃、行滞气、通血脉;或加樟柳根一两,去腰腿沉重。为细末,滴水丸梧桐子大,每服五十丸,或加至百丸,临卧温水下。

㉑ 禹功散(见《儒门事亲·三法六门·下剂》)黑牵牛(头末)四两、茴香(炒)一两、或加木香一两,为细末,以生姜自然汁调一二钱,临卧服。

㉒ 《儒门事亲·推原补法利害非轻说》。

㉓ 《儒门事亲·九气感疾更相为治术》。

㉔ 《儒门事亲·内伤形》。

8. 丹 溪 学 派

8.1 概　　说

丹溪学派以养阴为宗旨,强调保存阴气对人体健康的重要意义,元代朱震亨为学派之倡导者。

其学术理论远绍《黄帝内经》,近亦受到河间火热理论的影响,然它侧重在阐述阴虚火旺之证,论治多以补阴为主。

朱震亨之学,传于赵道震、赵以德、戴原礼、王履诸人,明代其学颇盛行,如虞抟、王纶、汪机、徐彦纯等无不景从震亨,使丹溪学派的影响日益扩大,甚至远传海外,为日本医家所推崇。

丹溪学术虽以养阴为特色,但在临床上擅长于治疗气、血、痰、郁等杂病,故后人有"杂病用丹溪"之说。治杂病又兼采前人学术之精华,提出"攻击宜详审、正气须保护"的观点,使治病方法,更趋周匝、完备。

8.2 朱 震 亨

朱震亨,字彦脩,生活于1281~1358年。元代婺州义乌(今属浙江)人。家居于丹溪,故后人尊称为丹溪翁。

丹溪自幼好学,三十岁时攻读《素问》,后师事许谦研究理学,复受业于名医罗知悌。罗为刘完素再传弟子,旁通张从正、李杲之学,因而,丹溪治医能发挥经旨、参合哲理、融会诸家,并能结合临床实践而创立新说。他不仅以医学著名,而其高尚的医德也为世人所尊崇。

丹溪著作有《格致余论》《局方发挥》,并传有《金匮钩元》《伤寒辨疑》《本草衍义补遗》《外科精要发挥》等。其流传的《丹溪心法》《丹溪心法附余》等书,系后人将朱氏临床经验整理而成,其中有些著作已佚。

丹溪学说渊源于《黄帝内经》,并继承了刘、张、李诸家学术思想。他对上述各家著作叹为"医之为书至是始备,医之为道至是始明"[①],并进一步发展了"湿热相火为病甚多"[①]的观点。其《相火论》《阳有余阴不足论》反映了他的主要学术思想。并在医理之中贯穿了"太极动而生阳,静而生阴""吉凶悔吝皆生乎动"以及"动而中节"等理论,这与他受到理学思想的影响有关。

丹溪所处的时代,《局方》依然盛行,医者滥用辛热燥烈药物而造成伤阴劫液之弊者仍很普遍。丹溪目睹其状,潜心研究,深有所得,而著《局方发挥》一书。其中列举诸证,剖析误用辛热之害,并指出对于阴虚血少之人所伤尤甚。所以,他在养生或治疗方面都体现了补阴的思想,在纠正时弊方面发挥了重要的作用,故《四库全书提要》谓:《局方》盛行于金元,至震亨《局方发挥》出,而医学始一变也。现将其学术思想分述如下。

8.2.1 相火论

朱氏认为事物的生存离不开动与静两个方面,其中动是基本的、主要的。自然界产生万物及人体维持生命均以动为常。至于“动”的产生,是由于相火的作用,所谓“天主生物,故恒于动;人有此生,亦恒于动。其所以恒于动,皆相火之为也”[②]。丹溪十分强调相火对维持生命的重要意义,如说“天非此火不能生物,人非此火不能有生”[②],说明他对相火的作用的重视。

但是,一切事物总是相对而言,在相火的机制上也不例外,它也有动与静两个方面。丹溪认为,相火“动”是基本的,而“静”也是必要的。如果动而无静,是为妄动,妄动则反而为害,故说“吉凶悔吝皆生乎动”[③]。以相火而言,其动也有正常与异常两种情况:相火动得其正,有助于生生不息;相火动失其常,则为元气之贼,因此,朱氏所言相火,有正常和异常两种不同的含义。

(1) 相火之常　丹溪曾说“火内阴而外阳”,[②]又认为人身相火“寄于肝肾二部。肝属木而肾属于水也”[②]。可见相火以肝肾精血为其物质基础。除肝肾之外,相火还与心包络、三焦、胆及膀胱等藏府有关。因为“胆者肝之府;膀胱者肾之府;心包络者肾之配也;三焦以焦言,而下焦司肝肾之分。皆阴而下者也”[②]。丹溪还指出相火之动正常与否与五脏功能活动情况密切相关,“五火”之动中节是相火正常的重要保证,他说:“彼五火之动皆中节,相火惟有裨补造化,以为生生不息之运用耳。”[②]故凡人体脏腑、经络、气血等正常功能活动以及生命的延续,无不体现了相火的重要作用。

(2) 相火之变　相火之动既然与人体的生命活动有关,故相火之动失常就必然会导致病变。丹溪说:“人之疾病亦生于动,其动之极也,病而死矣。”[③]引起相火妄动的原因有情志过极、色欲无度、饮食厚味等多方面原因。丹溪认为六欲七情之伤常先激起“脏腑之火”(“五性厥阳之火”),如“醉饱则火起于胃;房劳则火起于肾;大怒则火起于肝……”[④]然后煽动相火。即所谓“五脏各有火,五志激之,其火随起”[⑤]、“相火易起,五性厥阳之火相煽,则妄动矣”[②]。具见相火妄动与心火之动两者关系至为密切,故《格致余论》载述:“二脏(肝、肾)皆有相火而其系上属于心。心,君火也,为物所感则易动,心动则相火亦动。”[⑥]如果相火妄动,必然消耗阴精,所谓“动则精自走,相火翕然而起,虽不交会,亦皆暗流而疏泄矣”。由于相火妄动,变化莫测,无时不有,以致“煎熬真阴,阴虚则病,阴绝则死”[②],其病变化较多,危害甚大。丹溪在继承了东垣的相火为“元气之贼”的观点而有新的创见。此外,丹溪所言的部分相火,有的属六淫之火,须加以鉴别。

8.2.2 阳有余阴不足论

“阳有余阴不足”是丹溪对人体阴阳的基本观点。他认为即使在正常生理状态下,人体就存在着“阳常有余,阴常不足”“气常有余,血常不足”的情况。这是他运用“天人相应”的理论。通过分析天、地、日、月、阴阳的状况观察及人身生命发生发展的过程而得出的结论。

以天地,日月而论,天与日为阳,地与月为阴。由于天大于地,“人受天地之气以生,天之阳气为气,地之阴气为血,故气常有余,血常不足”。由于日明于月,“人身之阴气,其消长视月之盈缺”[⑥],故见阳常有余,阴常不足。

在人的生、长、壮、老生命过程中,丹溪又认识到“人之生也,男子十六岁而精通,女子十四岁而经行。是有形之后犹有待于哺乳水谷以养,阴气始成,而可与阳气为配,以能成人……可见阴气之难于成。”[⑥]同时,《黄帝内经》论:“年四十阴气自半而起居衰矣。”又:“男子六十四岁而精绝，女子四十九岁而经断。夫以阴气之成，止供得三十年之视听言动而先亏矣。"[⑥]故丹溪分析人体阴阳盈虚的情况，认为阴气难成而易亏，从而得出"阳常有余，阴常不足"的结论。

人体在一般生理状况下已有阳有余阴不足的情况存在，再加上"人之情欲无涯"[⑥]，引起相火妄动，阴精耗损，势必加剧这种状态而转为病变。所以，丹溪之阐述"阳有余阴不足"的观点，既说明了人体的基本生理状况，又有其病理意义。

丹溪还认识到"阳有余阴不足"不仅是疾病的常见病理，而且是早衰的重要原因。因此，他把滋阴降火作为重要的治疗方法，并把养阴抑阳作为贯穿于人生从小壮到衰老的全过程中的主要摄生原则。例如，他认为幼年时不宜过于饱暖，以护阴气；青年当晚婚以待阴气成长；婚后当节制房事，摄护阴精。同时，丹溪还十分强调正确处理动和静的关系，作为养阴抑阳的重要手段。因为人心易受温馨声色等物欲所诱，心动则引起相火妄动，所以主张在动的基础上"主之以静"[②]，即所谓"动而中节"。这主要是要求恬养寡欲以聚存阴精，不使相火妄动。此外，并提倡茹淡节食，反对饕餮厚味，指出"因纵口味，五味之过，疾病蜂起"[⑦]。认为"谷菽菜果自然冲和之味，有食人补阴之功"[⑧]，主张通过脾胃以养阴气。

丹溪亦极为重视老年养生问题。他既反对服食乌附金石丹剂，也反对饮食厚味滋补，而主张食养茹淡。在《养老论》中叙述说："人生至六十、七十以后，精血俱耗，平居无事，已有热症。何者？头昏目眵、肌痒溺数、鼻涕牙落、涎多寐少、足弱耳聩、健忘眩晕、肠燥面垢、发脱目花、久坐兀睡、未风先寒、食则易饥、笑则有泪。但有老境，无不有此。"[⑨]详尽地分析了由于阴气不足、精血俱耗而致衰老的原因。由此可见，重视精血的保护对却疾延年具有重要的意义。这对我们今天研究生命科学和老年医学都是很有启示的。

8.2.3 论述阴阳升降

升降是生理活动的一种重要形式，人体阴阳、水火、气血的升降运动贯穿于生命的始终。

阴阳的升降既有阳升阴降的一面，又有阴升阳降的一面。李东垣曾论阳升阴降，而特重于阳气的升发。朱丹溪接受了李氏的观点，在论治阳气不升时也主用升阳益气。然而，朱氏又以"阴阳比和"为出发点，阐明了阴升阳降的问题。因为要达到阴阳比和，则必须以阴升阳降为基本条件。这对东垣学说是一个很大的补充。

丹溪认为，在生理情况下，人身之气"阳往则阴来，阴往则阳来，一升一降，无有穷已"[⑤]。以五脏而言，"心肺之阳降，肝肾之阴升"[⑩]，而脾居其中；以水火而言，"心为火居上，肾为水居下，水能升而火能降，一升一降，无有穷已"[③]；以气血而言，"气为阳宜降，血为阴宜升，一升一降无有偏胜是谓平人"[⑤]。说明阴阳、水火、气血的正常升降，是阴平阳秘、水火既济以及气血冲和的重要保证。

阴升与阳降是彼此相关的，而在五脏之中，脾土"具坤静之德，而有乾健之运"[⑩]，促成了心肺之阳及肝肾之阴的升降。

凡六淫外侵、七情内伤、饮食失节、房劳致虚等因素都可以导致升降失常而产生各种病症。

如：心火宜降。心火上动则相火亦升，使阴精下流不能上承，而出现阴虚火旺之证。

肺气宜降。肺受火邪，其气炎上，有升无降，而致气滞、气逆、气上，甚而出现呕吐、噎膈、痰饮、翻胃、吞酸等证。

此外，阳亢于上，阴虚于下，火载血上，错经妄行，而为吐血、衄血等证；阴亏于下，阳失依附，虚阳上升，则为虚脱暴绝之证；至于脾土受伤，不能运化，升降失常，清浊相混，郁热留湿，遂成胀满之患……凡此等等，无不与阴阳升降失常有关。

因此，丹溪在治疗上极其重视脾土之阴而助其转输。对于阴虚阳盛则重视“补阳抑阴”，特别强调了养阴补血的作用，指出“补养阴血，阳自相附，阴阳比和，何升之有?”[⑤]朱氏治疗阴虚阳盛的特点，不同于习俗所用的“育阴潜阳”的方法，而是采用升补阴血以达阴升而使阳降的治法，用阴升阳降达到“阴阳比和”，这是丹溪对阴阳升降问题的一种独到的见解。

如上所述，阴升阳降的观点，不仅与《相火论》《阳有余阴不足论》密切相关，而且也是丹溪认识人体生理、病理及疾病诊断、治疗的依据，是丹溪学术思想的重要组成部分。

8.2.4 火与痰、郁的论治心法

丹溪不仅在医学理论上有所创见，而且在临床施治方面又有极为丰富的经验。私淑丹溪的明代医家王纶曾谓丹溪先生治病不出气血痰郁，并认为他对多种杂病的论治心法足为后人所师，所以有“杂病用丹溪”[⑪]之说。对于气血虚亏证，他擅用四君子、四物汤调补，对后世医家影响很大，迄今临床沿用之，有关火、痰、郁证的论治，尤具特色，分述如次。

(1) 火证论治 丹溪所论的火证，主要是内火，所谓“诸火病自内作”[⑤]，实多指相火为病。朱氏还提出“气有余便是火”[⑫]的著名论点，精辟地说明了气机阻逆产生邪火的病机。

火证的临床表现甚多，皆出之于脏腑，如其自述:“诸热瞀瘛、暴瘖冒昧、躁扰狂越、骂詈惊骇、胕肿疼酸、气逆冲上、禁慄如丧神守、嚏呕、疮疡、喉痹、耳鸣及聋、呕涌溢食不下、目昧不明、暴注、瞤瘛、暴病、暴死、五志七情过极，皆属火也。”[⑬]

对火证的治疗，丹溪大体分为实火、虚火和火郁。“实火可泻”[⑫]，用黄连解毒汤之类，苦寒直折，夺其炎威，为正治之法，但对于火盛或体虚者，则认为不可骤用凉药，而宜参用“从治”之法，如兼用生姜等温散;“郁者可发”[⑫]，凡火邪内郁不能泄越之证，多选用东垣泻阴火升阳汤或升阳散火汤;“虚火可补”[⑫]，凡“中气不足者，味用甘寒”[⑫]，显然也取法于东垣。但丹溪的贡献是解决了阴虚火旺的机制问题，虽然他认为“阴虚火动难治”[⑫]，但在治法上创用滋阴泻火法。他阐明了内伤杂病中阴虚火旺的原理，从河间火的理论中把虚火与实火分别开来。丹溪认为，阴虚与火旺是密切相关的，是一个问题的两个方面，阴虚必然导致火旺，而火旺又必致阴液更伤，故其用药特点，补阴必兼泻火，而泻火也即所以补阴，滋阴与泻火，只是根据证候表现的不同而用药有所侧重。他以滋阴为治本，也有利于降火，所谓“补阴即火自降”[⑫]。同时，泻火的目的也为滋阴，故说“有泻火为补阴之功”[⑭]。在处方用药上，补阴还有补阴精与补阴血之分。凡阴精虚而相火旺者用大补阴丸;阴血虚而相火旺者用四物汤加知、柏。朱氏的滋阴降火法补充了河间纯用清热泻火的片面性，同时又从东垣的气虚发热中增添了阴虚发热的内容，对后世医学影响甚大。

(2) 郁证论治 郁有滞而不通之义。情志内伤、六淫外感、饮食失节等因素，都可使人体气血怫郁而产生郁证。

丹溪说:“气血冲和，百病不生。一有怫郁，诸病生焉。故人身诸病多生于郁。”[⑮]朱氏论郁证有“六郁”之称，即气郁、湿郁、热郁、痰郁、血郁、食郁。六者可单独为病，也往往相因致病。但总以气机为主要关键，多由气郁而影响及其他，从而产生许多病症。其所制越鞠丸虽曰统治诸郁，而以治疗气郁与火郁为治疗重点。其法为后世所宗，至今为临床所沿用。

(3) 痰证论治 痰是一种病理产物，由津液不行，自积成痰。凡情志忧郁、饮食厚味、外感无汗、滥用补剂，都可使气血失常，“清化为浊”，结为老痰宿饮。其关键在于脾虚、湿滞、气郁、火炎。

丹溪认为“痰之为物，随气升降，无处不到”[16]，所以可导致多种病症。如“咳嗽、呕利、眩运嘈杂、怔忡惊悸、寒热痛肿、痞膈壅塞、或胸胁间辘辘有声、或背心一片常为冰冷、四肢麻木不仁”[17]、“痰在膈间，使人癫狂或健忘”[16]。可见，痰之为病，变化多端，症状不一，故说：“百病多有兼痰者。”[17]

至于痰证的治疗当分标本。丹溪指出：“治痰法，实脾土，燥脾湿是治其本。”[17]在治本的基础上治标，但又认为“善治痰者，不治痰而治气”[17]，气顺则痰饮化而津液行。丹溪以二陈汤为治痰基本方，在具体用药上，则又针对痰的不同性质，病症的不同部位，并结合体质情况进行选择。如湿痰用苍术、白术；热痰用青黛、黄连、黄芩；食积痰用神曲、麦芽、山楂；风痰用南星（白附子、天麻、僵蚕）；老痰用海石、半夏、瓜蒌、香附、五倍子等药。又认为“痰在胁下，非白芥子不能达；痰在皮里膜外，非姜汁、竹沥不可导达；痰在四肢，非竹沥不开；痰结核在咽喉中，燥不能出入，用化痰药加咸药软坚之味”[16]、“痰在膈上，必用吐法，泻亦不能去”[16]、痰在肠胃间者可下而愈”[16]等等。上述用药经验，常为后世医家所取法。

8.2.5　杂病论治举隅

丹溪论病遣方颇多独到之见，对后人启发很大。如论中风，认为外中风邪极少，而对刘河间将息失宜、水不制火之论甚为称许，并在此基础上提出了痰热生风的病机理论，认为“东南之人多是湿土生痰，痰生热，热生风也。”[18]治法主张分血虚、气虚、挟火、挟湿，有痰则“治痰为先，次养血行血”；[18]对痛风的致病机制，认为主要由于内有血热而外受风、寒、湿邪，致气凝血滞、经络不通所致。治疗主张辨痰、风热、风湿、血虚等分别施治。其著名方剂如二妙散治湿热凝阻经络、上中下通用痛风方治湿热痰瘀之患；对于噎膈的成因，认为主要是气火郁结，煎熬津液，阴血枯燥，痰瘀凝结所致。主张禁用燥热，采取养血润燥、化瘀和胃之法。其著名方剂如韭汁牛乳饮；疝气一证，前人多以寒论，丹溪则认为是湿热内郁，寒气外束所致。因之，着重于散寒邪、疏气滞，兼以泄火通瘀，其疝气方为著名方剂；吞酸、吐酸证，认为是湿热郁积于肝，伏于肺胃之间，必以炒黄连为君，用吴茱萸反佐，更以二陈汤和胃化痰湿；对于痿证，认为断不可作风治，大抵只宜补养，虎潜丸为其名方。

综上所述，丹溪提出《相火论》《阳有余阴不足论》和阴升阳降学说。在养生方面主张摄护阴精，在治法上创用滋阴降火，其目的无非是为了使人体达到“阴平阳秘”。

然而，丹溪治疗杂病的方法是多种多样的。除滋阴降火等法用以治疗阴虚火旺等病症以外，在丹溪著作中，我们还可以见到不少温阳益气的验案记录，甚至也不乏吐下攻邪的治法。但在其同时，又提出“攻击宜详审，正气须保护”[19]，进一步发展了张子和的攻邪理论。

由于丹溪能贯穿诸家，独抒卓见，所以对明、清医学的发展有深远影响，特别在养阴、治火、治痰、解郁及治疗湿热等方面，后世医家所取得的成就，是与他的启发分不开的。不仅如此，丹溪学说早在明代远传海外，而极为日本医家所尊崇。他的医学理论和实践经验，至今在学术上和临床上仍具有现实指导意义。

【复习思考题】

（1）试述朱震亨相火论、阳有余阴不足论的主要内容。

（2）朱震亨阴升阳降的致病因素及主要形式。

（3）朱震亨火、痰、郁证的论治特点。

【医案举例】

（1）丹溪治一壮年，恶寒。多服附子，病甚，脉弦而似缓。以红茶入姜汁、香油些少，吐痰一升，减棉衣大半。又与防风通圣散去麻黄、硝、黄，加地黄，百贴而安。知其燥热已多，血伤亦深，须淡食以养胃，内观以养神，则水可升，火可降。必多服补血凉血药乃可，否则内外不静，肾水不生，附毒必发。彼以为迂，果疽发背死。（《古今医案按》卷四）

按：本病恶寒，因痰热内蕴，阳气不伸所致。吐其痰而清阳疏布，继而清其郁热，益其阴血。这是丹溪运用了河间、戴人之法。然而，患者曾过服附子，“药邪”为患，耗血劫阴。阴血伤则水不能升，燥热甚则火难以降，因而丹溪强调在益阴凉血的同时，必须茹淡，辅以静养，俾水升火降，以防后患。

（2）丹溪治一妇人，患心中如火一烧，便入小肠，急去小便，大便随时亦出。如此三年求治。脉滑数，此相火送入小肠经，以四物加炒连、柏、小茴香、木通、四帖而安。（《古今医案按》卷六）

按：心与小肠相为表里，而大小肠又相联系。此证因阴血不足，相火妄动，故见心热、下迫大小肠而二便俱出。以四物汤加连、柏、木通等，益阴血、泻相火。乃丹溪治阴虚火旺病之一端。

（3）浦江洪宅一妇，病疟三日一发，食甚少，经不行已三月。丹溪诊之，两手脉俱无。时当腊月，议作虚寒治。以四物加附子、吴茱萸、神曲为丸。心疑误，次早再诊，见其梳妆无异平时，言语行步，并无怠倦，知果误矣。乃曰：经不行者，非无血也，为痰所碍而不行也。无脉者，非气血衰而脉绝，乃积痰生热，结伏其脉而不见尔。以三花神佑丸与之。旬日后，食稍进，脉渐出，但带微弦，证尚未愈。因谓胃气既全，春深经血自旺，便自可愈，不必服药。教以淡滋味，节饮食之法，半月而疟愈，经亦行。（《古今医案按》卷三）

【原著选读】

《阳有余、阴不足论》

人受天地之气以生，天之阳气为气，地之阴气为血，故气常有余，血常不足。何以言之？天地为万物父母，天，大也，为阳，而运于地之外；地，居天之中，为阴，天之大气举之。日，实也，亦属阳，而运于月之外。月，缺也，属阴，禀日之光以为明者也。人身之阴气，其消长视月之盈缺，故人之生也，男子十六岁而精通，女子十四岁而经行，是有形之后，犹有待于乳哺水谷以养，阴气始成，而可与阳气为配，以能成人，而为人之父母，古人必近三十、二十而后嫁娶，可见阴气之难于成，而古人之善于摄养也。《礼记》注曰：“惟五十然后养阴者有以加。”《内经》曰：“年至四十，阴气自半，而起居衰矣。”又曰：男子六十四岁而精绝，女子四十九岁而经断。夫以阴气之成，止供给得三十年之视听言动，已先亏矣。人之情欲无涯，此难成易亏之阴气，若之何而可以供给也？经曰：“阳者，天气也，主外；阴者，地气者，主内。故阳道实，阴道虚。”又曰：“至阴虚，天气绝；至阳盛，地气不足。”观虚与盛之所在，非吾之过论。主闭藏者肾也，司疏泄者肝也，二脏皆有相火，而其系上属于心。心，君火也，为物所感则易动。心动则相火亦动，动则精自走，相火翕然而起，虽不交会，亦暗流而疏泄矣。所以圣贤只是教人收心养心，其旨深矣。天地以五行更迭衰旺而成四时，人之五脏六腑亦应之而衰旺，四月属巳，五月属午，为火大旺，火为肺金之夫，火旺则金衰；六月属未，为土大旺，土为水之夫，土旺则水衰。况肾水常借肺金为母，以补助其不足，故《内经》谆谆于“资其化源”也。古人于夏必独宿而淡味，兢兢业业于爱护也。保养金水二脏，正嫌火土之旺尔。《内经》曰：“冬不藏精者，春必病温。”十月属亥，十一月属子，正火气潜伏闭藏，以养其本然之真，而为来春发生升动之本。若于此时恣嗜欲以戕贼，至春升之际，下无根本，阳气轻浮，必有温热之病。夫夏月火土之旺，冬月火气之伏，此论一年之虚耳。若上弦前，下弦后，月廓月空，亦为一月之虚；大风大雾，虹霓飞电，暴寒暴热，日月薄蚀，忧愁忿怒，惊恐悲哀，醉饱劳倦，谋虑勤动，又皆为一日之虚。若病患初退，疮痍正作，尤不止于一日之虚。今日多有春末夏初，患头痛脚软，食少体热，仲景谓“春夏剧，秋冬差”而脉弦大者，正世俗所谓注夏病。若犯此四者之虚，似难免此。夫当壮年，便有老态，仰事俯育，一切隳坏，兴言至此，深可惊惧。古人谓不见所欲，使心不乱，夫以温柔之盛于体，声音之盛于耳，颜色之盛于目，馨香之盛于鼻，谁是铁汉，心不为之动也。善摄生者，于此五个月出居于外，苟值一月之虚，亦宜暂远帷幕，各自珍重，保全天和，期无负敬身之教，幸甚。（《格至余论》）

《相火论》

太极动而生阳,静而生阴,阳动而变,阴静而合,而生水、火、木、金、土,各一其性,惟火有二,曰君火,人火也;曰相火,天火也。火内阴而外阳,主乎动者也,故凡动皆属火,以名而言,形气相生,配于五行,故谓之君;以位而言,生于虚无,守位禀命,因其动而可见,故谓之相。天主生物,故恒于动,人有此生,亦恒于动;其所以恒于动,皆相火之为也。见于天者,出于龙雷,则木之气;出于海,则水之气也。具于人者,寄于肝肾二部,肝属木而肾属水也。胆者,肝之腑;膀胱者,肾之腑;心胞络者,肾之配;三焦以焦言,而下焦司肝肾之分,皆阴而下者也,天非此火不能生物,人非此火不能有生。天之火虽出于木,而皆本乎地。故雷非伏,龙非蛰,海非附于地,则不能鸣,不能飞,不能波也。鸣也,飞也,波也,动而为火者也。肝肾之阴,悉具相火,人而同乎天也。或曰:相火,天人之所同,何东垣以为元气之贼?又曰:"火与元气不两立,一胜则一负。"然则,如之何而可以使之无胜负也?曰:周子曰,神发知矣,五性感物而万事出,有知之后,五者之性为物所感,不能不动。谓之动者,即《内经》五火也。相火易起,五性厥阳之火相扇,则妄动矣。火起于妄,变化莫测,无时不有,煎熬真阴,阴虚则病,阴绝则死。君火之气,经以暑与湿言之;相火之气,经以火言之,盖表其暴悍酷烈,有甚于君火者也。故曰:"相火元气之贼。"周子又曰:"圣人定之以中正仁义而主静。"朱子曰:"必使道心常为一身之主,而人心每听命焉。"此善处乎火者。人心听命乎道心,而又能主之以静。彼五火之动皆中节,相火惟有裨补造化,以为生生不息之运用耳。何贼之有?或曰:《内经》相火,注曰少阴少阳矣,未尝言及厥阴太阳,而吾子言之何邪?曰:足太阳少阴,东垣尝言之矣,治以炒柏,取其味辛能泻水中之火是也。戴人亦言:"胆与三焦寻火治,肝和胞络都无异。"此历指龙雷之火也。予亦备述天人之火皆生于动,如上文所云者,实推广二公之意。或曰:《内经》言火不一,往往于六气中见之,言脏腑者未之见也。二公岂它有所据耶,子能为我言之乎?《经》曰:百病皆生于风、寒、暑、湿、燥、火之动而为变者。岐伯历举病机一十九条,而属火者五,此非相火之为病之出于脏腑者乎。考诸《内经》少阳病为瘛疭,太阳病时眩仆,少阴病瞀暴瘖郁冒不知人,非诸热瞀瘈之属火乎。少阳病恶寒鼓栗,胆病振寒,少阴病洒淅恶寒振慄,厥阴病洒淅振寒,非诸禁鼓栗如丧神守之属火乎。少阳病呕逆,厥气上行,膀胱病冲头痛,太阳病厥气上冲胸,小腹控睾引腰脊上冲心,少阴病气上冲胸,呕逆,非诸逆冲上之属火乎。少阳病谵妄,太阳病谵妄,膀胱病狂颠,非诸躁狂越之属火乎。少阳病胕肿善惊,少阴病瞀热以酸,胕肿不能久立,非诸病胕肿疼酸惊骇之属火乎。又《原病式》曰:诸风掉眩属于肝,火之动也;诸气膹郁病痿属于肺,火之升也;诸湿肿满属于脾,火之胜也;诸痛痒疮疡属于心,火之用也;是皆火之为病,出于脏腑者然也,注文未之发耳。以陈无择之通敏,且以暖炽论君火,日用之火言相火,而又不曾深及,宜乎后之人不无聋瞽也,悲夫。(《格致余论》)

〔注释〕

① 《格致余论·序》。
② 《格致余论·相火论》。
③ 《格致余论·房中补益论》。
④ 《格致余论·疝气论》。
⑤ 《局方发挥》。
⑥ 《格致余论·阳有余阴不足论》。
⑦ 《格致余论·饮食箴》。
⑧ 《格致余论·茹淡论》。
⑨ 《格致余论·养老论》。
⑩ 《格致余论·鼓胀论》。
⑪ 《明医杂著·医论》。
⑫ 《丹溪心法·火》。

⑬ 《丹溪心法·火·附录》。
⑭ 《本草纲目·黄檗》。
⑮ 《丹溪心法·六郁》。
⑯ 《丹溪心法·痰》。
⑰ 《丹溪心法·痰·附录》。
⑱ 《丹溪心法·中风》。
⑲ 《格致余论·张子和攻击注论》。

8.3 王　履

王履(1332~1391 年),字安道,号畸叟,别号抱独老人,元末江苏昆山县人。少年学医于朱震亨,尽得其传。《古今医统》称其"学究天人,文章冠世,极深医源,直穷奥妙"。著有《医经溯洄集》《百病钩玄》《医韵统》等,现惟《溯洄集》行世。

8.3.1 阐论"亢害承制"

王氏对《素问·六微旨大论》中载述的"亢害承制"理论,做了极为精辟的阐发。他主要说明了两个问题:一为自然界的一切事物都是在不断运动和不断变易的。宇宙万物,没有一个固定不变的东西。故他说:"故易者,造化之不可常也,惟其不可常,故神化莫能以测,莫测故不息也,可常则息矣!"[①]他这里所称的"常",就是指固定、静止、不变的意思。王履认为如果任何事物,没有运动变化,则生命就要停止了。同时,他又指出,虽然天地万物无时无刻不在变动之中,但它始终离不开一个规律,即都必须相互协调与相互平衡。正如其论中所述:"尝观夫阴阳五行之在天地间也,高者抑之,下者举之,强者抑之,弱者举之,盖莫或使然,而自不能不然。"[①]如果违反了这个规律则万物的生机紊乱,在人体就会产生疾病,甚至丧失生命。故他又说:"不如是则高者愈高,下者愈下,强者愈强,弱者愈弱,而乖乱之政,目以极矣,天地其能位乎?"[①]王氏坚信天地万物以及人体生理和生命延续,都必须不断运动和随时变易,同时,它们之间都必须平衡协调,并特别指出,这种运动变化和协调平衡毕竟不是神化莫测,而是可测的。在这个理论的基础上,他指出亢害承制是对事物趋向协调发展起了极为重要的作用,它是事物(包括人体)生成和败乱的关键。关于此说,唐之王冰、金之刘完素均曾有论述,而王安道则将其未悉之旨做了进一步发挥。

安道认为,"亢则害、承乃制"是"造化之枢纽"。"亢则害,承乃制"二句……言有制之常与无制之变也。承、犹随也……有防之之义存焉。亢者,过极也,害者,害物也,制者,克胜之也。然所承也,其不亢,则随之而已,故虽承而不见。即亢,则克胜以平之,承斯见矣……盖造化之常,不能以无亢,亦不能以无制焉耳。"[①]亢为气之甚,承所以防其甚,如木甚则为风,火甚则为热,不甚便无风、无热而失去了木、火的作用。当其甚而未至于过极,则制木之金和制火之水,仅随之而已。至其甚而过极,金气便起而制木,水气便起而制火,以维持其相对的平衡,这些都是正常的生化现象。相反,或木火之气不甚,或甚而过极,金水之气不能制,是为生化反常的现象。由于亢害承制规律的普遍性,它在于人体有"亢而自制"和"亢而不能自制"两种情况。"亢而自制"则使"五脏更相平",即一脏不平;所不胜之五脏更相平之,如"以心火而言,其不亢,则肾水虽心火之所畏,亦不过防之而已,一或有亢,即起而克胜之矣"[①],余脏皆然。平则万物生生,而变化无穷。但若"亢而不能自制",则发而为病。故用汤液、针石、导引之法以助之，制其亢，除其害。王氏将“亢则害、承乃制”结合人体生理、病理及治疗进行解释，其论述是颇为精湛的。他提出的“造化之常，不能以无亢，亦不能以无制”的观点，已具有明显的辩证法因素，故如张介宾曾盛赞其说。

8.3.2　分析四气所伤

四气所伤之说，原出于《黄帝内经》。《素问·生气通天论》：“春伤于风，邪气留连，乃为洞泄；夏伤于暑，秋为痎疟；秋伤于湿，上逆而咳，发为痿厥；冬伤于寒，春必病温，四时之气，更伤五脏。”《素问·阴阳应象大论》亦有“冬伤于寒，春必病温，春伤于风，夏生飧泄；夏伤于暑，秋为痎疟；秋伤于湿，冬生咳嗽”等论述。

对于《黄帝内经》风、寒、暑、湿四气所伤之论历代医家都从其病因推论其病理变化。惟独安道认为当从现有的病情以剖析其病原，方能与临床相符，他说：“夫洞泄也，痎疟也，咳与痿厥也，温病也，皆是因其发动之时，形诊昭著，乃逆推之，而知其昔日致病之原，为伤风、伤暑、伤湿、伤寒耳，非是初受伤之时，能预定其今日必为此病也。”[②]以四气之因，说明致病之理，是不符合临床事实的。他又指出：“且夫伤于四气，有当时发病者；有过时发病者；有久而后发病者；有过时久自消散而不成病者；何哉？盖由邪气之传变聚散不常，及正气之虚实不等故也。”[②]说明被四气所伤，并不是必然发病，即使发病，病情亦有差异，这都是由正邪双方的具体情况所决定的。

王氏举伤风为例以说明之，如说：“且以伤风言之，其当时而发，则为恶风、发热、头疼、自汗、咳嗽、喘促等病；其过时与久而发，则为疠风、热中、寒中、偏枯、五脏之风等病，是则洞泄，飧泄者，乃过时而发之中之一病耳。因洞泄、飧泄之病生，以形诊推之，则知其为春伤风，藏蓄不散而致此也。苟洞泄、飧泄之病未生，孰能知其已伤风于前，将发病于后耶？假如过时之久自消散而不成者，人亦能知乎？”[②]可见，他认为对于过时而后发的疾病，其病因往往是由其临床表现逆推而知的。

至于，夏伤暑为痎疟，冬伤寒为温病，秋伤湿为咳嗽等，意亦类此，同是“因病知原”。因之，学者在读医书之时，若仅从四气之因，遂断其必发某病，显然过于绝对，而在临证之际，能从现有的形证，推测其受病之原，考虑其将来之变，这才是“治病必求其本”的原意。总之，阅读医籍，当与病邪的聚散、正气的虚实、体质的强弱、时令的太过不及等临床实际情况相结合，方可免于穿凿之弊。王履以疾病发生的原因是多方面的，医者须从各种情况详加分析，即使“经中每有似乎一定不易之论，而却不可以为一定不易者”[②]，故他提倡医为活法，不宜为《黄帝内经》的片言只字所拘执。其言洵有卓识，对后人是颇有启发的。

8.3.3　对阴阳虚实补泻的发挥

《难经·五十八难》曰：“伤寒阳虚阴盛，汗出而愈，下之则死；阳盛阴虚，汗出而死，下之而愈。”后世伤寒家每采其说，而其义多歧，如《外台秘要》以阴阳指表里言，《伤寒微旨》以阴阳指尺寸脉言；丁德用注以阴阳指六气病六经言，这些都不够确切，使后学者莫衷一是。惟安道之说辞简而理明，他认为阴盛阳虚皆寒邪外客；阳盛阴虚皆热邪内炽，因表阳虚于外而受寒邪，故助卫阳以解表，汗出而愈，若下之，则适足以引邪入里，故表邪攻里为大忌。阳热盛于内，势必伤阴，故热盛于里，下不可缓，下其阳热，适足以保其阴津，若汗之，则反助热益炽，所以里热无表证的，大忌汗法。于此安道以阴阳之盛者指寒热病邪；阴阳之虚者指表里精气，不惟平正通达，而且临证可验，使《难经》之意得到彰明。

《难经·七十五难》曰：“东方实，西方虚；泻南方，补北方。东方肝也，则知肝实；西方肺也，则知肺虚。南方火，火者木之母也；北方水，水者木之母也，水胜火，子能令母实，母能令子虚，故泻火补水，欲令金不得平木也”。后世解《难经》者，对虚实补泻之精义均未能阐述切当。独安道认为火乃木之子，子火既助母木而致肝气亢实，故补水泻火，可使水胜火，火势退而木气自衰，这就是母能虚子之义。所谓虚，是抑其太过而使之衰也，补水泻火之法，使火退则金不受克而制木，土又不受克而生金。“夫肝之实也，其因有二，心助肝，肝实之一因也；肺不能制肝，肝实之二因也。肺之虚也，其因亦有二，心克肺，肺虚之一因也；脾受肝克而不能生肺，肺虚之二因也。今补水而泻火，火退则木气削，又金不受克而制木，东方不实矣。金气得耳，又土不受克而生金，西方不虚矣”③。因此，虽不补金，而金自受益，所谓“不治之治”，当深思其理。

8.3.4 伤寒、温暑为治不同论

古人认为，冬伤于寒，其感而卬病者，称为“伤寒”，有不即病，过时而发于春夏者，即称为温暑。对其治疗，在温病学说尚未成熟的阶段，人们多以伤寒方通治之，而安道则指出伤寒、温暑治疗不同，对此，他议论颇详，说：“夫伤于寒，有即病者焉，有不即病者焉。即病者，发于所感之时；不即病者，过时而发于春夏也，即病谓之伤寒，不即病谓之温与暑。夫伤寒、温暑，其类虽殊，其所受之原则不殊也。由其原之不殊，故一以伤寒而为称；由其类之殊，故施治不得以相混，以所称而混其治，宜乎贻祸后人。仲景之书，本为即病者设，不为不即病者设。今人虽以治伤寒法治温暑，亦不过借用耳，非仲景立法之本意也。夫仲景立法，天下后世之权衡也，故可借焉以为他病用。虽然，岂特可借以治温暑而已，凡杂病之治，莫不可借也。今人因伤寒治法，可借以治温暑，遂谓其法通为伤寒、温暑设，吁！此非识流而昧原者欤？”④

王氏又认为，对于温热病，“仲景必别有治法，今不见者亡之也”⑤，故“伤寒例曰：冬温之毒，与伤寒大异，为治不同。又曰：寒疫与温及暑病相似，但治有殊耳”。④他指出，伤寒、温病和暑病各“有病因、有病名、有病形。辨其因，正其名，察其形。三者俱当，始可以言治矣。一或未明。而曰不误于人，吾未之信也”。⑤如伤寒，此以病因而为病名，发于天令寒冷之时，而寒邪在表，闭其腠理，故非辛甘温之剂不足以散之；温病、热病此以天时与病形而为病名，发于天令暄热之时，佛热自内而于外，郁其腠理，无寒在表，故非辛凉或苦寒或酸苦之剂不足以解之。因此，他根据温暑的病理特点，提出治疗方针，说：“夫温病、热病之脉，多在肌肉之分，而不甚浮，且右手反盛于左手者，诚由佛热在内故也……凡温病、热病，若无重感，表证虽间见，而里病为多，故少有不渴者。斯时也，法当治里热为主，而解表兼之，亦有治里而表自解者。余每见世人治温热病，虽误攻其里亦无大害，误发其表，变不可言，此足以明其热之自内达外矣。”⑤

可见，他主张治疗温热以清里热为主，这给后世温病学说以很大影响，但是，在王著“张仲景伤寒立法考”中则又以仲景立法为天下后世之权衡，岂特可以借治温病，凡杂病之治莫不可借。在“四气所伤论”则又以病情变化复杂，不应只从气候的单独因素考虑。以上诸论，未免与本论有自乱其例之嫌。而谓温病误攻无大害，误表变不可言，其论有失辨证论治精神，后人宜加辨析。

8.3.5 阐述真中、类中说

古人论中风，以为卒暴僵仆不知人，偏枯四肢不举等证，多因风而致，故用大小续命、排风、八风等汤散治之，安道指出：“及近代刘河间、李东垣、朱彦修三子者出，所论始与昔人异矣……河间主乎火，东垣主乎气，彦修主乎湿，反以风为虚象，而大异于昔人矣……以余观

之，昔人、三子之论，皆不可偏废，但三子以相类中风之病视为中风而立论，故使后人狐疑而不能决，殊不知因于风者，真中风也，因于火，因于气，因于湿者，类中风而非中风也。”[6]王氏此论，不仅阐述了真中、类中之说，而且把不同学说融会贯通于一说，使中风理论渐趋完臻，这对明清医学理论的发展有很大影响。

从以上内容可见，安道治学虽本于震亨“一断于经”之旨，但并不为经所囿，总以征诸实践而为“断经”的根据，对前人之说敢于发表新见而持实事求是的态度。故《四库全书总目提要》称“观其历数诸家，俱不免有微辞……然其会通研究，洞见本源，于医道中实能贯彻源流，非漫为大言以夸世也”。可谓是持平之论。

【复习思考题】

(1) 王履亢害承制论的主要内容。

(2) 王履怎样发挥《黄帝内经》四气发病理论。试举例说明之。

(3) 王履怎样解释《难经》关于阴阳虚实补泻的理论。

(4) 试述王履对伤寒、暑温的认识及对真中、类中的区别。

【原著选读】

《亢则害、承乃制论》

予读《内经·六微旨大论》至于“亢则害，承乃制”，喟然叹曰：至矣哉！其造化之枢纽乎？王太仆发之于前，刘河间阐之于后，圣人之蕴，殆靡遗矣。然学者尚不能释然，得不犹有未悉之旨也欤！谨按《内经》“帝曰：愿闻地理之应六节气位何如？岐伯曰：显明之右，君火之位也，君火之右，退行一步，相火治之；复行一步，土气治之；复行一步，金气治之；复行一步，水气治之；复行一步，木气治之；复行一步，君火治之。相火之下，水气承之；水位之下，土气承之；土位之下，风气承之；风位之下，金气承之；金位之下，火气承之；君火之下，阴精承之。帝曰：何也？岐伯曰：亢则害，承乃制，制则生化，外列盛衰，害则败乱，生化大病。”尝观夫阴阳五行之在天地间也，高者抑之，下者举之，强者折之，弱者济之，盖莫或使然，而自不能不然也。不如是，则高者愈高，下者愈下，强者愈强，弱者愈弱，而乖乱之政日以极矣，天地其能位乎？虽然，高也，下也，弱与强也，亦莫或使然而自不能不然也。故易也者，造化之不可常也。惟其不可常，故神化莫能以测，莫测故不息也，可常则息矣。亢则害、承乃制者，其莫或使然而自不能不然者欤？夫太仆、河间已发挥者，兹不赘及。其未悉之旨，请推而陈之：夫自“显明之右”，止“君火治之”十五句，言六节所治之位也。自“相火之下”，止“阴精承之”十二句，言地理之应乎岁气也。“亢则害、承乃制”二句，言抑其过也。“制生则化”止“生化大病”四句，言有制之常，与无制之变也。承，犹随也。然不言随而曰承者，以下言之，则有上奉之象，故曰承。虽谓之承，而有防之之义存焉，亢者，过极也。害者，害物也。制者，克胜之也。然所承也，其不亢，则随之而已，故虽承而不见。既亢，则克胜以平之，承斯见矣。然而迎之不知其所来，迹之不知其所止，固若有不可必者，然可必者，常存乎杳冥恍惚之中，而莫之或欺也。河间曰：已亢过极，则反似胜已之化。似也者，其可以形质求哉？故后篇“厥阴所至为风生，终为肃；少阴所至为热生，终为寒”之类，其为风生为热生者亢也，其为肃为寒者制也。又水发而为雹雪，土发而飘骤之类，其水发土发者亢也；其雹雪飘骤者制也。若然者，盖造化之常，不能以无亢，亦不能以无制焉耳。夫前后二篇，所主虽有岁气运气之殊，然亢则害、承乃制之道，盖无往而不然也。惟其无往而不然，故求之于人，则五脏更相平也。一脏不平，所不胜平之，五脏更相平，非不亢而防之乎？一脏不平，所不胜平之，非既亢而克胜之乎？姑以心火而言，其不亢，则肾水虽心火之所畏，亦不过防之而已，一或有亢，即起而克胜之矣。余脏皆然。制生则化，当作制则生化，盖传写之误，而释之读之者，不觉求之不通，遂并遗四句而弗取。殊不知上二句，止言亢而害，害而制耳，此四句，乃害与制之外之余意也，苟或遗之，则无以见经旨之周悉矣。制则生化，正与下文害则败乱相对，辞理俱顺，不劳曲说而自通。制则生化者，言有所制，则六气不至于亢而为平，平则万物生生，而变化无穷矣。化为生之盛，故生先于化也。外列盛衰者，言六气分布主治，迭为盛衰，昭然可见，故曰外列。害则败乱，生化大病者，言既亢为害，而无所制，则败坏乖乱之政行也，败坏乖乱之政行，则其变极矣，其灾甚矣，万物其有不病者乎？生化，指所生所化者言，谓万物也，以变极而灾甚，故曰大病。上生化，以造化之用言；下生化，以万物言。以人论之，制则生化，犹元气周流，滋营一身，凡五脏六腑四肢百骸九窍，皆借焉以为动静云。为之主生化大病，犹邪气恣横，正气耗散，凡五脏六腑四肢百骸九窍，举不能遂其运用之常也。或以害为自害，或以承为承袭，或以生为自无而有，化为自有而无，或以二生化为一意，或以大病为喻造化之机息，此数者皆非也。且夫人之气也，固亦有亢而自制者，苟亢而不能自制，则汤液、针石、导引之法以为之助。若天地之气，其亢而自制者，固复于平，亢而不制者，其孰助哉？虽然，造化之道，苟变至于极，则亦终必自反，而复其常矣。学者能本之太仆、河间，而参之此论，则造化枢纽之详，亦庶矣乎。然张戴人《治法心要》，则曰："假令水为母，木为子。当春旺之时，冬令犹在，即水亢也。水亢极，则木令不至矣。木者，继冬而承水也，水既亢，则害其所承矣，所以木无权也。木无权，则无以制土，土既旺，则水乃受制也。土者，继长夏之令也，水受土制，热克其寒也，变而为湿，此其权也。又如火为母，土为子。当长夏之时，暄令犹在，即火亢也。火既亢极，则湿令不至矣。湿者，继夏而承火也，火既亢，则害其所承矣，所以湿无权也。湿无权，则无以制水，水既旺，则火乃受制也。水者，严冬之令也。火受水制，寒克其热也，变而为土湿，土斯得其权也。"斯言也，推之愈详，而违经愈远矣。或曰：《心要》者，他人成之，盖得于所闻之讹耳。（《医经溯洄集》）

《五 郁 论》

治五郁之法，尝闻之王太仆矣。其释《内经》曰："木郁达之，谓吐之令其条达也；火郁发之，谓汗之令其疏散也；土郁夺之，谓下之令无壅碍也；金郁泄之，谓渗泄解表利小便也；水郁折之，谓抑之制其冲逆也。"太仆此说之后，靡不宗之，然愚则未能快然于中焉。尝细观之，似犹有可言，且"折之"一句，较之上四句，尤为难晓，因有反复经文以求其至。按《内经》"帝曰：郁之甚者，治之奈何？岐伯曰：木郁达之，火郁发之，土郁夺之，金郁泄之，水郁折之。然调其气。过者折之，以其畏也，所谓泄之"。总十三句通为一章，当分三节。自"帝曰"止"水郁折之"九句为一节，治郁法之问答也。"然调其气"一句为一节，治郁之余法也。"过者折之，以其畏也，所谓泄之"三句为一节，调气之余法也。夫五法者，经虽为病由五运之郁所致而立，然扩而充之，则未常不可也。且凡病之起也，多由乎郁。郁者，滞而不通之义，或因所凉而为郁，或不因所凉而本气自郁，皆郁也，岂惟五运之变能使然哉。郁既非五运之变可拘，则达之，发之，夺之，泄之，折之之法，固可扩焉而充之矣，可扩而充，其应变不穷之理也欤？姑陈于左：木郁达之，达者，通畅之也。如肝性急，怒气逆，胠胁或胀，火时上炎，治以苦寒辛散而不愈者，则用升发之药，加以厥阴报使而从治之。又如久风入中为飧泄，及不因外风之入而清气在下为飧泄，则以轻扬之剂举而散之，凡此之类，皆达之之法也。王氏谓吐之令其条达，为"木郁达之"。东垣谓食塞胸中，食为坤土，胸为金位，金主杀伐，与坤土俱在于上，而旺于天，金能克木，故肝木生发之气，伏于地下，非木郁而何，吐去上焦阴土之物，木得舒畅，则郁结去矣，此"木郁达之"也。窃意王氏以吐训达，此不能使人无疑者，以为肺金盛而抑制肝木欤？则泻肺气，举肝气，可矣，不必吐也。以为脾胃浊气下流，而少阳清气不升欤？则益胃升阳可矣，不必吐也。虽然，木郁固有吐之之理，今以吐字总该达字，则是凡木郁，皆当用吐矣，其可乎哉？至于东垣所谓食塞肺分，为金与土旺于上而克木，又不能使人无疑者。夫金之克木，五行之常道，固不待夫物伤而后能也，且为物所伤，岂有反旺之理？若曰吐去其物以伸木气，乃是反为木郁而施治，非为食伤而施治矣。夫食塞胸中而用吐，正《内经》所谓"其高者因而越之"之义耳，恐不劳引木郁之说以汩之也。火郁发之，发者，汗之也，升举之也。如腠理外闭，邪热怫郁，则解表取汗以散之；又如龙火郁甚于内，非苦寒降沉之剂可治，则用升浮之药，佐以甘温，顺其性而从治之，使势穷则止，如东垣升阳散火汤是也。凡此之类，皆发之之法也。土郁夺之，夺者，往下也，劫而衰之也。如邪热入胃，用咸寒之剂以攻去之，又如中满腹胀，湿热内甚，其人壮气实者，则攻下之，其或势盛，而不能顿除者，则劫夺其势,而使之衰;又如湿热为痢,有非力轻之剂可治者,则或攻或劫以致其平。凡此之类,皆夺之之法也。金郁泄之,泄者,渗泄而利小便也,疏通其气也。如肺金为肾水上原,金受火铄,其令不行,原郁而渗道闭矣,宜肃清金化滋以利之;又如肺气膹满,胸凭抑息,非利肺气之剂,不足以疏通之。凡此之类,皆泄之之法也。王氏谓渗泄、解表、利小便,为金郁泄之。夫渗泄利小便,固为泄金郁矣,其解表二字,莫晓其意,得非以人之皮毛属肺,其受邪为金郁,而解表为泄之乎?窃谓如此,则凡筋病便是木郁,肉病便是土郁耶?此二字未当于理,今删去。且解表间于渗泄利小便之中,是渗泄利小便为二治矣。若以渗泄为滋肺生水,以利小便为直治膀胱,则直治膀胱既责不在肺,何为金郁乎?是亦不通。故余易之曰,"渗泄而利小便也。"水郁折之,折者,制抑也,伐而挫之也,渐杀其势也。如肿胀之病,水气淫溢,而渗道以塞。夫水之所不胜者,土也,今土气衰弱,不能制之,故反受其侮,治当实其脾土,资其运化,俾可以制水而不敢犯,则渗道达而后愈。或病势既旺,非上法所能遽制,则用泄水之药以伐而挫之。或去菀陈莝,开鬼门,洁净腑,三治备举,迭用以渐平之。王氏所谓抑之制其冲逆,正欲折挫其泛滥之势也。夫实土者守也,泄水者攻也,兼三治者,广略而决胜也。守也,攻也,广略也,虽俱为治水之法,然不审病者之虚实、久近、浅深,杂焉而妄施治之,其不倾踣者寡矣。且夫五郁之病,固有法以治之矣,然邪气久客,正气必损,今邪气虽去,正气岂能遽平哉?苟不平调正气,使各安其位,复其常于治郁之余,则犹未足以尽治法之妙,故又曰:"然调其气。"苟调之,而其气犹或过而未服,则当益其所不胜以制之,如木过者当益金,金能制木则木斯服矣,所不胜者所畏者也,故曰:"过者折之,以其畏也。"夫制物者,物之所欲也,制于物者,物之所不欲也,顺其欲则喜,逆其欲则恶。今逆之以所恶,故曰:"所谓泻之。"王氏以咸泻肾、酸泻肝之类为说,未尽厥旨。虽然,自调其气以下,盖经之本旨,故余推其义如此,若扩充为应变之用,则不必尽然也。(《医经溯洄集》)

〔注释〕

① 《医经溯洄集·亢则害承乃制论》。
② 《医经溯洄集·四气所伤论》。
③ 《医经溯洄集·泻南方补北方论》。
④ 《医经溯洄集·张仲景伤寒立法考》。
⑤ 《医经溯洄集·伤寒温病热病论》。
⑥ 《医经溯洄集·中风辨》。

8.4 戴思恭

戴思恭,字元礼,明代浦江(今浙江浦江)人,生活于1324~1405年。少时随父尧从学于朱丹溪,丹溪因其颖悟绝伦,乃尽授其术。戴氏治疗诸病多奇效,名噪于浙。洪武间,被征为御医,晚岁任太医院使。

戴氏较为完整地继承了丹溪学术思想,不仅深求师意,而且善于发挥。在理论方面,对丹溪的"阳常有余,阴常不足"之论,阐述其所未尽;在杂病的辨证论治方面,对气血痰郁之治亦多阐发。其著述有《证治要诀》《证治要诀类方》《推求师意》等,并校补《金匮钩玄》。兹将其学术论点择要介绍于下。

8.4.1 对气血的阐发

戴氏在丹溪"阳常有余,阴常不足""气有余便是火"之论的基础上,对气血生理、病理进行了深刻的阐述,指出气血之失常与某些疾病的关系,并对气血盛衰的病机统于阴阳之变,对丹溪的"阳常有余,阴常不足"的理论进行了补充,使之更为全面而具体,对后世气血理论的发展也很有影响。

(1)"气属阳,动作火"论　丹溪曾说"气有余便是火",故戴氏认为:"气之与火,一理而已,动静之变,反化为二。"[①]他指出:"捍卫冲和不息之谓气,扰乱妄动变常之谓火。当其和平之时,外蕴其表,复行于里,周流一身,循环无端,出入升端,继而有常,源出中焦,总统于肺。"[①]然而,因七情之交攻、五志之遽发而乖戾失常,那么就会使清者变化为浊,行者抑遏而反止,表失卫蕴而不和,内失"健悍"而少降。营运渐远,肺失主持治节等一系列病理性变化;若进而妄动不已,那么五志厥阳之火随之而起,火燔于肺,导致了气的病变。因而他提出了"气属阳,动作火"的论点,这是戴氏对气机的生理、病理方面的重要阐发。在气火关系方面,对李东垣的"火与元气不两立,一胜则一负"之说,做了进一步的论述,认为:"故凡动者皆属火,龙火一妄行,元气受伤,势不相立,偏胜则病移他经,事非细故,动之极也,病则死矣。"[①]可见戴氏气化火之说是综合了河间五志化火、东垣"火与元气不两立"以及丹溪的"相火论"等学术理论,加以发展而形成的。

戴氏对因七情伤气而郁结不舒、痞闷壅塞的诸气病症,重视详审起因,明辨何经,从而根据病变上下、藏气之不同而随经选药,分清利弊。如枳壳利肺气,多服损胸中至高之气;青皮泻肝气,多服损真气;木香可行中下焦之气;香附可快滞气;陈皮可泄气;藿香之馨香上行胃气;紫苏之散表气、厚朴之泻卫气;沉香之升降其气;脑麝可散真气。对此类有损气、泄气、行气之药,气实可宜,但不能过剂。同时,从气化火的学术思想出发,他指出诸气不能混作寒而类聚香热之药治之。"香辛燥热之剂,但可劫滞气冲快于一时"[①],以暂行开发。若服之太过则增郁火蒸熏气液而成积,自积而成痰;若服之日久,升发太过,香辛散气,燥热伤气,以致真气耗散,浊气上腾。总之,他主张治气不能概以燥热之药,避免以火济火之弊。此外,五脏皆有火,况情志之动,均能引起脏气的火化,故治疗当审五脏火化之候,求其属而分别进行治理。以君相言,心与小肠之气为君火,可以湿伏,可以直折,惟黄连之类可以制之;心包络与三焦之气为相火,不可水灭。当从其性而伏之,惟黄檗之属可以降之,黄连泻心火,黄芩泻肺火,芍药泻脾火,柴胡泻肝火,知母泻肾火;至若饮食劳倦内伤,元气与火不两立,为阳虚之病,以甘温之剂除之,如黄芪、人参、甘草之属;若阴微阳强,相火炽盛,以乘阴位,日渐煎熬,为火虚之病,以甘寒之剂降之,如当归、地黄之属;若肾水受伤,其阴失守,无根之火为水虚之病,以壮水之剂制之,如生地、元参之属;若右肾命门火衰,为阳脱之病,以温热之剂济之,如附子、干姜之属;实火则主张用咸冷之剂,如硝黄、冰片之类;若胃食过冷物,抑遏阳气于脾土,为火郁之病,以升发之剂发之,如升麻、干葛、柴胡、防风之属。戴氏认为对火证的治疗,当明白分类而为临床施治之所据。

(2) *血属阴,难成易亏论* 戴氏宗《黄帝内经》之说,指出荣为水谷之精气,和调于五脏,洒陈于六腑。入于脉中,由于阳生阴长作用化以为阴血,而与五脏乃至周身有密切关系。他认为阴血是"生化于脾,总统于心,藏于肝,宣布于肺,施泄于肾,灌溉一身"[②]。故目得之而能视,耳得之而能听,手得之而能摄,掌得之而能握,足得之而能步,脏得之而能液,腑得之而能气。所以,"生化旺,诸经持此而长养,衰耗竭则百脉由此空虚"[②]。同时戴氏谓:"血者神气也,持之则存,失之则亡。是知血盛则形盛,血弱则形衰,神静则阴生,形役则阳亢。"[②]指出了保养阴血对人体的健康有重要的意义。

对阴血不足致病,戴氏认为人在气交之中,常动多而少静,故阳动易化为火,阴血最易被耗。此即丹溪阳常有余、阴常不足之理。如女子"年至十四而经行,至四十九而经断,可见阴血之难成易亏如此"[②]。若阴血既亏,复受阳扰,则百病变生。如"妄行于上则吐衄;衰涸于外则虚劳;妄返于下则便红,稍血热则膀胱癃闭溺血,渗透肠间则为肠风;阴虚阳搏则为崩中;湿蒸热瘀则为滞下;热极腐化则为脓血,火极似水,血色紫黑;热盛于阴发于疮疡;湿滞于血,则为痛痒瘾疹,皮肤则为冷痹;畜血在上则喜忘,畜血在下则为喜狂”[②],指出了阴血亏伤所产生诸多的病变。

戴氏认为若气虚血弱,当宗仲景法以人参补之,乃阳旺则生阴血之理。如气不虚而独血分受伤,则治血必用血属之药,宜以四物汤为主,随证辅佐。汤中川芎乃血中之气药,地黄乃血中之血药,当归乃血中主药,芍药为阴分药。在临证时,血滞常佐桃仁、红花、苏子、血竭、牡丹皮;血崩常佐蒲黄、阿胶、地榆、百草霜、榈炭;血痛常佐乳香、没药、五灵脂、凌霄花;血虚常佐苁蓉、锁阳、枸杞、益母草、夏枯草、龟板;血燥常佐乳酪;血寒常佐干姜、肉桂;血热常佐生地、苦参等药。以上是对血证诊治的大略,学者当触类而长之,以应无穷之变。

上述戴氏对气血的论述虽宗于丹溪之论,但其阐发颇有独见,以后如汪机治病独重气血,实亦受其一定影响。

8.4.2 痰证、郁证论治

(1) 痰证论治　对于痰证的论治,戴元礼亦一宗丹溪之说。认为痰证之因,由于饮食不谨,外伤六淫,内伤七情,或饮食厚味而谷气不升,荣卫郁滞,津液不行之故,因而谓“因气成积,积气成痰”[③]。在正常情况下,“经脉之津液与血者,皆四布水精之所化”[③]。在变常情况下,“苟不善于化,则水积不行,亦如湿漂之为害,故其水盛与血杂混而不滋荣气之运,或不化液而不从卫气之用,聚于经脉为病,冷则清如饮,热则浊如其痰”[③]。他还明确指出痰饮除生于脾胃外,还有生于经络者,他说:“窃谓痰饮之先,有生于脾胃,有生于六经,所起不同,若谓感邪与为病之形证则一也。至于治之,必先从其邪之所起,而后及于病之所也。”[③]

对痰证的病理变化及其治疗,戴氏还有十分精要之分析,他说:“饮凡有六:悬、溢、支、痰、伏、留,痰饮特六饮之一耳。人病此而止日痰饮者,盖停既久未有不为痰,多因气道闭塞津液不通。故善治痰者,不治痰而治气,气顺则一身之津液亦随气而顺矣。”[⑤]这与丹溪之“治痰先治气”之说出于一辙。同时他还指出:“病痰饮而变生诸证,不当为诸证所牵制妄言作名。宜以治饮为先,饮消则诸证自愈。”[⑤]确系治痰饮之大法。

在临床上,如喘、咳、呕、泄、眩、晕、心嘈、怔忡、惊悸,或为寒热、痛肿,为痞膈,为壅闭,或胸胁间辘辘有声,或背心一片常如水冷,这些都是痰饮之症,治疗时宜取苏子降气汤、导痰汤各半贴和煎;或小半夏茯苓汤加枳实、木香各半钱,吞五套丸[⑥];或以五套丸一料,依分两作饮子煎服。若平居皆无他证,只有痰数口,或清或坚,宜二陈汤、小半夏茯苓汤,痰多者间服青州白丸子[⑦];痰饮晕眩及成痰厥者,宜别加木香二生汤[⑧]吞青州白丸子和灵砂丹,或吞养正丹,半硫丸;痰饮流入四肢,令人肩背痠痛,两手软痹,医误以为风,则非其治,宜导痰汤加木香、姜黄各半钱。戴氏对于痰饮的论治,议论清晰,方法亦多,故常为后世取法。

(2) 郁证论治　戴元礼论郁证说:“郁者,结聚而不得发越也,当升者不升,当降者不降,当变化者不得变化,此为传化失常,六郁之病见矣。”[④]既然传化失常为致郁之关键,因而他又认为:“中焦致郁多也。”[⑤]中焦为脾胃所居,上为心肺,下为肝肾。凡有六淫七情,劳役妄动,上下所属之脏气出现虚实克胜之变,必影响及中焦之气,故四脏一有不平,中气必为之先郁。又因饮食关节,停痰积饮,寒湿不通,皆郁于脾胃,因此,他指出诸郁证以中焦致郁居多。戴氏对六郁的辨证也很详审,指出:“气郁者,胸胁痛,脉沉涩;湿郁者,周身走痛或关节痛,遇阴寒则发,脉沉细;痰郁者,动则喘,寸口脉沉滑;热郁者,瞀闷、小便赤,脉沉数;血郁者,四肢无力,能食,便红,脉沉;食郁者,嗳酸,腹饱不能食,人迎脉平和,气口脉紧盛。”[⑥]治郁之法,有中外四气之异，即表里、风寒、热湿。如在表者汗之；在内者下之；兼风者散之；微热者寒以和之；热甚者泻阳救水，养液润燥，补其已衰之阴；兼湿者审其湿之太过不及，犹土之旱涝也；寒湿之胜，则以苦燥之，以辛温之；不及而燥热者，则以辛温之，以寒调之。在用药方面，指出苍术、香附、抚芎为治郁要药，苍术为阳明药，能径入诸经，疏泄阳明之湿，其气味雄壮辛烈，强胃健脾，而开发水谷之气，故其功最大；香附为阴血中快气之药，下气最速。两者配合，一升一降，以散其郁；抚芎为手足厥阴药，能直达三焦，使生发之气上至头目，下抵血海，疏通阴阳，调和气血，不专开发上中焦，并能使胃行气于三阳，脾行气于三阴。脾胃得水谷之气灌输，则使被郁阻的脏腑之气得到宣发，天真之气也因而得到通达。戴氏对郁证的辨证施治，宗丹溪而推求尽致，后世医家多视之为准绳。

综上所述，戴氏承丹溪之学而最得其传，故《明史》谓其"学纯粹而识深远"。胡溁序《证治要诀类方》亦称"味其论断，出新意于法度之中，推测病源，著奇见于理趣之极。"对戴氏作了颇高的评价。

【复习思考题】

(1) 试述戴思恭气属阳动作火、血属阴难成易亏论的主要内容。

(2) 戴思恭论治痰证、郁证的学术经验。

【医案举例】

(1) 火极似水　松江诸仲文，盛夏畏寒，常御重纩，饮食必令极热始下咽，微温即吐。他医投以胡椒煮伏雌之法，日啖鸡者三，病更剧。戴曰："脉数而大且不弱。刘守真云'火极似水'，此之谓也。椒发三阴之火，鸡能助痰，只益其病耳。"乃以大承气汤下之，昼夜二十余度，顿减纩之半。后以黄连导痰汤加竹沥饮之，竟瘳。(《续名医类案·恶寒》)

按：刘完素曾说"病热甚而反觉自冷，此为病热，实非寒也"，即所谓"己亢过极，则反似胜己之化"，乃"火极似水"之象。其治疗但当泻其过甚之气，而不能被其假象所惑。否则"认是作是，以阳为阴"，便是"诛罚无过"。本证由于痰火内甚，阳气怫郁而不能宣达于外。因而盛夏畏寒、重绵不暖，食必极热，一似沉寒痼冷之疾。这在临床较难辨识。但戴氏留意其服食辛热甘肥则病更加剧的情况，并根据数大不弱的脉象，终于探得了病本，故径投大承气汤"釜底抽薪"，攻下痰热，复用黄连导痰汤加竹沥，清热涤痰。痰火既去，怫郁顿消，阳气宣达，恶寒自解。

(2) 痰火闭郁　姑苏朱子明之妇，病长号数十声，暂止复如前。人以为厉所凭，莫能疗。戴曰："此郁病也。痰闭于上，火郁于下，故长号则气少舒。经曰'火郁发之'是也。"遂用重剂涌之，吐痰如胶者数升，乃愈。(《续名医类案·哭笑》)

按：《本草经疏》载古人语云："怪病多属痰，暴病多属火。"说明痰火之为病，其临床表现是变化多端的。本案患者身无他病，但长号连声，止而复作。其证自与"脏躁"有别。戴氏分析病者长号的原因，乃气机失宣，欲求伸展。而气之不舒又因痰闭火郁所致。复因长号以舒气，知其郁闭的关键在上焦。故宗《素问》"火郁发之"之旨，涌去顽痰。在上之痰闭得开，在下之郁火自解，闭郁既除，升降复常，故气舒而病愈。

【原著选读】

《血属阴难成易亏论》

《内经》曰：荣者水谷之精也。和调五藏，洒陈于六腑，乃能入于脉也，源源而来，生化于脾，总统于心，藏于脾肝，宣布于肺，施泄于肾，灌溉一身。目得之而能视、耳得之而能听、手得之而能摄、掌得之而能握、足得之而能步、藏得之而能液、腑得之而能气、是以出入升降濡润宣通者，由此使然也。注之于脉，少则涩，充则实。常以饮食日滋，故能阳生阴长，液汗变化而赤为血也。生化旺，则诸往恃此而长养，衰耗竭，则百脉由此而空虚。可不谨养哉！故曰：血者，神气也。持之则存，失之则亡。是知血盛则形盛，血弱则形衰；神静则阴生，形役则阳亢；阳盛则阴必衰，又何言阳旺而生阴血也。盖谓血气之常，阴从平阳，随气运行于内，而无阴以羁束，则气何以树立？故其致病也易，而调治也难。以其比阳常亏，而又损之，则阳易亢阴易乏之论，可以见矣。诸经有云：阳道实，阴道虚。阳道常饶，阴道常乏。阳常有余，阴常不足。以人之生也，年至十四而经行，至四十九而经断，可见阴血之难成易亏。知此阴气一亏伤所变之证：妄行于上则吐衄；衰涸于外则虚劳；妄返于下，则便红；稍血热则膀胱癃闭；溺血渗透肠间则为肠风；阴虚阳搏，则为崩中；湿蒸热瘀，则为滞下；热极腐化则为脓血；火极似水，血色紫黑；热盛于阴，发于疮疡；湿滞于血，则为痛痒瘾疹，皮肤则为冷痹。畜之在上，则为喜忘；畜之在下，则为喜狂。堕恐跌仆，则瘀恶内凝。若分部位：身半已上，同天之阳；身半已下，同地之阴；此特举其所显之证者。治血必血属之药，欲求血药，其四物之谓乎。河间谓随证辅佐谓之六合汤者，详言之矣。余故陈其气味专司之要，不可不察。夫川芎血中之气药也，通肝经，性味辛散，能行血滞于气也。地黄血中血药也，通肾经，性味甘寒，能生真阴之虚也。当归分三，治血中主药，通肾经，性味辛温，全用能活血各归其经也。芍药阴分药也，通脾经，性味酸寒，能和血气腹痛也。若求阴药之属，必于此而取则焉。《脾胃论》有云：若善治者，随经损益，损其一二味之所宜为主治可也。此特论血病而求血药之属者也。若气虚血弱，又当从长沙，血虚以人参补之，阳旺则生阴血也。若四物者，独能主血分受伤，为气不虚也。辅佐之属：若桃仁、红花、苏子、血竭、牡丹皮者，血滞所宜；蒲黄、阿胶、地榆、百草霜、榈炭者，血崩所宜；乳香、没药、五灵脂、凌霄花者，血痛所宜；苁蓉、琐阳、牛膝、枸杞子、益母草、夏枯草、败龟板者，血虚所宜；乳酪血液之物，血燥所宜；干姜桂者，血寒所宜；生地黄、苦参，血热所宜；此特取其正治之大略耳，以其触类而长，可谓无穷之应变矣。(《金匮钩玄》)

《气属阳动作火论》

捍卫冲和不息之谓气，扰乱妄动变常之谓火，当其和平之时，外护其表，复行千里，周流一身，循环无端，出入升降，继而有常，源出中焦，总流于肺，气曷尝病于人也。及其七情之交攻，五志之间发，乖戾失常，清者遽变之为浊，行者抑遏而反止，表失卫护而不和，内失健悍而少降，营运渐运，肺失主持，妄动不已，五志厥阳之火起焉，上燔于肺气乃病焉。何者？气本属阳，反性则为大矣。河间曰：五志过极，则为火也。何后世不本此议，而一概类聚香辛燥热之剂。气作寒治，所据何理？且言七气汤制作：其用青皮、陈皮、之棱、蓬术、益智、官桂、甘草，遂以为平和可常用，通治七情所伤，混同一意，未喻其药。以治其气以下诸气，尤有甚焉者，兹不复叙。况所居之情，各各不同。且夫经言九气之变，未尝略而不详。如怒则气上，喜则气缓，悲则气消，恐则气下，寒则气收，热则气泄，惊则气乱，劳则气耗，思则气结。其言治法：高者抑之；下者举之；寒者热之；热者寒之；惊者平之；劳者温之；结者散之；喜者以恐升之；悲者以喜胜之。九气之治，各有分别，何尝混作寒治论，而类聚香热之药，通言而治诸气，岂理之谓欤。若香辛燥热之剂，但可劫滞气，冲快于一时；以其气久抑滞，借此暂行开发之意。药中无佐使制服所起之气，服之，甚则增炽郁火，蒸薰气液而成积，自积滋长而成痰，一饮下膈，气乃氤氲，清湿之象，若雾露之着物，虽滞易散，内挟痰积，开而复结，服之日久，安有虚实而不动，气动而不散者乎。此皆人所受误之由，习俗已久，相沿而化，卒莫能救。升发大过，香辛散气，燥热伤气，真气耗散，浊气上腾，犹曰肾虚不能摄气归原，遂与苏子降气汤、四磨汤下，黑铅丹、养气丹、镇坠上升之气；硫黄黑锡佐以香热，又无补养之性，借此果能生气而补肾乎。请熟详之：夫湿痰盛甚者，亦或当之，初服未显增变，由其喜坠而愈进，形质弱者，何以收救。不悟肺受火炎，子气亦弱，降令不行，火无以制，相扇而动，本势空虚，命绝如缕，积而至深，丹毒济火，一旦火气狂散，喘息奔急而死。所以有形丹石瓦药，重坠无形之气，其气将何抵受随而降之乎。譬以石投水，水固未尝沉也，岂不死欤。丹溪有曰：上升之气，自肝而出，中挟相火，其热愈甚，自觉无冷，非真冷也。火热似水，积热之甚，阳亢阴微，故有此证。认假作真，似是之祸可胜言哉。内经虽云百病皆生于气，以正气受邪之不一也。今七情伤气，郁结不舒，痞闷壅塞，发为诸病。当详所起之因，滞于何经，有上下部分藏气之不同。随经用药，有寒热温凉凉同异。若枳壳利肺气，多服损胸中至高之气;青皮泻肝气,多服损真气。与夫木香之行下焦中气、香附之快滞气、陈皮之泄气、藿香之馨香上行胃气、紫苏之散表气、厚朴之泻卫气,槟榔之泻至高之气、沉香之升降其气、脑麝之散真气,若此之类,气实可宜。其中有行散者,有损泄者,其过剂乎,用之,能却气之标,而不能治气之本。岂可又佐以燥热之药,以火济火,混同谓治诸气,使之常服多服可乎?气之与火,一理而已,动静之变,反化为二。气作火论,治与病情相得。丹溪发挥论云:冷生气者,出于高阳生之谬言也。自非身受寒气,口食寒物,而足论寒者,吾恐十之无一二也。(《金匮钩玄》)

《痰　　饮》

《内经》有脾胃湿土太过为积饮,痞膈与饮积于中者,数条未有痰之名也。至仲景始分饮为四,一曰痰饮、二曰悬饮、三曰溢饮、四曰支饮。而痰之义始见河间,分五运六气之病于火淫条下则云,中风、风癫等病,痰涎因水衰热甚,津液涌溢,聚于胸膈,热燥以为痰涎。初虞世言,涎者乃遍身之脂脉津液。于湿土条下云,湿气自甚则为积饮、痞膈、中满、霍乱;又云,喘嗽之痰为因外感风寒,寒化为热,热则生痰。张戴人谓,留饮一症,不过畜水而已;又谓,四饮者,观病之形状而定名也。其来之有五,有膹郁而得之者,其气抑郁不伸则肝气乘脾,脾气不濡故为留饮;有劳役乘困饮水,脾胃力衰,因时睡卧不能布散于脉,亦为留饮;肝主虑,久虑不决则肝气不行,脾主思,久思不已则脾气结,亦为留饮;饮酒过多,以乘燥金,胞不渗泄,亦为留饮;隆暑津液焦涸,喜饮寒水,过多逸而不动,亦为留饮。又谓痰有五,曰风痰、曰热、曰湿、曰酒、曰食五者,先生遵张、刘之说,谓痰饮之初起也,或饮食不谨,或外伤六淫,或内感七情,或食味过厚,皆致谷气不升资发荣卫,先郁滞而成膈热,故津液不行,易于攒聚;因气成积,积气成痰,痰饮既聚,展转传变,生病不一。为呕吐,为反胃,为喘满,为咳逆,为膈噎,为吞酸,为嘈杂,为膨胀,为痞,为痛,为泄利,为不食,冲上为头痛,为眩晕,嗌下为足肿,为癞疝。散于表为寒热,为胕肿,为支节痛;聚于心为狂,为癫,昏仆为不语。凡人之病皆痰为邪,此数家叙痰为病之始末也,后世论治痰饮,必得温乃行及,有痰因火热反见水化而觉其冷,乃不知其热也,先生故多不取,独称长沙治四饮之法,可表者汗之;可下者利之;滞者导之;郁者扬之;热者寒之;寒者温之,塞者通之;虚者补而养之;深得《内经》各随攸利所治之意。窍谓痰饮之先有生于脾胃,有生于六经,所起不同,若论感邪与为病之形症则一也,至于治之必先从其邪之所起,而后及于病之所止。曰痰饮因太阴湿土之化,生于脾胃,宁不生于六经乎?初虞世谓,涎为遍身之脂脉津液也,此非六经中之津液灌注于内外者欤,原其在经脉之由,即《内经》所谓饮入于胃,游溢精气,散精于脾,上归于肺,通调水道,下输膀胱,水精四布,五经并行;又谓水入于经,其血乃成,谓五脏化五液,心为汗,肝为泣,肺为涕,脾为涎,肾为唾,故经脉之津液与血者皆四布水精之所化,然经脉以胃气为本,则其所化亦六经中胃气,土德之冲和者,以成之由是同归乎湿,滋育百体皆矣,苟不善于化,则水积不行,亦如湿漂之为害,故其水盛与血杂混而不滋荣气之运,或不化液而不以卫气之用,聚于经脉以为病,冷则清如其饮,热而浊如其痰。设值风火之迫则涌溢而起,无处不到,痰饮为病莫大于此。(《推求师意·痰饮》)

《郁　　病》

郁病多在中焦,六郁例药,诚得其要。中焦者,脾胃也,胃为水谷之海,法天地生万物,体乾坤健顺备中和之气,五脏六腑皆禀之以为主荣卫天真,皆有谷气以充火。东垣谓:人身之清气、荣气、运气、卫气、春升之气,皆胃气之别称。然岂尽胃气,乃因胃气以资其生,故脾胃居中,心肺在上,肾肝在下,凡有六淫、七情、劳役、妄动,故上下所属之脏气致有虚实克胜之变,而过于中者,其中气则常先四脏,一有不平,则中气不得和而先郁,更因饮食失节、停积痰饮、寒湿不通,而脾胃自受者,所以中焦致郁多也。今药兼升降而用者,苍术,阳明药也,气味雄壮辛烈,强胃刑脾,开发水谷气,其功最大;香附子,阴血中快气药也,下气最速,一升一降,以散其郁;抚芎,手足厥阴药也,直达三焦,俾生发之气,上至目头,下抵血海,疏通阴阳、气血之使也。然此不专开中焦而已，且胃主行气于三阳，脾主行气于三阴，脾胃既有水谷之气行，从是三阴、三阳各脏腑自受，其燥金之郁者，亦必用胃气可得而通矣，天真等气之不达者，亦可得而伸矣，况苍术能径入诸经，疏泄阳明之湿，此六郁药之凡例。升降消导，皆自《内经》变而致之，殆于受病未深者设也。下郁乃燥之别，名属肺金之化。治郁之法，有中外四气之异，在表者汗之；在内者下之；兼风者散之；热微者寒以和之；热甚者泻阳救水，养液润燥，补其已衰之阴，兼湿者审其温之太过不及，犹土之旱涝也。寒湿之胜，则以苦燥之，以辛温之；不及而燥热者，则以辛温之，以寒调之，大抵须得仲景治法之要，各守其经气而勿违。(《推求师意·郁病》)

〔注释〕

① 《金匮钩玄·气属阳动作火论》。

② 《金匮钩玄·血属阴难成易亏论》。

③ 《推求师意·卷下》。

④ 《金匮钩玄·六郁》。

⑤ 《证治要诀·卷三》。

⑥ 五套丸：南星、半夏、白术、茯苓、良姜、木香、青皮、陈皮。

⑦ 青州白丸子：半夏、南星、白附子、川乌。

⑧ 木香二生汤：附子、半夏生用各等分，每服四钱，姜五片水煎，入木香尤佳。

⑨ 养正丹：水银、铅锡、朱砂、硫黄。

9. 温补学派

9.1 概　　说

继刘河间、朱丹溪之学广为传播之后，明代部分医者用药偏执于苦寒，常致损人脾胃，克伐真阳，形成了苦寒时弊，温补学派则在批判这种不良的治疗风气中崛起。

温补学派强调脾胃和肾命阳气对生命的主宰作用，在辨证论治方面，立足于先后天，或侧重脾，或侧重肾，而善用甘温之味，这对纠正时弊起有积极作用，同时在论争、说理的过程中，突出了脾胃和肾命的主题，尤其在后者，使命门理论的研究趋向了深入。

薛己为温补派之先驱，他脾肾并重，以擅用补中益气、地黄丸著称后世，其后如孙一奎、赵献可、张介宾、李中梓等皆承其余绪，而各多发挥，迨清代仍有高鼓峰、吕留良等延续之。

9.2 薛　　己

薛己，字新甫，号立斋，明代吴郡（江苏苏州）人，约生活于1486~1558年。薛己幼承家学，得父薛铠之传。早年即以外科闻名，后通擅各科，在学术上能旁通诸家。正德年间，选为御医，擢太医院判。嘉靖初，为太医院使，后因事告归。当时医界承元代遗风，重视降火，有的医者动辄恣用寒凉之剂克伐生气，对此流弊，薛己提出责疑："世以脾虚误为肾虚，辄用黄檗、知母之类，反伤胃中生气，害人多矣。"[①]于是他援引经旨，致力著述，潜心研究，立一家之言，重视甘温以生发脾胃之阳气，临证注重脾与肾、命之辨证，治疗用药以温补著称，对后世医家之温养理虚，颇多启发。

薛己医著有《内科摘要》《外科发挥》《外科枢要》《外科心法》《外科经验方》《疠疡机要》《口齿类要》《女科撮要》《保婴粹要》《正体类要》《过秦新录》《本草约言》等，评注医书有其父薛铠的《保婴撮要》、钱乙的《小儿药证直诀》、王纶的《明医杂著》、陈文中的《小儿痘疹方论》、朱丹溪的《平治荟萃》、倪维德的《原机启微》，后人将其著作及评注之书，汇编成《薛氏医案》。兹将薛氏学术思想择要介绍如下。

9.2.1　治病求本，务滋化源

薛己根据《黄帝内经》"治病必求其本"的指导思想，在临证治病时重视以治本为原则。沈启源在《疠疡机要·序》中赞赏薛己治病"不问大小，必以治本为第一要义"。薛氏治疗重视求本，包括两个方面：一是指辨证施治的原则，薛氏认为临床辨证必须抓住疾病的本质，他指出："凡医生治病，治标不治本，是不明正理也。"[⑧]因此，无论对外感、内伤之证，都必须掌握疾病发生之本源。如他对前人"痛无补法"之说，认为并非尽然，不能胶柱鼓瑟，对腹痛而见面色黄中带青，左关弦长，右关弦紧之症，辨明为土衰木旺之证，断然用益气汤加半夏、木香而愈。二是指调治脾肾为治病之关键，他说"《经》云：治病必求其本。本于四时五脏之根也。"[②]薛氏重视脾胃的作用，认为脾胃为五脏之根蒂，人身之本源，脾胃一虚则诸症蜂起，因此,薛氏治病尤强调"以胃气为本",其后黄履素在《折肱漫录》中曾谓:"治病必以脾胃为本,东垣、立斋之书,养生家当奉为蓍蔡也。如治脾无效,则求之于肾。"《四库全书》也高度评价薛氏这一治疗特点,指出"薛己治病在于务求本源"是甚为确切之语。

化源即生化之源,人体后天生化之源,当属脾胃之元气,土为万物之母,非土不能生物,惟土旺则万物昌盛,人体诸脏才能得到滋养,生气才能盎然勃发,因此,薛氏强调滋其化源,实为补脾土。如他对论治脾肺亏损咳嗽,痰喘等症时指出:"当补脾土,滋化源,使金水自能相生。"[④]黄履素在解释薛氏滋化源时曾说:"化源者何? 盖补脾土以滋肺金,使金能生水,水足木自平而心火自降。"[⑯]因而可见薛氏认为脾胃为其他四脏之化源,指出凡病属虚损之症皆可用滋化源之法,如他说:"症属形气病,气俱不足,脾胃虚弱,津血枯涸而大便难耳,法当滋补化源。"[⑥]然而薛氏对滋化源之治并未局限于脾胃,并将其范围扩充到肾与命门,把六味、八味丸也作为滋化源之治。可见重在滋化源,实为薛氏论治虚证之又一特点,也反映了治病务求本源这一指导思想。

薛己在临证治疗中,常运用五行生克之理,采取虚则补其母的治法,以达到滋化源的目的;他对张元素脏腑辨证十分推崇,在《医宗摘要》中指出"洁古云:五脏子母虚实鬼邪微上,若不达其旨意,不易得而入焉",善用《难经》"虚者补其母"的治疗方法,如肾乃肝之母,用六味丸滋肾水以生肝木;肺气虚弱,补脾土为补其母,以滋化源,如不应,再补土之母,补火以生土。土旺而生金。薛氏对脏腑虚损之证的论治,足资后人借鉴。

9.2.2　重视脾胃

薛氏的脾胃之说渊源于《黄帝内经》,并深受李东垣《脾胃论》的影响,他认为"《内经》千言万语,旨在说明人有胃气则生,以及四时皆以胃气为本。"[③]继承了《黄帝内经》这一观点,薛氏对脾胃在人体生命活动中的作用殊为重视。脾为中州之脏,浇灌四傍,为胃行其津液。人体之所以有生机和活力,全赖脾胃的滋养与健运,因而他认识到"人以脾胃为本,纳五谷精液,其清者入营,浊者入卫,阴阳得此是谓橐籥,故阳则发于四肢,阴则行五脏,土旺四时,善载乎万物,人得土以养百骸,身失土以枯四肢"[②]。脾胃在诸脏腑之中具有重要的地位,人体诸脏所以能发挥其正常生理功能,皆是因为接受了脾胃所生化之水谷精气,因此,薛氏指出:"胃为五脏本源,人身之根蒂。""脾胃气实,则肺得其所养,肺气既盛,水自生焉,水升则火降,水火既济而天地交泰,若脾胃一虚则其他四脏俱无生气。"[⑪]薛氏在内伤杂病的治疗上重视脾胃,主张培土补中,实是承东垣之学,以阐发《黄帝内经》意旨。

脾胃之盛衰与人体健康是休戚相关的。薛氏在论述病症时常强调脾胃之衰,他说:"人之胃气受伤,则虚证蜂起。"[③]指出:"内因之症,属脾胃虚弱"所致,甚至提到某些外感疾病也是由于脾胃虚弱,元气不足而引起,他认为"设或六淫外侵而见诸症,亦因其气内虚而外邪乘袭"[⑫],"若人体脾胃充实,营血健壮,经隧流行而邪自无所容"[③]。他的这种邪正观点,不仅与《黄帝内经》的"邪之所凑,其气必虚"的理论一致,同时突出了脾胃之盛衰在发病学上的重要作用,薛氏从临床实践中总结出脾胃虚弱,诸症蜂起的观点是对李东垣的"脾胃内伤学说"作了进一步的阐发。

脾胃为气血之本,脾为统血行气之经,对于这一生理机制,薛氏学有心得而论述颇详,指出:"血生于脾,故云脾统血,凡血病当用苦甘之剂,以助阳气而生阴血。"[⑬]"血虚者,多因脾气衰弱,不能生血,皆当调补脾胃之气。"[⑦]脾胃为人身之本,气血之生化又以中焦脾胃为源,生血必以调补脾胃之阳气为先,这是薛氏论述脾胃与气血的精髓之处。因此,对于阴血亏损之证，首重脾胃之气。若阳气虚弱而不能生阴血者，宜用六君子汤，阳气虚寒者加炮姜；若胃土燥热而不能生阴血者，宜用四物汤；若脾胃虚寒而不能生阴血者，宜用八味丸。可见薛氏重视脾胃之一斑。他的脾胃论述又与肾及命门联系起来的。

又如对阴虚或阳虚而引起的两种不同类型的发热病症，他指出："二证虽有阴阳气血之分，实则皆因脾胃阳气不足所致。"[②]对䐜胀认为也可因胃脘之阳气不能升举，其气陷入中焦所致，当用补中益气，使浊气得降而自安。又如在论治头面部疾患时，指出："脾胃发生元气不能上升，邪害空窍，故不利而不闻香臭者，宜养脾胃，使阳气上行，则鼻通矣。"[⑧]薛氏在他的学术思想中，对脾胃阳气的重视，并不逊于东垣，他反复指出对知母、黄檗等苦寒峻剂要慎用，以免克伐脾胃之阳气，同时对麦门冬、芍药、栀子、生地等药也不主张多用，惟恐滋碍脾气。他的善用甘温，力避苦寒之法，归根到底，仍承东垣绪余，重视脾胃阳气之升发。薛氏根据临床实践，归纳了对脾胃病治疗的四症、四方。即若饮食不适，则用枳术丸；脾胃虚弱者，用四君子；脾胃虚寒者，用四君子加炮姜；属命门火衰者，用八味丸。为治疗脾胃疾病的要领所在。

如上所述，薛氏的脾胃理论与东垣之脾胃学说，确有共同之处，然李氏论述脾胃病变以阴火上乘的内伤热中病变为主，薛氏则除此以外，还对脾胃虚弱而致的寒中症做了颇多的阐发，指出："脾病也当益火，则土自实而脾安矣。"[⑥]对火衰土弱之虚寒之证，不仅强调生发脾胃之阳，还进而指出了补火生土，强调了肾命对脾胃的温煦作用，使治疗脾胃虚损之法渐趋完备，这些方面的论述，确是很有见地的。

9.2.3 阐述脾肾

薛氏的学术思想中，对于肾命的认识，也是比较突出的一个方面。薛氏虽常论及命火，然他对命火的观点尚未超越《难经》之左肾、右命门之说，如他在论述气血方长而劳心亏损，或精血未满而纵情恣欲、根本不固、火不归元所致的病症时指出："两尺各有阴阳，水火互相生化，当于二脏中分各阴阳虚实，求其属而平之。若左尺脉虚弱而细数者，是左肾之真阴不足也，用六味丸；右尺脉迟轻或沉细而数欲绝者，是命门之相火不足也，用八味丸……"[⑭]因而薛氏常以六味、八味调治肾命阴阳、水火。他对劳瘵、咳嗽、咯血、吐血的治疗，有特殊见解，如说："设若肾经阴精不足，阳无所化，虚火妄动所致前证者，用六味地黄丸补之；若肾经阳气燥热，阴无以生，虚火内动而致前证，宜用八味地黄丸补之，使阳旺则阴生。"[⑨]故薛氏调治肾阴迥异于丹溪，力避知、柏的苦寒泻火，注重肾中阴阳的生化，药尚温补。

脾肾亏损之病症，或因脾土久虚而致肾亏；或因肾亏而不能生土，两者之间存在互为因果的关系，因而对于以土虚为主者，主张"补肾不如补脾"之说，但当肾虚为重时则又补益其肾，如若脾肾虚寒，宜用四神丸；若脾肾虚脱，用六君加姜、桂，如不应，急补命门火，以生脾土，常以八味丸治之，以补火生土。应该注意，薛氏在强调补脾不应、急补其母的原则下，亦并未偏废对脾土本脏的治疗，而是常采用脾肾同治之法，兼筹并顾的。其目的是通过补肾以生土，在薛氏医案中，多见气虚而又阴虚之体，不少是朝服补中益气汤、十全大补汤以培补元气，夕进六味丸、八味丸或四神丸以调治肾中水火。这样薛氏在对脾肾之间关系论述方面，条分缕析，剖理清晰。他在人以脾胃为本的思想指导下，虽有"补肾不若补脾"之说，但治疗灵变，不拘一格，他的补脾及脾肾同治之法，后世医家论治脾肾多为取法，并对李中梓的先天、后天之论，亦不无影响。

据《薛氏医案》所载，薛己生平所治病症，以内伤杂病为多，他经过毕生丰富的临床经验，指出:“大凡杂病属内因,乃形气,病气俱不足,当补不当泻。”[2]认为杂病以虚为多见,在治疗杂病虚证方面颇具特点,为后世所宗。

薛氏论虚证,必言阴虚,此阴并非津液、精血之谓,是概括三阴肝、脾、肾之虚,认为:“阴虚乃脾虚也,脾为至阴。”[12]足三阴即足太阴脾、足少阴肾、足厥阴肝,而脾为至阴之脏,故阴虚即脾虚,他指出:“大凡足三阴虚,多因饮食劳役,以致胃不能生肝,肝不能生火,而害脾土不能滋化,但补胃土则金旺水生,木得平而自相生矣。”[1]可见凡虚损之症十分强调肝、脾、肾三脏的调治,而三者间尤以脾土为关键。

例如,对内伤发热之证,认为阳虚发热多属脾气虚,用补中益气汤以升补阳气;阴虚发热多属肾阴虚,宜用六味地黄丸,以培补阴血;脾肺虚热用补中益气汤送服六味丸,凡上述之内伤发热,薛氏认为都与足三阴有关。对于血虚的治疗既注意于致虚的不同原因,又擅长以温补取效,他指出:“大凡血虚之证,或气虚血弱,或阳气脱陷,或大失血以致发热、烦渴等证,必用四君、归、芪或独参甘温之剂,使阳旺则阴生,其病自愈,若用寒凉降火,乃速其危也。”温补阳气,调治肝脾,这是薛氏对血证论治之重要特点。对于中风一证,薛氏也强调肝肾之虚,认为:“此风非外来之风邪,乃本气病也。”“然在半体者,肝肾所居之地,肝主筋,肾主骨、肝藏血,肾藏精,精血枯槁,不能滋养,故筋骨偏废而不用也。”[3]他在前人主火、主痰、主气虚之说的基础上,强调肾精、肝血之亏损为中风之本源,突出了肝肾内虚的一面,丰富了内风学说的病机理论,开叶桂“阳化内风”说之端;对痰证的论治方面,薛氏除了强调脾胃亏损、中焦气虚不能运化而致以外:还重视肾经亏损,津液难降,败浊为痰,是真脏之病,治以六味丸以补肾水。可见对于痰证,薛氏也认为与脾肾二脏之虚有关,若脾健肾壮,痰即无由而生。

薛氏对杂病中虚证的辨证,十分精详并多独见之处。他认为虚损之证,在某些情况下,可变生他证与假象,如“若气高而喘,身热而烦,或扬手掷足,口中痰甚者,属中气虚弱而变症也,宜用补中益气汤”[3]。指出此类身热而烦是“脾胃虚弱之假证也,设认为热症则误矣”[3]。又如“大抵病热作渴饮冷,便秘,此症属实为热故也,或恶寒发热,引衣蜷卧,或四肢逆冷,大便清利,此属真寒,或躁扰狂越,欲入水中,不欲近衣,属虚,外假热而真寒也”[15]。并以肚腹喜暖与口畏冷热为内伤虚证与外感实证之辨别要点,这在临证治疗上很有指导意义。

由此可见,薛氏认为内伤杂病以虚证为多见,其关键是足三阴虚,为明代以后诸医家对杂病治虚多用温补之法,初步奠定了理论基础。

综上所述,薛己的学术观点,是在深入研究《内》《难》的基础上,继承了钱乙等历代医家的学术思想,在当时元末明初,世医浪学丹溪之法,恣用知、柏,流弊日深的情况下,薛氏通过临床实践的总结,对内因杂病的治疗做了深刻的阐发,特别是他在理论上重视脾胃,注重脾胃与肾命之关系,在治疗上善于温补,明代以后诸医家逐步对肾命的探索引向深化,这与薛氏的学术思想是分不开的。现将薛氏学术思想要点归纳如下。

阐发脾胃在人体生命活动中重要作用,同时重视脾胃与肾命在生理、病理上的联系,对明代医学在理论研究和辨证施治方面颇有启示,如李中梓、赵养葵等医家多受薛氏之说的影响。

阐述脾胃为人身之根蒂的理论基础上,结合临证所见,指出杂病中以虚为多见,从而提出了滋其化源的治疗原则,为后世治疗虚损之证,开辟了蹊径,丰富和发展了祖国医学“扶正达邪”的治疗内容。

薛氏临证用药虽善于温补、慎用苦寒,但并没有完全废弃清热泻火之治,在他的医案中,也有不少使用苦寒药物的病例,如他治咽喉燥痛、肾经膀胱虚热,用四物汤加黄檗、知母、玄参。说明薛氏以温补著称,但治疗用药始终不离辨证论治的基本原则。

薛氏的学术思想,其论述脏腑病症,以足三阴肝、脾、肾为多,对心的阐述较少,他所称补火生土中之“火”,实指命火而言,非谓心火;在论述脾胃与其他诸脏关系中,对脾胃与心、肝的相互关系也论述不多;在治疗用药方面,薛氏处方虽善于权变,但用方比较局限,尽管这样,就其整个学术成就而言,薛己仍不失为一位对明代医学发展有较大影响的医家。

【复习思考题】

(1) 试述薛己滋化源、脾肾理论的主要内容。

(2) 薛己治疗虚损证的特点是什么。

【医案举例】

(1) 秀才刘允功,形体魁梧,素不慎酒色,因劳怒气头晕仆地,痰涎上涌,手足麻痹,时或面赤口干引饮,六脉洪而无力甚数。余曰,肺主气,肾藏气,今肾虚不能纳气归源,阳独居上,故作头晕,又不能摄水归源,饮停于中,故化而为痰,阳气虚热而麻痹,虚火上炎而作渴,当滋化源,用补中益气合六味地黄一服,后劳役或入房即作,用前药随愈。(薛注《明医杂著》)

按:肾虚不能纳气而阳独居上,不能摄水而饮停于中,故头晕仆地,痰涎上涌之证迭见,又因六脉洪而无力甚数,薛氏认为化源失滋,以补中益气汤、六味地黄合用,培补元气以滋肾水,使化源得滋而诸症随愈。

(2) 儒者张克明咳嗽,用二陈,芩、连、枳壳,胸满气喘,侵晨吐痰,加苏子、杏仁,口出痰涎,口干作渴,薛曰,侵晨吐痰,脾虚不能消化饮食,胸满气喘,脾虚不能生肺金,涎沫自出,脾虚不能收摄,口干作渴,脾虚不能生津液,遂用六君加炮姜、肉果、温补脾胃,更用八味丸,以补土母而愈。(《名医类案》)

按:脾虚不能生金之咳嗽喘满,非苦寒清肺之药所能取效。此案所见之症,薛氏认为皆以脾虚为根本,因而用六君子加味。培土以生金,用八味丸补火以生土,滋其之化,脾运健则痰涎自化,津液生而口渴自除。

【原著选读】

《论疮疡五善、七恶主治》

疮疡之证,有五善,有七恶。五善见三则瘥,七恶见四则危。夫善者,动息自宁,饮食知味,便利调匀,脓溃肿消,水鲜不臭,神彩精明,语声清朗,体气和平是也。此属腑证,病微邪浅,更能慎起居,节饮食,勿药自愈。恶者,乃五脏亏损之证,多因元气虚弱,或因脓出水多,气血亏损,或因汗下失宜,荣卫消铄,或因寒凉克伐,气血不足,或因峻厉之剂,胃气受伤,以致真气虚而邪气实,外似有余而内实不足,法当纯补胃气,多有可生,不可因其恶,遂弃而不治。若大渴发热,或泄泻淋闭者,邪火内淫,一恶也,竹叶黄芪汤。气血俱虚,八珍汤加黄芪、麦冬、五味、山茱萸。如不应,佐以加减八味丸煎服。脓血既泄,肿毒尤甚,脓色败臭者,胃气虚而火盛,二恶也,人参黄芪汤。如不应,用十全大补汤加麦冬、五味。目视不正,黑睛紧小,白睛青赤,瞳子上视者,肝肾阴虚而目系急,三恶也,六味丸料加炒栀子、麦冬、五味。如不应,用八珍汤加炒栀子、麦冬、五味、喘粗气短,恍惚嗜卧者,脾肺虚火,四恶也,六君加大枣、生姜,如不应,用补中益气汤加麦门冬、五味。心火刑克肺金,人参平肺散;阴火伤肺,六味丸加五味子煎服。肩背不便,四肢沉重者,脾胃亏损,五恶也,补中益气汤加山茱萸、山药、五味。如不应,用十全大补汤加山茱萸、山药、五味。不能下食,服药而呕,食不知味者,胃气虚弱,六恶也,六君子汤加木香、砂仁。如不应,急加附子。声嘶色败,唇鼻青赤,面目四肢浮肿者,脾肺俱虚,七恶也,补中益气汤加大枣、生姜。如不应,用六君子汤加炮姜;更不应,急加附子,或用十全大补汤加附子、炮姜。腹痛泄泻，咳逆昏瞆者，阳气虚，寒气内淫之恶证，急用托里温中汤，复用六君子汤加附子，或加姜、桂温补。此七恶之治法也。

此外，更有溃后发热，恶寒作渴，或怔忡惊悸，寤寐不宁，牙关紧急，或头目赤痛，自汗盗汗，寒战咬牙，手撒身热，脉洪大按之如无，或身热恶衣，欲投于水，其脉浮大，按之微细，衣厚仍寒，此血气虚极，传变之恶证也。若手足逆冷，肚腹疼痛，泄痢肠鸣，饮食不入，呃逆呕吐，此阳气虚，寒气所乘之恶证也。若有汗而不恶寒，或无汗而恶寒，口噤足冷，腰背反张，颈项劲强，此血气虚极，变痉之恶证也，急用参、芪、归、术、附子救之，间有可生者。大抵虚中见恶证者难治，实证无恶候者易治。宋时齐院令虽尝纂其状，而未叙其因。皇明陶节庵，虽各立一方，亦简而未悉，予故补其缺云。(《外科枢要》卷一)

《论疮疡当明本末虚实》

疮疡之作，皆由膏粱厚味，醇酒炙煿，房劳过度，七情郁火，阴炙，精虚气薄，命门火衰，不能生土，荣卫虚弱，外邪所袭，气血受伤而为患，当审其经络受证，标本缓急以治之。若病急而元气实者，先治其标；病缓而元气虚者，先治其本；或病急而元气又虚者，必先于治本，而兼以治标。大要瘇高焮痛，脓水稠粘者，元气未损也，治之则易，漫肿微痛，脓水清稀者，元气虚弱也，治之则难；不瘇不痛，或漫肿黯黑不溃者，元气虚甚，治之尤难者也。主治之法，若肿高焮痛者，先用仙方活命饮解之，后用托里消毒散；漫瘇微痛者，用托里散，如不应，加姜、桂；若脓出而反痛，气血虚也，八珍汤；不作脓，不腐溃，阳气虚也，四君加归、芪、肉桂；不生肌，不收敛，脾气虚也，四君加芍药、木香；恶寒憎寒，阳气虚也，十全大补加姜、桂；哺热内热，阴血虚也，四物加参、术；欲呕作呕，胃气虚也，六君加炮姜；自汗盗汗，五脏虚也，六味丸料加五味子；食少体倦，脾气虚也，补中益气加茯苓、半夏；喘促咳嗽，脾肺虚也，前汤加麦冬、五味；欲呕少食，脾胃虚也，人参理中汤；腹痛泄泻，脾胃虚寒也，附子理中汤；小腹痞，足胫肿，脾肾虚也，十全大补汤加山药、肉桂；泄泻足冷，脾肾虚寒也，前药加桂、附；热渴淋秘，肾虚阴火也，加减八味丸；喘嗽淋秘，肺肾虚火也，补中益气汤、加减八味丸。大凡怯弱之人，不必分其肿溃，惟当先补胃气，或疑参、芪满中，间有用者，又加发散败毒，所补不偿所损。又有泥于气质素实，或有痰，不服补剂者，多致有误。殊不知疮疡之作，缘阴阳亏损，其脓既泄，气血愈虚，岂有不宜补者哉。故丹溪先生云：但见肿痛，参之脉证虚弱，便与滋补，气血无亏，可保终吉。(《外科枢要》卷一)

〔注释〕

① 《内科摘要・饮食劳倦亏损元气症》。
② 薛注《明医杂著・医论》。
③ 薛注《明医杂著・风症》。
④ 《内科摘要・脾肺亏损咳嗽痰喘等症》。
⑤ 《医宗摘要・折肱漫录》。
⑥ 薛注《明医杂著・枳实丸论》。
⑦ 薛注《明医杂著・咳嗽》。
⑧ 薛注《明医杂著・续医论》。
⑨ 薛注《明医杂著・补阴丸论》。
⑩ 薛注《明医杂著・化痰丸论》。
⑪ 薛注《明医杂著・补中益气汤》。
⑫ 薛注《妇人良方・精血篇第五》。
⑬ 薛注《妇人良方・月水不调方论第五》。
⑭ 薛注《明医杂著・劳瘵》。
⑮ 薛注《明医杂著・或问东垣丹溪治病之法》。
⑯ 《折肱漫录・医药篇一》。

9.3 孙 一 奎

孙一奎，字文垣，号东宿，别号生生子。安徽休宁人，生活于明嘉靖、万历年间(1522~1619年)，为汪石山再传弟子。孙氏好学勤求，为寻师访友，曾远历湘赣江浙等地，广询博采，经三十年，故学验俱丰，名噪当时。著述有《赤水玄珠》三十卷、《医旨绪余》二卷及《医案》五卷。

孙氏治学，反对“徒以方书为捷径”而重视理论研究。他不仅沉酣《内》《难》，精究本草，参阅方书，并结合仲景以后历代各家医著，加以融会贯通。他认为“医者能因古人之法，而审其用法之时，斯得古人立法之心矣”[①]，主张读古人书，必须深入研究其立言之意，进行全面分析。所以他说：“仲景不徒以伤寒擅长，守真不独以治火要誉，戴人不当以攻击蒙讥，东垣不专以内伤树绩，阳有余阴不足之论不可以疵丹溪，而樱宁生(指滑伯仁)之长技，亦将与诸公并称不朽。”[①]认为这些医家都对祖国医学的发展有重大贡献，学医必须博采众长。这种治学方法，是值得我们借鉴的。

孙氏学术思想的重点在于阐述命门、三焦等理论，其间颇独到之见，具有较好的临床价值。兹就其主要内容，简述如下。

9.3.1 论命门动气

(1) 命门为两肾间动气，属坎中之阳　孙氏命门学说，胎息于《难经》的有关论述，且受到《易经》哲学思想的影响。《难经》提出：“肾有两者，非皆肾也，其左者为肾，右者为命门。命门者，诸精神之所舍，原气之所系也，故男子以藏精，女子以系胞。”《易经》中论述万物产生是太极和阴阳二气动、静变化的结果。

孙氏认识到，“人以气化而成形”[②]。他在论命门时说：“夫二五之精，妙合而凝，男女未判，而先生二肾，如豆子果实，出土时两瓣分开，而中间所生之根蒂，内含一点真气，以为生生不息之机。命曰动气，又曰原气。禀于有生之初，从无而有。此原气者，即太极之本体也。”[②]可见孙氏以为人身的太极是两肾间的命门原气，即动气。并指出：原气为太极之体，动气为太极之用，两肾又是“太极之体所以立”[②]的基础，实质上是指元气由元精所化。由于原气属阳，阳动则生；两肾属阴，阴静则化，从而生化成其他脏腑。故曰：“命门乃两肾中动气……乃造化之枢纽，阴阳之根蒂，即先天之太极，五行由此而生，脏腑以继而成。”[②]孙氏的命门为肾间动气之说，似乎与《难经》左肾、右命说不同，但他说“越人不以原气言命门，而曰右者为命门”，这是因为“左血右气”[②]，“言右肾则原气在其中矣”[②]。

关于命门的部位，是历来有争议的问题。《太素·知针石》篇“七节之傍，中有志心”句下，杨上善注称：“脊有三七二十一节。肾在下七节之旁，肾神曰志。”故后人认为此“志心”当为命门。对于此说，孙氏持不同意见，认为七节当自上而下数，故“志心”即心包络而非命门。并且，《黄帝内经》有“伏鼓不浮，上控志心”[③]之说，王冰解释为“心气不足”，足资证明。而他认为《铜人图》绘命门穴在两肾俞中间，这是合理的。

至于命门的属性，历来有命门属相火的说法。孙氏则认为《难经》仅言“藏精系胞，舍精神，系原气”，并未言命门属火。而命门就如“坎”卦，一阳陷入二阴之中，是“坎中之阳”[④]，是生命之本始。

(2) 命门动气为生生不息之根　命门原气对于人身至关重要。孙氏根据《难经·八难》

肾间动气是“五脏六脏之本,十二经脉之根,呼吸之门,三焦之原”等说进行阐发,认为人之所以生存,乃“赖此动气为生生不息之根,有是动则生,无是动则呼吸绝而物化矣”[5]。足见他强调呼吸根于肾间动气,而呼吸之气对生命来说又是须臾不可离的。所以,他在论述营气、卫气的同时,还重点阐述了原气、宗气与呼吸的关系问题。

对于营气、卫气和宗气,《灵枢·邪客》篇原有论述,谓五谷入胃,其糟粕、津液分为宗气、营气、卫气三隧,“宗气积于胸中,出于喉咙,以贯心脉而行呼吸”。孙氏广其意而认为营气、卫气之所以能循经隧、温分肉以发挥正常生理作用,人之所以能行呼吸,都有赖于宗气的推动,他指出宗气出于上焦,搏于胸中,其运行“肺得之而为呼,肾得之而为吸,营得之而营于中,卫得之而卫于外”[6]。总之,宗气是“气之宗主”,上、中、下三焦皆由其统宗。

孙氏又进而指出,《灵枢》之所谓宗气由水谷精微化而行呼吸,这是指“后天谷气”对呼吸的作用而言,若从根本来说,则呼吸的原动力实为肾间动气,即先天之气。为了说明此理,孙氏曾论述了胎儿的真息和新生儿的呼吸问题,“胎藏母腹,系于命门”[7],胎儿虽无口鼻呼吸,但有所谓“真息”。当其一离母腹,虽未进食,却即有呼吸,这都足以说明呼吸之原根于命门原气。所以,孙氏说:“呼吸者,即先天太极之动静,人之一身之原气也。有生之初,就有此气,默运于中,流运不息,然后脏腑得所司而行焉。”[8]因此,肺之能出气而呼,肾之能纳气而吸,无不由于原气之功。

可见,原气必须由宗气“积而养之”[9],才能维持呼吸持续不断。若水谷绝则宗气衰,宗气衰则原气馁,最终以致呼吸停息。所以,孙氏说“呼吸者根于原气”,[8]又说“呼吸资宗气以行”[9],也就是“原气言体,谷气言用”[8]的意思。

由上所述,说明孙氏所谓命门动气为生生不息之根,虽有其广泛的生理意义,但对于呼吸功能来说是特别重要的。

9.3.2 论三焦相火

(1) *三焦外有经而内无形* 三焦为六腑之一,有布散阳气、通调水道的生理功能。《灵枢·五癃津液别论》说:“三焦出气以温分肉”,《素问·灵兰秘典》说:“三焦者,决渎之官,水道出焉。”但《难经·三十八难》又称三焦“有原气之别焉,主持诸气,有名而无形。其经属于少阳,此外府也。”由此引起后世医家对三焦的形质的论争。

孙氏宗《难经》三焦无形之说,对三焦有形论及其有关问题详加辨析。首先,他反对马玄台三焦为有形之体的说法。马氏在《难经正义》中认为《难经》中所说的上、中、下三焦是无形之气,故原文作“燋”字;所说的手少阳三焦是有形之体,故原文作“膲”字。并把《三因方》所载的右肾下如手掌大的脂膜,指为三焦之体。孙一奎虽对马氏之学甚为推崇,但对他的三焦有两之说则持异议,孙氏指出古时“膲”“燋”通用,故不足为三焦有形之证。至于《三因方》所载脂膜之说,则为标新立异。因人之脏腑有厚薄。两肾脂膜或有偏长而下垂者,本属情理中事,何况《内》《难》诸经及前代医家均无此说,故脂膜说不足为信。其次,孙氏还对《黄帝内经》有关三焦的论述进行分析。他认为《黄帝内经》虽有少阳之络、三焦、少阳之脉等称,似涉三焦有形,但这只是指其经脉而言,不可认为是三焦本腑;《灵枢·本藏》篇又有“三焦膀胱”的厚、薄、缓、急、直、结、横等状的记载,也似有其形体之谓,但这是由于三焦为中渎之府,膀胱为津液之府,渎与津液二者皆为水,而三焦为决渎之官,膀胱之用,以其无形,故附膀胱而合称,并非指三焦亦有厚、薄等状。又如《灵枢·本藏》篇中“肾合三焦、膀胱,三焦、膀胱者,腠理毫毛其应”等说法,均属此理,并非指三焦有形而外应腠理皮毛。

总之,孙氏认为三焦是上、中、下三焦之地位的合称,“外有经而内无形”[⑨],因称“外府”;同时,三焦原非五行正腑,不同于其他五脏、五腑的合应,故又称“孤府”。

(2) 三焦为相火,是原气之别使　自《脉诀》有命门配三焦属相火之说以后,后世多以命门相火合称。孙氏则一反其说,认为“命门不得为相火,三焦不与命门配”,指出当以“三焦、包络为相火”[⑩]为是。包络为血母,为里;三焦为气父,为表,二者相为表里。然而,它们又不同于其他五脏与五腑的相配,故曰“心包非脏也,三焦非腑也”,其相配只是由于俱属手经,均为相火而“以类相从”[⑨]之故。三焦相火和包络相火主持气血,协同作用,维持着人体的正常生理功能,故孙氏说:“营卫出于三焦而营于中、卫于外,大气搏于胸中以行呼吸,使脏腑司其职,而四肢百骸奠安者,孰非相火斡旋之功哉?”[⑪]

虽然,三焦不与命门相配,但命门却是“三焦之原”,三焦相火始于原气,出于上焦,为“原气之别使”。孙氏曾引《难经本旨》之说以论三焦的作用:“所谓三焦者,于膈膜脂膏之内,五脏六腑之隙,水谷流行之关,其气融洽于其间,熏蒸膈膜,发达皮肤、分肉,运行四旁,曰上、中、下,各随部分所属而得名。虽无其实,合内外之实而为位者也。”[⑨]总之,《难经本旨》所说足以代表孙氏观点,说明三焦相火为原气之别使,有“裨助生生不息之功”[⑩]。

9.3.3 论天人君相之火

火为造化生息之机,不能无动,也不能妄动,故丹溪说:“天非此火不能生物,人非此火不能有生。”[⑫]孙氏认为君火、相火之所以有裨助生生不息之功,是因为皆有其定位的缘故。无论在天在人,都不可一日或缺。然而,历来医书虽往往在论杂症时谈到火,却未能分清君、相,甚至不明时令节序。因此,有以阴火为相火者;有以五志之火为相火者;丹溪则又以龙雷之火为相火,并说君火为人火,相火为天火。

孙氏指出,火“必先有定位而后可以言变化”[⑬],如以天火言,六气之中,火居其二,即君火、相火。论节序则君火少阴主二之气,自春分至小满,为热;相火少阳主三之气,自小满至大暑,为暑。暑,热太过,人感为病,是为外火。如以人火言,则也有君相之分。但孙氏反对丹溪所谓君火为人火、相火为天火或龙雷之火之说。认为“龙雷之火”虽为取譬,以喻五脏厥阳之火之酷烈,但不符合君、相二火的定位和伦序。因之,他强调人身君相之火均为人火,为内火,不能以君相来分属天人,而心为君火,包络、三焦为相火,乃是亘古不易之定论。但是,肝藏血、肾藏精,并不具有相火,“肝肾虽皆有火,乃五志之淫火,而非五行之正火”[⑩],肝肾火动,则为原气之贼。至于君相二火,则多由五脏之火随触而见,“触之于心之经、心之络、心之脏,曰君火也”[⑬]。总之,孙氏把火分别内外、正邪,认为六气之火为天火、外火;七情所感为人火、内火。心包、三焦相火为正火;肝肾阴火为贼火。

孙氏还提出,由于医者不明天火的定位和节序,故往往不参考时令节气而滥用寒凉之剂,又不明人火的定位和伦序,妄以命门阳气为相火,而以滋阴降火为专剂,故促使虚损患者死亡。他认为这虽是医者之责,然而,不明治火之原则是根本的原因。因此分析孙氏论火的目的,无非是为了说明命门非相火,而三焦、包络属相火,从而纠正滥用寒凉而损伤命门阳气的偏弊。故孙氏关于火的论述,实与其命门、三焦理论有紧密联系的。

9.3.4 治疗经验

孙氏治病“首重明证”,认为“凡证不拘大小轻重,俱有寒、热、虚、实、表、里、气、血”[⑭]之分,且病变多有始同而终异的情况,故治法不能执一而无权变。由于上述思想指导,他指出了时医对于内伤发热、虚损、血证等滥用苦寒、畏投甘温的谬误。

至于孙氏临证施治的特点，则与其命门、三焦理论相印证。他十分重视三焦元气的保护和治疗。既反对滥用寒凉，又指出过用辛热，疏导及渗利之剂的危害。认为不惟纯阴苦寒之剂可致脾胃虚弱、元气损耗，而且“若用辛香散气，燥热伤气，真气耗散”[15]，又如疏导过剂也可耗损元气，若淡渗过剂，则每致肾气夺伤。

由于三焦为原气之别使，又为相火之用，故凡命门原气不足或相火衰弱，可出现三焦元气不足之证，其病变可见气上不纳、水谷不化、清浊不分等情况。根据《难经》理论，孙氏认为三焦元气之病变当分三部分治，即“上焦主纳而不出，其治在膻中；中焦主腐熟水谷，其治在脐旁；下焦分清泌浊，其治在脐下”[9]。至于三焦脉诊则分属于寸、关、尺三部。

在三焦之中，孙氏对下元虚寒尤为重视。如论气虚中满、肾泄等证，认为都属于下焦元气虚寒；又如癃闭、遗溺、小便失禁诸证，亦或与之有关。同时，如对于下消和肾不纳气等证，则又注意精气同治。

“气虚中满”，孙氏认为由下焦元气虚寒，不能转运，清气不升，浊气不降所致。临床上可见“中满肿胀，小水不利，上气喘急，阴囊两腿皆肿，或面有浮气”[16]等证。孙氏制“壮元汤”[17]以温补下元，使阳气上腾，浊阴自降，谷食化，小便利而肿胀可消。实为脾肾同治之法。至于脾虚所致的“三焦湿胀”，则治以通气生姜丸[18]；“中气虚，心中痞”[19]又用补中益气汤治疗。

对于癃闭、遗溺等证，孙氏亦以三焦论治。因三焦为膀胱之用，“膀胱藏水，三焦出水”，“水渎在下，非气莫导”[20]。故除湿热等因所致者外，或以壮元汤温补下焦元气，或以补中益气汤“提补上中二焦元气”[21]。用刺灸之法，也但取三焦穴而不取膀胱穴。壮元汤和补中益气汤两方，是孙氏治疗三焦元气不足的主方，每在临诊时“体察病源”而用于诸证。三消病中的下消，孙氏认为因下元不足，无气升腾于上，故渴而多饮多尿，同样主张大补下元，使阳气充盛，熏蒸于上，但在温补之中重视补精以化气。这与命门元气根于两肾阴精，精不足则气失资化的认识分不开的。此外，对于“肾虚气不归元”[22]之证，孙氏则反对“滞于温补下元之说”，认为必须“体认夫真阴、真阳之虚实”，“肺出气，肾纳气，今气不归元，是肾之真阴不足，当益肾阴以全其职可也”[23]。故在治疗用药上也有所谓气血之分。气虚则用补骨脂、杜仲、菟丝子之类，如安肾丸等方；血虚则以山药、山萸、熟地之类，如六味地黄丸等方，凡此皆为“纳气归元”的治法。

此外，孙氏尚有不少议论可供我们参考，如论虚损治法，认为“治虚损之证，吃紧处工夫，只在保护脾胃为上，如和解、攻里二法，义之所当用者，虽老弱久病亦所不避，乃拨乱反正之意。惟要用舍得宜，有先攻而后补者；有先补而后攻者；有攻补并行者，当攻则攻，当补则补”[23]，如病邪未除，而只知用补法，则反致疾病的加剧，故不可“设务姑息而一惟调补是务”[23]。这些都是他在临床实践的经验体会。

综观孙氏学说，以命门为两肾间动气，三焦为元气之别使。动气为生生不息之根，相火有裨助生生不息之功，其论说不仅阐发了《难经》有关理论，且能自出机杼，并与临床辨证施治相结合。因此，其学术理论和实践经验对祖国医学做出了一定的贡献。

【复习思考题】

(1) 试述孙一奎命门、三焦相火论的主要内容。

(2) 孙一奎治病经验的特点是什么？举例说明之。

【医案举例】

(1) 下消　丁书办，年过五十，糟酒纵欲无惮，忽患下消之症，一日夜小便二十余度，清白而长，味且甜，少顷，凝结如脂，色有油光，治半年不验，腰膝以下皆软弱，载身不起。饮食减半神色大瘁。脉之六部大而无力。书云：脉至而从，按之不鼓，诸阳皆然。法当温补下焦，以熟地黄六两为君，鹿角霜，山茱萸各四两，桑螵蛸、鹿角胶、人参、白茯苓、枸杞子、远志、菟丝子、怀山药各三两为臣，益智仁一两为佐，大附子、桂心各七钱为使，炼蜜为丸，梧桐子大，每早晚淡盐汤送下七、八十丸，不终剂而愈。或曰：凡云消者皆热症也，始公具方，人多议之，今果以温补成功，此何故哉？予曰：病由下元不足，无气升腾于上，故渴而多饮，以饮多，小便亦多也。今大补下元，使阳气充盛，熏蒸于上，口自不干，譬之釜盖，釜虽有水，若底下无火，则水炁不得上升，釜盖干而不润，必釜底有火，则釜中水气升腾，熏蒸于上，才湿润不干也。予已详著《医旨绪余》中 兹不多赘。（《赤水玄珠医案·三吴治验》）

按：消渴症固多热症，然而因于下元虚惫，肾阳不足所致者亦属不少。本案即是一典型病例。《金匮》云："男子消渴，小便反多，以饮一斗，小便亦一斗，肾气丸主之。"即是指因肾气不足，主以肾气丸温补肾阳者。对此，宋代许叔微更有进一步的论述，如谓："消渴病者，下焦为小便，皆精气不实于内，则小便数，瘦弱也。"指出此病之关键，在于"真火"不足，釜底乏薪，至使脾胃乏运化之能，肺藏失煦布之功，提出"常须煖补肾气"的治疗原则。观此案，孙氏据证凭脉，而治以温补，其辨证关键是"一日夜小便二十余度，清白而长""脉之六部大而无力"，显见肾阳不足之故，恰如釜中存水，釜底乏薪，遂使津液不能上润而为消渴。治疗上，遵煖补肾气之旨，使阳气充盛，熏蒸于上。而温补之中又重视补精以生气。可见，其理法方药，既渊源有绪，又不乏己见，故效如桴鼓。

（2）胀满　舜田藏公，吴车驾涌澜公岳也。年将六旬，为人多怒，胸高否胀，饮食少，时医治以平胃散、枳术丸、香砂丸不效，复以槟榔、三棱、莪术之类日消之，而大便溏泻，两足跟踝皆浮肿，渐及两手背。医又以其手足浮肿而认为黄肿者，以针砂丸与之，肿益加，面色黄且黑。自二月医至八月，身重不能动止，又有以水肿治者。车驾公雅善予，因延诊之，脉沉而濡弱。予曰：此气虚中满证也，治当温补兼升提，庶清阳升则大便可实；浊阴降则胸膈自宽。以人参、白术各三钱，炮姜回阳，陈皮各一钱，茯苓、黑芪各二钱，泽泻、升麻、肉桂、苍术、防风各七分，三十贴而安。客有疑而诘予曰：此证诸家非消导则淡渗，而先生独以温补收功，腹中积而为满、为肿者，从何道而去也。予曰：胀满非肿满比也。故治不同。肿满由脾虚不能摄水，水渗皮肤，遍身光肿；今胀满者，先因中虚以致皮肤，外坚中空，腹皮胀紧象鼓，故俗名鼓胀。盖由气虚以成中满，若气不虚，何中满之有。气虚为本，中满为标，是以治先温补，使脾气健运，则清阳始分，清浊分而胀斯愈也。（《赤水玄珠医案·三吴治验》）

按：本案辨证之关键在于"中满"是属虚，抑或属实。时医接连误治，显系审证不确，以虚当实所致。患者多怒则肝强，多欲则脾弱，以强木制弱土，又治在虚其脾胃。继之，又以攻消克伐之药，致脾阳大损，肿势递增，是为再误。殆至手足皆肿，阴土之虚，犹未能察，至此脾胃健运功能失职，中阳颓败，升降失司，而成气虚中满之证。孙氏以理中汤合补中益气汤复方加减，续进三十贴而愈。符合《内经》"塞因塞用"之旨。

【原著选读】

《张刘李朱滑六名师小传》

孙氏生生子曰，医以通变称良，而执方则泥，故业医者，能回古人之法，而审其用法之时，斯得古人立法之心矣，不则窥其一斑，而议其偏长，即医如张仲景、李东垣诸公，亦妄加讥贬也。可乎哉，可乎哉！余故列其因时立法者于后。

医学自汉秦以上无方，有方自张长沙始，医家以长沙为方书之祖。晚世议长沙者，率谓其长于伤寒而短于杂证，余惟医如长沙，亦无间然矣，乃长沙急于伤寒者，盖病莫大于伤寒，而变证亦莫甚于伤寒，其生死决于七日，十三四日之间，非若他疾可从容而治也，长沙察其缓急，故以伤寒为首务尔。不然，《金匮要略》，治杂证书也，独非长沙著述者乎？何颙别传有曰，仲景受业于同郡张伯祖，善于治疗，尤精经方，时人谓扁鹊仓公无以加焉，观此，则仲景不专长于伤寒，又可知矣。而刘宗厚亦曰，吾尝用东垣之药，效仲景处方。宗厚，丹溪高弟也，不效丹溪，而效仲景，以仲景医之亚圣，非丹溪可企及者，效仲景或亦取法乎上之意，云：后世慎毋轻议长沙也。

张戴人，医亦奇杰也。世人不究其用意，议其治疾，惟事攻击即明理，如丹溪《格致余论》，亦讥其偏，丹溪之说出，益令人畏汗、吐、下三法如虎，并其书置之不与睫交，予甚冤之，予惟人之受病如寇入国，不先逐寇，而先拊循，适足以养寇而扰黎元也，戴人有见于是，故以攻疾为急，疾去而后调养，是得靖寇安民之法矣。彼仲景麻黄、瓜蒂、大承气，非攻击急剂哉？审缓急而用之，此仲景意也。盖医难于认病，而不难于攻击调补，戴人特揭其难者言之也。丹溪引《内经》"邪之所凑，其气必虚"为论，乃遗下文留而不去，其病为实一句；引精气夺则虚，又遗邪气盛则实一句；引虚者正气虚也，又遗实者邪气实也一句。摭其可议戴人为言，而于戴所忽略而不采，丹溪且若此余又何怪哉，且戴人名其书曰：《儒门事亲》，岂有儒者事亲而行霸道，以害其亲者哉，必不然矣。譬彼武王伐殷，先悬纣于太白，而后散财发粟；汉高人秦，降子婴而后约法三章。彼拘拘然进调补而诎攻击，是犹治国专用赏而不用罚也，则舜讨凶，而尼父诛卯，为多事哉，予因著于篇，以为戴人辩白。

有谓刘守真长于治火，斯言亦未知守真所长也，守真高迈明敏，非泛常可俦，其所治多在推陈致新，不使少有怫郁，正造化新新不停之意，医而不知此。是天术也。此王海藏之言，海藏乃东垣高弟，尚推毂如此，则其邃学可知。且其所撰《原病式》，历揭《素问》病机一十九条，而属火者五，又觇人心好动，诸动属火，夫五行具于人身者各一，惟火有君有相，由此病机属火者多也。《原病式》特为病机而发，故不暇论及其余。若所著《保命集》三卷，治杂证，则皆妙绝矣，然则谓守真长于治火者，其真未知守真所长者乎。

医家雅议李东垣，善于内伤，而虚怯非其所长，故有补肾不若补脾之语。窃谓肾主阖辟，肾间原气，人之司命，岂及轻于脾胃哉？盖病有缓急而时势有不同，东垣或以急者为首务也。彼当金元扰攘之际，人生斯世，疲于奔命，未免劳倦伤脾，忧思伤脾，饥饱伤脾，何莫而非伤脾也者？《内经》曰：脾胃者，仓廪之本，营之居也；又曰：五脏六腑皆禀受于脾胃，脾胃一伤，则脏腑无所受气。故东垣孜孜以保脾胃为急，彼虚怯伤肾阴者，乃燕居安闲淫胜之疾，又不可同日而语也。不则《内外伤辨惑论》与《外科精义》及《兰室秘藏》等书，皆治杂证者，岂止内伤已哉，此可以观矣。

余观近世医家明理学者，宜莫如丹溪，虽倡阳有余阴不足之论，其用意固有所在也。盖以人当承平，酗酒纵欲以竭其精，精竭则火炽，复以刚剂，认为温补，故不旋踵血溢，内热、骨立而毙，与灯膏竭而复加炷者何异?! 此阳有余阴不足之论所由著也，后学不察，概守其说，一遇虚怯，开手便以滋阴降火为剂，及未期，卒声哑、泄泻以死。则曰，丹溪之论具在，不知此不善学丹溪之罪，而于丹溪何尤。丹溪为许文懿高弟，学原考亭，其认病最真，而投剂最确，观其治许文懿之病，及疼风十三症，可概见矣。功首罪魁之言，余尝为冤之，昔荀卿喜为高论，而李斯祖之以祸天下，则报仇行劫之说著矣，大都前哲立论，必有定见，调施经权，必合宜适，彼执方而不达变者，反为丹溪累也，余故不惜牙颊辩之。

余读史记，至太史公所由光，及伯夷之语，未尝不掩卷叹滑伯仁之术，而后无有彰之者，伯仁我明奇士也，技艺之精，不下丹溪，即其文辞如《素问抄》《难经注》，诊有《枢要》，针有《经络发挥》，与《疮疡痔瘘》《医韵》等篇，亦可谓集往哲之大成矣。顾后学但知宗《丹溪心法》如《灵》《素》，于伯仁诸集若罔闻知，虽其术有奇中，治有明徵，所至成名，如朱太史列传所称亦莫之顾，何哉？盖丹溪为当时缙绅所游扬，又戴元礼、刘宗厚诸名士为弟子，故丹溪之名籍籍，而伯仁艺虽高，弗若之矣。何一阳有言，历考上古高贤，若以岐伯、越人为医中尼父，则仲景可为颜曾之陪，而河间、东垣，当在宰我子贡之列，若伯仁义理精明，制作醇粹，可与游夏之班，至彦修又下一等也，此论甚确，而今宗伯仁者不然也，岂惟伯仁，则戴人、守真亦若是尔，故太史公曰，岩穴之士，欲砥立名行，非附青云之士，恶能声施后世哉，此言信矣，余故特为伯仁表之也。

生生子曰，余著论若是，非阿所好也，欲后人知仲景不徒以伤寒擅长，守真不独以治火要誉，戴人不当以攻击蒙讥，东垣不专以内伤树绩，阳有余阴不足之谭不可以疵丹溪，而撄宁生之长技，亦将与诸公并称不朽矣，同志者幸亮之，毋余訾哉。（《医旨绪余 · 卷下》）

《命 门 图 说》

生生子曰：天人一致之理，不外乎阴阳五行，盖人以气化而成形者，即阴阳而言之。夫二五之精，妙合而凝，男女未判，而先生此二肾，如豆子果实出土时两瓣分开，而中间所生之根蒂，内含一点真气，以为生生不息之机。命曰动气，又曰原气，禀于有生之初，从无而有，此原气者，即太极之本体也，名动气者，盖动则生，亦阳之动也，此太极之用所以行也；两肾，静物也，静则化，亦阴之静也，此太极之体所以立也；动静无间，阳变阴合而生水、火、木、金、土也，其斯命门之谓欤。

《素问》曰：肾藏骨髓之气；又曰：北方黑色，入通于肾，开窍于二阴，藏精于肾；《难经》曰：男女以藏精，非此中可尽藏精也，盖脑者髓之海，肾窍贯脊通脑，故云。

生生子曰：三十六难言，肾有两脏，其左为肾，右为命门，命门者，诸精神之所舍，男子以藏精，女子以系胞，故知肾有二也。三十九难言，五脏亦有六脏者，谓肾有二脏也，其左为肾，右为命门，命门者，精神之所舍也，男子以藏精，女子以系胞，其气与肾通。细考《灵》《素》两肾，未尝有分言者，然则分之者，自秦越人始也，追越人两呼命门为精神之舍，原气之系，男子藏精，女子系胞者，岂漫语哉？是极归重于肾而言，谓肾间原气人之生命，故不可不重也。《黄庭经》曰：肾气经于上焦，营于中焦，卫于下焦。《中和集》曰：阖辟呼吸，即玄牝之门，天地之根，所谓阖辟者，非口鼻呼吸，乃真息也。越人亦曰，肾间动气者，人之生命，五脏六腑之本，十二经脉之根，呼吸之门，三焦之原，命门之义，盖本于此，犹儒之太极，道之玄牝也，观铜人图，命门穴不在右肾而在两肾俞之中可见也。《难经》虽有命门之说，并无左右水火之分，何后人妄臆指命门属相火耶？顾《灵》《素》三阴三阳手足十二经配合，皆有定偶，以象十二时、十二月、十二律之意，今又以命门为属火，则当统之于何经，十二经既无所统，则两肾皆属少阴水可知。《黄庭经》曰：两部肾水对生门（左肾为壬，右肾为癸，生门者脐也），或曰：然则脉诀何谓命门配三焦，属相火也。余曰：此高阳生之悮，戴同父辩之已详，三焦是手少阳经，配手厥阴经为表里，乃手经配手经，火配火为定偶也，岂有手配足，火配水之理哉？滑伯仁《难经本义》注曰，命门其气与肾通，则亦不离乎肾，其习坎之谓欤（坎者，水也。《易》谓上下二坎相重阴而又阴，故曰习坎），手心主为火之闰位，命门即水之同气欤，命门不得为相火，三焦不与命门配亦明矣。虞庶亦云：诸家言命门为相火，与三焦为表里，按《难经》只有手心主与三焦为表里，无命门三焦表里之说，据此，则知诸家所以纷纷不决者，盖有感于《金匮真言篇》，王注引正理论，谓三焦者有名无形，上合手心主，下合右肾，遂有命门三焦表里之说，夫人身之脏腑，一阴一阳，自有定偶，岂有一经两配之理哉？夫所谓上合手心主者，正言其为表里，下合右肾者，则以三焦为原气之别使而言之尔，知此则知命门与肾通，三焦无两配，而诸家之说不辩而自明矣。或曰：如子所云，则命门属水欤。予曰：右肾属水也，命门乃两肾中间之动气，非水非火，乃造化之枢纽，阴阳之根蒂，即先天之太极，五行由此而生，脏腑以继而成。若谓属水属火，属脏属腑，乃是有形质之物，则外当有经络动脉，而形于诊，《灵》《素》亦必著之于经也。或曰：然则越人不以原气言命门，而曰右肾为命门，何也？予曰：此越人妙处，乃不言之言也，言右肾，则原气在其中矣，盖人身之所贵者，莫非气血，以左血右气也。观黄帝阴符经曰，人肾属于水，先生左肾，象北方大渊之源，次生右肾，内有真精，主五行之正气。越人故曰：原气之所系，信有核欤。或曰：《灵》《素》命门有据乎。予曰：《阴阳离合篇》，有太阳根起于至阴，结于命门（至阴穴名在足小指外侧）。启玄子注曰：命门者，藏精光照之所，则两目也；《灵枢》亦曰：命门者，目也，盖太阳乃肾之表，目者宗脉精华之所聚，故特以精华之所聚处，而名之为命门也。（《医旨绪余·卷上》）

《鼓 胀 说》

生生子曰：胀满之疾，谷食不消，小便不利，腹皮胀急而光，内空空然如鼓是矣，俗知谓之鼓胀，不察其致之者有由也。《内经》曰：胀取三阳，三阳者，足太阳（寒水膀胱经也，《灵枢》）。经曰：下焦溢而为水。

《灵兰秘典》曰：膀胱者，州都之官，津液藏焉，气化则能出矣。历考三书，可见小便之不利，由下焦原气虚寒，以致湿气壅遏于肤里膜外之间，不得发越，势必肿满，是肿满之疾，起于下元虚寒也，若非温补下元，则小便何能独利。且夫人之胃如釜甑，然釜底火旺，则热气熏蒸，甑炊易熟，若徒有水而无火，则无气上升，物何由熟，即此可以例观矣，故治胀满者，先宜温补下元，使火气盛而湿气蒸发，胃中温暖，谷食易化，则满可宽矣。夫清气既升，则浊气自降，浊气降则为小便也，小便利胀有不消乎？语谓地气上为云，天气下为雨，惟此气流行，斯为云为雨也。今之医者，一遇此疾，则曰《内经》有言，诸湿肿满，皆属脾土。土虚则湿停，湿停则渗透肌肤，遍身肿满，不可不通利也，辄用利小便及补中之剂，如五苓散、胃苓汤，加木通、车前子、大腹皮、滑石之类，法未为夹谬乎？然顾服之愈多，而小便愈少，肿胀愈急，何故哉？不温补下元，而徒以通利之药施之也，果若此，岂惟不效，则下元益虚，真气益弱，死期且至，安望其有瘳乎？余尝究心《灵》《素》，参会易理，憬然有得，于中且施之病者，随试辄效，故笔之于册，以公我之同志。(《赤水玄珠·卷六》)

〔注释〕

① 《医旨绪余·张刘李朱滑六名师小传》。

② 《医旨绪余·命门图说》。

③ 《素问·阴阳类论》。

④ 《医旨绪余·右肾水火辨》。

⑤ 《赤水玄珠·肾无痘辨》。

⑥ 《医旨绪余·宗气、营气、卫气说》。

⑦ 《赤水玄珠·妊娠数堕胎》。

⑧ 《医旨绪余·原呼吸》。

⑨ 《赤水玄珠·难经正文三焦评》。

⑩ 《医旨绪余·丹溪相火篇议》。

⑪ 《医旨绪余·问十二支土多、十二支火多之义》。

⑫ 《格致余论·相火论》。

⑬ 《赤水玄珠·明火篇》。

⑭ 《赤水玄珠·凡例》。

⑮ 《赤水玄珠·气门》。

⑯ 《赤水玄珠·胀满门》。

⑰ 壮元汤：人参、白术各二钱，茯苓、破故纸各一钱，桂心、大附子、干姜、砂仁各五分，陈皮七分。

⑱ 通气生姜丸：人参、茯苓、神曲炒、麦芽炒各半两，官桂、归尾、陈皮炒各六两、半夏洗一两、生姜去皮切六两，厚朴六两，上为末，以生姜汁煮，麦糊为丸，梧子大，每服三十丸，空服食前米汤饮下。

⑲ 《赤水玄珠·痞气门》。

⑳ 《赤水玄珠·闭癃、遗溺、不禁辨》。

㉑ 《三吴医案》卷二(癸巳案)。

㉒ 《赤水玄珠·虚怯、虚损、劳瘵门》。

㉓ 《赤水玄珠·眩晕门》。

9.4 赵献可

赵献可，字养葵，号医巫闾子。明万历、崇祯间(1573~1644年)鄞县人，《鄞县志》称其“好学淹贯，尤善于《易》而精于医”①。有《医贯》六卷及《邯郸遗稿》等著作行世。

赵氏学说阐发薛己之旨，立意于先天水火而尤重于命门之火，故在治疗上反对滥用苦寒克伐。他认为先天之火乃人生立命之本，养身、治病莫不以此理“一以贯之”，因撰书名曰《医贯》。

9.4.1 发挥命门学说

明代医家对命门的研究日趋深化,大都对《难经》左肾、右命之说提出异议,并进一步探索它对人身的重要作用。赵献可认为命门在脏腑之中处于极其重要的地位,它对人身先、后天均有主宰作用。兹将其说简述如下。

(1) 命门有位无形,为人身“真君真主” 赵氏认为两肾有形,属水,其左为阴火、右为阳水;命门无形,属火,其位在两肾中间,所谓“命门无形之火,在两肾有形之中”②,亦即“两肾间动气”。他又指出“越人谓左为肾、右为命门,非也。命门即在两肾各一寸五分之间,当一身之中。《易》所谓“一阳陷于二阴之中”,《内经》曰“七节之旁有小心是也”②。以上论述,既将两肾和命门的属性及位置作了区分,且又指出了其间的关系。

《易》说以“一阳陷于二阴之中”,构成“坎”卦。坎为水,水中有阳才能化气而产生生命,故赵氏认为坎为“水气潜行地中,为万物受命根本”③。同样,命门在两肾中间构成坎卦,两肾由于命火的作用才能化气而有生命,故肾与命门是人生受命的根本。赵氏说“命门无形之火,在两肾有形之中……故曰五脏之真,惟肾为根”②,这正说明了肾、命二者既须分而又不可截然而分,其间的关系是十分密切的,而命门的作用始终处于主导地位。

若论命门与脏腑的关系,赵氏认为其位居十二官之上。《素问·灵兰秘典论》曾说:“心者君主之官……主不明则十二官危。”据此,赵氏以为心既在十二官之内,则必然“人身别有一主,非心也”②,因此,他确认君主之官即是命门,命门是主宰十二官的“真君真主”,指出“命门为十二经之主,肾无此则无以作强,而伎巧不出矣;膀胱无此则三焦之气不化,而水道不行矣;脾胃无此则不能蒸腐水谷,而五味不出矣;肝胆无此则将军无决断,而谋虑不出矣;大小肠无此则变化不行,而二便闭矣;心无此则神明昏,而万事不能应矣”②。总之,说明人身“百骸具备,若无一点先天火气,尽属死灰矣,故曰:主不明则十二官危”②。为了强调命火的重要作用,他把人身譬作“走马灯”,若灯中“火旺则动速,火微则动缓,火熄则寂然不动”②。形象地描述了十二官的功能活动都必须以命门之火为原动力。

(2) 命门对先、后天的作用 古代哲学认为“太极”是无形的一元之气,由太极动而生阳,静而生阴,然后分出先天无形的元阴、元阳,从而化生后天有形的阴阳。赵氏把命门喻为“一身之太极”,而命门的成立必须依存于两肾,所谓“两肾在人身中合成一太极”④。命门对人身的先天和后天均有主宰作用,他指出:命门为“主宰先天之体”,有“流行后天之用”⑤。

所谓“主宰先天”,是说人身先天无形的水、火之气即真水和相火,而由命门所主宰。赵氏认为,先天无形之火即三焦相火,出于命门右旁之小窍,它不同于后天有形心火,有形心火为水所克,而无形之火乃水所生,先天无形之水就是真阴,即真水,出于命门左旁之小窍,它不同于两肾所主的后天有形之水(指血、津、液、涕、唾、汗等)。无形之火即元气(亦称真火、真阳),无形之水即元精,而主宰着它们的命门即为“元神”。上述三者,体现了人身先天的精、气、神。

所谓“流行后天之用”,是说无形的相火和真水都在命门作用下流行于周身。赵氏认为,三焦相火是命门的臣使之官,它“禀命而行,周流于五脏六腑之间而不息”②;真水之气则“上行夹脊,至脑中为髓海,泌其津液,注之于脉,以荣四肢,内注五脏六腑……随相火而潜行于周身”②。

总之,相火和真水“日夜周流于五脏六腑之间,滞则病,息则死”②。从相火禀命于命门,真水又随相火流行的情况,说明阴阳水火,同出一根,周流而不息,相偶而不离,这是人体健康的根本保证。赵氏曾说“盖火为阳气之根,水为阴气之根,而火与水之总根,两肾间动气是也”[⑧],正是概括了命门对先、后天的作用而言。

(3) 加意于命门,不忽乎阴精　赵氏极其重视命门之火的作用,然而他还确认阴精是其物质基础。他认为“君相二火,以肾为宫”[③],因为肾间真水随相火而潜行,相火又禀命于命门君主之火。所以,在水火之中当以火为重,而在君相之中则又以君火为主,故称“火乃人身之至宝”[②],凡养生、治病,必须认识到命门为“真君真主”,而“加意于火之一字”[②]。

然而,赵氏也未尝忽略阴精,他认为“阴阳互为其根”[⑦],阴精亏耗不仅为阴虚,而且每多出现阳虚之证,故“阴虚有二:有阴中之水虚;有阴中之火虚”[⑧],即“阴虚之中,又有真阴、真阳之不同”[③]。由此可见,赵氏虽以命门为真君真主,但在根本上并不把它与两肾割裂开来。同时,在认为命门之火的主宰的前提下,于病理方面,他既重视相火不足的一面,又看到真水虚亏的一面。赵氏把阴阳水火虚损统于“阴虚”之中的观点,与其同时代医家张景岳所见实同。

9.4.2　治疗先天水火不足

赵氏学术思想,特重于命门先天水火,故其辨证施治也于此多所发挥。

在寒凉之弊盛行的当时,医者对阴虚火旺习用知、柏,对阳虚火衰的假阳证也多误用苦寒直折。赵氏有鉴于此,指出“火不可水灭,药不可寒攻”[⑥],并认为如能“以无形之水沃无形之火,当而可久者也”[⑦]。只有这样,“真水、真火,升降既宜,而成既济矣”[⑨]。故在临床上治疗阴虚火动证,宜用滋阴降火,“滋其阴则火自降”[⑩]。至于阳虚火衰,火不归元的假阳证,则当“用温肾之药,从其性而引之归元”[③]。

赵氏对于水火的治疗,深澈于阴阳之理,他说:“命门君主之火,乃水中之火,相依而永不相离也,火之有余缘真水之不足,毫不敢去火,只补水以配火,壮水之主以镇阳光;火之不足,因见水之有余也,亦不必泻水,就于水中补火,益火之源以消阴翳。”[②]又说:“先天水火,原属同宫,火以水为主,水以火为原。故取之阴者,火中求水,其精不竭,取之阳者,水中寻火,其明不熄。斯大寒大热之病得以平矣。”[⑦]所谓壮水、益火之剂就是以“六味、八味出入增减,以补真阴”[⑪]。六味丸主治肾虚不能制火的阴虚火动之证,补无形之水,即壮水之主以制阳光之剂。八味丸中既有六味之壮水,又有桂、附于水中补火,使水火得养而肾气自复,这是益火之源以消阴翳的方剂。在运用二方时,赵氏反对杂加脾胃药及寒凉药,特别提出人参是脾经药,引不得肾经,黄檗、知母苦寒之药不能沃无形之火却反伐脾胃,并认为方中不可减去泽泻。以上认识显然与张景岳同中有异。

临床上诸如发热、中风、血证、痰证、喘证、消渴、中满、遗精,以及眼目、口齿、咽喉等疾,赵氏认为在各种致病因素中,还有因真阴、真阳不足所致者,不可不详为辨析,因而,非常重视这方面的诊治。兹举例如下,以见一斑。

(1) 血证　赵氏以为血属于水,随火而行。若“肾中之真水干,则真火炎,血亦随火而沸腾矣;肾中之真火衰,则真水盛,血亦无附而泛上矣。惟水火奠其位,而气血各顺布焉,故以真阴、真阳为要也”[⑥]。对于血证的治疗,他说:“若肾中寒冷,龙宫无可安之穴宅,不得已而游行于上,故血亦随火而妄行,今用桂、附二味纯阳之火,加于六味纯阴水中,使肾中温暖……龙雷之火自然归就于原宅,不用寒凉而火自降,不必止血而血自安矣。若阴中水干而火炎者,去桂、附而纯用六味,以补水配火,血亦自安,亦不必去火。总之保火为主。”[⑥]可见他对阳虚失血和阴虚失血都反对使用寒凉之剂。

(2) 痰证 赵氏认为,痰之为患有因肾虚水泛为痰者,有因肾虚水沸为痰者。如肾虚火衰不能制水,则水不归源而泛滥成痰,其痰纯是清水,治宜八味丸补火;若阴虚火动,则水液沸腾,上而为痰,痰中有重浊白沫为别,治宜六味丸滋水。在分别用六味、八味之后,复以四君、六君补脾制水,这是肾脾兼顾的治本之法,而不同于一般清热化痰之治。

于此可见,赵氏治先天不足以六味壮水、八味益水而戒用苦寒,总以保火为其宗旨。

至于后天不足,则最重于脾胃而善用东垣之法,曾说:"后天足而先天不足者,补元气为主。""先天之气足而后天之气不足者,补中气为主。"[⑫]同时他治疗脾胃病还注意"分别阴阳水火而调之"[⑫],尤其强调欲补太阴脾土,先补肾中少阳相火,而力主"补脾不如补肾"[⑤]。

在临床治疗中,赵氏常用六味、八味两方,并扩大了它们的应用范围。他说:"医家不悟先天太极之真体,不穷无形水火之妙用,而不能用六味、八味之神剂者,其于医理尚欠大半。"[⑨]赵氏的论说在医学界有重大的影响,扩大了六味、八味在临床的应用,然而,以二丸统治诸症,亦不无偏颇。

综观赵氏命门水火之论,能发前人所未发。他为了纠正寒凉时弊,着意于阐发命门之火,正因这样,对其他方面的内容论述较少。于是,被人认为他的学说有过于偏狭的弊病,如徐灵胎认为赵氏《医贯》只是为六味、八味而作。学宗赵氏的吕晚村也认为他"缘主张太过,立言不能无偏",但吕氏又指出:"其提阐快当亲切处,有前所未及者,直立斋之功臣也……所言皆穷源返本之论,拨乱救弊,功用甚大,然以之治败症则神效,而以之治初病则多疏……学者识其指归,以明生化斡旋之机。又当详考古今之法,相因异用之故,斯为十全。"吕氏的评论较为中肯,对我们学习赵氏学术理论不无参考价值。

9.4.3 郁证论治

赵氏论郁,颇具卓识,他阐发了《黄帝内经》五郁之旨,把《黄帝内经》广义论郁之理,紧密地联系脏腑,并结合临床多种病症,展开其独特的论述和治疗。

他指出:"凡病之起,多由于郁。郁者抑而不通之义。《内经》五法,为五运之气所乘而致郁,不必作忧郁之郁。忧乃七情之病,但忧亦在其中。"[⑬]说明郁证是广义的,所以如"伤风、伤湿,除直中外,凡外感者俱作郁看"[⑬]。

同时,他还认为有不少内伤杂病,也可作为郁证论述,如血证、喘咳、黄疸、呕吐、腹满、腹痛、疝痛、飧泄等。这种观点,确是别开生面,具有一定见地的。

《黄帝内经》所论的五郁及其治法,赵氏把它们与脏腑病密切联系起来,使之更为具体并更富有临床实践价值。他认为"木郁达之"不只局限于吐法;"火郁发之"不只是发汗;"土郁夺之"也包括吐法;"金郁泄之"为解表利小便,"水郁折之"为调气利小便。

根据"五行相因"之理,赵氏还提出了五郁相因为病的问题,即五脏之郁往往相因为病,其中以木郁引起诸郁最为普遍。也由于木能生火,所以,"木郁则火亦郁于木中矣"[⑬]。同时,郁则胆木少阳之气不伸,"不上伸则下克脾土,而金水并病矣"[⑬]。这就是由木郁而导致火、土、金、水等郁证之理,其关键总在乎木郁。又因肝胆为表里,故赵氏既认为"凡郁皆肝病",又说"木郁乃少阳半表半里之病"[⑬]。

关于郁证的治疗,由于多因木郁导致诸郁,故赵氏认为可"以一法代五法"[⑥],治其木郁使肝胆之气舒展,则诸证自解,逍遥散一方,便是赵氏治疗木郁的主剂,并常合左金丸和六味地黄丸同用。根据“五行相因”之理治疗木郁的方法，对其他诸郁也具指导意义，故赵氏又说：“一法可通五法。”⑥

赵氏以逍遥散配合左金、六味治郁，积累有不少经验，如认为“世人因郁而致血病者多，凡郁皆肝病也，木中有火，郁甚则火不得舒，血不得藏而妄行”⑥。这种失血，每因郁怒、忧郁，或阴虚火旺之人外感风寒暑湿，皮毛闭塞，火不能泄，以致血随而妄行，出现鼻衄、吐血等证。其辨证要点是“面色必滞，必喜呕，或口苦，或口酸”⑥，“其脉必涩”⑥，或“恶风恶寒”⑥，审有是证，则用逍遥散疏散其郁为主，并加丹皮、茱、连，血止后用六味地黄丸滋阴善后。此外，如治疗郁证喘逆、干咳等亦用此法而获效。如论火郁之喘说：“又有一等火郁之证，六脉微涩，甚至沉伏，四肢悉寒，甚至厥逆，拂拂气促而喘，却似有余，而脉不紧数；欲作阴虚而按尺鼓指，此为蓄郁已久，阳气拂遏，不能营运于表，以致身冷脉微而闷乱喘急。当此之时，不可以寒药下之，又不可以热药投之，惟消遥散加茱、连之类，宣散蓄热，得汗而愈，愈后仍以六味地黄，养阴和阳方佳。此谓火郁则发之，木郁则达之，即《金匮》所云：六脉沉伏，宜发散，则热退而喘定是也。”⑭

当然，以逍遥散等治郁证，有其一定的适应范围，这犹如赵氏所嘱：无以一定之方，侥获万全之利。赵氏的郁证治法，对后人制方用药颇有影响，如著名的滋水清肝饮及一贯煎等都与之有关。

赵氏与张介宾生活在同一时代，其议论多有相合之处。清代宗其学者有高鼓峰、吕晚村、董废翁诸人，其学术观点有不少相同之处。

【复习思考题】

(1) 赵献可怎样发挥命门学说？

(2) 试述赵献可论治郁证的学验。

(3) 赵献可治疗先天水火不足的特点何在？

【医案举例】

(1) 痢疾　不肖体素丰，多火善渴。虽感寒，床头必置茗碗，或一夕数瓯许，又时苦喘急。质之先生，为言此属郁火证，常令服茱连丸，无恙也。丁巳之夏，避暑檀州酷甚，朝夕坐冰盘间，或饮冷香薷汤，自负清暑良剂。孟秋痢大作，初三昼夜下百许次，红白相杂，绝无渣滓，腹胀闷，绞痛不可言，或谓宜下以大黄，先生弗顾也，意用参、术、姜、桂渐愈。犹白积不止，服感应丸而痊。后少尝蟹螯，复泻下委顿，仍服八味汤及补剂中重加姜、桂而愈。夫一身历一岁间耳，黄连苦茗，曩不辍口，而今病以纯热瘥。向非先生，或投大黄凉药下之，不知竟作何状……四明弟子徐阳泰顿首书状。(《医贯·痢疾论》)

按：痢疾古称“滞下”，大都以湿热积滞为因。对于本案的诊治，他医一见“红白相杂”、“腹胀闷，绞痛不可言”，便欲以大黄荡涤之，而赵氏独否。因为患者虽则体丰多火，本宜于寒凉，但因避暑饮冰过度，以致损伤中阳，寒积内蕴，导致痢疾，故虽有腹胀、绞痛等证而忌用寒下。赵氏用药，先用温中，后化寒积，其证自除。感应丸由巴豆、木香、丁香、豆蔻、干姜、百草霜、杏仁等组成。先生曾认为，此方虽有巴豆，却不令泻下，而其积自化。患者此后，稍食寒物即泻下委顿，系脾肾阳虚之故，故用八味汤等温补而愈。同一患者，平时宿疾与暴病的用药截然不同，体现了赵氏的圆机活法。

(2) 咳喘　李士材治一人，发热干咳，呼吸喘急。始用苏子降气不应，乃服八味丸，喘急益急。诊之，见其两颧俱赤，六脉数大，此肺肝蕴热也。以逍遥散用牡丹皮一两，苡仁五钱，竹叶三钱，连进两剂，喘吸顿止，以地黄丸料用麦冬、五味煎膏，及鹿胶为丸，至十日而康。(《续名医类案·喘》)

按：苏子降气汤治在肺，八味丸治在肾，投之本案，始则不应，继则喘急益急，显见辨证不确所致。李氏推究病源，独治在肝，肝脏蕴热一解，他脏病变随之而瘥。益征赵养葵所谓“以一法代五法”，木郁一疏，则诸郁自解的见识。

【原著选读】

《内经十二官论》

心者。君主之官也。神明出焉。肺者。相传之官。治节出焉。肝者。将军之官。谋虑出焉。胆者。中正之官。决断出焉,膻中者。臣使之官。喜乐出焉。脾胃者。仓廪之官。五味出焉。大肠者。传道之官。变化出焉。小肠者。受盛之官。化物出焉。肾者。作强之官。伎巧出焉。三焦者。决渎之官。水道出焉。膀胱者。州都之官。津液藏焉。气化则能出矣。凡此十二官者。不得相失也。故主明则下安。以此养生则寿。殁世不殆。以为天下则大昌。主不明则十二官危。使道闭塞而不通。形乃大伤。以此养生则殃。以为天下者。其宗大危。戒之戒之。至道在微。变化无穷。孰知其原。窘乎哉。消者瞿瞿。孰知其要。闵闵之当。孰者为良。恍惚之数。生于毫厘。毫厘之数。起于度量。千之万之。可以益大。推之大之。其形乃制。

此内经文。

玩内经注文。即以心为主。愚谓人身别有一主非心也。谓之君主之官。当与十二官平等。不得独尊心之官为主。若以心之官为主。则下文主不明则十二官危。当云十一官矣。此理甚明。何注内经者昧此耶。盖此一主者。气血之根。生死之关。十二经之纲维。医不达此。医云乎哉。

或问心既非主。而君主又是一身之要。然则主果何物耶。何形耶。何处安顿耶。余曰悉乎问也。若有物可指。有形可见。人皆得而知之矣。惟其无形与无物也。故自古圣贤。因心立论。而卒不能直指其实。孔门之一贯。上继精一执中之统。惟曾子子贡得其传。然而二子俱以心悟。而非言传也。若以言传。当时门人之所共闻。不应复有何谓之问也。后来子思衍其传而作中庸。天命之性。以中为大本。而终于无声无臭。孟子说不动心有道。而根于浩然之气。及问浩然之气。而又曰难言也。老氏道德经云。谷神不死。是为玄牝之门。造化之根。又曰。恍恍惚惚。其中有物。佛氏心经云。空中无色。无受想形识。无眼耳鼻舌身意。又曰。万法归一。一归何处。夫一也中也性也。浩然也。玄牝也。空中也。皆虚名也。不得已而强名之也。立言之士。皆可以虚名著论。至于行医济世。将以何味的为君主之药。而可以纲维一身之疾病耶。余一日遇一高僧问之。自心是佛。佛在胸中也。僧曰非也。在胸中者是肉团心。有一真如心是佛。又问僧曰。真如心有何形状。僧曰无形。余又问在何处安寄。僧曰想在下边。余曰此可几于道矣。因与谈内经诸书。及铜人图。豁然超悟。唯唯而退。今将十二经形景图。逐一申示。俾学者按图考索。据有形之中。以求无形之妙。自得之矣。特撰形影图说于后。

脏腑内景。各有区别。咽喉二窍。同出一脘。异途施化。喉在前主出。咽在后主吞。喉系坚空。连接肺本。为气息之路。呼吸出入。下通心肝之窍。以激诸脉之行。气之要道也。咽系柔空。下接胃本。为饮食之路。水谷同下。并归胃中。乃粮运之关津也。二道并行。各不相犯。盖饮食必历气口而下。气口有一会厌。当饮食方咽。会厌即垂。厥口乃闭。故水谷下咽。了不犯喉。言语呼吸。则会厌开张。当食言语。则水谷乘气。送入喉脘。遂呛而咳矣。喉下为肺。两叶白莹。谓之华盖。以复诸脏。虚如蜂巢。下无透窍。故吸之则满。呼之则虚。一吸一呼。本之有源。无有穷也。乃清浊之交运。人身之橐龠。肺之下为心。心有系络上系于肺。肺受清气。下乃灌注。其象尖长而圆。其色赤。其中窍数多寡各异。迥不相同。上通于舌。下无透窍。心之下有心包络。即膻中也。象如仰盂。心即居于其中。九重端拱。寂然不动。凡脾胃肝胆两肾膀胱。各有一系。系于包络之旁以通于心。此间有宗气。积于胸中。出于喉咙。以贯心脉而行呼吸。即如雾者是也。如外邪干犯。则犯包络。心不能犯。犯心即死矣。此下有膈膜。与脊胁周回相著。遮蔽浊气。使不得上熏心肺。膈膜之下有肝。肝有独叶者,有二三叶者。其系亦上络于心包。为血之海。上通于目。下亦无窍。肝短叶中。有胆附焉。胆有汁。藏而不写。此喉之一窍也。施气运化。熏蒸流行。以成脉络者如此。咽至胃。长一尺六寸。通谓之咽门。咽下是膈膜。膈膜之下。有胃盛受饮食。而腐熟之。其左有脾。与胃同膜。而附其上。其色如马肝赤紫。其形如刀镰。闻声则动。动则磨胃。食乃消化。胃之左有小肠。后附脊膂。左环回周迭积。其注于回肠者。外附脐上。共盘十六曲。右有大肠。即回肠。当脐左。回周迭积而下。亦盘十六曲。广肠附脊。以受回肠。左环迭积。下辟乃出滓秽之路。广肠左侧为膀胱。乃津液之府。五味入胃。其津液上升。精者化为血脉。以成骨髓。津液之余。流入下部。得三焦之气施化。小肠渗出。膀胱渗入。而溲便注泄矣。凡胃中腐熟水谷。其精气自胃口之上口。曰贲门。传于肺。肺播于诸脉。其滓秽自胃之下口曰幽门。传于小肠。至小肠下口。曰阑门。泌别其汁。清者渗出小肠。而渗入膀胱。滓秽之物。则转入大肠。脾胱赤白莹净。上无所入之窍。止有下口。全假三焦之气化施行。气不能化。则闭格不通而为病矣。此咽之一窍。资生气血。转化糟粕。而出入如此。三焦者。上焦如雾。中焦如沤。下焦如渎。有名无形。主持诸气。以象三才。故呼吸升降。水谷腐熟。皆待此通达。与命门相为表里。上焦出于胃口。并咽以上贯膈而布胸中走腋。循太阴之分。而行传胃中谷味之精气于肺。肺播于诸脉。即膻中气海所留宗气是也。中焦在中脘。不上不下。主腐熟水谷。泌糟粕。蒸津液。化其精微。上注于肺脉。乃化为血液。以奉生身。莫贵于此。即肾中动气。非有非无。如浪花泡影是也。下焦如渎。其气起于胃下脘。别回肠。注于膀胱。主出而不纳。即州都之官气化则能出者。下焦化之也。肾有二。精所舍也。生于脊膂十四椎下。两旁各一寸五分。形如豇豆。相并而曲附于脊外。有黄脂包裹。里白外黑。各有带二条。上条系于心包。下条过屏翳穴后趋脊骨。两肾俱属水。但一边属阴。一边属阳。越人谓左为肾。右为命门非也。命门即在两肾各一寸五分之间。当一身之中。易所谓一阳陷于二阴之中。内经曰。七节之旁。有小心是也。名曰命门。是为真君真主。乃一身之太极。无形可见。两肾之中。是其安宅也。其右旁有一小窍。即三焦。三焦者。是其臣使之官。禀命而行。周流于五脏六腑之间而不息。名曰相火。相火者。言如天君无为而治。宰相代天行化。此先天无形之火。与后天有形之心火不同。其左旁有一上窍。乃真阴。真水气也。亦无形。上行夹脊。至脑中为髓海。泌其津液。注之于脉。以荣四支。内注五脏六腑。以应刻数。亦随相火而潜行于周身。与两肾所主后天有形之水不同。但命门无形之火。在两肾有形之中。为黄庭。故曰五脏之真。惟肾为根。褚齐贤云。人之初生受胎。始于任之兆。惟命门先具。有命门。然后生心。心生血。有心然后生肺。肺生皮毛。有肺然后生肾。肾生骨髓。有肾则与命门合。二数备。是以肾有两岐也。可见命门为十二经之主。肾无此。则无以作强。而技巧不出矣。膀胱无此。则三焦之气不化。而水道不行矣。脾胃无此。则不能蒸腐水谷。而五味不出矣。肝胆无此。则将军无决断。而谋虑不出矣。大小肠无此。则变化不行。而二便闭矣。心无此。则神明昏。而万事不能应矣。正所谓主不明则十二官危也。余有一譬焉。譬之元宵之鳌山走马灯。拜者舞者飞者走者。无一不具。其中间惟是一火耳。火旺则动速。火微则动缓。火熄则寂然不动。而拜者舞者飞者走者。躯壳未尝不存也。故曰汝身非汝所有。是天地之委形也。余所以谆谆必欲明此论者。欲世之养身者治病者。的以命门为君主。而加意于火之一字。夫既曰立命之门。火乃人身之至宝。何世之养身者。不知保养节欲。而日夜戕贼此火。既病矣。治病者。不知温养此火。而日用寒凉。以直灭此火。焉望其有生气耶。经曰。主不明则十二官危。以此养生则殃。戒之戒之。余今直指其归元之路而明示之。命门君主之火。乃水中之火。相依而永不相离也。火之有余。缘真水之不足也。毫不敢去火。只补水以配火。壮水之主。以镇阳光。火之不足。因见水之有余也。亦不必泻水。就于水中补火。益火之原。以消阴翳。所谓原与主者。皆属先天无形之妙,非曰心为火而其原在肝。肾为水而其主属肺。盖心脾肾肝肺。皆后天有形之物也。须有无形之火。配无形之水。直探其君主之穴宅而求之。是为同气相求。斯易以入也。所谓知其要者。一言而终也。若夫风寒暑湿燥火之入于人身。此客气也。非主气也。主气固。客气不能入。今之谈医者。徒知客者除之。漫不加意于主气何哉。纵有言固主气者。专以脾胃为一身之主。焉知坤土是离火所生。而艮土又属坎水所生耶。明乎此。不特医学之渊源有自。而圣贤道统之传。亦自此不昧。而所谓一贯也。浩然也。明德也。玄牝也。空中也。太极也。同此一火而已。为圣为贤。为佛为仙。不过克全此火而归之耳。小子兹论。阐千古之未明。慎勿以为迂。

系辞曰。易有太极。是生两仪。周予俱人之不明。而制为太极图。无极而太极。无极者。未分之太极。太极者。已分之阴阳也。一中分太极。中字之象形。正太极之形也。一即伏羲之奇一而圆之。即是无极。既曰先天太极。天尚未生。尽属无形。何为伏羲画一奇。周子画一圈。又涉形迹矣。曰此不得已

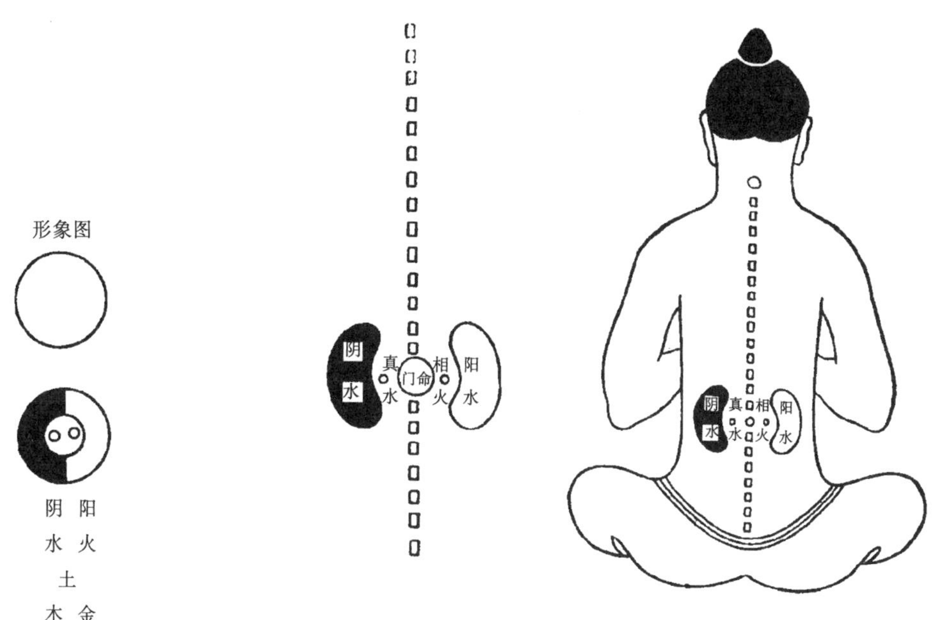

两肾俱属水。左为阴水。右为阳水。以右为命门非也。命门在两肾中。命门左边小黑圈是真水之穴。命门右边小白圈是相火之穴。此一水一火俱无形。日夜潜行不息。两肾在人身中合成一太极。自上数下十四节。自下数上七节。

而开示后学之意也。夫人受天地之中以生。亦原具有太极之形。在人身之中。非按形考索。不能穷其奥也。

余因按古铜人图。画一形象。而人身太极之妙。显然可见。是岂好事哉。亦不得已也。试即命门言之。

命门在人身之中。对脐附脊骨。自上数下。则为十四椎。自下数上。则为七椎。内经曰。七节之旁。有小心。此处两肾所寄。左边一肾。属阴水。右边一肾。属阳水。各开一寸五分。中间是命门所居之宫。即太极图中之白圈也。其右旁一小白窍。即相火也。其左旁之小黑窍。即天一之真水也。此一水一火。俱属无形之气。相火禀命于命门。真水又随相火。自寅至申。行阳二十五度。自酉至丑,行阴二十五度。日夜周流于五脏六腑之间。滞则病。息则死矣。人生男女交媾之时。先有火会。而后精聚。故曰火在水之先。人生先生命门火。此褚齐贤之言也。发前人之所未发。世谓父精母血非也。男女俱以火为先。男女俱有精。但男子阳中有阴。以火为主。女子阴中有阳。以精为主。谓阴精阳气则可。男女合。此二气交聚。然后成形。成形俱属后天矣。后天百骸俱备。若无一点先天火气。尽属死灰矣。故曰主不明。则十二官危。

或又问曰。如上所言。心为无用之物耶。古之圣贤。未有不以正心养心尽心为训。而先生独欲外心以言道。恐心外之道。非至道也。余曰。子细玩经文。自得之矣。经曰。神明出焉。则所系亦重矣。岂为无用哉。盍不观之朝廷乎。皇极殿。是王者向明出治之所也。乾清宫。是王者向晦晏息之所也。指皇极殿而即谓之君身可乎。盖元阳君主之所以为应事接物之用者。皆从心上起经纶。故以心为主。至于栖真养息。而为生生化化之根者。独藏于两肾之中。故尤重于肾。其实非肾而亦非心也。(《医贯》)

《郁 病 论》

内经曰。木郁则达之。火郁则发之。土郁则夺之。金郁则泄之。水郁则折之。然调其气。过者折之以其畏也。所谓泻之。

注内经者。谓达之吐之也。令其条达也。发之汗之也。令其疏散也。夺之下之也。令其无壅凝也。泄之谓渗泄解表利小便也。折之谓制其冲逆也。予谓凡病之起。多由于郁。郁者抑而不通之义。内经五法。为因五运之气所乘而致郁。不必作忧郁之郁。忧乃七情之病。但忧亦在其中。丹溪先生云。气血冲和。百病不生。一有佛郁。诸病生焉。又制为六郁之论。立越鞠丸以治郁。曰气曰湿曰热曰痰曰血曰食。而以香附抚芎苍术。开郁利气为主。谓气郁而湿滞。湿滞而成热。热郁而成痰。痰滞而血不行。血滞而食不消化。此六者相因为病者也。此说出而内经之旨始晦。内经之旨。又因释注之误而复晦。此郁病之不明于世久矣。苟能神而明之。扩而充之。其于天下之病。思过半矣。且以注内经之误言之。其曰达之谓吐之。吐中有发散之义。盖凡木郁乃少阳胆经半表半里之病。多呕酸吞酸证。虽吐亦有发散之益。但谓无害耳。焉可便以吐字该达字郁。达者畅茂调达之义。王安道曰。肝性急怒气逆。胠胁或胀。火时上炎。治以苦寒辛散而不愈者。则用升发之药。加以厥阴报使而从治之。又如久风入中为飧泄。及不因外风之入而清气在下为飧泄。则以轻扬之剂举而散之。凡此之类。皆达之之法也。此王氏推广达之之义甚好。火郁则发之。发之汗之也。东垣升阳散火汤是也。使势穷则止。其实发与达不相远。盖火在木中。木郁则火郁。相因之理。达之即所以发之。即以达之之药发之。无有不应者。但非汗之谓也。汗固能愈。然火郁于中。未有不蒸蒸汗出。须发之得其术耳。土郁夺之。谓下夺之。如中满腹胀。势甚而不能顿除者。非力轻之剂可愈。则用咸寒峻下之剂。以劫夺其势而使之平。此下夺之义也。愚意谓夺不止下。如胃亦土也。食塞胃中。下部有脉。上部无脉。法当吐。不吐则死。内经所谓高者因而越之。以吐为上夺。而衰其胃土之郁。亦无不可。东垣书引木郁于食填肺分。为金克木。何其牵强。金郁泄之。如肺气膹满。胸凭仰息非解利肺气之剂。不足以疏通之。只解表二字。足以尽泄金郁之义。不必更渗泄利小便。而渗利自在其中。况利小便是涉水郁之治法矣。独水郁折之难解。愚意然调其气四句。非总结上文也。乃为折之二字。恐人不明。特说此四句。以申明之耳。然犹可也。水之郁而不通者。可调其气而愈。如经曰。膀胱者州都之官。津液藏焉。气化则能出矣。肺为肾水上源。凡水道不通者。升举肺气。使上窍通则下窍通。若水注之法。自然之理。其过者。淫溢于四肢。四肢浮肿。如水之泛滥。须折之以其畏也。盖水之所畏者。土也。土衰不能制之。而寡于畏。故妄行。兹惟补其脾土。俾能制水。则水道自通。不利之利。即所谓泻之也。如此说。则折字与泻字。干上文接续。而折之之义益明矣。内经五法之注。乃出自张子和之注。非王启玄旧文。故多误。予既改释其误。又推广其义。以一法代五法。神而明之。屡获其效。故表而书之。盖东方先生木。木者生生之气。即火气。空中之火。附于木中。木郁则火亦郁干中矣。不特此也。火郁则土自郁。土郁则金亦郁。金郁则水亦郁。五行相因。自然之理。唯其相因也。予以一方治其木郁,而诸郁皆因而愈。一方者何。逍遥散是也。方中唯柴胡薄荷二味最妙。盖人身之胆木。乃甲木少阳之气。气尚柔嫩。象草穿地始出而未伸。此时如被寒风一郁。即萎软抑遏。而不能上伸。不上伸则下克脾土。而金水并病矣。唯得温风一吹。郁气即畅达。盖木喜风。风摇则舒畅。寒风则畏。温风者。所谓吹面不寒杨柳风也。木之所喜。柴胡薄荷辛而温者。辛也故能发散。温也故入少阳。古人立方之妙如此。其甚者方中加左金丸。左金丸止黄连吴茱萸二味。黄连但治心火,加吴茱萸气燥。肝之气亦燥。同气相求。故入肝以平木。木平则不生心火。火不刑金。而金能制木。不直伐木。而佐金以制本。此左金之所以得名也。此又法之巧者。然犹未也。一服之后。继用六味地黄加柴胡芍药服之。以滋肾水。俾水能生木。逍遥散者。风以散之也。地黄饮者。雨以润之也。木有不得其天者乎。此法一立。木火之郁既舒。木不下克脾土。且土亦滋润。无燥熇之病。金水自相生。予谓一法。可通五法者如此。岂惟是哉。推之大之。千之万之。其益无穷。凡寒热往来。似疟非疟。恶寒发热呕吐吞酸嘈杂。胸痛胠痛。小腹胀闷。头晕盗汗。黄疸温疫。疝气飧泄等证。皆对证之方。推而伤风伤寒伤湿。除直中外。凡外感者。俱作郁看。以逍遥散加减出入。无不获效。如小柴胡汤四逆散羌活汤。大同小异。然不若此方之响应也。神而明之。变而通之。存乎人耳。倘一服即愈。少顷即发。或半日或一日又发。发之愈频愈甚。此必属下寒上热之假证,此方不宜复投。当改用温补之剂。如阳虚以四君子汤加温热药。阴虚者。则以六味汤中加温热药。其甚者。尤须寒因热用。少以冷药从之。用热药冷探之法。否则拒格不入。非惟无益。而反害之。病有微甚。治有逆从。玄机之士。不须予赘。(《医贯》)

《阴虚发热论》

世间发热类伤寒者数种。治各不同。伤寒伤风及寒疫也。则用仲景法。温病及瘟疫也。则用河间法。比皆论外感者也。今人一见发热。皆认作伤寒。率用汗药以发其表。汗后不解。又用表药以凉其肌。柴胡凉膈白虎双解等汤。杂然并进。若是虚证。岂不殆哉。自东垣出。而发内伤补中益气之论。此用气药以补气之不足者也。至于劳心好色。内伤真阴。真阴既伤。则阳无所附。故亦发热其人必面赤烦躁。口渴引饮。骨痛脉数而大。或尺数而无力者是也。惟丹溪发明补阴之说。以四物汤加黄檗知母。此用血药以补血之不足者也。世袭相因。屡用不效何耶。盖因阴字认不真。误以血为阴耳。当作肾中之真阴。即先天也。内经曰。诸寒之而热者。取之阴。诸热之而寒者。取之阳。所谓求其属也。王太仆先生注云。大寒而盛。热之不热。是无火也。大热而盛。寒之不寒。是无水也。又云。倏忽往来。时发时止。是无火也。昼见夜伏。夜见昼止。时节而动。是无水也。当求其属而主之。无火者。宜益火之源。以消阴翳。无水者。宜壮水之主。以镇阳光。必须六味八味二丸。出入增减。以补真阴。屡用屡效。若泥黄檗知母苦寒之说。必致损伤脾阴而毙者。不可胜举。大抵病热作渴。饮冷便秘。此属实热。人皆知之。或恶寒发热。引衣踡卧。四肢逆冷。大便清利。此属真寒。人亦易知。至于烦扰狂越。不欲近衣。欲坐卧泥水中。此属假热之证。其甚者。烦极发燥。渴饮不绝。舌如芒刺。两唇燥裂。面如涂朱。身如焚燎。足心如烙。吐痰如涌。喘急大便秘结。小便淋沥。三部脉洪大而无伦。当是时也。却似承气证。承气入口即毙。却似白虎证。白虎下咽即亡。若用二丸。缓不济事。急以加减八味丸料一斤。内肉桂一两。以水顿煎五六碗。水冷与饮。诸证自退。翌日必畏寒脉脱。是无火也。当补其阳。急以附子八味丸料。煎服自愈。此证与脉俱变其常,而不以常法治之者也。若有产后。及大失血后。阴血暴伤。必大发热。亦名阴虚发热。此阴字正谓气血之阴。若以凉药正治立毙。正所谓象白虎汤证。误服白虎汤必死。当此之时。偏不用四物汤。有形之血。不能速化。几希之气。所宜急固。须用独参汤。或当归补血汤。使无形生出有形来。此阳生阴长之妙用。不可不知也。或问曰。子之论则详矣。气虚血虚。均是内伤,何以辨之。予曰。悉乎子之问也。盖阴虚者。面必赤。无根之火。载于上也。若是阳证。火入于内。面必不赤。其口渴者。肾水干枯。引水自救也。但口虽渴。而舌必滑。脉虽数而尺必无力。甚者尺虽洪数。而按之必不鼓。此为辩耳。虽然若问其人曾服过凉药。脉亦有力而鼓指矣。戴复庵去。服凉药而脉反加数者。火郁也。宜升宜补。切忌寒凉。犯之必死。临证之工。更宜详辨。毫厘之差。枉人性命。慎哉慎哉。(《医贯》)

〔注释〕

① 《鄞县志》。

② 《医贯・内经十二官论》。

③ 《医贯・五行论》。

④ 《医贯・形象图》。

⑤ 《医贯・补中益气汤论》。

⑥ 《医贯・血症论》。

⑦ 《医贯・阴阳论》。

⑧ 《医贯・中风论》。

⑨ 《医贯・水火论》。

⑩ 《医贯・滋阴降火论》。

⑪ 《医贯・阴虚发热论》。

⑫ 《医贯・伤饮食论》。

⑬ 《医贯・郁病论》。

⑭ 《医贯・喘论》

9.5 张介宾

张介宾(1562~1639年),字会卿,景岳,别号通一子。明末会稽(今浙江绍兴)人。景岳幼聪慧,对经子百家穷研博览,通易理、天文、兵法之学,尤精于医术。早年学医于金英,壮岁从戎,身处幕府,游历北方,后回乡专心医学,从事临床及著述。

景岳精研《黄帝内经》,垂三十年,"以《灵枢》启《素问》之微,《素问》发《灵枢》之秘"[①],将两书合纂,从内容分别归类,成《类经》三十二卷,并撰有《类经图翼》《类经附翼》。他又总结前人及毕生经验,博采众说,编辑成《景岳全书》,凡六十四卷,综集内、妇、儿、外等各科之大成,为医学巨著。另有《质疑录》一书传世。

金元之后,明代许多时医继承河间、丹溪之学,各执一说,保守成方,多用寒凉攻伐,虽然薛己等温补理论已经兴起,但流弊未绝,景岳学说的产生正基于这一现实,出现纠偏补弊的需要。

景岳学说具有丰富的临床实践基础。在理论方面以《内》《难》为宗,并撷取了唐、宋、金、元以及明代医家(如王冰、许叔微、李东垣、薛己等)的学术思想,对刘河间、朱丹溪学说,在批评之余亦有所取舍。他还深邃于《易》理,接受了哲学及道家精气神学说的影响,熔为一炉,从而形成其一家之说。

9.5.1 阴阳论

景岳对《黄帝内经》《易经》深有研究,其探求哲理在于"摭易理精义用资医学变通"[②]。他认为"虽阴阳已备于内经,而变化莫大于周易"[②],因此,从"医易同原"[②]的观点出发,对祖国医学的阴阳学说进行了深入的探索和详尽的阐发。

阴阳学说历来渗透在祖国医学领域的各个方面,景岳在援用它阐述医理时,既保持了阴阳哲理概念,并用以说明人体生理、病理的发展、变化规律,以及精神气血之属性及其相互关系。由于历史时代的局限,景岳的论述中也掺杂有一些封建伦理的东西,这是必须加以识别的。

(1) 阴阳一体思想　景岳明确提出"阴阳者一分为二"[③]的著名论点,认为这是自然界的普遍规律。他在《黄帝内经》"阴在内,阳之守也;阳在外,阴之使也"[④]、"阴平阳秘,精神乃治,阴阳离决,精气乃绝"[⑤]和王冰"阳气根于阴,阴气根于阳"[⑥]等理论指导下,深入地阐发了"阴阳互根"的原理,指出"阴阳之理,原自互根,彼此相须,缺一不可。无阳则阴无以生、无阴则阳无以化"[⑦]。并认为《黄帝内经》"气归精……精化为气"的论述,正是说明了"精气互根"的妙理。因为气为阳,阳必生于阴;精为阴,阴必生于阳。所以无论先天或后天,"精之与气,本自互生"[⑧],并无例外。至于精化为气,气化为精的生理过程,则是通过阴升阳降的机制而实现的。既然,精气的关系如此之密切,因之张氏曾言简意赅地指出:"以精气分阴阳则阴阳不可离。"[⑨]

如果阴阳互根、精气互生的生理机制遭到破坏,就会产生病变。景岳认为,人体的阴阳、精气本处于不足状态,如果摄生不慎,每可造成虚损;或由阳损及阴,或由阴损及阳,最后导致阴阳俱损;或因气伤及精,或因精伤及气,最终而为精气两伤。

景岳以重视阳气闻于世,他在阴阳的论述中着重说明,"阴阳互根""精气互生"的同一原理,张氏对阴阳、精气虚损的治疗提出了精辟见解,指出"善补阳者,必于阴中求阳,则阳得阴助而生化无穷;善补阴者,必于阳中求阴,则阴得阳升而泉源不竭"[9],"善治精者,能使精中生气;善治气者,能使气中生精"[10]。他把上述治疗法称之为"阴阳相济"[11],实由《黄帝内经》"从阴引阳"和"从阳引阴"法发展而来,对后世论治阴阳虚损诸病,起有深远影响。

(2) 五行互藏和阴阳水火　张氏研究阴阳还与五行联系起来,认为二者有不可分割的关系。他说:"五行即阴阳之质,阴阳即五行之气,气非质不立,质非气不行,行也者所以行阴阳之气也。"[12]由于阴阳二气的不断运行,使五行之间产生了密切的联系,这就是所谓"五行互藏"和"五行之中,复有五行"[13]之说,在生理上"五藏五气,无不相涉,故五藏中皆有神气,皆有肺气,皆有脾气,皆有肝气,皆有肾气"[14];在病理方面,也"五藏相移,精气相错"[14]。所以,某一脏腑的病变,必然在不同程度上影响其他脏腑。

在五行之中,张氏对水、火最为重视,认为水火"为造化之初……若以物理论之亦必水火为先"[15],其理由是"水为造化之源,万物之生,其初皆水"[12]、"火为阳生之本……凡属气化之物,非火不足以生"[12],说明了五行之中,水火有关乎万物的生化。张氏认为人身的水火,即阴阳、精气。他说:"水火之气……其在人身是即元阴、元阳。"[16]又说:"精为阴,人之水也;气为阳,人之火也。"[17]从而把人体的阴阳、精气与水火有机联系起来。

张氏在重视水火的同时,在"五行互藏"问题上又特别提醒要加深对"水中之火"的认识。他列举"油能生火,雨大生雷"等现象,认为是自然界的"水中之火"。至于在人体生理方面,"水中之火乃先天真一之气,藏于坎中"[18],即生于阴精的阳气;在病理方面,则表现为真阴亏损,虚阳上越的假阳证,即所谓"龙雷之火"。

如上所述,可知五行"变虽无穷,总不出乎阴阳,阴阳之用总不离乎水火"[12]。因此,如论五脏不足,总关系到阴阳亏损;而阴阳的亏损,总表现为水亏、火衰。

(3) 阴阳的常与变　阴阳所表现的体象,其变化是相当复杂的。阴阳之理有常有变,景岳认为"常者易以知,变者应难识"[2],因之,要求医者不仅要知其常,而且还应达其变。

常,即指阴阳平衡,乃是人体健康的根本保证。因此,"阴平阳秘"乃是生命阴阳之常,景岳曾说:"阴阳二气,最不宜偏。不偏则气和而生物,偏则气乖而杀物。"[19]在阴阳的消长过程中,由于一方的偏衰或偏胜,破坏了正常的平衡而致病,这就是阴阳的从常到变。张氏所说的"属阴属阳者禀受之常也;或寒或热者,病生之变也"[2],"火水得其正则为精与气;水火失其和则为热为寒"[17]。正是说明了阴阳之常为生理状态,其变则为病理现象。既然,阴阳的从常到变为病理过程,那么,由变返常则为康复的过程。景岳所说的"扶阳抑阴"和"补阴抑阳"[20],即是促使阴阳由变向常转化的措施。但在阴阳之变的病理状态中,也有常有变。景岳认为阳盛则热,阴盛则寒,这是病变之常。但由于阳动阴静的过极,出现"阳中有阴,阴中有阳"的复杂病变。在临床上表现为"似阳非阳"的"真寒假热"和"似阴非阴"的"真热假寒"之证,这又是阴阳病变中之变。

同样,在治疗上也有常变之别。如以寒治热或以热治寒为人所熟知的常法,而"热因热用"和"寒因寒用"则是治疗中的变法。医者若知常而不知变,则势必误认虚火为实火,而恣用寒凉攻伐。这是当时时医的主要弊病之一,所以正是张氏所特别重视的问题。

(4) 阳常不足,阴本无余　"阳常不足,阴本无余",是景岳对人体阴阳状况的著名观点。自刘河间阐发火热病机后,朱丹溪提出了"阳常有余,阴常不足"及"气有余便是火"的重要论点,并以大补阴丸、四物加知柏作为降火滋阴之剂。嗣后,医林习用寒凉,虽薛己有所纠正,而积重难返,刘、朱之说本为纠正局方辛热时弊,治疗实热及湿热相火为病而发,故必然有其侧重与局限，景岳出于纠偏补弊，认为“时医受病之源，实河间创之，而丹溪成之”，并说“欲清其流，必澄其源”[21]。于是展开了对刘、朱之说的批评。其“阳常不足，阴本无余”和“气不足便是寒”的论点遂由此而提出。

景岳在其《大宝论》和《真阴论》中，重点论述了真阴、真阳的重要。首先，《大宝论》从阴阳的生理状况论述，认为《黄帝内经》所说的女子二七、男子二八而天癸至，以及“人年四十而阴气自半”，说明了“人生全盛之数，惟二八之后，以至四旬之外，前后止二十余年，而形体渐衰矣”，形体之衰虽然是阴气亏虚的表现，但张氏进而认为阴气的生成和衰败都以阳气功能作用为主导，他指出：“阴以阳为主”，并通过“形气之辨”“寒热之辨”和“水火之辨”作为论证。“形气之辨”认为，由于阳化气，阴成形，故凡人之体温，活力和五官，五脏功能活动，都是阳气的作用，其及死后，则身冷如冰，知觉尽失，形存而气去，这种“阳脱在前而阴留在后”的情况，正是阳常不足的结局。“寒热之辨”，从春夏阳热而生化万物，秋冬阴冷而缺乏生机，说明“热无伤而寒可畏”，以之论证阳气的重要性。“水火之辨”，认为水属阴而火属阳，凡水之所以产生、所以生物、所以化气，均有赖于阳气的作用，故说“生化之权，皆由阳气”。然而，在生命过程中，“难得而易失者惟此阳气，既失而难复者亦惟此阳气”[10]，所以，得出了“阳非有余”的结论。“得阳则生，失阳则死”[19]，阳气之于人既是如此可贵，故张氏说：“天之大宝只此一丸红日：人之大宝只此一息真阳。”[19]这是《大宝论》的主题思想。

值得注意的是，张氏并不偏重阳气而忽视阴精，他在“阴阳互根”这一指导思想下，强调“阴以阳为主，阳以阴为根”[22]的原理。在《真阴论》中指出，阴与阳是质与气的关系，故真阴“正阳气之根”。在人的生长发育过程中，真阳主“生发”，真阴主“成立”，它们互根互用，不可独存，所谓“阴不可以无阳，非气无以生形也；阳不可以无阴，非形无以载气也”。因此，阴阳亏损的证候表现虽在功能衰弱或形质损坏方面各有侧重，但在病理本质上是因果相关的。正因为张氏把真阴认作阳气的根本，所以称阴虚、阳虚证的病机为“阴中之水亏”和“阴中之火衰”。

可见，“阳常不足”和“阴本无余”的情况是并存而不悖的，既然阳非有余则当慎用寒凉攻伐，阴常不足，则侧重于滋补精血。就这样，景岳通过对人体阴阳状况的认识，从理论上阐述了阴阳的至贵，及其相互之间的血肉关系，有力地指导了临床实践。

如果与丹溪学说相比，朱氏的“阳有余，阴不足”论，主要在阴阳相对关系上论述相火妄动、阴精耗损的问题；而景岳的“阳常不足，阴本无余”论，则是在“阴阳互根”的关系上，论述阳气亏乏与真阴不足的因果问题。张氏之说补充了丹溪学说的不足，其有关阴阳理论的论述是比较全面的。

9.5.2 命门学说

张氏命门学说是阴阳、五行、精气和命门理论的有机结合。自《难经》首创左肾右命说后，后世医家虽以命门与相火并提，但大都无新的发挥。明代诸医家始对命门位置以及生理、病理和治疗等展开了热烈的讨论，而张氏的阐述更充实了命门学说。

张氏根据《黄帝内经》“太虚寥廓，肇基化元”的记载，认为所谓“太虚”即《易》之“太极”，并根据“太极动而生阳，静而生阴”之说，阐述“道产阴阳，原同一气”[16]，自从太极分两仪之后，就产生了阴阳“体象”，首先由“太极一气”化生“先天无形之阴阳”[16]，继而再化生为“后天有形之阴阳”[16]，即所谓“因‘虚’以化气，因气以造形”[2]的过程。阴阳相对地存在于宇宙之间，景岳把命门比作人身的“太极”，认为命门的元阴、元阳是先天无形的阴阳。元阳有“生”和“化”的作用，即所谓“神机”，它代表生命的机能；元阴有“长”和“立”的作用，也就是

"天癸"。至于由先天元阴、元阳所化生的"后天有形之阴阳",则包括气血、津液、脏腑等内容。

景岳认为命门位置"居两肾之中而不偏于右"[23],为先、后天"立命之门户"[24]。先天元阴、元阳禀受于父母,然后有生命。元阴、元阳藏于命门,即为真阴。它不仅来自先天,而且又必须赖后天滋养壮盛,这是由于五脏六腑之精归之于肾,而肾又藏精于命门所致。但同时,肾精乃元阴所化,肾气为元气所生。因此,张氏又指出"命门与肾本同一气"[24],"命门总主乎两肾,而两肾皆属于命门"[24],二者一以统两,两以包一,有不可分割的关系。

景岳以真阴为人体生命最基础的物质,命门为"真阴之脏",因而称命门所藏的元精为"阴中之水",元精所化的元气为"阴中之火",正由于命门藏精化气,兼具水火,故景岳称"命门者,为水火之府,为阴阳之宅,为精气之海,为死生之窦"[24],又称为"精血之海""元气之根"[12]。

张氏又指出:"精为真阴……形为真阴"[23],凡精血形质之属都是"真阴之象",并认为命门元精、元气为化生脏腑精气的根本。他说:"五脏之阴气非此不能滋,五脏之阳气非此不能发。"[19]若元精足而"五液充则形体赖而强壮";元气充而"五气治则营卫赖以和调"[22]。故"命门之水火即十二脏之化源"[22]。凡十二脏的正常生理功能虽说出于肾之伎巧,但从根本而论,实为命门"真阴之用"。如以命门与脾胃关系为例,虽然,脾胃为灌注之本,得后天之气,但命门为化生之源,得先天之气,其间有本末先后之分,故命门元气为脾胃之母。

命门水火为脏腑之化源,故命门元阴、元阳亏损是脏腑阴阳病变的根本,命门亏损虽与先天不足有关,但更重要的是后天精气衰弱所致。景岳认为命门为人身阴阳"消长之枢纽"[24],故如反映在病理方面,命门"火衰其本则阳虚之证迭出"[22],阳虚则可见阴胜于下之证;"水亏其源则阴虚之病迭出"[22],阴虚则可见阳旺于标之证。故景岳说:"无水无火,皆在命门,总曰真阴之病"[22]。

无水无火,皆责诸命门,然而"肾与命门本同一气,故治水治火,皆从肾气,此正重在命门"[22],说明还是通过治肾的途径以治命门水火的不足。

王冰曾有"益火之源以消阴翳,壮水之主以制阳光"之说,历来遵为阴阳不足的治疗原则,景岳认为,所谓"益火""壮水",就是"温养阳气,填补真阴"[25],即用甘温益火之品补阳以配阴;用纯甘壮水之剂,补阴以配阳。由此,景岳制定了左归丸、右归丸等方。左归丸根据"阳中求阴""气中生精"之法,除滋阴之外,以鹿角胶温补填精,使阴得阳升而泉源不竭;右归丸根据"阴中求阳""精中生气"之法,除益火壮阳之外,仍以熟地大补真阴,使阳得阴助而生化而穷,二方分别为治疗真阴肾水不足和元阳不足的主方。

综观以上张氏命门学说,可见其特点在于阐述命门兼具水火,而阴阳互根、精气互生之理始终贯穿其间。他的命门学说与阴阳论是密切相关而不可分割的。

9.5.3 辨证施治经验

张景岳阴阳、命门学说产生于临床实践,也有效地指导着临床。不仅对于阴阳虚损疾病能详辨命门水火之情而用左、右归化裁施治,且于伤寒及其他杂病,也常注意到阴阳精气之不足,而遵《黄帝内经》"从阴引阳,从阳引阴"法则,把"求汗于血""生气于精""引火归原""纳气归肾"等法娴熟地取效于临床。

由于景岳认为无论火衰、水亏,都有关真阴的亏损,而精血形质可反映真阴的盛衰,故在临证时十分注意精血受损的程度,指出"观形质之坏与不坏,即真阴之伤与不伤"[22]。因此,他治病的方法重在"治形",治形又必以精血为先务。其《治形论》说:"凡欲治病者必以形体为主，欲治形者必以精血为先，此实医家之大门路也。”在这一指导思想下，对于阴精不足或阳气虚耗的患者，他都以填补真阴，滋养精血，治疗形体为主，这在其立方施治中均有所反映。他所常用的补益精血药物有熟地、当归、枸杞等味，尤以熟地为首先。曾谓：“形体之本在精血。熟地以至静之性，以至甘至厚之味，实精血形质中第一品纯厚之药……且其得升、柴则能发散；得桂、附则能回阳；得参、芪则入气分；得归、芍则入血分……”[26]他对该药的运用是有其独到的经验的。

对于外感、内伤各种疾病，凡有虚证，重于补阴，这是景岳治病的特点。他曾反复说明“夫病变非一，何独重阴？有弗达者必哂为谬。姑再陈之，以见其略。如寒邪中人，本为表证，而汗液之化必由于阴也；中风为病，身多偏枯，而筋脉之败必由乎阴也；虚劳之火，非壮水何以救其燎原？泻痢亡阴，非补肾何以固其门户？膨胀由乎水邪，主水者须求水脏；关格本乎阴虚，欲强阴，舍阴不可”[22]。同时还指出“此数者乃疾病中最大纲领，明者觉之，可因斯而三反矣”[22]。

例如，治疗水亏、火衰的伤寒患者，分别制补阴益气煎及大温中饮等方，使邪“从补血而散”；治肺、脾、肾三脏气虚的水肿，推崇加减肾气汤，使气生于精而水饮得解；治真阴大亏，虚阳浮越的戴阳证，制理阴煎，右归饮等，填补真阴，诱归虚火；治肾不纳气，呼吸喘促，或余气外泄，虚里跳动等证，制贞元饮[32]补阴以配阳。凡此等等，都是景岳“治形”医学思想的体现，也是他在医学上的突出贡献。

鉴于时医之弊，张氏十分重视对虚、寒之证的辨证施治。在理论上批判了当时盛行的“伤寒无补法”“痢无止法”以及“见血无寒”等偏狭之见，并一变时医故伎，而以温补之法获得显效，从而便以善用温补见称于世。

张氏之所以能详辨虚寒，善用温补，原因在于对阴阳、寒热、表里、虚实的辨证施治能全面掌握，无所偏倚。他把阴阳称为“二纲”，把表里、虚实、寒热称为“六变”，明确提出阴阳为“医道之纲领”，认为诊病施治必先审阴阳“二纲”，“阴阳既明，则表与里对，虚与实对，寒与热对。明此六变，明此阴阳，则天下之病，固不能出此八者”[33]。张氏之所谓“二纲”“六变”，至今作为辨证施治的纲领，而以“八纲”著称。除此以外，他的著作《十问篇》《脉神章》等，都是为了正确辨证而设。尤其在方剂学上，设“八略”以立法，列“八阵”以制方，八陈即补、和、攻、散、寒、热、固、因八个部分，在治疗方法上颇多创见，特别在其自制的新方中，有很多在临床上具有颇高价值。八略与八阵的内容，议论周详，颇切实用。

在《新方八阵》和《古方八阵》中，有温补之方，亦有寒凉之剂，说明张氏论治虽重温补而亦不废寒凉，与一味滥用温补者自有霄壤之别。在《古方八阵》中，即河间、丹溪之方亦多所援用，如将大补阴丸列之于“寒阵”，以之“降阴火、补肾水”。又其新方“寒阵”之滋阴八味丸，以六味加知柏，以治疗“阴虚火盛，下焦湿热”等证。上述二方，不列在补阵而列入寒阵。这充分体现了张氏“意贵圆通，用嫌执滞”[34]的用方之意。

在临床施治中，张氏认为“治病用药，本贵精专，尤宜勇敢”[34]，如“确知其寒，则竟散其寒；确知其热，则竟散其热”[34]，反对用药庞杂。对于新暴之病，虚实既明，即峻攻其本，若畏缩不进，势必导致病邪深固，但是，他还指出“用攻之法，贵得其真，不可过也……用补之法，责乎轻重有度，难从简也”，[34]足见其治疗疾病，对扶助正气是很为重视的。

对于运用补泻温凉之法，张氏总是审证而行，绝不偏执，他虽曾有“补必兼温，泻必兼凉”[34]之说，亦仅为大体泛论。我们须灵活对待、全面分析，而不可断章取义。其新方《补略》

说："凡阳虚多寒者，宜补以甘温，而清润之品非所宜；阴虚多热者宜补以甘凉；而辛燥之类不可用。"又曾说："壮水之法，只宜甘凉，不宜辛热。"此外，在新方"攻阵"中，也不乏巴豆、附子温下之剂，可见景岳补亦用凉，泻亦用温。但景岳在临床实践中体会到，对于一些慢性虚损疾患，虽当用甘凉之剂，但必须积渐邀功，然而多服又必损脾胃，故"不得已易以甘平，倘甘平未效，则唯有甘温一法，尚有望其成功"[35]。至于在一般情况下，景岳"治此，必以甘平之剂专补真阴……然后察其可乘，或暂一清解，或渐加温润"[18]。则知其对于同一病者，用甘平、甘凉、甘温等补剂，也是根据病机转化灵活掌握的。这实为治损的经验之谈。

虽然，张氏在临床上遇到虚者多，实者少；真寒假热者多，真热假寒者少，所以每多主张兼补、兼温。但又明确提出用补的前提是"无实证可据"，用温的前提是"无热证可据"[34]。若病因气道壅滞、火邪炽盛，景岳是反对"误认虚寒，轻用温补"[36]的。

张氏学术思想对当时及后世医学影响颇大，正如章虚谷所记载，人多誉之为"医门之柱石"[37]。不仅善于温补著称的高鼓峰、吕用晦、张石顽等多宗其说，即如擅治温热病的叶天士亦对他甚为心折，多所取法。然而不善学者却不察证候之标本，不究气血之盛衰，概补概温，谓之王道，反致矫枉过正，而以温补误人，这当然不能归咎于景岳，但也应该看到他为了力挽时弊，在立论时未免偏激，从而，也引起了后人的非议，其中以姚球《景岳全书发挥》、陈修园《景岳新方砭》、章虚谷《论景岳书》等最为激烈。诸家批判固有中肯之处，亦多片面之辞。

然而，无论是褒是砭，景岳的学术成就无疑是十分巨大的。景岳善辨虚寒，擅用温补，并反对以苦寒为滋阴，对于纠正寒凉时弊起了很大作用，但学者不能因"温补"之词掩盖了其学术全貌。须知张氏对祖国医学的重要贡献在于使阴阳、命门理论有了很大提高和发展。他不仅重视阴阳互根、强调命门水火，而且能认识到真阴为生命的物质基础，显然与单纯的命门相火论者和命门元气论者不能等量齐观。其调治阴阳偏衰、偏胜之法也更较前人完善。从而对丰富和完整祖国医学的基础理论起有积极的作用和影响。此外，在辨证体系和杂病证治方面也颇多发展。至今无论在理论或临床工作中，张氏学说仍具有很大的指导意义和实用价值。他为祖国医学的发展做出了卓越的贡献。

【复习思考题】

(1) 张介宾阴阳理论的主要内容。

(2) 试述张介宾对命门学说的阐发。

(3) 张介宾辨证施治的特点和经验有哪些?

【医案举例】

(1) 虚损喉癣　来宅女人，年近三旬。因患虚损，更兼喉癣疼痛。多医罔效。余诊其脉则数而无力：察其证则大便溏泄；问其治则皆退热清火之剂。然愈清火而喉愈痛。察之既确，知其本非实火，而且多用寒凉，以致肚腹不实，总亦格阳之类也。遂专用理阴煎及大补元煎之类出入间用，不半月而喉痛减，不半年而病全愈。(《景岳全书·杂证谟》)

按：喉癣证，凡阴虚劳损之人多有之。其证满喉生疮红痛，久不能愈。乃水亏虚火炎上所致，宜壮水滋阴之剂。但亦有因火虚于下，阳浮于上者，乃无根之火，与前证不同，治法非温补命门不可。如果药用寒凉，则为误治。景岳据其数而无力之脉，以及大便溏泄等证，断为格阳之类，故用理阴煎、大补元煎等，填补真阴，温养阳气而获痊愈。可见景岳之治不同于凡响。

(2) 吐血下血　倪孝廉者，年逾四旬。素以灯窗思虑之劳，伤及脾气，时有呕吐之证，过劳即发。余常以理阴煎、温胃饮之属，随饮而愈。一日，于暑末时，因连日交际，致劳心脾，遂上为吐血，下为泄血，俱大如手片，或紫或红，其多可畏。急以延余，而余适他往。复延一时名者，云：此因劳而火起心脾，兼以暑令正旺,而二火相济,所以致此。乃与以犀角、地黄、童便、知母之属。药及两剂,其吐愈甚,脉益紧数,困惫垂危。彼医云:此其脉证俱逆,原无生理,不可为也。其子惶惧,复至恳余,因往视之,则形势俱剧,第以素契,不可辞。乃用人参、熟地、干姜、甘草四味,大剂与之。初服毫不为动,次服觉呕恶稍止,而脉中微有生意。乃复加附子、炮姜各二钱,人参、熟地各一两,白术四钱,炙甘草一钱,茯苓二钱。黄昏与服,竟得大睡,直至四鼓,复进之,而呕止血亦止,遂大加温补,调理旬日而复健如故。余初用此药,适一同道者在,见之惊骇,莫测其谓,及其既愈,乃始心服。曰:向使不有公在,必为童便、犀角、黄连、知母之所毙,而人仍归誉于前医曰:彼原说脉证俱逆,本不可治,终是识高见到,人莫及也。嗟嗟!夫童便最能动呕,犀角、知、连最能败脾。时当二火,而证非二火。此人此证,以劳倦伤脾,而脾胃阳虚,气有不摄,所以动血。再用寒凉,脾必败而死矣。倘以此杀人而反以此得誉,天下不明之事,类多如此,亦何从而辨白哉!此后,有史姓等数人,皆同此证,予悉用六味回阳饮活之,此实至理,而人以为异,故并记焉。(《景岳全书·杂证谟》)

按: 患者劳伤,心脾素虚。时当暑令,上下失血。医者误作实火治,以致证势垂危。景岳认为病因劳倦伤脾,气不摄血,以致上下俱失。故投以温补之剂,血止而病愈。张氏论血证曾云:"若素多劳倦思虑,或善呕吐,或善泄泻而忽致吐血、下血者,此脾虚不能摄血,非火证也。宜六味回阳饮,大加白术主之,切不可用清寒等药。"此论宜与本案共参。

(3) 胃火上冲呕吐　金宅少妇,宦门女也。素任性,每多胸胁痛及呕吐等证。随调随愈。后于秋尽时,前证复作,而呕吐更甚,病及两日,甚至厥脱不省,如垂绝者再。后延予至,见数医环视,佥云汤饮诸药,皆不能受,入口即呕,无策可施。一医云:惟用独参汤,庶几可望其生耳。余因诊之,见其脉乱数甚,而且烦热躁扰,莫堪名状。意非阳明之火,何以急剧若此。乃问其欲冷水否,彼即点首。遂与以半锺,惟此不吐,且犹有不足之状,乃复与一锺,稍觉安静。余因以太清饮投之。而犹有谓:此非伤寒,又值秋尽,能堪此乎?余不与辨。及药下咽,即酣睡半日,不复呕矣。然后以滋阴轻清等剂调理而愈。大都呕吐多属胃寒,而复有火证若此者。经曰:诸逆冲上,皆属于火。即此是也。自后,凡见呕吐,其声势涌猛,脉见洪数,证多烦热者,皆以此法愈之。是又不可不知也。(《景岳全书·杂证谟》)

按: 患者呕吐颇剧,而至于厥脱不省,似乎正气欲尽。但景岳察其脉证,断为"阳明之火",因以凉水试之,继投太清饮,直清阳明蕴热。吐止后,再用轻清之剂育养胃阴,终获良效。若依他医之说,用独参汤治之,则无异抱薪救火,其害可知。于此足证,张氏虽以温补擅长,但未尝不善用寒凉攻击。

【原著选读】

《三焦、包络、命门辨》

客有问曰:三焦、包络、命门者,医家之要领,脏腑之大纲。或言其有状,或言其无形,或言三焦包络为表里,或言三焦命门为表里,或言五脏各一,惟肾有两,左为肾,右为命门,命门者,男子以藏精,女子以系胞。若此数者,弗能无疑,千载而下,议论不定,夫理无二致,岂容纷纷若是哉,果亦有归一之义否?予曰:噫!医道之始,始自轩岐,轩岐之旨,昭诸《灵》《素》之妙,精确无遗,凡其所论,必因理而发,凡其命名,必因形而生。故《内经》之文,字无苟言,句无空发,自后凡绍此统者,孰能外《灵》《素》之范围?而今之所以纷纷者,不无其由,盖自《难经》始也。《难经》述《灵》《素》而作,为诸家之最先,因其颇有谬误,遂起后世之惑,三千年来,无敢违背,而后之疑,莫可解救,请先悉三焦心包络而次及其他焉。

夫三焦者,五脏六腑之总司;包络者,少阴君主之护卫也。而《二十五难》曰:"心主与三焦为表里,俱有名而无形。"若谓表里则是,谓无形则非。夫名从形立,若果有名无形,则《内经》之言为凿空矣,其奈叔和、启玄而下,悉皆宗之,而直曰三焦无状空有名,自二子不能辨,此后孰能再辨?及至徐遁、陈无择,始创言三焦之形,云"有脂膜如掌大,正与膀胱相对,有二白脉自中出,夹脊而上,贯于脑。"予因遍考两经,在《灵枢·本输篇》曰:"三焦者,中渎之腑,水道出焉,属膀胱,是孤之腑也。"《本脏篇》曰:"密理厚皮者,三焦膀胱厚;粗理薄皮者,三焦膀胱薄,以及缓、急、直、结,六者各有所分。"《论勇篇》曰:"勇士者,目深以固,长冲直扬,三焦理横；怯士者，目大而不减，阴阳相失，其焦理纵。"《决气篇》曰："上焦开发，宣五谷味，熏肤充身泽毛，若雾露之溉，是谓气。中焦受气取汁，变化而赤，是谓血。"《营卫生会篇》曰："营出于中焦，卫出于下焦。"又曰："上焦出于胃上口，并咽以上，贯膈而布胸中。中焦亦并胃中，出上焦之后，泌糟粕，蒸津液，化精微而为血，以奉生身，故独得行于经隧，命曰营气。下焦者，别回肠，注于膀胱而渗入焉。水谷者，居于胃中，成糟粕，下大肠而成下焦。"又曰："上焦如雾，中焦如沤，下焦如渎。"《素问·五脏别论》曰："夫胃、大肠、小肠、三焦、膀胱，此五者，天气之所生也，其气象天，故泻而不藏。"《六节脏象论》曰："脾、胃、大肠、小肠、三焦、膀胱者，仓廪之本，营之居也。"其在心包络，则《灵枢·邪客篇》曰："心者，五脏六腑之大主，其脏坚固，邪弗能容，容之则心伤，心伤则神去，神去则死矣，故诸邪之在于心者，皆在于心之包络。"凡此，皆是经旨。夫既曰无形矣，何以有水道之出？又何以有厚、薄、缓、急、直、结之分？又何以有曰纵曰横之理？又何以如雾、如沤、如渎？及谓气谓血之别？心主亦曰无形矣，则代心而受邪者在干心之包络，使无其形，又当受之何所？即此经文，有无可见。夫《难经》者，为发明《内经》之难，故曰《难经》，而《难经》实出于《内经》。今《内经》详其名状，《难经》言其无形，将从《难经》之无乎？抑从《内经》之有乎？再若徐、陈二子所言三焦之状，指为肾下之脂膜，果若其然，则何以名为三？又何以分为上、中、下？又何以言其为腑？此之为说，不知何所考据？更属不经。

客曰：心之包络，于文于义，犹为可晓，而古今诸贤历指其为裹心之膜，固无疑矣。至若三焦者。今既曰有形，又非徐、陈之论，然则果为何物耶？曰：但以字义求之，则得之矣。夫所谓三者，象三才也，际上极下之谓也。所谓焦者，象火类也，色赤属阳之谓也。今夫人之一身，外自皮毛，内自脏腑，无巨无名，无细无目，其于腔腹周围上下全体，状若大囊者，果何物耶？且其著内一层，形色最赤，象如六合，总护诸阳，是非三焦而何。如《五癃津液别论》曰："三焦出气，以温肌肉，充皮肤。"固已显然指为肌肉之内，脏腑之外为三焦也。又如《背腧篇》曰："肺腧在三焦之间，心腧在五焦之间，膈腧在七焦之间，肝腧在九焦之间，脾腧在十一焦之间，肾腧在十四焦之间，岂非以躯体称焦乎？"惟虞天民曰："三焦者，指腔子而言，总曰三焦，其体有脂膜在腔子之内，包罗乎五脏六腑之外也。"此说近之，第亦未明焦字之义，而脂膜之说，未免又添一层矣。至其相配表里，则三焦为脏腑之外卫，心包络为君主之外卫，犹夫帝阙之重城，故皆属阳，均称相火，而其脉络，原自相通，允为表里。《灵枢·经脉篇》曰："心主手厥阴之脉，出属心包络，下隔，历络三焦；手少阳之脉，散络心包，合心主。"《素问·血气形志篇》曰："手少阳与心主为表里。"此固甚明，无庸辨也。

客曰：既三焦、心主为表里，何以复有命门、三焦表里之说？曰：三焦包络为表里，此《内经》一阴一阳之定耦，初无命门表里之说，亦无命门之名，唯《灵枢·根结》《卫气》及《素问·阴阳离合》等篇云："太阳根于至阴，结于命门，命门者目也。"此盖指太阳经穴终于睛明，睛明所夹之处，是为脑心，乃至命之处，故曰命门。此外并无左右肾之分，亦无右肾为命门之说。而命门之始，亦起于《三十六难》曰："肾有两者，非皆肾也，左者为肾，右者为命门。命门者，精神之所舍，原气之所系，男子以藏精，女子以系胞。"王叔和遂因之，而曰"肾与命门，俱出尺部"。以致后世遂有命门表里之配，而《内经》实所无也。客曰《内经》既无命门，《难经》何以有之？而命门之解，终当何似？《难经》诸篇，皆出《内经》，而此命门，或必有据，意者去古既远，经文不无脱误，诚有如《七难》滑氏之注云者。唯是右肾为命门，男子以藏精，则左肾将藏何物乎？女子以系胞，则胞果何如而独系右肾乎？此所以不能无疑也。予因历考诸书，见《黄庭经》曰："上有黄庭下关元，后有幽阙前命门。"又曰："闭塞命门似玉都。"又曰："丹田之中精气微，玉房之中神门户。"梁丘子注曰："男以藏精，女以约血，故曰门户。"又曰："关元之中，男子藏精之所。"元阳子曰："命门者，下丹田精气出飞之处也。"是皆医家所未言，而实足为斯发明者。又《脉经》曰："肾以膀胱合为腑，合于下焦，在关元后，左为肾，右为子户。"又曰："肾名胞门子户，尺中肾脉也。"此言右为子户者，仍是右者为命门之说。细详诸言，默有以会。夫所谓子户者，即子宫也，即玉房之中也，俗名子肠，居直肠之前膀胱之后，当关元气海之间，男精女血，皆存乎此，而子由是生。故子宫者，实又男女之通称也。道家以先天真一之炁藏乎此，为九还七返之基，故名之曰丹田。医家以冲任之脉盛于此，则月事以时下，故名之曰血室。叶文叔曰："人受生之初，在胞胎之内，随母呼吸，受气而成，及乎生下，一点元灵之气，聚于脐下，自为呼吸。气之呼接乎天根，气之吸接乎地根，凡人之生，唯气为先，故又名为气海。"然而，名虽不同，而实则一子宫耳。子宫之下有一门，其在女者，可以手探而得,俗人名为产门;其在男者,于精泄之时,自有关阑知觉,请问此为何处?客曰:得非此即命门耶?曰:然也。请为再悉其解。

夫身形未生之初,父母交会之际,男之施由此门而出,女之摄由此门而入。及胎元既足,复由此出。其出其入,皆由此门,谓非先天立命之门户乎?及乎既生,则三焦精炁,皆藏乎此,故《金丹大要》曰:"炁聚则精盈,精盈则炁盛。"梁丘子曰:"人生系命于精。"《珠玉集》曰:"水是三才之祖,精为元炁之根。"然则,精去则炁去,炁去则命去,其固其去,皆由此门,谓非后天立命之门户乎?再阅《四十四难》有"七冲门"者,皆指出入之处而言,故凡出入之所,皆谓之门,而此一门者,最为巨会,焉得无名?此非命门,更属何所。既知此处为命门,则男之藏精,女之系胞,皆有归着,而千古之疑,可顿释矣。客曰:若夫然,则命门既非右肾,而又曰子宫,是又别为一腑矣,何配何经?脉居何部?曰:十二经之表里,阴阳固已配定,若以命门而再配一经,是肾藏唯一,而经居其两,必无是理。且夫命门者,子宫之门户也,子宫者,肾脏藏精之腑也。肾脏者,主先天真一之炁,北门锁钥之司也,而其所以为锁钥者,正赖命门之闭固,蓄坎中之真阳,以为一身生化之原也。此命门与肾,本同一气,《道经》谓此当上下左右之中,其位象极,名为"丹田"。夫丹者奇也,故统于北方天一之藏,而其外腧命门一穴,正见督脉十四椎中,是命门原属于肾,非又别为一腑也。《三十九难》亦曰:"命门其气与肾通。"则亦不离乎肾耳。唯是五脏各一,独肾有二,既有其二,象不无殊,譬以耳目一也,而左明于右;手足一也,而右强于左;故北方之神有蛇武,蛇主阳而武主阴;两尺之脉分左右,左主水而右主火。夫左阳右阴,理之常也,而此曰左水右火,又何为然。盖肾属子中,气应冬至,当阴阳中分之位,自冬至之后,天左旋而时为春,斗杓建于析本;日月右行合在亥,辰次会于娵訾,是阳进一月,则会退一宫,而太阳渐行于右,人亦应之,故水位之右为火也。且人之四体,本以应地,地之刚在西北,亦当右尺为阳,理宜然者,故《脉经》以肾脏之脉配两尺,但当曰左尺主肾中之真阴,右尺主肾中真阳,而命门为阳气之根,故随三焦相火之脉,同见于右尺则可,若谓左肾为肾,右肾为命门则不可也。虽然,若分而言之,则左属水右属火,而命门当附于右尺;合而言之,则命门象极,为消长之枢纽,左主升而右主降,前主阴而后主阳,故水象外暗而内明,坎卦内奇而外偶。肾两者,坎外之偶也;命门一者,坎中之奇也,一以统两,两以包一,是命门总主乎两肾,而两肾皆属于命门。故命门者,为水火之腑,为阴阳之宅,为精气之海,为死生之窦。若命门亏损,则五脏六腑皆失所恃,而阴阳病变,无所不至,其为故也,正以天地发生之道,终始于下,万物盛衰之理,盈虚在根。故许学士独知补肾,薛立斋每重命门,二贤高见,迥出常人,盖得于王太仆所谓壮水之主、益火之原也,此诚性命之大本,医不知此,尚何足云。故予为申明,用广其义,即此篇前后诸论,虽多臆见,然悉揣经意,非敢妄言,凡我同心,幸为裁正。(《类经附翼·求正录》)

《大　宝　论》

为人不可不知医,以命为重也。而命之所系,惟阴与阳,不识阴阳,焉知医理?此阴阳之不可不论也。夫阴阳之体,曰乾与坤;阴阳之用,曰水与火;阴阳之化,曰形与气;以生杀言,则阳主生,阴主杀;以寒热言,则热为阳,寒为阴;若其生化之机,则阳先阴后,阳施阴受;先天因气以化形,阳生阴也;后天因形以化气,阴生阳也。形即精也,精即水也,神即气也,气即火也。阴阳二气,最不宜偏,不偏则气和而生物,偏则气乖而杀物。经曰:"阴平阳秘,精神乃治;阴阳离决,精气乃绝。"此先王悯生民之夭厄,因创明医道,以垂惠万世者,在教人以察阴阳,保生气而已也。故《内经》于阴阳之理,惟恐人之不明,而切切谆谆,言之再四,奈何后学,犹未能明,余请先言其二,而后言其一。

夫二者阴也,后天之形也;一者阳也,先天之气也。神由气化,而气本乎天,所以发生吾身者,即真阳之气也。形以精成,而精生于气,所以成立吾身者,即真阴之气也。观《上古天真论》曰:女子二七而后天癸至,男子二八而后天癸至,非若阴生在后,而阴成之难乎?又《阴阳应象大论》曰:"人年四十而阴气自半也。"非若阴衰在前而阴凋之易乎?所谓阴者,即吾之精而造吾之形也。夫无形则无患,有形必有毁,故人生全盛之数,惟二八之后,以至四旬之外,前后止二十余年,而形体渐衰矣,此诚阴虚之象也。由此观之,即谓之阳道实，阴道虚，若无不可。故丹溪引日月之盈亏，以为阳常有余、阴常不足之论，而立补阴、大补等丸，以黄檗、知母为神丹，家传户用，其害孰甚？殊不知天癸之未至，本由乎气，而阴气之目半，亦由乎气，是形虽在阴，而气则仍从阳也，此死生之机，不可不辨。余所谓先言其二者，即此是也。

何谓其一？一即阳也，阳之为义大矣，夫阴以阳为主，所关于造化之原，而为性命之本者，惟斯而已。何以见之？姑举其最要者，有三义焉：一曰形气之辨，二曰寒热之辨，三曰水火之辨。夫形气者，阳化气，阴成形。是形本属阴，而凡通体之温者，阳气也；一生之活者，阳气也；五官五脏之神明不测者，阳气也。及其既死，则身冷如冰，灵觉尽灭，形固存而气则去，此以阳脱在前，而阴留在后，是形气阴阳之辨也，非阴多于阳乎？二曰寒热者，热为阳，寒为阴。春夏之暖为阳，秋冬之冷为阴，当长夏之暑，万国如炉，其时也，凡草木昆虫，咸苦煎炙，然愈热则愈繁，不热则不盛，及乎一夕风霜，即僵枯遍野，是热能生物，而过热者惟病；寒无生意，而过寒则伐尽。然则热无伤而寒可畏，此寒热阴阳之辨也，非寒强于热乎？三曰水火者，水为阴，火为阳也。造化之权，全在水火，而水火之象有四，则日为太阳，火为少阳，水为太阴，月为少阴，此四象之真形，而人所未达也。

余言未竟，适一耽医之客过余者，闻而异之曰：月本太阴，火岂少阳？古无是说，何据云然，亦有所谓乎？曰：阳主乎外，阴主乎内，此阴阳之定位也。阳中无太阴，阴中无太阳，此阴阳之专主也。日丽乎天，此阳中之阳也，非太阳乎？月之在天，阳中之阴也，非少阴乎？水行于地，阴中之阴也，非太阴乎？火之在地，阴中之阳也，非少阳乎？此等大义，诚丹溪所未知，故引日月盈亏，以证阴阳虚实，亦焉知水大于日，独不虑阳之不足，阴之太过乎？客曰：阴阳太少之说，固若有理，至于水大于日，便谓阴之有余，则凡天下之火不少也，阳岂独在于日乎？曰：是更有妙理存也。夫阴阳之性，太者气刚，故日不可灭，水不可竭，此日为火之本，水为月之根也。少者气柔，故火有时息，月有时缺，此火是日之余，月是水之余也。惟其不灭者，方为真火，而时作时止者，岂即元阳？故惟真阳之火，乃能生物，而燎原之凡火，但能焦物病物，未闻有以烘炙而生物者，是安可以火喻日也？客曰：若如此言，则水诚太阴矣，然，何以云天一生水，水非阳乎？又何以云水能生万物，水非生气乎？曰：此问更妙。夫天一者，天之一也，一即阳也，无一则止于六耳。故水之生物者，赖此一也；水之化气者，亦赖此一也。不观乎春夏之木、土得之而能生能长者，非有此一乎？秋冬之水，土得之而不生不长者，非无此一乎？不惟不生，而自且为冻，是水亦死矣。可见水之所以生，水之所以行，孰非阳气所主，此水中有阳耳，非水即为阳也。客曰：然则，生化之权，皆由阳气，彼言阳有余者，诚非谬也，而子反虑其不足，非过虑乎？曰：余为此论，正为此耳，惟恐人之不悟，故首言形气，次言寒热，次言水火，总欲辨明阳非有余，不可不顾之义。夫阳主生，阴主杀，凡阳气不充，则生意不广，而况于无阳乎。故阳惟畏其衰，阴惟畏其盛，非阴能自盛也，阳衰则阴盛矣。凡万物之生由乎阳，万物之死亦由乎阳，非阳能死物也，阳来则生，阳去则死矣。试以太阳证之，可得其象。夫日行南陆，在时为冬，斯时也，非无日也，第稍远耳。便见严寒难御之若此，万物凋零之若此，然则天地之和者，惟此日也，万物之生者，亦惟此日也。设无此日，则天地虽大，一寒质耳，岂非六合尽冰壶，乾坤皆地狱乎？人是小乾坤，得阳则生，失阳则死。阳衰者，即亡阳之渐也；恃强者，即致衰之兆也，可不畏哉。

故伏羲作《易》，首制一爻，此立元阳之祖也。文王衍《易》，凡六十四卦，皆以阳喻君子，阴喻小人，此明阳气之德也。"乾"之《象》曰："大哉乾元，万物资始，乃统天。"此言元贯四德，阳为发育之首也。"坤"之"初六"曰："履霜坚冰至。"此虑阴之渐长，防其有妨化育也。"大有"之《象》曰："大有元亨，火在天上。"此言阳德之亨，无所不照也。《系辞》曰："天地之大德曰生。"此切重生生之本也。《内经》曰："凡阴阳之要，阳密乃固。"此言阴之所恃者，惟阳为主也。又曰："阳气者，若天与日，失其所，则折寿而不彰，故天运当以日光明。"此言天之运，人之命，元元根本，总在太阳无两也。凡此经训，盖自伏羲、黄帝、文王、岐伯、周公、孔子六大圣人，千古相传，若出一口，岂果余之私虑哉。由此言之，可见天之大宝，只此一丸红日；人之大宝，只此一息真阳。孰谓阳常有余，而欲以苦寒之物，伐此阳气，欲保生者，可如是乎。客曰：至哉！余得闻所生之自矣。然，既有其道，岂无其法，欲固此阳，计从安出？曰：但知根本，即其要也。曰：何为根本？曰：命门是也。曰：余闻土生万物，故脾胃为五脏六腑之本，子言命门，余未解也。曰：不观人之初生，生于脐带，脐接丹田，是为气海，即命门也。所谓命门者，先天之生我者，由此而受；后天之我生者，由此而栽也。夫生之门,即死之户,所以人之盛衰安危皆系于此者,以其为生气之源,而气强则强,气衰则病,此虽至阴之地,而实元阳之宅,若彼脾胃者,乃后天水谷之本,犹属元阳之子耳。子欲知医,其毋忽此所生之母焉。言难尽意,请再著《真阴论》以悉之何如?客忻然曰:愿再闻其义。(《类经附翼·求正录》)

《真 阴 论》

凡物之死生,本由阳气,顾今人之病阴虚者,十常八九,又何谓哉?不知此一阴字,正阳气之根也,盖阴不可以无阳,非气无以生形也。阳不可以无阴,非形无以载气也。故物之生也生于阳,物之成也成于阴,此所谓元阴元阳,亦曰真精真气也。前篇言阴阳之生杀者,以寒热言其性用也;此篇言阴阳之生成者,以气质言其形体也。性用操消长之权,形体系存亡之本,欲知所以死生者,须察乎阳,察阳者,察其衰与不衰;欲知所以存亡者,须察乎阴,察阴者,察其坏与不坏。此保生之要法也。稽之前辈,殊有误者,不识真阴面目,每多矫强立言,自河间主火之说行,而丹溪以寒苦为补阴,举世宗之,莫能禁止,揆厥所由,盖以热证明显,人多易见,寒证隐微,人多不知,而且于虚火实火之间,尤为难辨,亦孰知实热为病者,十中不过三四,虚火为病者,十中尝见六七。夫实热者,凡火也,凡火之盛,元气本无所伤,故可以苦寒折之,信手任心,何难之有,然当热去即止,不可过用,过则必伤元气,况可误认为火乎?虚火者,真阴之亏也,真阴不足,又岂苦劣难堪之物所能填补,矧沉寒之性,绝无生意,非惟不能补阴,抑且善败真火,若屡用之,多令人精寒无子,且未有不暗损寿元者。第阴性柔缓,而因循玩用,弗之觉耳。尝见多寿之人,无不慎节生冷,所以得全阳气,即有老人亦喜凉者,正以元阳本足,故能受寒,非寒凉之寿之也。由此观之,足征余言之非谬矣。盖自余有知以来,目睹苦寒之害人者,已不可胜纪,此非时医之误,实二子传之而然,先王仁爱之德,遭敝于此,使刘朱之言不息,则轩岐之泽不彰,是诚斯道之大魔,亦生民之厄运也。夫成德掩瑕,岂非君子,余独何心,敢议先辈,盖恐争之不力,终使后人犹豫,长梦不醒,贻害弥深,顾余之念,但知有轩岐,而不知有诸子;但知有好生,而不知有避讳,此言之不容已也。然言之不明,孰若无言,余请详言真阴之象,真阴之脏,真阴之用,真阴之病,真阴之治,以悉其义。

所谓真阴之象者……犹器具也……所贵乎器具者,所以保物也,无器具则物必毁矣……此阴以阳为主,阳以阴为根也。经曰:“五脏者,主藏精者也,不可伤,伤则失守而阴虚,阴虚则无气,无气则死矣。”非以精为真阴乎?又曰:“形肉已脱,九候虽调犹死。”非以形为真阴乎?观形质之坏与不坏,即真阴之伤与不伤,此真阴之象,不可不察也。

所谓真阴之脏者,凡五脏五液,各有所生,是五脏本皆属阴也。然经曰“肾者主水,受五脏六腑之精而藏之”,故五液皆归乎精,而五精皆统乎肾。肾有精室,是曰命门,为天一所居,即真阴之腑,精藏于此,精即阴中之水也;气化于此,气即阴中之火也。命门居两肾之中,即人身之太极,由太极以生两仪,而水火具焉,消长系焉,故为受生之初,为性命之本。欲治真阴,而舍命门,非其治也。此真阴之脏,不可不察也。

所谓真阴之用者,凡水火之功,缺一不可。命门之火,谓之元气。命门之水,谓之元精。五液充,则形体赖而强壮;五气治,则营卫赖以和调。此命门之水火,即十二脏之化源,故心赖之,则君主以明;肺赖之,则治节以行;脾胃赖之,济仓廪之富;肝胆赖之,资谋虑之本;膀胱赖之,则三焦气化;大小肠赖之,则传导自分;此虽云肾脏之伎巧,而实皆真阴之用,不可不察也。

所谓真阴之病者,凡阴气本无有余,阴病惟皆不足,即如阴胜于下者,原非阴盛,以命门之火衰也。阳胜于标者,原非阳胜,以命门之水亏也。水亏其源,则阴虚之病迭出;火衰其本,则阳虚之证迭生。如戴阳者,面赤如朱;格阳者,外热如火;或口渴咽焦,每引水以自救;或躁扰狂越,每欲卧于泥中;或五心烦热,而消瘅骨蒸;或二便秘结,而溺浆如汁;或为吐血衄血,或为咳嗽遗精,或斑黄无汗者,由津液之枯涸;或中风瘛疭者,以精血之败伤。凡此之类,有属无根之焰,有因火不归原,是皆阴不足以配阳,病在阴中之水也。又如火亏于下,则阳衰于上,或为神气之昏沉,或为动履之困倦。其有头目眩运而七窍偏废者,有咽喉哽咽而呕恶气短者,皆上焦之阳虚也。有饮食不化而吞酸反胃者,有痞满隔塞而水泛为痰者,皆中焦之阳虚也。有清浊不分而肠鸣滑泄者，有阳痿精寒而脐腹多痛者，皆下焦之阳虚也。又或畏寒洒洒者，以火脏之阳虚，不能御寒也。或肌肉膨胀者，以土脏之阳虚，不能制水也。或拘挛痛痹者，以木脏之阳虚，不能营筋也。或寒嗽虚喘，身凉自汗者，以金脏之阳虚，不能保肺也。或精遗血泄，二便失禁，腰脊如折，骨痛之极者，以水脏之阳虚，精髓内竭也。凡此之类，或以阴强之反克，或由元气之被伤，皆阳不足以胜阴，病在阴中之火也。王太仆曰："寒之不寒，责其无水；热之不热，责其无火。无火无水，皆在命门，总曰阴虚之病，不可不察也。"

所谓真阴之治者，凡乱有所由起，病有所由生，故治病必当求本。盖五脏之本，本在命门；神气之本，本在元精，此即真阴之谓也。王太仆曰："壮水之主，以制阳光；益火之源，以消阴翳。"正此谓也。许学士曰："补脾不如补肾。"亦此谓也。近惟我明薛立斋独得其妙，而常用仲景八味丸，即益火之剂也；钱氏六味丸，即壮水之剂也；每以济人，多收奇效，诚然善矣。第真阴既虚，则不宜再泄，二方俱用茯苓、泽泻，渗利太过，即仲景《金匮》（肾气丸），亦为利水而设，虽曰大补之中，加此何害，然未免减去补力，而奏功为难矣。使或阴气虽弱，未致大伤，或脏气微滞，而兼痰湿水邪者，则正宜用此。若精气大损，年力俱衰，真阴内乏，虚痰假火等证，即从纯补，犹嫌不足，若加渗利，如实漏卮矣。故当察微、甚、缓、急，而用随其人，斯为尽善。余及中年，方悟补阴之理，因推广其义，用六味之意，而不用六味之方，活人应手之效，真有不能尽述者。夫病变非一，何独重阴，有弗达者，必哂为谬，姑再陈之，以见其略。如寒邪中人，本为表证，而汗液之化，必由乎阴也。中风为病，身多偏枯，而筋脉之败，必由乎阴也。虚劳生火，非壮水，何以救其燎原？泻痢亡阴，非补肾，何以固其门户？膨胀由乎水邪，主水者，须求水藏；关格本乎阴虚，欲强阴，舍阴不可。此数者，乃疾病中最大之纲领，明者觉之，可因斯而三反矣。故治水治火，皆从肾气，此正重在命门，而阳以阴为基也。老子曰："知其雄，守其雌。"夫雄动而作，雌静而守，然动必归静，雄必归雌，此雄之不可不知，雌之不可不守也。邵子曰："三月春光留不住，春归春意难分付，凡言归者必归家，为问春家在何处。"夫阳春有脚，能去能来，识其所归，则可藏可留，而长春在我矣。此二子之教我，真我之大宗师也，人能知雄之有雌，春之有家，则知真阴之为义矣。余因制二归丸方，愿与知本知音者共之。

左归丸　治真阴肾水不足，不能滋溉营卫，渐至衰羸，或虚热往来，自汗盗汗，或神不守舍，血不归原，或劳损伤阴，或遗淋不禁，或气虚昏运，或眼花耳聋，或口燥舌干，或腰酸腿软，凡精髓内竭，津液枯涸等证，俱速宜壮水之主，以培左肾之元阴，此方主之。大怀熟地八两、山药（炒）四两、山茱萸肉四两、龟胶（切碎，炒珠）四两、川牛膝（酒洗、蒸熟）三两、鹿角胶（敲碎，炒珠）二两、菟丝子（制熟）三两、枸杞子三两，上先将熟地杵膏，加炼蜜和丸桐子大，每食前用滚白汤送下百余丸。如真阴失守，虚火炎上者，宜用纯阴至静之剂，于本方去枸杞、鹿胶，加女贞子三两、麦门冬三两。若火烁肺金，干枯多嗽者，仍加百合三两。如夜热骨蒸，加地骨皮三两；小水不利，加茯苓三两。如大便燥涩，去菟丝、加肉苁蓉（酒洗）三两。如血虚有滞者，于本方加当归四两。凡五液皆主于肾，故凡属阴分之药，亦无不皆能走肾，有谓必须引导者，皆见之不明耳。

右归丸　治元阳不足，或先天禀衰，或劳伤过度，以致命门火衰，不能生土，而为脾胃虚寒，饮食少进，或呕恶膨胀，或反胃隔塞，或怯寒畏冷，或脐腹多痛，或大便不实，泻利频作，或小水自遗，虚淋寒疝，或以寒侵溪谷而为肢节痹痛，或以寒在下焦而为水邪浮肿，总之真阳不足者，必神疲气怯，或心跳不宁，或四体不收，或眼见邪魔，或阳衰无子等证，俱速益火之源，以培右肾之元阳，此方主之。大怀熟地八两、山药（炒）四两、山茱萸（微炒）二两、枸杞（微炒）四两、鹿角胶（炒珠）四两、菟丝子（制熟）四两、杜仲（淡姜汤炒）四两、当归三两（便溏者勿用之）、大附子自二两渐可加至六两（因人而用）、肉桂自二两渐可加至四两（因人而用），上丸法如前，或丸如弹子大，每嚼服二三丸，以滚白汤送下，则效速更妙。如阳衰气虚，必加人参以为之主，或二三两，或五六两，随人虚实以为增减。盖人参之功，随阳药则入阳分，随阴药则入阴分，故欲补命门之阳，非此不能速效。如阳虚精滑，或滞浊便溏，加补骨脂（酒炒）三两。或飧泄肾泄不止，仍加肉豆蔻（用麸炒去油）三两。如呕恶吞酸，可加干姜三两。如腹痛不止，可加吴茱萸二两（汤泡三次，炒用）。制附子法：择大附子重两许者半斤，可得制净附子六两，先用大甘草四两煎浓汤，浸附子至二三日，剥去薄皮，切四块，又浸一日，俟其极透，取起少晾，即切为片，用微火徐炒。至七分熟意，即可用矣，若炒至太过，恐全失其性。

左归饮　此壮水之剂也。凡命门之阴衰阳胜者，宜用此饮加减主之。熟地自二三钱可加至一二两，随轻重用之。山药二钱、山茱萸一二钱（畏酸者少用之）、炙甘草一钱（妙在此味）、枸杞二钱（相火盛者去之）、茯苓一钱五分,水二锺,煎七八分,食远温服。如肺热而烦者,可加麦门冬二钱。如肺热多嗽者,可加百合二钱。如血少者,可加当归二钱。血滞而热者,可加丹皮二钱。阴虚不宁者,加女贞子二钱。如血热妄动者,可加生地二三钱。如脾热易饥者及多汗伤阴有,可加芍药二钱。如心热多躁者,可加玄参二钱,如肾热骨蒸者,可加地骨皮二钱。如津枯热渴者,可加天花粉二钱。如上实下虚者,可加牛膝二钱以导之。

右归饮　此益火之剂也。凡命门之阳衰阴胜者,宜用此饮加减主之。大怀熟地(用法如前)、山药(炒)二钱、山茱萸肉一钱五分(凡吞酸畏酸者当少用之)、炙甘草一钱、枸杞二钱、杜仲(姜汤炒)二钱、肉桂自一钱用至二钱、制附子随宜用之至三钱止水二锺,煎七八分,食远温服。如气虚血脱,或厥或昏,或汗或运,或虚狂,或短气者,可加人参自一二钱以至一二两。如火衰不能生土而或为呕恶,或为吞酸者,可加炮姜一至三钱。如阳衰中寒而泄泻不止,腹痛无休,所用制附子,自一钱以至二三钱,亦须人参兼用,或再加肉豆蔻二钱。如小腹疼痛,加至桂、附仍不止者,再加吴茱萸一钱许以佐之。如淋遗白带,脐腹疼痛者,加补骨脂一二钱炒熟捣碎用。如血凝血少者,可加当归二三钱。(《类经附翼·求正录》)

《治　形　论》

老子曰:吾所以有大患者,为吾有身,使吾无身,吾有何患。余则曰:吾所以有大乐者,为吾有形,使吾无形,吾有何乐。是可见人之所有者,唯吾,吾之所赖者,唯形耳,无形则无吾矣。谓非人生之首务哉。第形之为义,甚微,如言动视听,非此形乎;俊丑美恶,非此形乎;勇怯愚智,非此形乎;死生安否,非此形乎。人事之交,以形交也;功业之交,以形建也。此形之为义,从可知也。奈人昧养形之道,不以情志伤其府舍之形,则以劳役伤其筋骨之形,内形伤则神气为之消靡;外形伤则肢体为之偏废。甚至肌肉尽削,其形可知,其形既败,其命可知。然则,善养生者,可不先养此形以为神明之宅;善治病者,可不先治此形以为兴复之基乎。虽治形之法,非止一端,而形以阴言,实惟精血二字足以尽之。所以欲祛外邪,非从精血不能利而达;欲固中气,非从精血不能蓄而强。水中有真气,火中有真液,不从精血何以使之降升;脾为五脏之根本,肾为五脏之化源,不从精血何以使之灌溉。然则,精血即形也,形即精血也。天一生水,水即形之祖也。故凡欲治病者,必以形体为主;欲治形者,必以精血为先。此实医家之大门路也,使能知此,则变化可以无方;神用自有莫测。然用此之法无逾药饵,而药饵之最切于此者,不过数味之间。其他如性有偏用者,唯堪佐使而已。亦犹饮食于人,凡可口者,孰无资益,求其纯正无损而最宜于胃气者,则惟谷食类可见矣。或问余以所宜者果属何物?余则难以显言之,盖善吾言者,必如醴如饴,而不善吾言者,必反借此为射的,以资口吻之基矣,余故不能显言之。姑发明此义,以俟有心者之自悟。(《景岳全书·傅忠录·治形论》)

《新 方 八 略》

补略　补方之制,补其虚也。凡气虚者,宜补其上,人参、黄芪之属是也;精虚者,宜补其下,熟地、枸杞之属是也;阳虚者,宜补而兼暖,桂、附、干姜之属是也;阴虚者,宜补而兼清,门冬、芍药、生地之属是也。此固阴阳之治。辨也,其有气因精而虚者,自当补精以化气;精因气而虚者,自当补气以生精。又有阳失阴而离者,不补阴何以收散亡之气;水失火而败者,不补火何以甦垂寂之阴;此又阴阳相济之妙用也。故善补阳者,必于阴中求阳,则阳得阴助而生化无穷;善补阴者,必于阳中求阴,则阴得阳升而泉源不竭。余故曰:以精气分阴阳,则阴阳不可离;以寒热分阴阳,则阴阳不可混。此又阴阳邪正之离合也。故凡阳虚多寒者,宜补以甘温,而清润之品非所宜;阴寒多热者,宜补以甘凉,而辛燥之类不可用。知宜知避,则不惟用补,而八方之制皆可得而贯通矣。

和略　和方之制,和其不和者也。凡病兼虚者,补而和之;兼滞者,行而和之;兼寒者,温而和之;兼热者,凉而和之。和之为义,广矣。亦犹土兼四气,其于补泻温凉之用,无所不及,务在调平,元气不失中和之为贵也,故凡阴虚于下,而精血亏损者,忌利小水,如四苓、通草汤之属是也;阴虚于上,而肺热干咳者,忌用辛燥，如半夏、苍术、细辛、香附、芎、归、白术之属是也。阳虚于上，忌消耗，如陈皮、砂仁、木香、槟榔之属是也；阳虚于下者，忌沉寒，如黄檗、知母、栀子、木通之属是也。大便溏泄者，忌滑利，如二冬、牛膝、苁蓉、当归、柴胡、童便之属是也。表邪未解者，忌收敛，如五味、枣仁、地榆、文蛤之属是也。气滞者，忌闭塞，如黄芪、白术、薯蓣、甘草之属是也。经滞者，忌寒凝，如门冬、生地、石斛、芩、连之属是也。凡邪火在上者，不宜升火，得升而愈炽矣；沉寒在下者，不宜降，阴被降而愈亡矣。诸动者，不宜再动，如火动者，忌温暖；血动者，忌辛香；汗动者，忌苏散；神动者，忌耗伤。凡性味之不静者，皆所当慎。其于刚暴更甚者，则又在不言可知也。诸静者，不宜再静，如沉微细弱者，脉之静也；神昏气怯者，阳之静也；肌体清寒者，表之静也；口腹畏寒者，里之静也。凡性味之阴柔者，皆所当慎，其于沉寒更甚者，又在不言可知也。夫阳主动，以动济动，火上添油也，不焦烂乎；阴主静，以静益静，雪上加霜也，不寂灭乎。凡前所论，论其略耳，而书不尽言，言不尽意，能因类而广之，则存乎其人矣，不知此义，又何和剂之足云。

攻略　攻方之制，攻其实也。凡攻气者，攻其聚，聚可散也；攻血者，攻其瘀，瘀可通也；攻积者，攻其坚，在藏者，可破可培，在经者，可针可灸也；攻痰者，攻其急，真实者暂宜解标，多虚者，只宜求本也。但诸病之实，有微甚，用攻之法，分重轻，大实者攻之未及，可以再加，微实者，攻之太过每因致害，所当慎也。凡病在阳者，不可攻阴，病在胸者，不可攻脏，若此者，邪必乘虚内陷，所谓引贼入寇也；病在阴者，勿攻其阳，病在里者，勿攻其表，若此者，病必因误而甚，所谓自撤藩蔽也。大都治宜用攻，必其邪之甚者也，其若实邪果甚，自与攻药相宜，不必杂之补剂，盖实不嫌攻，若但略加甘滞，便相牵制；虚不嫌补，若但略加消耗，偏觉相妨。所以寒实者，最不喜清，热实者，最不喜暖，然实而误补，不过增病，病增者可解，虚而误攻，必先脱元，元脱者，无治矣，是皆攻法之要也，其或虚中有实，实中有虚，此又当酌其权宜，不在急宜攻、急宜补者之例。虽然，凡用攻之法，所以除凶剪暴也。亦犹乱世之兵，必不可无，然惟必不得已乃可用之，若或有疑，宁加详慎，盖攻虽去邪，无弗伤气，受益者四，受损者六，故攻之一法，实自古仁人所深忌者，正恐其成之难，败之易耳，倘任意不思，此其人可知矣。

散略　用散者，散表证也。观仲景太阳证，用麻黄汤；阳明证，用升麻葛根汤；少阳证，用小柴胡汤，此散表之准绳也，后世宗之，而复不能用之，在不得其意耳。盖麻黄之气，峻利而勇，凡太阳经阴邪在表者，寒毒既深，非此不达，故制用此方，非谓太阳经药必须麻黄也，设以麻黄治阳明、少阳之证，亦寒无不散，第恐性力太过，必反伤其气，岂谓某经某药必不可移易，亦不过分其轻重耳，故如阳明之升麻、干葛，未有不走太阳、少阳者，少阳之柴胡，亦未有不入太阳、阳明者。但用散之法，当知性力缓急，及气味寒温之辨，用得其宜，诸经无不妙也，如麻黄、桂枝峻散者也，防风、荆芥、紫苏平散者也，细辛、白芷、生姜温散者也，柴胡、干葛、薄荷凉散者也，羌活、苍术能走经去湿而散者也，升麻、川芎能举陷上行而散者也。第邪浅者，忌峻利之晨，气弱者，忌雄悍之属，热多者，忌温燥之属，寒多者，忌清凉之属。凡热渴烦躁者，喜干葛，而呕恶者忌之；寒热往来者，宜柴胡，而泄泻者忌之；寒邪在上者，宜升麻、川芎，而内热炎升者，忌之，此性用之宜忌，所当辨也。至于相配之法则，尤当知要，凡以平兼清，自成凉散，以平兼暖，亦可温经，宜大温者，以热济热，宜大凉者，以寒济寒，此其运用之权，则毫厘进退自有伸缩之妙，又何必胶柱刻舟以限无穷之病变哉，此无他，在不知仲景之意耳。

寒略　寒方之制，为清火也，为除热也。夫火有阴阳，热分上下。据古方书，咸谓黄连清心，黄芩清肺，石斛、芍药清脾，龙胆清肝，黄檗清肾，今之用者，多守此法，是亦胶柱法也。大凡寒凉之物，皆能泻火，岂有凉此而不凉彼者，但当分其轻清重浊、性力微甚，用得其宜，则善矣。夫轻清者，宜以清上，如黄芩、石斛、连翘、天花之属是也；重浊者，宜于清下，如栀子、黄檗、龙胆、滑石之属也。性力之厚者，能清大热，如石膏、黄连、芦荟、苦参、山豆根之属；性力之缓者，能清微热，如地骨皮、玄参、贝母、石斛、童便之属也。以攻而用者，去实郁之热，如大黄、芒硝之属也；以利而用者，去癃闭之热，如木通、茵陈、猪苓、泽泻之属也；以补而用者，去阴虚枯燥之热，如生地、二冬、芍药、梨浆、细甘草之属也，方书之分经用药者，意正在此，但不能明言其意耳。然火之甚者，在上亦宜重浊；火之微者，在下亦可轻清。夫宜凉之热，皆实热也，实热在下，自宜清利，实热在上，不可升提。盖火本属阳，宜从阴治，从阴者，宜降，升则反从其阳矣。经曰：高者抑之，义可知也。外如东垣，有升阳散火之法，此以表邪生热者设，不得与伏火内炎者并论。

热略　热方之制，为除寒也。夫寒之为病，有寒邪犯于肌表者，有生冷伤于脾胃者，有阴寒中于脏腑者，此皆外来之寒，去所从来，则其治也，是皆人所易知者。至于本来之寒，生于无形无向之间，初无所感，莫测其因，人之病此者最多，人之知此者最少，果何谓哉。观丹溪曰：气有余便是火。余续之曰：气不足便是寒。夫今人之气有余者，能十中之几，其有或因禀受，或因丧败，以致阳气不足者，多见寒从中生，而阳衰之病无所不致。第其由来者渐，形见者微，当其未觉也，孰为之意，及其既甚也，始知治难。矧庸医多有不知，每以假热为真火，因复毙于无形无热者，又不知其几许也，故惟高明见道之士，常以阳衰根本为忧，此热方之不可不预也。凡用热之法，如干姜能温中，亦能散表，呕恶无汗者宜之；肉桂能行血，善达四肢，血滞多痛者，宜之；吴茱萸善暖下焦，腹痛泄泻者，极妙；肉豆寇可温脾肾，飧泄滑利者，最奇；胡椒温胃和中，其类近于荜茇；丁香止呕行气，其暖过于豆仁；补骨脂性降而善闭，故能纳气定喘、止带浊泄泻；制附子性行，加酒故无处不到，能救急回阳。至若半夏、南星、细辛、乌药、良姜、香附、木香、茴香、仙茅、巴戟之属，皆性温之当辨者。然用热之法，尚有其要，以散兼温者，散寒邪也；以行兼温者，行寒滞也，以补兼温者，补虚寒也。第多汗者，忌姜，姜能散也；失血者，忌桂，桂动血也；气短气怯者，忌故纸，故纸降气也。大凡气香者，皆不利于气虚证；味辛者，多不利于见血证，所当慎也，是用热之概也。至于附子之辨，凡今之用者，必待势不可为，不得已然后用之，不知回阳之功，当用于阳气将去之际，便当渐用以望挽回，若用于既去之后，死灰不可复然矣，尚何益于事哉。但附子性悍，独任为难，必得大甘之品，如人参、熟地、炙甘草之类，皆足以制其刚而济其勇，以补倍之，无往不利矣，此壶天中大将军也，可置之无用之地乎。但知之真而用之善，斯足称将将之手矣。

固略　固方之制，固其泄也。如久嗽为喘，而气泄于上者，宜固其肺；久遗成淋，而精脱于下者，宜固其肾。小水不禁者，宜固其膀胱；大便不禁者，宜固其肠脏。汗泄不止者，宜固其皮毛；血泄不止者，宜固其营卫。凡因寒而泄者，当固之以热；因热而泄者，当固之以寒。总之，在上者、在表者，皆宜固气，气主在肺也；在下者、在里者，皆宜固精，精主在肾也。然虚者可固，实者不可固；久者可固，暴者不可固。当固不固，则沧海亦将竭；不当固而固，则闭门延寇也，二者俱当详酌之。

因略　因方之制，因其可因者也。凡病有相同者，皆可按证而用之，是谓因方，如痈毒之起，肿可敷也，蛇虫之患，毒可解也，汤火伤其肌肤，热可散也，跌打伤其筋骨，断可续也。凡此之类，皆因证而可药者也；然因中有不可因者；又在乎证同而因不同耳；盖人之虚实寒热各有不齐，表里阴阳治当分类，故有宜于此而不宜于彼者，有同于表而不同于里者，所以病虽相类，而但涉内伤者，便当于血气中酌其可否之因，不可谓因方之类尽可因之而用也。因之为用，有因标者，有因本者，勿因此因字而误认因方之义。（《景岳全书·八阵·新方八略》）

〔注释〕

① 《类经·序》。
② 《类经附翼·医易》。
③ 《类经·阴阳类》。
④ 《素问·阴阳应象大论》。
⑤ 《素问·生气通天论》。
⑥ 《素问·四气调神大论》王冰注。
⑦ 《景岳全书·本神论》。
⑧ 《类经·摄生类》。
⑨ 《景岳全书·补略》。
⑩ 《景岳全书·传忠录·阳不足再辨》。
⑪ 《类经·疾病类》。
⑫ 《类经图翼·运气·五行统论》。
⑬ 《类经图翼·运气·阴阳体象》。
⑭ 《景岳全书·经脉类·崩淋经漏不止》。
⑮ 《类经图翼·运气·五行生成数解》。

⑯ 《景岳全书 · 传忠录 · 阴阳篇》。

⑰ 《类经 · 疾病类》。

⑱ 《景岳全书 · 传忠录 · 命门余义》。

⑲ 《类经附翼 · 求正录 · 大宝论》。

⑳ 《景岳全书 · 杂证谟 · 癃闭》。

㉑ 《景岳全书 · 传忠录 · 辨丹溪》。

㉒ 《类经附翼 · 求正录 · 真阴论》。

㉓ 《质疑录 · 论右肾为命门》。

㉔ 《类经附翼 · 三焦、包络、命门辨》。

㉕ 《类经 · 论治类》。

㉖ 《景岳全书 · 痘疹诠》。

㉗ 补阴益气煎:人参一、二、三钱,当归二三钱,山药(酒炒)二三钱,熟地三五钱或一二两,陈皮一钱,炙甘草一钱,升麻三五分(火浮于上者,去此不必用),柴胡一二钱(如无外邪者不必用),水二锺,加生姜三、五、七片,煎八分,食远温服。(《景岳全书 · 新方八阵 · 补阵》)

㉘ 大温中饮:熟地三、五、七钱,冬白术三五钱,当归三五钱(如泄泻者不宜用,或以山药代之),人参二、五钱(甚者一两,或不用亦可),炙甘草一钱,柴胡二、三、四钱,麻黄一、二、三钱,肉桂一二钱,干姜(炒熟)一二钱,或用煨生姜三、五、七片亦可水二锺,煎七分,去浮沫,温服,或略盖取微汗。(《景岳全书 · 新方八阵 · 散阵》)

㉙ 加减肾气汤:即薛氏加减金匮肾气丸方,变丸为汤,熟地四两(酒拌蒸)、山药、山茱萸、川牛膝、丹皮、泽泻、车前子、肉桂各一两,白茯苓三两,附子(制)五钱。(《景岳全书 · 古方八阵 · 补阵》)

㉚ 理阴煎:熟地三、五、七钱,或一二两,当归二三钱,或五七钱、炙甘草一二钱,干姜(炒黄色)一、二、三钱,或加肉桂一二钱,水二锺,煎七八分,热服。(《景岳全书 · 新方八阵 · 热阵》)

㉛ 右归饮:熟地二三钱,或加至一二两,山药(炒)二钱,山茱萸一钱,枸杞二钱,甘草(炙)一二钱,杜仲(姜制)二钱,肉桂一二钱,制附子一、二、三钱,水二锺,煎七分,食远温服。(《景岳全书 · 新方八阵 · 补阵》)

㉜ 贞元饮:熟地黄七八钱,甚者一二两,炙甘草一、二、三钱,当归二三钱,水二锺,煎八分,温服。(《景岳全书 · 新方八阵 · 补阵》)

㉝ 《景岳全书 · 新方八略》。

㉞ 《景岳全书 · 传忠录 · 论治篇》。

㉟ 《景岳全书 · 火论》。

㊱ 《景岳全书 · 痘疮》。

㊲ 《医门棒喝 · 论景岳书》。

9.6 李 中 梓

李中梓,字士材,号念莪,明末华亭(江苏松江)人,生于1588年,卒于1655年。他十分重视研究医学理论,对医学深有造诣,平生著作很多,如《内经知要》《医宗必读》《伤寒括要》《颐生微论》《诊家正眼》《病机沙篆》《本草通玄》等。在医学普及方面有较大贡献。

李氏所撰集的《内经知要》和《医宗必读》两书,有执简驭繁的特点。《内经知要》将《素问》《灵枢》的重要内容分成道生、阴阳、色诊、脉诊、脏象、经络、治则,病能八篇,概括了祖国医学的基础理论;《医宗必读》则扼要地叙述了疾病的症、因、脉、治,且阐述了自己对某些问题的独到见解。两书深受后世医家的重视,常列为师授带徒的启蒙读本。李氏之学下传于沈朗仲、马元仪,马再传于尤在泾。在泾为清代名医,成就颇大,著有《伤寒贯珠集》《金匮要略心典》《医学读书记》等书,内容颇为精湛,他的成就同李氏学术影响是分不开的。

祖国医学理论,自金元而发展到晚明,已是诸家蜂起,众说纷披,如何正确地对待各种医学理论,使之更好地为医疗实践服务,这是当时医界所面临的一个重要现实问题,李氏认为当全面地继承各家之说,而不可偏执于某家。前人学说的产生,都是立足于自己的临床实践而阐《黄帝内经》之要旨,发前人之未备,以自成一家之言,如仲景著《伤寒论》,是他在伤寒方面对《黄帝内经》的阐发和补充;如刘完素研究温热病症、六经传变,自浅至深之理,是他在《黄帝内经》必先岁气、毋伐天和以及五运六气等理论指导下,结合自己的医疗实践,在温热病方面有所阐发;李杲则重在辨析内伤与外感,阐明了《黄帝内经》饮食劳倦之义,制甘温诸剂以治内伤发热,补前人之未备;朱震亨则又在内伤病症方面,探讨了阴虚的机制,治以黄檗知母之类,也是阐发《黄帝内经》之旨。诸家理论,虽都阐述经旨,但关键却取决于各自的医疗实践,他们从各个不同侧面丰富和充实了祖国医学理论和治疗经验。故学习各家学说,必须全面地学习前人理论,结合自己的医疗实践,而不可执守门户,而犯胶辛热,滞苦寒、热升提,泥凉润之误。李氏这种治学主张,是值得我们重视和借鉴的。

9.6.1 理论阐述

李氏十分重视研究医理,认为《黄帝内经》乃三坟之一,其内容"上穷天纪,下极地理、远取诸物,近取诸身,更相问难,阐发玄微,垂下朽之宏慈,开生民之寿域",是从事医业者所必须勤求精究的,故在《医宗必读》中列读内经论于首卷。

李氏研究医学理论,善于在前人论述的基础上,结合自己的体会,提出个人的观点,如在《水火阴阳论》中说:"天地造化之机,水火而已矣,宜平不宜偏,宜交不宜分。"水火相交为既济之象,则"物将蕃滋"。水火不交为未济之象,火偏盛则"太旱物不生",水偏盛则"太涝物亦不生"。人体水火表现为阴阳气血,亦务求相交,"无阳则阴无以生,无阴则阳无以化",但在阴阳两气之中,李氏又注重于阳气,认为"物不生于阴,而生于阳,譬如春夏生而秋冬杀也,又如向日之草木易荣,潜阴之花卉善萎也"[②]。联系到治疗方面,虽然"气血俱要,而补气在补血之先;阴阳并需,而养阳在滋阴之上"。对时医的汲汲于滋阴,战战于温补提出了异议,这在当时是有一定积极意义的。

其他方面又有"肾为先天本,脾为后天本论""化源论"等,对后世更有影响,兹扼要介绍如下。

(1) 先后天根本论 自宋以还,脾肾二脏日益为医家重视。李氏集各家之说,明确提出脾肾先后天根本论。他云:"先天之本在肾,肾应北方之水,水为天一之源,后天之本在脾,脾为中宫之土,土为万物之母……水生木而后肝成,木成火而后心成,火生土而后脾成,土成金而后肺成,五脏既成,六腑随之,四肢乃具,百骸乃令。""故肾为脏腑之本,十二脉之根,呼吸之本,三焦之源,而人资之以为始者也。"[③]他又说:"盖婴儿既生,一日不再食则饥,七日不食则肠胃涸绝而死……一有此身,必资谷气,谷入于胃,洒陈于六腑而气至,和调于五脏而血生,而人资以为生者也,故曰,后天之本在脾。"[③]可见脾肾两脏安和则一身皆治。李氏从理论上高度概括了脾肾在人体生命活动中的重要作用,对祖国医学理论方面做出了贡献。

在证治中,李氏也贯穿了先后天根本的学术思想,认为虚劳虽有五劳、七伤六极、二十三蒸、九十九种之分,但虚者不属于气,即属于血,五脏六腑皆莫能外。而精血之源头在乎肾,阳气之源头在于脾,因此治疗亦重在脾肾。如肺虚或脾肺之损,当兼行补脾保肺。但是,由于“脾有生肺之能,肺无扶脾之功,故补脾之药,尤要于肺”[④];治肝木之虚损,因“水为木母,而木为藏血之地”,故肝木之损“必由借资于肾脏”;对心疾的治疗,指出“毋汲汲于清心”,“壮水治肾则火当息”。总之,对脏腑虚损的治疗,认为“但能明先天后天之根本”[⑤]的重要性,则是大有裨益的。

对脾肾的治疗,李氏总结为:“治先天根本,则有水火之分。水不足者,用六味丸壮水之源以制阳光;火不足者,用八味丸益火之主以消阴翳。治后天根本,则有饮食劳倦之分,饮食伤者,枳壳丸主之;劳倦伤者,补中益气主之。”[③]基本上继承了东垣、洁古理脾、立斋、养葵补肾之法。但李氏的特点是:理脾不拘于辛燥升提,治肾不泥于滋腻呆滞,既反对时医滥施苦寒,又不赞成其浪用桂附。同时他还主张补肾与理脾兼行,如欲以甘寒补肾,恐减食不利于脾,故在滋肾之中,佐以砂仁、沉香;欲用辛温扶脾,须防愈耗肾水,扶脾之中,参以五味。虽然李氏重视脾肾,但也很注意审证分辨。如对脾胃后天而言,脾胃具坤顺之德,而有干健之运,倘使坤德或惭,当补土以培其监,干健稍弛,应益火以助其转运。即李氏主张滋养化源重在治脾以补土,运化不健主贵于命火以助运。由此可见,李氏对于脾肾关系之说,是比较全面的。

(2) 化源论　李氏十分重视化源,《颐生微论》专列《化源论》,提出治若“不取化源而逐病求疗,譬犹草木将萎,枝叶绻挛,不知固其根蒂,灌其本源,而仅仅润其枝叶,虽欲不槁,焉可得也”[⑥]。临症舍本从标者,“不惟不胜治,终亦不可治”。着重强调求治本源之重要。

化源,即生化之源。出自《黄帝内经》的“资化源”“取化源”之说。薛己重视此说。李氏则进一步加以阐发,认为“资取化源”与经义中“治病必求其本”“求其属”等同义,皆为重本源之意,并根据五行生克的原理,分别论治虚实、胜复等病变。

在虚证中,资化源即虚者补其母。例如,脾土虚者,必温燥以益火之源,乾运赖釜火也;肝木虚者,必需湿以壮水之主,补水则木得以荣;肺金虚者,必甘缓以培土之基,脾土养肺金也;心火虚者,必酸收以滋木之宰,因肝木为心火柴薪也;肾水虚必辛润以保金之宗,上源和则下流自安。其中补火(指命火肾阳)生土,滋肾养肝,培土生金,为临床常用之法。此外,李氏又运用隔二、隔三治法,如治肾,既可隔二治肺,赖母补子虚,又当隔三理脾,俾土助金母,金实水源,从而使虚则补母最终归于求治脾肾,既体现了五行相生关系,又融合了先后天的理论。

治实证求化源,即“木欲实,金当平之;火欲实,水当平之;土欲实,木当平之;金欲实,火当平之;水欲实土当平之”[⑥]。根据五行相克关系制订治法。

脏腑间的生克关系,若太过,乘其所克,则易导致疾病,故治邪盛亦当求其本源。如:金为火制,泻火在保肺之先;木受金残,平肺在补肝之先;土当木贼,损肝在生脾之先;水被土乘,清脾在滋肾之先;火承水克,抑肾在养心之先。常用的清心保肺,抑肝扶脾,利水通阳等法,皆属此义。

李氏对于“亢害承制”的病机也做了逐条分析,指出:“金太过,则木不胜,而金亦虚,火来为母复仇;木太过,则土胜而木也虚,金来为母复仇;水太过,则火不胜而水也虚,土来为母复仇;火太过,则金不胜而火亦虚,水来为母复仇。”[⑥]对胜复的治疗,也应求其本源:“法当平其所复,扶其不胜。”[⑥]这是在复杂的病症中,运用了五行生克及亢害承制的理论,求治本源的方法。

李氏根据《黄帝内经》“资取化源”“求其本”的理论以及五行生克的原则,对脏腑盛衰病症的治疗做了具体阐发,对后世治法治则的发展具有一定的启迪作用。

9.6.2 辨证治疗经验

李氏在辨证治疗方面积有丰富的临床经验和心得体会。如在认识人体体质方面,他认为"古今元气不同",古强今弱,故用药分量也是古重今轻。由于后人禀赋薄弱,所以在治疗上"假令病宜用热,亦当先之以温,病宜用寒,亦当先之以清。纵有积宜消,必先养胃气,纵有邪宜祛,必须随时逐散,不得过剂以伤气血"[⑦],这对体虚患者的治疗是有参考价值的。他又认为治病必须结合患者的富贵贫贱状况,"大抵富贵之人多劳心,贫贱之人多劳力。富贵者膏粱自奉,贫贱者,藜藿苟充。富贵者,曲房广厦,贫贱者,陋巷茅茨。劳心则中虚而筋柔骨脆,劳力则骨劲筋强。膏粱自奉者,脏腑恒娇,藜藿苟充者,脏腑恒固。曲房广厦者,玄府疏而六淫易客,茅茨陋巷者,腠理密而外邪难干。故富贵之疾,宜于补正,贫贱之疾,利于攻邪"。说明经济情况不同,亦能造成体质的差异,当然这并非绝对,"贫贱之家,亦有宜补,但攻多而补少,富贵之家,亦有宜攻"[⑧]又需视具体情况而定。

李氏尤擅长于对疑似之证的辨识,指出"至实有羸状""至虚有盛候"和"阴症似乎阳""阳症似乎阴",诸症须透过表面假象而明其疾病本质所在。如积聚属实,但甚则可见到"嘿嘿不欲语,肢体不欲动,或眩运昏花,或泄泻不食"等各种虚羸的假象;如脾胃损伤属虚,但甚则可见"张满而不得入食,气不得舒,便不得利"等类乎有余的症状;阴盛之极,往往格阳而见到面目红赤、口舌裂破、手扬足踯、语言错妄等类似阳证的表现;阳盛之极,往往发厥而出现"鼻口无气,手足逆冷"等有似阴证的假象。这些疑似之证,在临床上又表现多端,更仆难数,医者必须探求病本,识别真假。他的辨疑经验是:当症状不足为凭时,常须究之以脉,脉与证必须两相参合,细心加以识别。假象一般多浮露在表,而真状则多隐藏在里,在掌握了病机之后,还须参合禀之厚薄,症之久新,医之误否。然后"济以汤丸",常可收到很好效果。

此外,李氏对多种疾病的治疗,亦持有真切的见解,下举泄泻和癃闭两病说明。

(1) 泄泻 李氏认为风、湿、寒、热四气皆能致泄,其中以湿为主,即"无湿则不泄"[⑨]之谓。而在脏腑中湿与脾土关系最密切,"脾土强者,自能胜湿"[⑩]。可见,他对泄泻强调湿为主因,脾为主脏这一病因病机。对于泄泻的治疗,李氏在《病机沙篆》中提出:"若寒冷之物伤中,膜满而胀,传为飧泄,宜温热以消导之;湿热之物伤中,下脓者,宜苦寒以内疏之;风邪下陷则举之;湿气内盛者分利之;里急者下之;后重者调之;腹痛者和之;洞泄肠鸣,脉细微者,温之收之;脓血稠粘,每至圊而不能便,脉洪大有力者下之凉之。"在此基础上,他结合前人经验,总结了治泄泻九法。

① 淡渗 李氏根据"治湿不利小便,非其治也"[⑩]的理论,对于湿邪为主的泄泻,以六一散、四苓汤、五苓散、五皮饮等渗利小便而实大便,李氏比喻此法为:"如农人治涝、导其下流,虽处卑隘,不忧巨浸。"[⑩]

② 升提 泄泻之病,离不开脾胃,常因脾气下陷,中枢失于输转所致。因此李氏列升提为第二法,以补中益气汤益气升阳,或以升阳除湿汤治风胜湿。两者虽有虚实之异,但都以"下者举之"为原则。

③ 清凉 实泻常因热淫所致,症见暴注下迫,口渴溲少,脉洪数,治疗当用苦寒以清热邪,李氏常用戊己丸、承气汤、葛根芩连汤等方,此乃"热者清之"[⑩]。

④ 疏利 痰凝、气滞、食滞、水停,都有碍脾运,也可令人致泻,因此祛痰、理气、消积、逐水等法,亦被李氏广为采用,此乃"通因通用"[⑩]之法。

⑤ 甘缓　对于泻痢不止，又有急迫下坠之感者，李氏则佐以甘药，取其甘能缓中培土，故常在方中加入甘草等品，此乃“急者缓之”[10]之义。

⑥ 酸收　如泻下日久，则往往导致统摄无能，精气耗散而不收，故常用酸味之品以收之。方如乌梅丸等，此乃“散者收之”[10]之意。

⑦ 燥脾　“泻皆成于土湿，湿皆本于脾虚”[10]，脾喜燥而恶湿，令土德无惭，水邪自不作祟，仓禀得职，岂有水谷不分之泄。若泄泻不治以燥湿培土，则湿邪缠绵难去。故燥湿培土实为治本之法。若脾气不足者治以四君、六君、参苓白术等；湿胜困脾则以平胃散为主；湿胜阳微则理中合平胃。

⑧ 温肾　肾主二便，为封藏之本，内寄命火真阳。火为土母，命火衰微，犹如柴薪之息，中宫之釜何以腐熟五谷，水谷精气又何以运行三焦。久泻常属下元无火，故治疗亦宗许学士之法，以四神丸、八味丸、金匮肾气丸治之，为久泻治本又一要法，寓有“虚则补其母”“寒则温之”[10]之义。

⑨ 固涩　注泻日久，易致肠道滑脱，故久泻须兼以固涩，方如赤石脂禹余粮丸等，此乃“滑者涩之是也”[10]。

李氏关于治泄九法，虽本于经旨及汲取前贤之精要，如非博涉广闻和无丰富的临证经验，恐也难以总结。李氏治泄九法，对后世颇有影响。如《张氏医通》《类证治裁》及《会约医镜》等书治疗泄泻都是沿用此法。

（2）癃闭　所谓癃闭，即小便不利。暴病多为尿闭，症见小便点滴难通；久病多见尿癃，小便可见屡出而短少。李氏认为膀胱为州都之官，水液所藏，赖气化则能出。故癃闭一症，虽属太阳膀胱，可由多种原因导致。李氏总结了下列数种治法。

① 清金润肺　肺主气，司一身之气化，通调水道，为水之上源。若肺燥不能生水，常可导致癃闭。此当责之于肺，以清金润肺为治。药用车前、紫菀、麦冬、茯苓、桑皮等。

② 燥脾健胃　水精之生化赖于脾胃，水精之升亦藉脾胃，如脾失健运，则不归肺、肺失通调。治当责于脾胃，以燥脾健胃为常法。药如苍白术、茯苓、半夏等。

③ 滋肾涤热　对于下焦湿热壅滞、肾燥而膀胱不利者，李氏常以涤热燥湿，使水热不致互结，并兼以滋肾养阴，以防热伤肾水，药如知母、黄檗、玄参、地黄、泽泻、茯苓、通草等品。

④ 淡渗分利　若见水液内渗大肠，甚者泄泻不止，州都因而燥竭，无液可贮，无尿可出。宜以淡渗分利、渗前实后，药用淡渗之品，如茯苓、猪苓、通草、泽泻等。

⑤ 疏理气机　气机流畅，气化方行，气滞则膀胱气化不利，常致癃闭。此当以顺气为急，药可用枳壳、木通，橘红之类。

⑥ 苦寒清热　实热内蕴亦可使气化受碍，以致癃闭，治疗若非纯阴之剂，则热终不得清而阳无以化，溲亦不得利。故此症李氏必兼苦寒之品，并以三焦论治。上焦热者，重在清心肺，用栀子、黄芩；中焦热者，重在治脾胃，用黄连、芍药；下焦热者，又可加黄檗、知母。

⑦ 温补脾肾　癃闭一症，溺溲不出，水邪内侵，每易侮脾土而克命火。故非温肾扶土不可。若肾阳不足者可用金匮肾气丸或八味丸；脾弱气陷者可用补中益气汤，气虚用独参汤。

李氏对癃闭之治，机制阐发明晰，方药丰富多彩，在临证方面给后世学者提供了不少治疗方法。

综上所述李氏治学严谨尚实，在理论上勤于探索；在辨证施治方面，他在《别症》《知机》《明治》三篇专论中详加阐述，既能奄通前贤精华，又有新的创见，为医学的普及与提高做出了较大贡献。他的学术思想及治疗经验，在祖国医学的发展史中占有一定地位。

【复习思考题】

(1) 李中梓先后天论及化源论的主要内容。

(2) 李中梓怎样辨识疑似之证？

(3) 扼要说明李中梓治疗泄泻和癃闭的学术经验。

【医案举例】

(1) 积滞下痢 岳尊张纲菴秋间患痢，凡香、连、枳、朴等剂，用之两月，而病不衰。余诊之滑而有力，失下之故也。用香、连、归、芍、陈皮、枳壳，加大黄三钱，下秽物颇多，诊其脉尚有力，仍用前方，出积滞如鱼肠者约数碗，调理十余日而痊。(《医宗必读·卷八·痢疾》)

按：下痢之患虽以风、湿、寒、热之邪为主因，然食滞、气滞、痰凝，水停皆可导致气机失宣，有碍脾运，而使积滞秽物留阻肠间，下痢经久不愈。此案患者脉滑而有力，正气未衰、痰湿内停之症显也，李氏据《内经》"通因通用"之意，在清热、化湿、理气的基础上加大黄一味，以荡涤积滞而获效。

(2) 脾肺气虚 汪望洋之孙，年方舞象，发热咳嗽，羸弱头眩，二冬、二母、知、柏、芩、连，不啻而剂，疾势转增，余诊其脉，右脉虚弱，乃知脾肺气虚，火不生土之候也，遂用补中益气，加五味子、苡仁、姜、桂至三钱，十剂而减，两月乃安，春初又发，令其服补中丸，一年诸症疗痊矣。(《医宗必读·卷六·虚劳》)

按：发热，咳嗽，羸弱头眩之症，虽为阴虚火旺之候，但从脉象虚弱来看，脾肺气虚，火不生土为其根本，非苦寒养阴能清解。李氏以补中益气汤，培土以生金，加姜、桂以补火而生土，使化源得滋，阳有所依而热自退，肺金得养而嗽自止。

(3) 癃闭 郡守王镜如，痰火喘嗽正甚时，忽然小便不通，自服车前子、木通、茯苓、泽泻等药，少腹胀满，点滴不通。余曰：右寸数大，是金燥不能生水之故，惟用紫菀五钱，麦门冬三钱，北五味一粒，人参一钱，一剂而小便涌出如泉。若淡渗之药，则反致燥急之苦，不可不察也。(《医宗必读·卷八·小便癃闭》)

按：肺为水之上源，今痰火喘嗽，肺热壅盛，肺气失于肃降，不能通调水道，同时肺热化燥，不能生水导致癃闭，李氏以清金润肺为治，使上源清而水道自利。

【原著选读】

《四 大 家 论》

古之名流，非各有见地，而同根理要者，则其著述不传；即有传者，未必日星揭之。如仲景张机，守真刘完素，东垣李杲，丹溪朱震亨，其所立言，医林最重，名曰四大家。以其各自成一家言，总之阐《内经》之要旨，发前人之未备，不相摭拾，适相发明也。仲景著伤寒方论，盖以风、寒、暑、湿、燥、火六气皆能伤人，惟寒邪为杀厉之气，其伤人更甚耳。且六经传变之难明，阴阳疑似之易惑，用剂少有乖违，杀人速于用刃，故立三百九十七法，一百一十三方，所以补《内经》之未备，而成一家言者。然所论疗皆冬月之正伤寒，若夫至春变为温病，至夏变为热病，俱未之及也。后人不解其意，乃以冬月伤寒之方，通治春夏温热之证，有不夭枉者几希矣，故守真氏出，始穷春温夏热之变，而谓六经传变，自浅至深，皆是热症，非有阴寒。盖就温热立言，即《内经》所谓必先岁气，毋伐天如，五运六气之旨，补仲景之未备，而成一家言者也。伤寒虽繁剧之症，仲景倡论于前，守真补遗于后，无漏义矣。独内伤与外感相类，而治法悬殊，东垣起而详为之辨。如外感则人迎脉大，内伤则气口脉大；外感恶寒，虽近烈火不除，内伤恶寒，得就温暖即解；外感鼻气不利，内伤口不知味；外感邪气有余，故发言壮厉，内伤元气不足，故出言懒怯；外感头痛常痛不休，内伤头疖时作时止；外感手背热，内伤手心热。于内伤之中，又分饮食伤为有余，治之以枳术丸；劳倦伤为不足，治之以补中益气汤，此即《内经》饮食劳倦之义，又补张刘之未备，而成一家言者也。及丹溪出，发明阴虚发热，亦名内伤，而治法又别。阳常有余，阴常不足，真水少衰，壮火上亢，以黄檗、知母偕四物而理之。此亦阐《内经》之要旨，补东垣之未备，而成一家言者也。内伤虽深危之症，东垣倡论于前，丹溪补遗于后，无余蕴矣。嗟乎！四先生在当时于诸病苦，莫不应手取效，捷如桴鼓。读其遗言，考其方法，若有不一者，所谓但补前人之未备，以成一家言，不相摭拾，却相发明，岂有偏见之弊者。不善学者，师仲景而过，则偏于峻重；师守真而过，则偏于苦寒；师东垣而过，则偏于升补；师丹溪而过，则偏于沉降。譬之侏儒观场，为识者笑。至有谓丹溪殿四家之末后，集诸氏之大成，独师其说以为极至，不复考张、刘、李氏之法，不知丹溪但补东垣之未备，非全书也。此非丹溪之过，不善学者误丹溪也。盖尝统而论之，仲景治冬令之严寒，故用药多辛温；守真治春夏之温热，故用药多苦寒；东垣以扶脾补气为主，气为阳，主上升，虚者多下陷，故补气药中加升麻、柴胡升而举之，以象春夏之升；丹溪以补气养血为急，血为阴，主下降，虚者多上逆，故补血药中加黄檗、知母敛而降之，以象秋冬之降。使仲景而当春夏，谅不胶于辛热；守真而值隆冬，决不滞于苦寒；东垣而疗火逆，断不执于升提；丹溪而治脾虚，当不泥于凉润。故知天时者，许造张、刘之室；达病本者，可登朱、李之堂。庶几不以辞害志，而免尽信书之失乎。(《医宗必读·四大家论》)

《肾为先天本脾为后天本论》

经曰：治病必求于本。本之为言根也、源也。世未有无源之流，无根之木，澄其源而流自清，灌其根而枝乃茂，自然之经也。故善为医者，必责根本。而本有先天后天之辨。先天之本在肾，肾应北方之水，水为天一之源；后天之本在脾，脾为中宫之土，土为万物之母。肾何以为先天之本？盖婴儿未成，先结胞胎，其象中空，一基透起，形如莲蕊，一基即脐带，莲蕊即两肾也，而命寓焉。水生木而后肝成，木生火而后心成，火生土而后脾成，土生金而后肺成。五脏既成，六腑随之，四肢乃具，百骸乃全。仙经曰：借问如何是玄牝。婴儿初生先两肾，未有此身，先有两肾，故肾为脏腑之本，十二脉之根，呼吸之本，三焦之源，而人资之以为始者也。故曰，先天之本在肾。脾何以为后天之本？盖婴儿既生，一日不再食则饥，七日不食则肠胃涸绝而死。经曰：安谷则昌，绝谷则亡。犹兵之饷道也，饷道一绝，万众立散，胃气一败，百药难施。一有此身，必资谷气，谷入于胃，洒陈于六腑而气至，和调于五脏而血生，而人资之以为生者也。故曰：后天之本在脾。上古圣人，见肾为先天之本，故著之脉曰，人之有尺，犹树之有根，枝叶虽枯槁，根本将自生。见脾胃为后天之本，故著之脉曰：有胃气则生，无胃气则死。所以伤寒，必诊太溪，以察肾气之盛衰；必诊冲阳，以察胃气之有无，两脉既在，他脉可弗问也。治先天根本，则有水火之分，水不足者，用六味丸壮水之源以制阳光；火不足者用八味丸益火之主以消翳。治后天根本，则有饮食劳倦之分，饮食伤者，枳壳丸主之，劳倦伤者，补中益气主之。每见立斋治症，多用前方，不知者妄讥其偏，惟明于求本之说，而后可以窥立斋之微耳。王应震曰：见痰休治痰，见血休治血，无汗不发汗，有热莫攻热，喘生毋耗气，精遗勿涩泄。明得个中趣，方是医中杰。此真知本之言矣。(《医宗必读·肾为先天本脾为后天本论》)

《水火阴阳论》

天地造化之机，水火而已矣。宜平不宜偏，宜交不宜分。火性炎上，故宜使之下，水性就下，故宜使之上，水上火下名之曰交。交则为既济，不交则为未济；交者生之象，不交者死之象也。故太旱物不生，火偏盛也；太涝物亦不生，水偏盛也。煦之以阳光，濡之以雨露，水火和平，物将蕃兹，自然之理也。人身之水火，即阴阳也，即气血也。无阳则阴无以生，无阴则阳无以化，然物不优于阴而生于阳。譬如春夏生而秋冬杀也，又如向日之草木易荣，潜阴之花卉善萎也。故气血俱要，而补气在补血之先；阴阳并需，而养阳在滋阴之上，是非昂火而抑水，不如是不得其平也……又以雨旸均以生物，晴阳之日常多，阴晦之时常少也。俗医未克见此，而汲汲于滋阴，战战于温补，亦知秋冬之气，非所以生万物者乎？何不以天地之阴阳通之。(《医宗必读·水火阴阳论》)

《乙癸同源论》

古称“乙癸同源，肾肝同治”。其说维何？盖火分君相，君火者，居乎上而主静；相火者，处乎下而主动。君火惟一，心主是也；相火有二，乃肾与肝。肾应北方壬癸，于卦为坎，于象为龙，龙潜海底，龙起而火随之。肝应东方甲乙，于卦为震，于象为雷，雷藏泽中，雷起而火随之。泽也海也，莫非水也，莫非下也，故曰：“乙癸同源。”东方之木，无虚不可补，补肾即以补肝；北方之水，无实不可泻，泻肝即所以泻肾。至乎春升，龙不现则雷无声；及其秋降，雷未收则龙不藏，但使龙归海底，必无迅发之雷；但使雷藏泽中，必无飞腾之龙。故曰：“肾肝同治。”余于是而申其说焉。东方者，天地之春也，勾萌甲拆，气满乾坤，在人为怒，怒则气上，而居七情之升；在天为风，风则气鼓，而为百病之长。怒而补之，将逆而有壅绝之忧；风而补之，将满而有胀闷之患矣。北方者，天地之冬也，草黄木落，六宇萧条，在人为恐，恐则气下，而居七情之降；在天为寒，寒则气惨，而为万象之衰，恐而泻之，将怯而有癫狂之虞；寒而泻之，将空而有涸竭之害矣。然木既无虚，又言补肝者，肝气不可犯，肝血自当养也。血不足者濡之，水之属也，壮水之源，木赖以荣。水既无实，又言泻肾，为肾阴不可亏，而肾气不可亢也。气有余者伐之，木之属也，伐木之干，水赖以安。夫一补一泻，气血攸分；即泻即补，水木同腑。总之，相火易上，身中所苦，泻水所以降气，补水所以制火，气即火，火即气，同物而异名也。故知“气有余便是火”者，愈知“乙癸同源”之说矣。(《医宗必读》卷一)

〔注释〕

① 《医宗必读·读内经论》。
② 《医宗必读·水火阴阳论》。
③ 《医宗必读·肾为先天本脾为后天本论》。
④ 《医宗必读·虚劳》。
⑤ 《病机沙篆·虚劳》。
⑥ 《颐生微论·化源论》。
⑦ 《医宗必读·古今元气不同论》。
⑧ 《医宗必读·富贵贫贱治病有别论》。
⑨ 《医宗必读·疑似之症须辨论》。
⑩ 《医宗必读·泄泻》。

10. 温病学派

10.1 概说

温病学派是以研究外感温热病为中心课题的一个学术流派。早在《黄帝内经》中已有关于温热病的记载,《伤寒论》中也指出:“太阳病,发热而渴,不恶寒者为温病。”以后,《诸病源候论》曾有关于温热病病机的认识,《千金方》《外台秘要》亦载有治疗温病的方剂。至宋代,庞安时《伤寒总病论》中,除研究伤寒外,又着意发明温病,他在《上苏子瞻端明辨伤寒论书》中指出:

“四种温病败坏之候,自王叔和后,鲜有炯然详辨者,故医家一例作伤寒,行汗下……天下枉死者过半,信不虚矣。”

在该书第五卷里,基本是讨论热病的。并援引《千金方》的青筋牵、赤脉攒、黄肉随、白气狸、黑骨温等五脏温毒之病,各备治疗方药,处方多以大量石膏为主,对后世温病的治疗有一定影响。

而温病学派至明清时代才逐渐形成,在其形成的过程中,又与河间学派的影响分不开。刘完素据《素问・热论》“伤于寒则为病热”,大倡“热病只能作热治,不能从寒医”之说,提出“六气皆从火化”,认为外感六淫之邪,火热为病最多,治疗当以寒凉发表攻里,表里分治,其门人与私淑者马宗素、镏洪、常德等大张其说。如马宗素说:“六经传受,由浅至深,皆是热证,非有寒证。”后世称刘河间为寒凉派的宗师,故有“热病用河间”之说。实则从病因、病理、治疗原则上奠定了温病学的基础。元代末年,朱丹溪的弟子王履进一步将温病与伤寒分开,其在《医经溯洄集》中云:“伤寒即发于天令寒冷之时,而寒邪在表,闭其腠理,故非辛甘温之剂不足以散之。”“温病热病后发于天令暄热之时,火郁自内而达于外,郁其腠理,无寒在表,故非辛凉或苦寒或酸苦之剂不足以解之。”指出二者“自是两途,岂可同治?”但尚未形成一整套治疗温病的完整体系,故只可称之为温病学的奠基阶段。

至明代末年,山东、浙江、南北直隶,温疫多次广泛流行,诸医以伤寒之法治疗罔效。吴有性独辨其为温疫,而非伤寒,乃创立另一套辨证论治的方法,超脱六经辨证,另辟新途,而大获奇效。他认为疫病乃天地之疠气,自口鼻而入,伏于膜原,表里分传,感之浅者,阻遏营卫;感之深者,中而即发,治宜表里分消。并著成《温疫论》一书,阐发自己的学术观点。至清代乾隆年间,温疫又一度流行,常州余霖,根据其临床所见,总结出是淫热之邪内入于胃,敷布于十二经所致,倡用石膏重剂,活人无数,补充了吴氏对温疫病认识之不足,并创立了清瘟败毒饮等名方。吴余二家对温疫病的病因病理、治疗方药等诸方面各抒己见,各创新说,虽不尽善尽美,但都是对以前认识温病理论的一大变革,为后世的叶桂、薛雪、吴瑭诸家完善温病的辨证论治有所启示,这是温病学的发展阶段。

清代中叶,吴中叶桂对温热病独有心得,自成体系,以卫气营血四大阶段分析温病,并在诊断、治疗诸方面均有创见,认为“温邪上受,首先犯肺,逆传心包”,“卫之后方言气,营之后方言血”,又提出了辛凉解表、清气、透营转气、凉血散血等不同的治疗原则,并以验齿、察舌、辨斑疹白痦诸方面充实了温病学的诊断内容,成为温病学派的中坚,对后世影响颇大。与叶氏同期又有薛雪的《湿热条辨》,虽其曾孙启,自述其先世事迹,谓生白不屑以医见,故无成书,但《湿热条辨》辨析湿热病症,遣方用药,系统全面,确能示后学以津梁,是温热病中有关湿热为病方面的很好总结,足以补叶氏之不足。其后,淮阴吴瑭在前人治疗温病经验的基础上,结合个人的临床经验,著成《温病条辨》一书,创立了三焦辨证的方法,借鉴于《伤寒论》及叶桂等临证治疗的方药,灵活变通,并有创新,使之对温病的辨证论治更加系统化,总结出清络、清营、育阴诸方药。至此,温病的理论体系臻于完善。后又有钱塘王士雄,尽取叶桂《温热论》、薛雪《湿热条辨》,以及陈平伯、余霖诸家之论,辑成《温热经纬》一书,加以注评,阐发温病之说,对暑、湿、火三气之辨证,尤有发挥,使温病学说进一步发展,这是温病学派的成熟阶段。

【复习思考题】

温病学派是如何形成与发展的?

10.2 吴有性

吴有性,字又可,明末江苏震泽人(约 1582~1652 年)。由于崇祯辛巳(1641)年,山东、浙江、河北、河南等省疫病流行,患者甚多,甚至阖门传染,而医家多不能掌握其病机与治法,或误以伤寒之法治疗,或妄用峻剂,攻补失序,或心疑胆怯,急病缓治而使病情迁延,至使枉死者不可胜计。吴有性根据病情,提出了一套新的认识,强调这是温疫之病,非风非寒,非暑非湿,乃是由于天地间别有一种异气所感,与伤寒感冒鹿马攸分,在病机、病症、治疗诸方面,亦与伤寒迥然有别。著成《温疫论》二卷,以发前人所未发,补古人之不及,自成体系,对温热病学中有关疫病学说做出了贡献,并对后世温病学家颇有影响。

10.2.1 温疫病因病机的阐发

吴有性认为温疫的病因乃是天地间的一种“异气”。王叔和在《伤寒论》中提出“非时之气”可以使人致病,曾说:“凡时行者,春时应暖而反大寒,夏时应热而反大凉,秋时应凉而反大热,冬时应寒而反大温,此非其时而有其气,是以一岁之中,长幼之病多相似者,此则时行之气也。”[①]吴氏认为:“夫寒热温凉,乃四时之常,因风雨阴晴,稍为损益,假令秋热必多晴,春寒因多雨,较之亦天地之常事,未必多疫也。”[②]因而,他提出:“疫者感天地之厉气,在岁运有多少,在方隅有轻重,在四时有盛衰,此气之来,无老少强弱,触之者即病。”[③]“疫气者,亦杂气中之一,但有甚于它气,故为病颇重,因名之厉气,虽有多寡不同,然无岁不有。”[④]这就从病因学方面将温疫病与一般外感病区别开来,并与伤寒亦加以区别。

对于温疫的传入途径、侵犯部位、传变方式等,吴氏认为亦与一般外感不同,其云:“邪自口鼻而入,则其所客,内不在脏腑,外不在经络,舍于伏膂之内,去表不远,附近于胃,乃表里之分界,是为半表半里,即《素问·疟论》所谓‘横连膜原’者也。”[⑤]夫邪气在经则为在表,邪气入胃即是在里,而温疫之证,初则往往不与营卫相涉而不现任何症状,待邪气溃散之际,或见外传于太阳、阳明、少阳之经的表现,或见内伤及胃,而见里气结滞的症状,并不遵循先表后里的传变规律。因之,吴氏提出了“邪伏膜原”的理论认识。正如其在《温疫论·行邪伏邪之别》中所云:“温疫之邪,伏于膜原,如鸟栖巢,如兽藏穴,营卫所不关,药石所不及。至其发也，邪毒渐张，内侵于腑，外因于经，营卫所伤，诸证渐显，然后可得而治之。方其侵淫之际，邪毒尚在膜原，必待其或出表，或入里，然后可导引而去，邪尽方愈。”

正因疫邪伏于膜原，居于半表半里，外可出表，内可入里，所以其传变亦不过表里两途。但由于感邪有轻重，伏匿有深浅，体质有强弱，传变方式又有不同。吴有性将其归纳为但表不里，表而再表，但里不表，里而再里，表里分传，表里分传再分传，表胜于里、里胜于表，先表后里，先里后表九个类型，称之“九传”。表证主要见头疼身重、发热而复凛凛恶寒等，而内无胸满腹胀等症，谷食不绝，不烦不渴，继之可见三斑四汗。里证表现为外无头痛身痛，继之无三斑四汗，邪传入里之上者，惟胸膈痞闷，欲吐不吐，或虽得少吐而不快；邪传入里之中下者，症见心腹胀满，不呕不吐，或大便秘，或热结旁流，或协热下利，或大肠胶闭。九传的规律，总不离表里范围，但吴氏认为其不同于一般外感与伤寒的传变，或表或里，或表里分传，不局限于先表后里的规律，可以先表后里，也可以先里后表。治疗时虽不离汗与吐下两途，但其作用是为了使募原之邪分消而解。

10.2.2 表里分消治法的提出

吴又可认为温疫之邪，居于半表半里的募原，汗之不得，下之不可，“但使邪毒速离募原，便是治法”[⑥]。因此，创立达原饮诸方，使邪气溃散，表里分清。方中槟榔能消能磨，除伏邪，为疏利之药，又除岭南瘴气；厚朴破戾气所结；草果辛烈气雄，除伏邪蟠踞，三味协力，宜达其巢穴，使邪气溃败，速离募原，是以为达原也。热伤津液、加知母以滋阴；热伤营血，加芍药以和血。黄芩清燥热之余；甘草调和诸药。若方中再加大黄、葛根、羌活、柴胡、生姜、大枣，名三消饮，盖邪从募原外溃，则见三阳经证。见太阳经之腰背项痛，故加羌活；见阳明经之目痛，眉棱骨痛，眼眶痛，鼻干不眠，则加葛根；见少阳经之胁痛，耳聋，寒热，呕而口苦，则加柴胡；若见里证，故加大黄。三消者，消内消外消不内不外也，一使邪气溃散，二使表里分消，故吴又可称之为“治疫之全剂”。

若邪气散漫，脉长而洪数，大渴大汗，通身发热，是邪离膜原，中结渐开，此时则不必透达膜原，证属里热散漫，故用白虎汤辛凉解散。若邪在胸膈，满闷心烦喜呕，欲吐不吐，虽吐而不得大吐，腹不满，欲饮不能饮，欲食不能食，说明邪气在上，故用瓜蒂散涌吐疫邪。温疫里证，下法适应范围颇广，并不拘泥于大便燥结，协热下利或热结旁流、大便胶闭等时，均可用之，且不受下不厌迟之忌。吴氏认为，舌白苔渐变黄苔、舌苔黑、舌芒刺、舌裂、舌短、舌硬、舌卷、舌砂苔、唇燥裂、唇焦色、唇口皮起、鼻孔如烟煤、口臭、口燥渴、目赤、咽干、气喷如火、小便赤红、涓滴作痛、大便极臭、扬手掷足、脉沉而数、潮热、善太息、心下满、心下高起如块、心下痛、腹胀满、腹痛按之愈痛、心下胀满、头胀痛、小便闭、大便闭、转矢气极臭、大便胶闭、协热下利、热结旁流、四逆、脉厥、体厥、发狂等四十症，若见于温疫之中，均是可下之证。并指出：“下后里气得通，表气亦顺。”里通表和，故对温疫证治，发表与攻里，更强调攻里一法。

伤寒一病，仲景用麻黄汤、桂枝汤以解表，白虎汤、承气汤以清里，先表后里，后人治疗外感病以为定法。虽有合病、并病，治疗不拘于此，然是常中之变。吴又可则根据温疫之邪的性质及病变部位、传变方式不同，另辟蹊径，主张透达膜原，分消内外，里通表和，重视下法逐邪，尤其重视大黄的应用，对后世温病学的发展有很大影响。

同时，吴氏认为温疫既为外邪所客，证属实证，不宜妄投补剂；且因是疫毒之气，传于胸胃，虽致胀满不利，但若专用破气之剂，徒伤正气，津液愈耗，热结愈固，邪毒反不能泄；疫毒停于膜原,误用寒凉,投以大剂芩连栀柏,一者妄伐生气,二者不去其邪,仅清其热,何异扬汤止沸,病根何由以拔。并指出疫病解后当养阴而忌投参术,以防止余邪伏留,变生异症。这些都是经验之谈。

10.2.3 温疫与伤寒的鉴别

吴氏认为温疫的病因是戾气所致,由口鼻而入,伏于膜原,表里分传、不同于一般外感病症,前已叙及。同时,又认为温疫与伤寒有霄壤之隔。虽然,温疫之邪溃后,或浮越于三阳,或内结于胃腑,所见症状,在太阳有头项痛、腰脊强;在阳明则目痛、鼻干、不得眠;在少阳则见胸胁痛、耳聋、寒热、呕吐、口苦;入于胃腑,既可见脉洪、大渴、大汗、发热之白虎汤证,又可见邪在胸膈,烦闷心烦喜呕的瓜蒂散证;还可见便闭、腹满、腹痛之承气汤证,这些,均与伤寒之表里证有共同之处,但是二者之间确有很多方面是应加以区别的。正如其在《温疫论·辨明伤寒时疫》所说:"夫伤寒必有感冒之因,或单衣风露,或冒雨入水,或临风脱衣,或当檐洗浴,随觉肌肤寒慄,既而四肢拘急,恶风恶寒,然后头痛身痛,发热恶寒,脉浮而数。脉紧无汗为伤寒,脉缓有汗为伤风。时疫初起,原无感冒之因,忽觉凛凛以后,但热而不恶寒,然亦有因所触而发者,或饥饱劳碌,或焦思气郁,皆能触动其邪,是促其发也,不因所触而发者居多,促而发者,十中之一二耳。伤寒投剂,可一汗而解;时疫发散,虽汗不解。伤寒不传染于人,时疫能传染于人。伤寒之邪,从毫窍而入;时疫之邪,自口鼻而入。伤寒感而即发;时疫感久而后发。伤寒汗解在前;时疫汗解在后。伤寒投剂,可使立汗;时疫汗解,俟其内溃汗出,自然不可以期。伤寒解以发汗;时疫解以战汗。伤寒发斑则病笃;时疫发斑则外解。伤寒邪感在经,以经传经;时疫以邪在内,内溢于经,经不自传。伤寒感发甚暴;时疫多有淹缠二三日或渐加重,或淹缠五六日,忽然加重。伤寒初起,以发表为先;时疫初起,以疏利为主,种种不同。""疫邪每有表里分传者,因有一半向外传,则邪留于肌肉,一半向内传,则邪留于胃腑,邪留于胃,故里气结滞,里气结,表气因而不通,于是肌肉之邪不能达于肌表,下后里气一通,表气亦顺,而郁于肌肉之邪,方能达于肌表,或斑或汗,然后脱然而愈。伤寒下后无有此法。"

吴氏从病因、病机、病症表现、传变规律、治疗原则与大法等方面均加以辨析,如下表。

温疫与伤寒的鉴别

	温 疫	伤 寒
病因	原无感冒之因,感受天行疫疠之气	必有感冒之因,或单衣风露,或冒雨入水,或临风脱衣,或当檐洗浴,感受四时不正之邪
初起表现	忽觉寒凛之后,但热而不恶寒,多为淹缠二三日,渐渐加重,或淹缠五六日,忽然加重	肌肤寒慄,四肢拘急,恶风恶寒,继而头身疼痛,发热恶寒脉浮,感发甚暴
侵犯途径	自口鼻而入	自毫窍而入
邪伏部位及传变	邪伏膜原,表里分传,或出于表,犯及三阳,或入于里,犯及胃腑	自表入里,首犯太阳,然后入里传入阳明、少阳,及至三阴
治疗法则	初起以疏利为主,传变后先里后表,先下后汗	初起可一汗而解,发表为先,先汗后下
传染性	有传染	无传染

吴有性根据当时温疫流行的实际情况，并在河间热论的影响下，据《素问》经络募原之说，创立了温疫学说，对温疫病建立了一个比较系统的辨证论治纲领，提出了一些新的学术见解，充实了祖国医学对温热病的认识。其提出的温疫即是温热病之成疫者，渐开后世温热瘟疫合为一家之门。其"邪由口鼻而入"，对叶天士"温邪上受，首先犯肺、逆传心包"学说以一定的启发。

【复习思考题】

(1) 试述吴又可温疫论的主要观点？

(2) 吴又可为什么主张治温疫病要透达膜原？

(3) 试述吴氏对温疫与外感、伤寒的区别点？

(4) 为什么吴氏主张温疫治疗时要下不厌早？

【医案举例】

温疫里实

朱海涛，年四十五岁，患疫得下证，四肢不举，身卧如塑，目闭口张，舌上胎刺。问其所苦，不能答。因问其子：两三日所服何药？云进承气汤三剂，每剂投大黄两许不效，更无他策，惟待日而已。但不忍坐视，更祈一诊。余诊得脉尚有神，下证悉具，药轻病重也。先投大黄一两五钱，目有时而转动；再投，舌刺无芒，口渐开能言；三剂，舌胎少去，神思稍清。四日服柴胡清燥汤，五日复生芒刺，烦热有加，再下之。七日，又投承气养营汤，热少退。八日，仍用大承气汤，肢体力能少动。计半月，共服大黄十二两而愈。数日后，始进糜粥，调理两月才平复。曾治多人，所遇此证，百中仅有者，姑存案以备参酌耳。(《温疫论·叠下医案》)

按：此乃吴氏所谓"但里不表"之证，案中虽无具体脉证记载，但以"脉尚有神"一句来看，最低限度，沉中犹有带弦带滑之象。再以"下证悉具"一语推断，其人必有大便秘结，心腹胀满，按之疼痛，或前后癃闭等。故知四肢不举，身卧如塑，口不能答，是由里气不通、表气内闭而形成的肢体强直、舌本强硬现象。目闭口开，原是虚脱特征，然本案既无呕吐泄利，又无自汗亡血，则元气当不致有外越之机。故在此证应作实极似虚论。因此，吴氏才敢放胆运用大承气汤，并连服半月下药，邪结程度之浅深，已可不言而喻。

【原著选读】

《原　病》

病疫之由，昔以为非其时有其气，春应温而反大寒；夏应热而反大凉；秋应凉而反大热；冬应寒而反大温，得非时之气。长幼之病相似以为疫。余论则不然，夫寒热温凉，乃四时之常，因风雨阴晴稍为损益。假令秋热必多晴，春寒因多雨较之，亦天地之常事，未必致疫也。伤寒与中暑，感天地之常气。疫者，感天地之厉气。在岁运有多少，在方隅有厚薄，在四时有盛衰。此气之来，无论老少强弱。触之者即病。邪从口鼻而入，则其所客，内不在脏腑，外不在经络，舍于伏膂之内，去表不远，附近于胃，乃表里之分界，是为半表半里。即《针经》所谓横连膜原者也。胃为十二经之海，十二经皆都会于胃，故胃气能敷布于十二经之中，而营养百骸，毫发之间，靡所不贯。凡邪在经为表，在胃为里。今邪在膜原者，正当经胃交关之所，故为半表半里。其热淫之气浮越于某经，即能显某经之证。如浮越于太阳，则有头项痛，腰痛如折；如浮越于阳明，即有目痛、眉棱骨痛、鼻干；如浮越于少阳，即有胁痛、耳聋、寒热、呕而口苦。大抵观之，邪越太阳居多，阳明次之，少阳又其次也。邪之着，有天受，有传染，所感虽殊，其病则一。凡人口鼻之气，通乎天气，本气充满，邪不易入。本气适逢亏欠，呼吸之间，外邪因而凑之。昔有三人，冒雾早行，空腹者死，饮酒者病，饱食者不病。疫邪所着，又何异耶？若其年疫气充斥，来之厉，不论强弱，正气稍衰者，触之即病，则又不拘于此矣。其感之深者，中而即发，感之浅者，邪不胜正，未能顿发，或遇饥饱劳碌，忧思气怒，正气被伤，邪气始张溢，营卫运行之机，乃为之阻，吾身之阳气因而屈曲，故为热。其始也，格阳于内，不及于表，故先凛凛恶寒，甚则四肢厥逆。阳气渐积，郁极而通，则厥回而中外皆热，至是但热而不恶寒者，因其阳气之通也。此际应有汗，或反无汗者,存乎邪结之轻重也。即便有汗,乃肌表之汗。若外感在经之邪,一汗而解,今邪在半表半里,表虽有汗,徒损真气,邪气深伏,何能得解?必俟其伏邪渐溃,表气潜行于内,乃作大战,精气自内由膜中以达表,振战止而复热,此时表里相通,故大汗淋漓,衣被湿透,邪从汗解,此名战汗。当即脉静身凉,神清气爽,霍然而愈。亦有自汗而解者,但出表为顺,即不药亦自愈也。伏邪未退所有之汗,止得卫气暂通,热亦暂减,逾时复热。午后潮热者,至是郁甚,阳气与时消息也。自后加热而不恶寒者,阳气之积也。其恶寒或微或甚,因其人阳气之盛衰也。其发热或久或不久,或昼夜纯热,或黎明稍减者,因其感邪之轻重也。疫邪与疟仿佛,但疟不传胃,唯疫乃传胃。始则皆先凛凛恶寒,即而发热,又非若伤寒发热而兼恶寒也。

至于伏邪动作,方有变证,其迹或从外解,或从内陷。从外解者顺,从内陷者逆。更有表里先后不同,有先表而后里者;有先里而后表者;有但表而不里者;有但里而不表者;有表里偏盛者;有表里分传者;有表而再表者;有里而再里者。从外解者,或发斑、或战汗、狂汗、自汗、盗汗。从内陷者,胸膈痞闷,心下胀满,或腹中痛,或燥结便秘,或热结旁流,或协热下利,或呕吐、嗯心、谵言、唇焦,舌黑、苔刺等证。因证而知变,因变而知治,此言其大略,详见脉证治法诸条。(《温疫论》上卷)

《辨明伤寒时疫》

或曰,子言伤寒与时疫有霄壤之别,今用三承气、桃仁承气、抵挡、茵陈诸汤,皆伤寒方也。既用其方,必同其证,子何言之异也?曰:夫伤寒必有感冒之因,或衣单风露,或强力入水,或临风脱衣,或当檐出浴,当觉肌肤慄起,既而四肢拘急,恶风恶寒,然后头痛身疼,发热恶寒,脉浮而数,脉紧无汗为伤寒,脉缓有汗为伤风。时疫初起,原无感冒之因,忽觉凛凛,以后但热而不恶寒,然亦有因所触而发者,或饥饱劳碌,或焦思气郁,皆能触动其邪,是促其发也。不因所触无故自发者居多,促而发者,十中之一二耳。且伤寒投剂,一汗而解,时疫发散,虽汗不解;伤寒不传染于人,时疫能传染于人;伤寒之邪,自毫窍而入,时疫之邪自口鼻而入;伤寒感而即发,时疫感久而后发;伤寒汗解在前,时疫汗解在后;伤寒投剂,可使立汗,时疫汗解,俟其内溃,汗出自然,不可以期;伤寒解以发汗,时疫解以战汗;伤寒发斑则病笃,时疫发斑为病衰;伤寒感邪在经,以经传经,时疫感邪在内,内溢于经,经不自传;伤寒感发甚暴,时疫多有淹缠二三日,或渐加重,或淹缠五六日,忽然加重;伤寒初起,以发表为主,时疫初起,以疏利为主;种种不同。其所同者,伤寒时疫皆能传胃,至是同归于一,故用承气汤辈导邪而出,要知伤寒时疫,始异而终同也。夫伤寒之邪,自肌表一经传里,如浮云之过太虚,原无根蒂。惟其传法,始终有进而无退,故下后皆能脱然而愈。时疫之邪,始则匿于膜原,根深蒂固,发时与营卫交并,客邪经由之营卫,未有不被其所伤者,因其伤,故名曰溃。然不溃则不能传,不传邪不能出,邪不出而疾不瘳。然时疫下后多有未能顿解者,何耶?盖疫邪每有表里分传者,因有一半向外传,则邪留于肌肉,一半向内传,则邪留于胃家。邪留于胃,故里气结滞,里气结,表气因而不通,于是肌肉之邪,不能即达于肌表。下后,里气一通,表气亦顺,郁于肌肉之邪,方能达发于肌表,或斑或汗,然后脱然而愈。伤寒下后无有此法,虽曰终同,及细较之,而终又有不同者矣。(《温疫论》上卷)

〔注释〕

① 《注解伤寒论·伤寒例》。
② 《温疫论·原病》。
③ 同上。
④ 《温疫论·杂气论》。
⑤ 《温疫论·原病》。
⑥ 《温疫论·行邪伏邪之别》。

10.3 余 霖

余霖,字师愚,清代雍正乾隆年间人,籍贯常州桐溪,乾隆二十九年(1764年)其父染疫,为时医误治,以至不救。余霖抱恨之余,致力于疫疹的研究,因研读《本草经》,见书中所载,石膏性寒,大清胃热,味淡而薄,能解肌热,体沉而降,能泄实热。悟出温热之疫非石膏不能治,潜心钻研三十年,创立清瘟败毒饮,重用石膏,取得满意疗效,活人无数。纪晓岚《阅微草堂笔记》曾记载乾隆癸丑年(1793 年)京师大疫,医生依景岳法治之多死,以又可法治之亦无效,桐乡冯鸿胪星实姬人呼吸将绝,桐城医士投大剂石膏药,应手而痊,踵其法者,活人无算。这里的桐城医士,即是余霖。可见其对温疫的论述绝非空谈。其晚年著成《疫疹一得》两卷,上卷主要论述疫疹的病因与症状,提出疫疹与伤寒应当鉴别。在治法上主张重用石膏,以清热解毒为主,而不宜表下。下卷概述疫疹瘥后的各种病症与调治大法,并提出疫疹形色的鉴别与论治,以及治疫疹诸方,尤其对清瘟败毒饮的加减运用论述更为详尽,最后并附医案以证实其效验,可谓是一部辨治疫疹的专书。

其对疫疹的论点有如下四个方面。

10.3.1 疫疹由乎淫热,侵及肺胃,布散十二经

余霖认为,疫疹之治,于仲景书中已属遗亡。至刘河间始有清热解毒之论出,确有高于他人之处,其旨既微,其意甚远,惜后人未加推广其说,反认为是一偏之见。《冯氏锦囊》虽有"斑疹不可发表"之卓识,但未能畅发明白。吴有性虽提出温疫不能强发其汗徒伤表气,又不可妄行攻下徒伤胃气,已得其奥妙,但又认为疫气从口鼻而入,不传于胃,而传于膜原,值得商榷。余霖根据运气之理,认为:"夫致此之由,总不外乎气运。"[①]而五行各一其性,惟火有二:曰君曰相,内阴外阳,主乎动者也。火之为病,其害甚大。土遇之而焦,金遇之而熔,木遇之而焚,水不胜火则涸,故《易》曰:燥万物者,莫熯于火。因此,他提出"火者疹之根,疹者火之苗"[②]。疫症总由胃受外来之淫热所致。盖淫热侵袭,人身之一水,不能胜烈火之亢哉,致使邪气伤人而发病。

至于疫疹之见,有一日即发者,有迟至四五日而仍不透者,各不尽同,其发越迟,其毒热越深重。一日即发者,以其胃本不虚,邪气伤人不能入胃,此即又可所谓达于膜原。若迟至四五日而仍不透者,非胃虚受毒已深,就是汗下不当,毒热入胃。盖胃为十二经之海,上下十二经都朝于胃,邪气既入,势必敷布于十二经,充斥上下内外。毒热布于外则发热恶寒,斑疹可见;盛于内则烦躁谵妄,口渴不寐;充斥于上则头痛如劈;充斥于下则腹痛下泄。伤于心则昏闷无声,侵于肺则喘嗽鼻衄,及于脾则腹痛不已,波于肝则筋抽脉惕,动于肾则腰如被杖。更有毒热侵及大肠见下泄或便秘,侵及膀胱见溲少溺血,侵及胃见呕吐呃逆等。总之,诸症虽不一,但以热毒在胃为其根本。

10.3.2 疫疹当与伤寒鉴别

疫疹与伤寒的临床表现,确有许多似是而实非之处,若不加以细致鉴别,则易于混淆而贻误病情。余霖认为:疫症初起有类似太阳、阳明证的地方,但太阳、阳明证头痛不致如破,而疫症则头痛如劈,沉不能举。伤寒表实多无汗,而疫证则下半身无汗而上半身有汗,尤以头汗为甚,这是因为头为诸阳之会,而疫证由热毒内踞,火性上炎,五液受其熏蒸而上腾之故。疫症可见自利,伤寒太阴证亦见自利,但太阴自利同时必见腹满,而疫症自利腹不满,这是因为邪热注大肠而下迫,往往导致便下恶垢或热结旁流或日泻数十次。疫症可见呕恶,而伤寒少阳证亦有呕嗯,二者也当区别。少阳之呕,必兼胁痛或耳聋,而疫症之呕绝不兼见胁痛耳聋诸证,这是因为疫症仅是内有伏毒,邪火在胃,毒气上攻,胃气上逆之故。伤寒未化热之前,绝无斑疹,必至寒化为热后,或可见斑,而疫症邪热入胃,常常发斑,有发热不及一日便

见斑者,若发斑愈迟,疫毒愈重。余氏从头痛、汗出、自利、呕恶、发斑诸方面鉴别疫证与伤寒,很有临床价值。下列简表,以便观览。

伤寒与疫证鉴别简表

	伤寒	疫证
头痛	太阳、阳明证可见,但头痛不如破	头痛如劈、沉不能举
汗出	表实证则无汗	下半身无汗,上半身有汗,头汗尤甚
自利	太阴自利必兼腹满	自利而腹不满,往往下恶垢或热结旁流或日泻数十次
呕恶	必兼胁痛耳聋	不兼胁痛耳聋
发斑	一般不见发斑,寒邪化热后或可见斑	常见发斑,发斑愈迟则疫毒愈重

10.3.3 从形色辨识斑疹

余氏通过大量临床实践,积累了辨识斑疹的丰富经验,他强调辨识斑疹当注意形色两个方面。

关于斑疹的形状,余氏认为,总以松浮为吉,紧束为凶,盖松浮者是疫毒之外现,而紧束者是疫毒深而锢结的指征。因之,凡斑疹一出,松浮洒于皮肤表面,虽有或红、或赤、或紫、或黑之不同,病有轻重之差异,然因邪毒有外透趋势,故虽有恶证,预后多佳。如果一出即小如粟粒,紧束有根,有如从皮肉里钻出者,即所谓"如履透针,如矢贯的",其色青紫,宛如浮萍之背,每多见于胸背部,其势多凶,急宜大清胃热兼凉其血,务使其松活色退,方可挽回险情。

从斑疹的色泽来看,色淡红有美有疵,色淡而润泽,此为最佳。若淡而不荣润,或色娇而艳,或干而滞,是血热较重。若色深红,病较淡红色稍重,往往凉血后转为淡红。若色艳红如胭脂,乃血热之极,又较深红色为重,更需大剂凉血,使之转为深红再转为淡红,才为佳象。若色紫赤如鸡冠花而更娇艳,又较艳红色为深重,色黑为最深重,往往是热毒极盛,由紫赤斑进一步发展而成。总之,斑疹之色以红活荣润,散布洋溢是佳境,而颜色深重,干滞娇艳,多是热毒深重之象。此外,尚有疹细碎宛如粟米,红者称为红痧,白者称为白痧,多见于疹后,是余毒透尽的表现,其愈后往往皮肤脱皮。若初病未认为是疫,而过十日半月而出者,伴有烦躁口渴,大热不退,毒发于颔者,预后多不良。

10.3.4 疫疹的治疗在于清瘟败毒

鉴于余氏认为疫疹是由淫热侵及肺胃,布散十二经所致,治疗若非石膏则不足以取效。盖石膏辛甘大寒,可清肺胃之热,胃热得清,十二经之热必随之而解,因之创立清瘟败毒饮,重用石膏,先捣其窝巢之害,再加用一派抑阳扶阴、泻火解毒之品,使诸经之火,得以平息。正如他对清瘟败毒饮的分析时说:"此十二经泄火之药也。斑疹虽出于胃,亦诸经之火有以助之。重用石膏,直入胃经,使其敷布于十二经,退其淫热。佐以黄连、犀角、黄芩,泄肺火于上焦;丹皮、栀子、赤芍,泄肝经之火;连翘、玄参,解散浮游之火;生地、知母,抑阳扶阴,泄其亢甚之火,而救欲绝之水;桔梗、竹叶,载药上行;使以甘草和胃也。此皆大寒解毒之剂,故重用石膏,先平甚者,而诸经之火,自无不安矣。"③

该方的临床应用,分为大中小三种剂型。虽均可治疗"一切火热,表里俱盛,狂躁烦心,口干咽痛,大热干呕,错语不眠,吐血衄血,热盛发斑"④,但若"疫症初起,恶寒发热,头痛如劈，烦躁谵妄，身热肢冷，舌刺唇焦，上呕下泄，六脉沉细而数，即用大剂；沉而数者用中剂；浮大而数者，用小剂。若斑一出即用大青叶量加升麻四五分，引毒外透，此内化外解浊降清升之法"⑤。余氏对该方的应用，根据临床兼症之不同，又有近六十种加减用药法。

余霖认为，熊恁昭所用之败毒散（即《南阳活人书》之败毒散去人参、生姜，加薄荷）虽可退胸膈及六经之热，确属妙法，但只适用于疫症初起，亦仅有去其爪牙，使邪气不盘踞经络而透斑的作用。若属疫毒深重，则非重用石膏不可。开拓了温热疫治疗的新门径。

余氏并指出，疫疹之脉虽皆见数，有浮之而数、沉细而数、不浮不沉而数之不同，亦有疫疹表现或已见，或若隐若现，甚或全伏不见等情况，只能区别其病之轻重吉凶，但切不可初认为寒，重用发表，徒伤阳气。由于疫症是感受四时不正之疠气，属无形热毒，因胃虚而感受之，故亦不宜硝黄之攻下。否则，虚弱之人，不仅热毒未去，往往还会导致阳亡阴脱，变症蜂起，出现四肢逆冷、神昏谵语、郁冒直视、遗尿旁流，甚至舌卷囊缩、循衣摸床等种种阳极似阴的恶症。若妄投参桂扶阳，多致不救。至于妊娠或产后染疫，亦不必顾及胎儿及产后之虚，总以清除疫邪为要，疫毒得去，胎儿自安。虽有产后禁用寒凉之说，若患疫疹，亦当急则治其标，不必虑其寒凉之禁。

总之，余氏探病求源，根据疫疹之病因病机，总结出清瘟解毒，不宜表下，应以祛除肺胃淫热邪气为急务的治疗原则。从一个侧面补充了吴有性治瘟疫之不足，为温病学的发展做出了贡献。

【复习思考题】

（1）余霖是如何认识温疫病的病因和病机的？试与吴有性的瘟疫学说加以比较？

（2）余霖如何鉴别温疫与伤寒病的？

（3）为什么清瘟败毒饮可以治疗温疫？如何掌握运用？

（4）余霖如何认识疫疹的病因病机？并如何在临症加以鉴别？

【医案举例】

（1）*疫疹紫黑相兼*　正阳门外，蒋家胡同口内祥泰布店祁某，晋人也。长郎病疫，原诊谢以不治，又延一医，亦不治，及至邀予，已七日矣。诊其脉，六部全伏，察其形，目红面赤，满口如霜，头汗如雨，四肢如冰，稽其病时昏时躁，谵妄无伦，呕泄兼作，小水癃闭，周身癍疹，紫黑相兼，幸而松活，浮于皮面，毒虽盛而犹隐踏，此生机也。检视前方，亦用犀连，大剂不过钱许，乃杯水之救耳。予曰：令郎之证最险，不畏余药过峻，死中求活，不然，变在十四日。祁恳甚切，予用大剂石膏八两，犀角六钱、川连五钱，余佐以方中之味，加伏龙肝一两，滑石五钱、木通三钱，猪苓、泽泻各二钱，更加生地一两、紫草三钱、归尾三钱、大青叶二钱，以色紫黑也。连服二帖，至九日，脉起细数，手足回温，呕虽止而泻如旧。仍用本方去伏龙肝，又二服，至十一日，脉转洪数，头汗遂止，黑斑变紫，小水亦利，大便亦实，但谵妄如前，身忽大热，烦躁更甚，大渴不已，以火外透也。仍用本方去滑石、木通、猪苓、泽泻，加花粉、山豆根，以喉微痛也。更与冰水与服，以济其渴，又二帖，色转深红；热势稍杀、谵妄间有，犹渴思水。按本方减生地五钱，去归尾、紫草、豆根、花粉。又二帖，诸症已退十分之三，药减四分之一，但饮水而不思食。祁疑而叩曰：病虽减，而十数日不食，尚能生乎？予曰：生矣！按法治之，二十一日方可全愈。又二服，斑化多半，胃气渐开，热亦大减。照本方减药四分之二，去大青叶。又二服，斑点全清，饮食旋食旋饿，方能起坐。诊其脉，尚有六至，犹有余热，不即清之，其势复张更难为力。犹用石膏二两四钱，犀角三钱，黄连三钱，余亦类减。十九日用石膏一两二钱，犀角二钱，黄连一钱，加乌梅三个，酸以收之也。予曰：前言二十一日方能成功，今已十九日矣，令郎如此，可见前言不谬也。祁某喜曰：若非立定主意，几为众口所误。初立此方，体全堂不肯卖药，叩其所以，言误开分两，以八钱写八两，六分写六钱耳。予历指同乡服此得痊者颇多。虽卖，犹嘱以再三斟酌。二十日犹用石膏八钱，犀角钱半，黄连八分，加洋参二钱，麦冬三钱，归身二钱，川芎一钱，以调气血。二十一日用八珍汤加麦冬、五味，立方需大纸一张，昨言初方药店不肯发药,今令郎已愈,录一治法于方前,计服石膏、黄连、犀角若干,使彼知予用药之奇,即药铺亦未之见也。

录曰:瘟毒发斑,疫症之最重者,然有必活之方。无如医家不敢用,病家不敢服,甚至药铺不敢卖,有此三不敢,疫疹之证危矣。蒙相信之深,邀予诊治,予用大剂连投十五服,今已安全,计用石膏六斤有零,犀角七两有零,黄连六两有零,此前人之所未有,后人之所未见,故笔之于书,以征奇效。(《疫疹一得·紫黑相兼治验》)

按:本案原为大热证,其所以出现满口如霜,四肢如冰,六脉全伏者,疫热内郁,气道不利所致,即所谓热深厥深之候。斑疹紫黑,浮而松活,师愚即认为有生机者,乃疫热有外散之机也。所用主方,仍是清瘟败毒饮,用以泻诸经之火,退其淫热。全案凡十诊,初诊败毒饮加伏龙肝、滑石、木通、猪苓、泽泻、紫草、归尾、大青叶,并重用生地,所以泻心清肝,导血中之热毒以下行也。是从斑疹紫黑着眼的。二诊,伏结于内的热毒,业已行散,故脉起细数,而手足回温。所以去伏龙肝者,略嫌其微带火气之故。三诊,火热已外发,故诸象均明显地外见了,防其伤津,故去滑石、木通、猪苓、泽泻,而加花粉、山豆根以解毒生津。四诊,热毒之热已大减,诸药分量亦随之而减。五诊以后,疫热即顺利地得以清除。热深厥深阶段,是本案的关键,前医之所以认为不治,就是没有识透这一关键所在。看来,师愚的临床经验是极老练的。

(2) 疫疹昏聩　右营守府,费公名存孝者,近七旬,癸丑四月病疫,已八日矣,诊其脉细数无至,观其形色,面如蒙垢,头汗如蒸,昏聩如痴,谵语无伦,身不大热,四肢振摇且冷,斑疹隐于皮内,紫而且赤,幸不紧束,此疫毒内伏,证亦危矣。如斑不透,毒无所泄,终成闷证,毙在十四日。检视前方,不外荆防升葛,不知毒火壅遏之证不清,内热不降,斑终不出,徒肆发表,愈增其势,燔灼火焰,斑愈遏矣。予用大剂石膏八两,犀角六钱,黄连五钱,加大青叶三钱,升麻五分,使毒火下降,须斑外透,此内化外解,浊降清升之法。次日周身斑现,紫赤如锦,若明若昧,身亦大热,手足遂温,间有逆气上冲,仍照本方加生地一两,紫草三钱,调服四磨饮。其侄惧逆气上冲。予曰:无妨,服此即止。进门时又贴有堂号,因问曰:又延医乎?其侄曰:相好请来,但诊其脉,不服药耳。予曰:予治此证,前人未有,昨日敢服此方,令叔活矣。然见者必以为怪,君其志之。后医者至,果见予方,大叱其非,曰:一身斑疹,不按古方,用如许寒凉,冰住斑疹,如何能透?急宜提表,似或可救。即用荆防升葛,更以麻黄,连服二煎,及至半夜,呃逆连声,四肢逆冷,足凉过膝,举家惊惶,追悔无及,守城而进,叩门求见,问其所以,日变矣。问服何方?日他方。予曰:既服他方,仍请他治之。其侄见予不往,权将四磨饮原方连灌二服,呃逆顿止,手足遂温,转恳予素契者登门拜恳,予怜其以官为家,又系异乡人,仍按本方大剂调治,二十一日全愈,计用石膏五斤四两,犀角五两二钱,黄连四两八钱,此癸丑四月间事也。(《疫诊一得·昏聩呃逆治验》)

按:温热疫毒的斑疹,只宜清瘟败毒以透疹,不宜辛温发散以助邪。所以服荆防升葛,而斑毒愈遏;服石膏犀角,反斑泄如锦,温疫而呃逆者,肝胃之火上逆,肺金之气不得下降使然。故仍用原方清泻肝胃之火热为主,调服四磨饮以导气下行,从其标也。后医没有接受前医的经验教训,再用辛散,并倍其力以图之,结果,气愈逆而热更郁,病复转剧。所幸病无他变,卒仍以清瘟败毒饮以驳乱反治,并毕其功。

【原著选读】

《论疫与伤寒似同而异》

伤寒初起,先发热而后恶寒;疫症初起,先恶寒而后发热,一两日后,但热而不恶寒,此寒热同,而先后异也。有似太阳阳明者,然太阳阳明头痛,不致如破,而疫则头痛如劈,沉不能举。伤寒无汗,而疫则下身无汗,上身有汗,惟头汗更盛,头为诸阳之首,火性炎上,毒火盘踞于内,五液受其煎熬,热气上腾,如笼上熏蒸之露,故头汗独多,此又痛虽同而汗独异也。有似少阳而呕者,有似太阴自利者。少阳而呕,胁必痛,耳必聋。疫症之呕,胁不痛,耳不聋,因内有伏毒,邪火干胃,毒气上冲,频频而作。太阴自利者,腹必满。疫症自利者,腹不满,大肠为传送之官,热注大肠,有下恶垢者,有旁流清水者,有日及数十度者,此又症异而病同也,种种分别是疫,奈何犹执伤寒治哉。(《疫疹一得》卷上)

《疫 疹 穷 源》

上古无疫疹,亦无痘,有之自汉始,何也?盖因天地开辟于子丑,人生于寅卯,斯时人禀清轻无为之性,茹毛饮血之味,内少七情六欲之戒,外无饮食厚味之嗜,浑然一小天地,是以无疫亦无疹。及汉始有者,亦由天地大运主之。自汉迄今,天地大运,正行少阳,即如仲夏,一日十二时论之,自子而丑而寅而卯而辰,虽在暑天,人犹清爽,待交巳午,炎炎之势,如火炽热。由此推之,疫疹之有于后汉者,可悟运气之始然也。但未经岐黄断论,后人纷纷,但仿伤寒类推其治,即仲景所谓至春变温,夏变热,秋变湿,亦略而不察,且立言附和,有云瘟疫伤寒、瘟疹伤寒、瘢疹伤寒,甚至热病伤寒。抑知既曰伤寒,何以有瘟、有斑、有疹、有热,认症既讹,故立言亦谬。是以肆行发表攻里,多至不救。至河间清热解毒之论出,有高人之见,异人之识,其旨既微,其意甚远,后人未广其说,而反以为偏。《冯氏锦囊》亦云,斑疹不可妄为发表,此所谓大中至正之论。惜未畅明其旨,后人何所适从。吴又可注《瘟疫论》,辨伤寒瘟疫甚晰,如头痛发热恶寒,不可认为伤寒表症,强发其汗,徒伤表气,热不退,又不可下,徒损胃气,斯语已得其奥妙。奈何以瘟毒从鼻口而入,不传于胃,而传于膜原,此论似有语病。至用达原、三消、诸承气,犹有附会表里之意。惟熊恁昭热疫之验,首用败毒散去其爪牙,继用桔梗汤,同为舟楫之剂,治胸膈,于六脉邪热,以手足少阳,俱下膈络胸中三之气。气同相火,游行一身之表;膈与六经,乃至高之分。此药浮载,亦至高之剂,施于无形之中,随高下而退胸膈及六经之热,确系妙法。予今采用其法,减去硝黄,以疫乃无形之毒,难以当其猛烈,重用石膏,直入戊己,先捣其窝巢之害,而十二经之患自易平矣,无不屡试屡验。故于平日所用方法治验,详述于左,以俟高明者正之。(《疫疹一得》卷上)

〔注释〕

① 《疫疹一得·疫疹因乎气运》。

② 《疫疹一得·疫疹案》。

③ 《疫疹一得·疫疹诸方》。

④ 同上。

⑤ 同上。

10.4 叶 桂

叶桂,字天士,号香岩,江苏吴县人,生于清代康熙乾隆间(约1666~1745年)。祖、父两代俱业医,桂十四岁,父死,从父之门人朱某学医,以后十年之中,先后从师十七人,闻人有擅长医道者,即以医礼事之,吸取各人所长,刻苦钻研,融会贯通,学业猛进,诊治疾病疗效很高,在群众中享有很高的威信。沈德潜为之作传曾说:“以是名著朝野,即下至贩夫竖子,远至邻省外服,无不知有叶天士先生,由其实至而名归也。”①

由于叶氏一生忙于诊务,平生著作甚少。世所传的《温热论治》,首刻于唐大烈的《吴医汇讲》中,并为之叙云:“叶天士,名桂,号香岩,世居阊门外下塘。所著《温热论治》二十则,乃先生游于洞庭山,门人顾景文随之舟中,以当时所语,信笔语录,一时未加修饰,是以词多佶屈,语亦稍乱,读者不免晦目。烈不揣冒昧,窃以语句少为条达,前后少为移掇,惟使晦者明之。至先生立论之要旨,未敢稍更一字也。”说明《温热论治》乃出自顾景文之手,但经过唐大烈的润色加工。后华岫云续《临证指南医案》,将其列为卷首,更名《温热论》,两书字句略有出入,而大体则同。章楠著《医门棒喝》,第六卷中列“外感温热证治”篇,亦将叶氏《温热论治》收入其中,尔后,王士雄著《温热经纬》,更名为《叶香岩外感温热篇》,代表了叶桂治疗温热病的思想,是研究叶桂学术思想的主要依据。

此外,相传《幼科心法》一卷,为叶氏手迹;《临证指南医案》十卷,为其门人所辑,他如《本事方释义》十卷、《景岳全书发挥》四卷、《幼科要略》二卷之类,恐是后人伪托之作,不是叶氏真传。

其学术观点可得言者,有以下七个方面。

10.4.1 创立卫气营血辨证、阐发温热病病机

吴又可创温疫邪伏募原之说,余霖创温疫邪留于胃,布散于十二经之说,叶天士根据自己的诊疗实践,在河间理论的影响下,仍从表里以分辨温病,将其概括为卫气营血四个阶段,创立了卫气营血的辨证方法。

吴又可之温疫说,虽有一定的实践意义,并在学术上有一些独到见解,但不可否认,其学说有他一定的局限性,对于湿热疫邪为病辨证施治较为合拍,而对于温热疫邪为病则嫌不足。因此,余霖又创立了清瘟败毒饮来治疗温热疫,虽在当时取得一定疗效,但对温病发展的不同阶段,不同的病症表现,如何辨证治疗,亦缺乏系统而全面的认识。总之,二家虽为温病的发展各作出不同的成绩,但其学说均不十分成熟。

叶桂根据中医辨证论治的原则,细心研究温病的发展变化规律,在他人学术成就的基础上,形成了自己一整套认识温病的理论,并总结出治疗的法则。

首先,他接受了吴又可温邪从口鼻而入的观点,并观察到温病初起有表证阶段的存在,根据肺主卫、外合皮毛的理论,提出了“温邪上受,首先犯肺”的认识,并根据表证不解又有入里或热扰心神的不同表现,得出了“卫之后方言气”“逆传心包”的看法。气分里证不解,亦可扰及心营,进一步可以动血耗血,叶氏又总结出在卫分气分证之后,可发展为营分血分诸证,创立了卫气营血辨证方法,将温病学的理论形成系统,补充与发展了《伤寒论》治疗外感病的辨证方法,为后世医家所公认。

不仅如此,叶氏在临床实践过程中,还总结出了“在卫汗之可也”“到气才可清气”“入营犹可透热转气”“入血直须凉血散血”的治疗原则,奠定了温病的治疗大法。除此之外,他对于邪犯肺卫,有挟风挟湿之不同,治疗要辛凉宣透的主张;对于温病不燥胃津,必耗肾液的观点;对于湿热病的治疗,清凉之品只能用到十分之六七的经验;对于治疗湿热交蒸而阳气被遏,成为蒙闭之势者,要用“通阳不在温,而在利小便”的方法;对于温病中“气病有不传血分,而邪留三焦”的认识,等等,都是具有卓识的宝贵经验,对后世温病学的发展起了很重要的作用。

在叶桂以前,虽有不少医家致力于温病学的研究,但均不及叶氏的理论认识之完善,直至今日,他的理论认识与临床治疗经验,仍被临床所证实,卫气营血的辨证方法被后世医家所沿袭应用,邪留三焦的认识,被吴瑭发展为三焦辨证,他医案中的不少处方,被吴瑭总结成温病治疗的代表方剂。所以,叶桂被后世称之为温病大家。温病学发展至叶桂,已经成熟与大体完善。

10.4.2 重视辨舌验齿,充实温热病诊断

温热邪气既踞于里,或损心营,或伤胃津,或耗肾液,或为正虚,或为邪盛,于舌于齿,都有一定变化,叶氏一生临床,经验丰富,在察舌验齿方面,尤有匠心,总结了一些很有价值的诊断经验,且于临症有较高的临床意义。

在验舌方面,戴天章在《广瘟疫论》中提出了积粉苔是瘟疫的重要标志之一,但对整个温

病发展过程中舌的变化,并未全面论及。叶氏根据丰富的临床经验,强调温病当注意舌苔与舌质两方面的变化,将舌苔分为白苔、黄苔与黑苔三种,舌质颜色分为绛舌、紫舌与淡红舌。并根据舌苔的厚薄润燥、舌质色泽的变化,相互参照,诊察病情。如其提出黄苔总属里热,但又有种种不同,苔黄而不甚厚而滑,说明热未伤津,犹可清热透表,若薄黄而干,邪虽去而津已伤,苦重之药又当禁,而宜甘寒轻剂。若苔如地之黄而渴,当用泻心、陷胸以去无形之热邪;若苔黄而光滑,又属无形之湿热,宜清以渗之;若苔黄如沉香色、老黄色、灰黄色,或中有断纹,皆当下之,可用小承气汤,或用槟榔、青皮、枳实、玄明粉、生首乌之类。总之,黄苔当属里热,应注意其色之浅深,苔之润燥厚薄。薄而色浅者邪热尚轻浅,或清或透,厚而色深者邪气重,可用攻下。滑者当注意挟有湿邪,治宜清渗,干者当注意津伤,苦重又当禁忌,均是经验之谈。又如,他提出了,凡温热传营,舌质必绛,若质绛而苔黄白者,多属初传,此为气分之邪未尽,宜泄卫透营两和之。纯绛色鲜,是包络受邪,宜犀角、生地、连翘、郁金、石菖蒲等。若舌绛而舌心干者,乃心胃火燔,劫烁津液,可于清营中加黄连、石膏。舌心独绛而干者,胃热而心营受灼,应在清胃方中,加入清心之品。舌尖独绛而干者,是心火上炎,可用导赤散泻其腑等等,都很有临床意义。

叶氏在验齿方面更有独到之处,他认为:齿乃肾之余,龈乃胃之络,齿垢又是由肾热蒸胃中浊气所结。而温热邪气,不燥胃津,便伤肾液,因而于齿多有表现,不得不察。并根据齿的枯润、结瓣之颜色,齿垢的有无,以及有无齿痛,有无咬牙等表现来辨识温病。总结出独特的验齿诊法,是其对温病学的又一贡献。

此外,叶氏于斑疹白痦的辨识亦积累丰富的经验。凡斑疹初见,点大、而在皮肤之上者为斑,云头隐隐,或琐碎小粒者为疹;统以见而不多者为吉。并认为斑属血分为多,疹属气分不少。斑疹出现,都是邪气外露之象,斑疹出现而神情清爽,是外解里和之佳象,若神志昏迷,是正不胜邪,邪气内陷,或胃津枯涸之象。还应根据斑疹的颜色、形态及兼症,一一分辨。对于白痦一症,叶氏认为是湿热为病过程中可见,其如水晶色者为湿热伤肺,邪出而液枯,当用甘药补之。若初病见之,气液未伤,则是湿郁卫分、汗出不彻之故,又当清气分余邪。至于白如枯骨者,属气液之竭,病多危重。这些诊治经验,都具有十分重要的临床价值。

10.4.3 强调脾胃分论,创立胃阴学说

叶桂不仅在温病学方面对祖国医学做出了突出贡献,而且对杂病的病机与治疗,亦发展了前人的学说。叶桂对李杲的《脾胃论》是推崇备至的。他不仅说"内伤必取法于东垣"②,甚至认为一部《黄帝内经》中的基本理论,无非是说明以胃气为本的道理。因此,其在临证上辨治一般杂病,多重视脾胃,如虚劳阴虚咳嗽之所以出现形肌日瘁、食减、自利、腹痛、寒热等症,认为总由脾胃受伤,气不摄而阴不化所致,不必治嗽清金,只须戊己汤③加五味摄阴已足。④若痰多咳频而食减少气,是土衰不能生金,可用小建中汤或四君子汤加减以培土生金。⑤至于诸般虚损的证治,叶氏虽脾肾先后二天并重,但他又指出"久虚必损胃",先后天"二气交伤,然后天为急"。至于"上下交损"之人,亦"当治其中"⑥。这些观点,是与东垣之说一脉相承的。东垣强调脾胃对元气的重要作用,叶氏则认为先后二天俱伤,后天为急。至于积劳神困食减,五心热而汗出,叶氏又宗东垣"元气虚,阴火盛"之说,用补中之法⑦;若因夏至之节,湿伤脾胃清气,而见洞泄之后,神倦食减,亦用东垣清暑益气汤加减主之⑧。东垣强调脾胃为升降之枢,脾升胃降,又以脾气升发为主。叶氏接受了东垣之说,对于脾脏阳气虚衰者,治疗采用益气温中升阳之法,但叶氏又突出强调,脾胃二者,应加区别。盖胃腑为阳土,"阳土喜柔,偏恶刚燥,若四君、异功等,竟是治脾之药,腑宜通即是补"[9]。其与脾脏功能不同,治疗有异。基于这个认识,提出了脾胃当分析而论的观点。胃属阳土,脾属阴土,脾为脏,胃为腑,脏宜藏,腑宜通,用各有殊。因此,脾阳不足,胃有寒湿,则宜温燥升运,宜用东垣之法。但太阴湿土得阳始运,阳明燥土得阴自安,脾喜刚燥,胃喜柔润。若见有阳盛之体,或患燥热之证,或病后伤肺胃之津液,以致虚痞不食、舌绛咽干,烦渴不寐,肌燥熇热,便不通爽,叶氏主张用降胃之法,使胃气降则和。又因胃喜润恶燥,叶氏尤强调不宜苦降或苦寒下夺之品,而用甘平或甘凉濡润之品,以养胃阴,使津液来复,通降自成。因此多选用如玉竹、花粉、沙参、石斛、麦冬等品。叶氏脾胃分论的认识,尤其是提出了胃阴宜养有学术观点,对后学给予很大启迪,至今对临床仍有重要指导意义。所以,华岫云称赞叶氏对脾胃学说的"此种议论,实超出千古"[10]。

10.4.4 阳化内风说,以阐发肝风病机

对于肝风之病因病机的认识,金元以降,随着对中风病的病因学的发展而不断发展。刘河间强调是"将息失宜,而心火暴甚"[11]所致。李东垣则认为是由于元气不足,正气自虚所成。朱丹溪又主张是"痰生热,热生风"而作。明张景岳更明确提出内风非真中风,创立非风病名。对肝风病因的认识逐渐从外风侵袭而转至内风暗动,缪希雍对内风暗动大有发明。叶天士在前人成就的基础上,提出了"阳化内风"说。

"阳化内风"的病机,叶氏认为是"身中阳气之变动"所致,指出这种肝风内动,"非外来之邪"。至于产生这种肝风的病因病机,或由于肾液少,水不涵木,虚风内动;或由于平昔怒劳忧思,五志气火交并于上,肝胆内风鼓动盘旋,上盛而下虚;或由于肝血肾液两枯,阳扰风旋;或由于中阳不足,阳明络脉空虚,而内风暗动等等,总与厥阴肝木有关。盖肝为风木之脏,有相火内寄,体阴用阳,其性刚,主动主升,全赖肾水以涵之,血液以濡之,肺金清肃下降之令以平之,中宫敦阜之土气以培之,则使其刚劲之质,得为柔和之体,而遂其条达畅茂之性。否则,肾水不涵,心血失濡,脾土失培,肺金失平,则导致肾精愈亏,肝阴不足,血燥生热,热则风阳上升,窍络阻塞,头目不清,眩晕跌仆,甚则瘛疭痉厥诸证横生。

在治疗上,叶氏提出了"滋液息风""镇阳息风""和阳息风""缓肝息风""养血息风""介类潜阳"[12]等多种方法,并指出"身中阳化内风,非发散可解,非沉寒可清"。[13]至于"阳明脉衰,厥阴内风暗旋不息"者,又当甘温益气,而"攻病驱风,皆劫气伤阳,是为戒律"[14]。可见,叶氏对肝风病症的治疗,重视人体之正气,认为养血、滋液、缓肝及甘温益气诸法,都在于培补人之正气,再用镇阳、和阳、潜阳之品以调和阳气之变动,从而达到息风的目的,至于全蝎、蜈蚣、地龙、勾藤等息风之品,反而少用,这正体现了叶氏治病求本的思想。在方药的运用上,叶氏不仅辨证用药,灵活变通,对于前人的名方,亦加减化裁,正确掌握,如其运用仲景的复脉汤、河间的地黄饮子、丹溪的虎潜丸、景岳的镇阴煎诸方,大多去其温燥之品,而保留其滋阴、潜阳、和阳诸药,开拓了古方的新用,这些经验得到了后世医家的推崇,使中医对肝风的认识提高到一个新阶段。

10.4.5 发挥奇经辨证,总结奇经治法用药

自张元素提出药物归经理论,重视脏腑辨证以后,明清医家多有发挥,然多从五脏六腑十二经脉分析病症,对于奇经八脉很少涉及。奇经八脉早在《黄帝内经》一书中即已提出,叶天士在《黄帝内经》理论指导下,继承前人经验,全面运用经络的理论,将脏腑、十二经与奇经八脉结合起来,用于杂病证治,补充前人治法之未备,为中医杂病的治疗开拓了新的门径。

叶天士指出，奇经用药，与肝肾关系最为密切，他认为："医当分经别络，肝肾下病，必留连及奇经八脉，不知此旨，宜乎无功。"[15]因而奇经为病，多与肝肾久损有关。而见有奇经八脉失司不固的病症，叶氏强调以调补肝肾为总的治法，但其用药又有特点。正如叶氏所说："夫精血皆有形，以草木无情之物为补益，声气必不相应。桂附刚愎，气质雄烈，精血主藏，脏体属阴，刚则愈劫脂矣。至于丹溪虎潜法，潜阳坚阴，用知柏苦寒沉着，未通奇经。余以柔济阳药，通奇经不滞，且血肉有情，栽培身内之精血，但王道无近功，多用自有益。"[16]所以叶氏填补奇经，多选择血肉有情之品，如鹿茸、鹿角胶、紫河车、龟板、鳖甲、淡菜等。

对于八脉的不同病症，叶氏又各总结出不同的治疗方法和用药规律，若冲脉为病，叶氏根据《难经・二十一难》提出的"逆气而里急"的病症，及冲为十二经之海、为气血之要冲，强调以调畅气血为主，多选用如川楝、香附、郁金、降香、乌药、延胡、茺蔚等药，并据"冲脉隶属阳明"，又有通补阳明以治冲脉病症的方法，加用半夏、厚朴、姜汁、茯苓等品；若任脉为病，叶氏据任脉主一身之阴，为阴脉之海，首选龟板以补任脉，并认为"龟体阴，走任脉"。[17]任脉有虚热，又可加用黄檗、知母、生地之类，至于气血失和而致阴精难济，任脉为病，或由于督脉为病，导致阴阳失其维系者，又与调冲、补督之法并用；督脉主一身之阳，督脉为病则阳气虚损，叶氏主张用阳剂柔药以治疗，并认为"鹿性阳，入督脉"[17]，多选用鹿茸、鹿角胶、鹿角霜，配入补肾气之品；至于带脉为病，则下焦不固，可见带下，淋浊之类，又宜在补肝肾之外，配入五味子、湖莲肉、芡实、金樱子、山药等。

总之，叶氏八脉为病的证治不离肝肾，又时而重视阳明脾胃，正如他自己所总结的："凡冲气攻痛，从背而上者，系督脉主病，治在少阴；从腹而上者，治在厥阴，系冲脉主病，或培补阳明。"[18]可谓经验之谈。凡属实者，治之以通，药如鹿角、大小茴香、桂枝、川楝、郁金、玄胡等；凡属虚者，治之以补，或用龟板、鳖甲、阿胶、淡菜等以血肉有情之品以补奇经之精血，或用鹿茸、紫河车、鹿角胶、苁蓉、羊肉等柔剂阳药，以温奇经之阳；若有逆气上冲，又用牡蛎、紫石英等以镇逆；若有奇经不固之带下、淋浊、滑泄，又宜鹿角霜、五味子、覆盆子、金樱子、芡实、山药以固涩。在实际运用中，通补固涩，又往往互相配合，灵活运用。

对于叶氏奇经用药的评价，看法不一，徐大椿则大加反对，认为叶氏"好为立异"，而推崇者亦不少，龚商年在《临证指南医案，产后门》按语中说："惟先生于奇经之法，条分缕析，尽得其精微。"至《得配本草》，尚载有四十三味奇经药物。可见，对叶氏的奇经八脉的治法，是值得深入研究的。

10.4.6　久病入络说

久病入络的理论认识，也是叶天士在大量临床实践过程中的一个创见。在《临证指南医案》中，叶氏对于一些慢性疾患，往往从"久病入络"去辨证，其认为只要邪气久羁，必然伤及血络，所以他说："初病湿热在经，久则瘀热入络。""其初在经在气，其久入络入血。"[19]即病之新久，有在经在络、在气在血之分。这一理论认识，不仅与中医理论完全合拍，并有所发展。气与血，气属阳而血属阴，气行于周身上下内外，血行于脉中，气之与血又密切相关。而疾病初期，邪气表浅，久则邪气深入，这是疾病发展的一般规律。因经疾病初起，病位表浅，多见于气分而在经；病久位深，多伤及血分而在络，叶氏据此，提出选用桃仁、归尾、归须、苏木、蒲黄、新绛、茺蔚等活血通络之品以治疗。不仅如此，叶氏尤强调络以辛为治，或辛润，或辛温，或辛咸等，盖辛则通，使血络瘀滞得行，气机调畅，邪去正安，这对中医治疗慢性疾病提供了新的治疗途径，被后世医家所赞许。

纵观叶氏医案之中,不论腹痛、疟疾、胃脘痛、胁痛、泄泻、便血、痹证、诸痛、癥瘕等,均有久病入络之案例,可见其应用是十分广泛的。而通络之法,除选用活血药物之外,时又配伍辛散、温通、香窜之品,以宣通气机,或配伍虫蚁之类药物,以搜剔络中之邪,又要根据具体情况而灵活变通。

叶氏治疗络病,有时选用旋覆花汤、鳖甲煎丸等,这些方药均来源于仲景《金匮要略》。可见叶氏治疗络病的理论是渊于古人,在继承前人基础上的新创见,亦应当重视并研究。

10.4.7 扶正重视先后二天,强调中下兼顾

扶正培本,是中医治病的一大法则,在叶氏以前,有赵献可、张介宾培补先天肾命的学说,又有李东垣温补后天脾胃的理论。叶天士多方求师,兼采众家之长,融会贯通,形成了一套甘药培中、血肉填精、中下兼顾以治疗虚损病症的方法,较前人更有发展,提出理阳气须投建中,顾阴液须投复脉的名言。

叶氏重视借鉴前人的宝贵经验,如小建中汤、黄芪建中汤、补中益气汤以温补中气,六味地黄丸、桂附八味丸、复脉汤等以补肾中阴阳,叶氏都是借鉴而用于临床的。但他又不仅仅拘泥于此,而有所发展。

其补益后天,认为"脾阳宜动则运,温补极是而守中及腻滞皆非""脾阳不主默运,胃腑不主宣达,流脾降胃,令其升降为要"。[20]脾喜温燥,胃喜柔润,而脾胃往往相兼为病。据此,叶氏补养后天脾胃时,除纯属脾脏虚衰者,仿东垣之法益气升阳,而对一般脾虚患者,益气升阳不过用温燥,以防碍胃;而对于胃阴亏虚者,又强调滋养胃阴,以助胃气;对于脾胃两虚者,强调脾胃两顾,即益中汤,又养胃阴,或用黄芪建中汤去姜,或用麦门冬汤去夏,既防止其过燥,又防止其过温,较之东垣治法,更臻全面。此外,他又强调"腑病以通为补,与守中必致壅逆"[20],另立通补阳明之法,多在益气养阴之药物的基础上,酌加陈皮、厚朴、火麻仁等行气降下之品,使胃气得以通降,以恢复后天脾胃的生理功能,也是其培补后天的独到之处。

对于培补先天,叶氏强调"肾阳静而望藏",抓住肾主静主藏的特点,见有肾脏亏虚的患者,除用一般补阴补阳药物外,多兼用敛补之品,若芡实、山药、五味子、建莲肉等,以用于肾精外泄,或肾阳不藏者。另外,叶氏又善用柔剂阳药,以补肾中阳气,其目的主要是为了补阳以不伤阴,而一般不主张用桂、附等刚愎气质雄烈之药,恐其愈劫阴精。而对于阴精不足之人,补益肾中阴精,又善用血肉有情之品,若牛骨髓、羊骨髓、猪骨髓、龟板、鹿茸、鹿角胶、淡菜、柴河车等,补阴益阳,再配伍苁蓉、菟丝子、沙苑子、杜仲、枸杞子、熟地等;形成了补肾益精的独特治疗用药,较之六味、八味、左归、右归以熟地为中心的补肾方法又有新的创见。

叶氏对先后二天的关系又强调"脾阳宜动,动则能运;肾阳宜静,静则能藏""肾阳自下涵蒸,而脾阳始能运筹",补后天时重视养先天,而益先天又重视培后天、中下兼顾,脾肾两补,注意刚柔、动静、升降诸方面的关系,强调随着脏腑不同特性而施用补虚之法,很有实际意义。

总之,叶天士不仅是一位温病大家,又是一位杂病治疗的大家。其温病说的理论,被后世诸家所推崇,若章虚谷、王孟英均大倡其说,吴鞠通著《温病条辨》,更以叶氏之学为基础,创立三焦辨证,使温病学说趋于完善。其杂病之学,留得大量医案,为后世学者所传诵。所以《清史稿》说:"大江南北,言医者,辄以桂为宗,百余年来,私淑者众。"可见其影响之大。

【复习思考题】

(1) 叶氏对温病学的主要贡献是什么?试简要叙述其对后世有何影响?

(2) 试述叶桂的胃阴学说?

(3) 叶桂对肝风的认识上有何创见?

(4) 为什么"久病入络"? 其对临床有何价值?

(5) 试述叶桂奇经辨证用药的主要内容?

(6) 叶氏对虚损病证治疗的特点是什么?

【医案举例】

(1) 温热燥化 陈某,诊脉右带微数,左关微弦,胸脘痞闷,右眼角赤,皆是肝木乘脾土。《经》旨有"肾藏志""脾藏意",今梦寐惊惕,是见不藏之象,倘调养失宜,内有七情之扰,外有六淫之侮,再经反复,药饵无过草根树皮,焉能有济,故重言以申其说。人参、半夏、枳实、茯苓、干姜、小川连。

二案,六脉略和,舌苔已退,胸脘稍宽,渴饮,至胃微觉呆滞,大便干燥,势见阴枯阳结,通阳之中,佐以润燥,亦属至理。至于调养静摄工夫,不必再赘。柏子仁、苁蓉、归须、炒桃仁、块苓、桂心。

三案,立夏日诊,脉气和,病情减,清晨微觉气闷,阳气尚未全振。再论人身中阴阳二气,每相眷顾,阳病久必伤阴,阴病久必伤阳,故病久之体,调养失慎,必至反复,谆谆至嘱,进苓桂术甘汤,以宣上膈之阳。

四案,年过五旬,肾气本弱,病缠日久,脾土亦馁,肾恶燥,脾恶湿,《经》旨昭昭,若欲平稳,宜乎分治为妥,是将来调补丸药章旨,今上膈已宽,且进下焦调补为法。苁蓉、归身、杞子、茯神、小茴、柏仁、天冬、巴戟、牛膝。

五案,病减六七,惟纳食不易运化,饮汤不易下趋,口中味淡,时或作酸,大便燥艰,乃脾阳不振,肾阴未复,故润剂之中,佐以辛香,有合经旨辛甘化风之意。柏仁、小茴、苁蓉、车前、茯苓、牛膝、归身、桂心。

六案,脉神俱安,大便艰涩不爽,脐间隐隐作痛,高年肾阴暗亏,血液不能灌溉四旁,肠中枯燥,更衣颇觉费力,拟进通幽汤方以润之。归须、红花、郁李仁、柏仁、麻仁、生地、升麻。

七案,两日连次更衣,脐间疼痛已止,胸膈之间,略觉不和,则知病缠日久,不独血液受亏,气分亦为之不振拟温填药饵,佐以通阳,庶几中下两顾。苁蓉、块苓、杞子、小茴、柏仁、牛膝、人参、巴戟。(《叶案存真》卷下)

按: 观此证弦数俱微之脉,知其病起已非一日,肝木之所以偏旺,必由于气血之先亏,脾土受制,运化无权,则水湿不化而为胸膈痞闷。故叶氏处方首从中焦入手,用半夏泻心汤加减,健脾土,散水饮,以治其痞。次于通阳之中佐以润燥,以交通上下。再次用苓桂术甘以宣膈上之阳,使上焦得通,中焦得运,而后调补下焦。最后于温填之中佐以通阳,亦中下两顾之意,全案自始至终,以扶脾阳、益肾阴为主,足见叶氏重视先后二天的学术思想。叶氏本以善治温热著称,但他用仲景伤寒方以宣膈上之阳,可见其用药并不局限于寒凉一隅,不执成见,辨证用药。

(2) 温热湿化 范升九,四肢乍冷,自利未已,目黄稍退,而神倦不语,湿邪内伏,足太阴之气不运,《经》云"脾窍在舌",邪滞窍,必少灵,以致语言欲蹇,法当分利,佐辛香以默运坤阳,是太阴里证治法。生于术、草果仁、厚朴、木瓜、茯苓、泽泻。

第二案,身体稍稍转动,语蹇神呆,气机犹未为灵转,色脉非是有余,而湿为阴邪,不徒偏寒偏热已也。生于术、石菖蒲汁、郁金、茯苓、远志、米仁。

第三案,湿滞于中,气蒸于上,失降,不得寐、口起白痦,仍不渴饮,开上郁,佐中运,利肠间,亦是宣通三焦也。生于术、寒水石、米仁、桔梗、广皮、猪苓、泽泻。

第四案,湿胜中宫不运,易生痰饮,不欲食,须使神机灵活,少佐疏滞。外台茯苓饮去广皮,加天竺黄、石菖蒲。

第五案,人参、金斛、枳实、于术、茯苓、广皮。

第六案,脾胃不醒,皆从前湿热之累,气升痰咳,参药缓进。炒川贝、茯苓、地骨皮、米仁、郁金、淡芩。(《叶案存真》卷下)

按: 前陈某病案是温热燥化,此案是温热湿化,一寒一热,各自不同。前者用甘温扶阳润燥,后者于清淡分利之中佐辛香以默运坤阳。前者年过五旬,肾阴本弱,所谓阴枯阳结,温热化燥属虚;后者是新感温病化湿属实。若将虚实寒热，燥化湿化之二证，前后相较，则知温热病之转化，亦非局限于燥热一端。

(3) 胃阴不足　王，数年病伤不复，不饥不纳，九窍不和，都属胃病。阳土喜柔，偏恶刚燥，若四君、异功等，竟是治脾之药。腑宜通即是补，甘濡润胃下行，则有效验。麦冬一钱，火麻仁(炒)钱半，水炙黑小甘草五分、生白芍二钱，临服，入青甘蔗浆一杯。(《临证指南医案·脾胃》)

(4) 肝胃阴伤　苏，向来翻胃，原可撑持，秋季骤加惊扰，厥阳徒升莫制，遂废食不便，消渴不已，如心热，呕吐涎沫，五味中喜食酸甘，肝阴胃汁枯槁殆尽，难任燥药通关。胃属阳土，宜凉宜润，肝为刚脏，宜柔宜和，酸甘两济其阴。乌梅肉、人参、鲜生地、阿胶、麦冬汁、生白芍。(《临证指南医案·噎膈反胃》)

按：两案一为久病不复，一为翻胃呕吐，均属胃病阴伤，叶氏一再强调"胃为阳土，宜凉宜润"，反对滥用温燥之品，故均选用甘寒益胃养阴之品，开后世养胃阴之先河，实补东垣脾胃学说之未备。

(5) 中风失语　沈，风中廉泉，舌肿喉痹，麻木厥昏，内风亦令窍阻，上则语言难出，下则二便皆不通调，考古人吕元膺每用芳香宣窍解毒，勿令壅塞致危也。至宝丹四丸，匀四服。(《临证指南医案·中风》)

(6) 肝热动风　庐，嗔怒动阳，恰值春木司升，厥阴内内乘阳明脉络之虚，上凌咽喉，环绕耳后清空之地，升腾太过，脂液无以营养四末，而指节为之麻木，是皆痱中根萌，所谓下虚上实，多致巅顶之疾。夫情志变蒸之热，阅方书无芩连苦降，羌防辛散之理，肝为刚脏，非柔润不能调和也。鲜生地、元参心、桑叶、丹皮、羚羊角、连翘心。(《临证指南医案·中风》)

(7) 肾虚风动　龚，厥症，脉虚数，病在左躯，肾虚液少，肝风内动，为病偏枯，非外来之邪。制首乌、生地、杞子、茯神、明天麻、菊花、川斛。(《临证指南医案·中风》)

(8) 阴阳两亏，虚风内动　汪，左肢麻木，膝盖中牵纵忽如针刺，中年后，精血内虚，虚风自动，乃阴中之阳损伤。淡苁蓉干二两、枸杞三两、归身二两、生虎骨二两、沙苑二两、巴戟天二两、明天麻二两、桑寄生四两、精羊肉胶阿胶丸，早服四钱，交冬加减用人参丸服。(《临证指南医案·中风》)

按：以上四案均系叶氏治中风医案，但类型不一，沈案属实邪内闭，故以开窍为急务；庐案肝热动风，又当清肝熄风为治；龚案属水不涵木，又宜滋液熄风；汪案为精气两伤，又宜阴阳两顾。随证施治，依症立法，灵活处方，充分反映其治疗中风的丰富经验。

(9) 络病胁痛　沈，初起形寒寒热，渐及胁肋脘痛，进食痛加，大便燥结，久病已入血络，兼之神祛瘦损，辛香刚燥，决不可用。白旋覆花、新绛、青葱管、桃仁、归须、柏子仁。(《临证指南医案·胁痛》)

(10) 络病胃痛　秦，久有胃痛，更加劳力，致络中血瘀，经气逆，其患总在络脉中痹窒耳。医药或攻里或攻表，置病不理，宜乎无效，形瘦消减，用缓逐其瘀一法。蜣螂虫(炙)一两、䗪虫(炙)一两、五灵脂(炒)一两、桃仁二两、川桂枝尖(生)五钱、蜀漆(炒黑)三钱，用老韭根白捣汁泛丸，每服二钱，滚水下。(《临证指南医案·胃脘痛》)

按：久病入络是叶氏临证总结的理论，以上两案可以看出，不论是胁痛、胃脘痛，只是病久未愈，叶氏均认为病已由气入血，故选用活血通络之品以治。在《临证指南医案》中，还记载有其治疗积聚、发黄、痹痛、疟疾诸病的医案，可见这一理论绝非泛泛空谈。

(11) 便血　陈，脉左虚濇，右缓大，尾闾痛连脊骨，便后有血，自觉惶惶欲晕，兼之纳谷最少，明是中下交损，八脉全亏，早进青囊斑龙丸，峻补玉堂、关元，暮服归脾膏，涵养营阴，守之经年，形体自固。鹿茸(生切薄另研)、鹿角霜(另研)、鹿角胶(盐汤化)、柏子仁(去油烘干)、熟地(九蒸)、韭子(盐水浸炒)、菟丝子(另磨)、赤白茯苓(蒸)、补骨脂(胡桃肉捣烂蒸一日，净揩炒香)，右溶膏炼蜜为丸，每服五钱，淡盐汤送。

鹿茸壮督脉之阳，鹿霜通督脉之气，鹿胶补督脉之血，骨脂独入命门，以收散越阳气，柏子凉心以益肾，熟地味厚以填肾，韭子、菟丝就少阴以升气固精，重用茯苓淡渗，《本草》以阳明本药能引诸药入于至阴之界耳，不用萸、味之酸，以酸能柔阴，且不入脉耳。(《临证指南医案·便血》)

(12) 产后　郭，产后下元阴分先伤，而奇经八脉皆丽于下，肝肾怯不固，八脉咸失职司，经旨谓阳维脉病苦寒热，阴维脉病苦心痛，下损及胃，食物日减，然产伤先伤真阴，忌用桂附之刚，温煦阴中之阳，能入奇经者宜之。人参、鹿茸、紫石英、当归、补骨脂、茯苓。(《临证指南医案·产后》)

按：龚商年按《临证指南医案》产后门曾说："先生于奇经之法，条分缕析，尽得其精微。如冲脉为病，用紫石英以为镇逆；任脉为病，用龟板以为静摄；督脉为病，用鹿角以为温煦；带脉为病，用当归以为宣补。凡用奇经之药，无不如芥投针。"以上二案，一为便血，一为产后虚损，均属八脉亏虚之证，故叶氏多选奇经之药以补摄，为虚损病证治疗独开门径，其辨证处方，值得深入体会。

【原著选读】

《脾 胃 分 论》

脾胃之论，莫详于东垣，其所著补中益气、调中益气、升阳益胃等汤，诚补前人之未备。察其立方之意，因以内伤劳倦为主，又因脾乃太阴湿土，且世人胃阳衰者居多，故用参芪以补中，二术以温燥，升柴升下陷之清阳，陈皮、木香理中宫之气滞，脾胃合治。若用之得宜，诚效如桴鼓。盖东垣之法，不过详于治脾，而略于治胃耳。乃后人宗其意者，凡著书立说，竟将脾胃总论，即以治脾之药，笼统治胃，举世皆然。今观叶氏之书，始知脾胃当分析而论。盖胃属戊土，脾属己土，戊阳己阴，阴阳之性有别也。脏宜藏，腑宜通，脏腑之体用各殊也。若脾阳不足，胃有寒湿，一脏一腑，皆宜于温燥升运者，自当恪遵东垣之法。若脾阳不亏，胃有燥火，则当遵叶氏养胃阴之法。观其立论云：纳食主胃，运化主脾。脾宜升则健，胃宜降则和。又云：太阴湿土，得阳始运；阳明燥土，得阴自安。以脾喜刚燥，胃喜柔润也。仲景急下存津其治在胃，东垣大升阳气其治在脾。此种议论，实超出千古。故凡遇禀质木火之体，患燥热之症，或病后热伤肺胃津液，以致虚痞不食，舌绛咽干，烦渴不寐，肌燥熇热，便不通爽，此九窍不和，都属胃病也。岂可以芪术升柴治之乎？故先生必用降胃之法，所谓胃宜降则和者，非用辛开苦降，亦非苦寒下夺以损胃气，不过甘平或甘凉濡润以养胃阴，则津液来复，使之通降而已矣。此义即宗《内经》所谓六腑者，传化物而不藏，以通为用之理也。今案中所分胃阴虚、胃阳虚、脾胃阳虚、中虚、饥伤食伤，其种种治法，最易明悉，余不参赘。总之，脾胃之病，虚实寒热，宜燥宜润，固为详辨，其于升降二字，尤为紧要。盖脾气下陷固病，即使不陷，而但不健运，已病矣。胃气上逆固病，即不上逆，但不通降，亦病矣。故脾胃之治法，与各门相兼者甚多，如呕吐、肿胀、泄泻、便闭、不食、胃痛、腹痛、木乘土诸门，尤宜并参，互相讨论，以明其理可也。（《临证指南医案・脾胃》华岫云按）

《中 风 论》

风为百病之长，故医书咸以中风列于首门。其论症，则有真中类中、中经络血脉脏腑之分；其论治，则有攻风劫痰、养血润燥、补气培元之治，盖真中虽风从外来，亦由内虚而邪得以乘虚而入。北方风气刚劲，南方风气柔和，故真中之病，南少北多。其真中之方，前人已大备，不必赘论。其类中之症，则河间立论云：因烦劳则五志过极，动火而卒中，皆因热甚生火。东垣立论，因元气不足则邪凑之，令人僵仆卒倒如风状，是因乎气虚。而丹溪则又云：东南气温多湿，由湿生痰，痰生热，热生风，故主乎湿。三者皆辨明类中之由也。类者伪也，近代以来，医者不分真伪，每用羌防星半乌附细辛以祛风豁痰，虚证实治，不啻如枘凿之殊矣。今叶氏发明内风，乃身中阳气之变动，肝为风脏，因精血衰耗，水不涵木，木少滋荣，故肝阳偏亢，内风时起。治以滋液息风，濡养营络，补阴潜阳，如虎潜、固本、复脉之类是也。若阴阳并损，无阴则阳无以化，故以温柔濡润之通补，如地黄饮子、还少丹之类是也。更有风木过动，中土受戕，不能御其所胜，如不寐不食，卫疏汗泄，饮食变痰，治以六君、玉屏风、茯苓饮、酸枣仁汤之属。或风阳上潜，痰火阻窍，神识不清，则有至宝丹芳香宣窍，或辛凉清上痰火，法虽未备，实足以补前人之未及。至于审证之法，有身体缓纵不收，耳聋目瞀，口开眼合，撒手遗尿，失音鼾睡，此本实先拔，阴阳枢纽不交，与暴脱无异，并非外中之风，乃纯虚证也。故先生急用大剂参附以回阳，恐纯刚难受，必佐阴药，以挽回万一。若肢体拘挛，半身不遂，口眼㖞斜，舌强言蹇，二便不爽，此本体先虚，风阳挟痰火壅塞，以致营卫脉络失和，治法急则先用开关，继则益气养血，佐以清痰清火，宣通经隧之药，气充血盈，脉络通利，则病可痊愈。至于风痱、风懿、风痹、瘫痪，乃风门之兼症，理亦相

同,案中种种治法,余未能尽宣其理,不过略举大纲,分类叙述,以便后人观览。(《临证指南医案·中风》华岫云按)

〔注释〕

① 《归愚文钞余集》卷五叶香岩传。
② 《叶氏医案存真·诸虚劳损》。
③ 即《太平惠民和剂局方》戊己丸作汤服,由黄连、白芍、吴萸组成。
④ 《叶氏医案存真·诸虚劳损》。
⑤ 《叶氏医案存真·咳嗽》。
⑥ 《临证指南医案·虚劳》。
⑦ 《临证指南医案·脾胃》。
⑧ 《临证指南医案·脾胃》。
⑨ 《临证指南医案·脾胃》。
⑩ 《临证指南医案·脾胃》华岫云按语。
⑪ 《素问玄机原病式·火类》。
⑫ 以上诸治法均见《临证指南医案》中风及肝风门。
⑬ 《临证指南医案·肝风》。
⑭ 《临证指南医案·肝风》。
⑮ 《临证指南医案·诸痛》。
⑯ 《临证指南医案·虚劳》。
⑰ 《临证指南医案·崩漏》。
⑱ 《临证指南医案·肩臂背痛》。
⑲ 《临证指南医案·疟》。
⑳ 《临证指南医案·脾胃》。

10.5 薛　雪

薛雪,字生白,号一瓢,又号扫叶山人、磨剑山人、槐云山人,与叶桂同郡又同时代,博学多通,两征博学鸿词不就,所著诗文甚富,医与叶桂齐名,世传有《湿热条辨》为其所作。该文始见于舒松摩《医师秘笈》中,凡三十五条,谓为薛生白作。江白仙刻陈平伯论疫之语,亦取其二十五条附刊于后,而又别增十五条,其编次与舒氏所刻互异。吴子音刻《医效秘传》,又取江氏所刻陈薛二人之作附之于后,名曰《温热赘言》,标为寄瓢子述。王孟英《温热经纬》又另立《薛生白湿热病篇》,收集四十六条,与吴氏所刻有异。并云此文得之友人顾听泉,听泉得之吴人陈秋垞。但诸家均不能肯定其为薛氏所作。而在《吴医汇讲》二卷中,载有薛氏曾孙东来《曰讲杂记》八则,述其先世事迹,又谓生白不屑以医见,故无成书,否定《湿热条辨》是生白著述。但不管是书是否是薛氏所作,它毕竟是一篇较系统而完整的研究湿热病症的文献,具有重要的临床现实意义,所以当时颇为风行。章虚谷作《伤寒论本旨》,将叶氏《温热论治》及《湿热条辨》附于《本旨》之后,谓仲景论伏气温热,未及外感,叶氏之论,足以补仲景的残缺,示后学以津梁,至暑邪由火湿化合,客于募原,叶氏亦未论及,薛氏足以补其未备,是有一定道理的。可以说《温热论治》与《湿热条辨》论述了温病的两大类型,互相羽翼,各有千秋。

《湿热条辨》仿《伤寒论》作法,分条论述,立言简明,概括湿热病的病因病机及各种病症的辨证治疗，充分反映作者对湿热病的深刻认识。

10.5.1　湿热病的病因病机

湿热病是外感热病的一大类型，据王士雄的意见是，既受湿，又感暑，既是湿温，亦有湿邪久伏而化热者。是与时令季节密切相关的一种热病。长夏初秋，气候溽暑，湿中生热，人处于气交之中，怯者着而成病。湿热与湿温虽所称不同，但其本质是一样的，是以湿邪与热邪相合为本病的病因。而且由于湿性粘滞，热性炎炽，二者相合，病势往往十分严重。薛雪深刻认识到这一点，所以他说："夫热为天之气，湿为地之气，热得湿而愈炽，湿得热而愈横。湿热两分，其病轻而缓；湿热两合，其病重而速。"由于湿邪阻遏而不宣，热邪无所宣散，故邪热炽盛较单纯感热邪者还要重；而由于热邪蒸腾，湿邪横逆弥漫周身上下，较之单纯感受湿邪者亦表现突出，薛氏的这一认识，是很有见地的。

湿热病邪的侵犯途径和侵袭部位，也不同于一般外感热病。薛氏指出："湿热之邪从表伤者，十之一二，由口鼻入者，十之八九。阳明为水谷之海，太阴为湿土之脏，故多阳明太阴受病。膜原者，外通肌肉，内近胃府，即三焦之门户，实一身之半表半里也，邪由上受，直趋中道，故病多归膜原。"邪伏膜原之说创见于吴又可，被薛氏所接受，然而他更明确提出了脾胃是湿热病最易损害的脏腑。温邪上受，从口鼻而入，是吴又可创于先，而叶天士倡于后，薛氏又提出"从表伤者十之一二"，指出亦有侵犯皮毛之表者。这些看法，都具有很重要的理论指导意义。

薛氏进一步指出，湿热病症的产生又与脾气的虚实有关。盖脾主为胃行其津液，若脾伤而不健运，湿浊痰饮停聚，内湿素盛，再感受暑热之邪，最易留着而病湿热。反之，内无湿浊痰饮，感受暑热之邪，往往不必病湿温，或虽病亦轻。正如其所说："太阴内伤，湿饮停聚，客邪再至，内外相引，故病湿热。此皆先有内伤，再感客邪，非由府及脏之谓。若湿热之证，不挟内伤，中气实者，其病也微，或先因于湿，再因饥劳而病者，亦属内伤挟湿，标本同病。然劳倦伤脾为不足，湿饮停聚为有余，所以内伤外感，孰多孰少，孰实孰虚，又在临证时权衡矣。"这里指出了脾伤湿盛又是湿热病产生的内在条件，是十分符合临床实际的。

至于湿热病的病理变化，薛氏强调多在太阴脾土，阳明胃府，少阳三焦与厥阴肝木诸脏腑，他说："湿热病，属阳明太阴经者居多，中气实则病阳明，中气虚则病太阴。病在二经之表者，多兼少阳三焦；病在二经之里者，每兼厥阴风木。以少阳厥阴，同司相火；阳明太阴，湿热内郁，郁甚则少阳皆成壮火，而表里上下，充斥肆逆，故是证最易耳聋、干呕、发痉、发厥。"中气实则不挟内生湿浊，病易化热化燥，阳明为多；中气虚易挟湿浊痰饮，病易化湿化寒，多病太阴。湿热内郁，阳气不得宣达，从阳化热，少阳变为壮火，故可充斥上下内外，而三焦与肝木，同司相火，又主气机，故尔影响最著。湿热病机及病理变化，至此，阐发得十分明白。

10.5.2　湿热病证治

对于湿热病的证治，薛氏十分重视其属表属里、湿重热重、在上在下与寒化热化诸方面，既运用表里分证，结合卫气营血辨证，又运用三焦分证，结合脏腑辨证，同时还夹杂伤寒六经辨证于其中，融多种方法于一炉，以适应湿热病的病变特点，使湿热病的多种病变有法可依，有方药可用，极尽其各种变化。

（1）*湿热本证*　所谓本证，也就是湿热病经常出现的几个主要症状，在作者认为，这是辨识湿热病的提纲。其表现为：始恶寒，后但热不寒，汗出胸痞，舌白或黄，口渴不引饮。以湿为阴邪，始遏其阳，故见恶寒；后则湿郁成热，便只发热；热蒸于湿则出汗；湿蔽清阳则胸痞;湿热交蒸故舌苔白或黄,热则液不升而口渴,湿则饮内留而不欲饮。其症状虽不复杂,却处处都反映出湿和热的特征。

(2) 湿热表证　湿热表证,约分三种:一为湿邪伤表,一为湿在肌肉,一为湿热侵及经脉。湿邪伤表者,只是湿遏于卫阳之表,而热不显,只见恶寒、无汗、身重、头痛、胸痞、腰疼等,故用藿香、香薷、羌活、苍术皮、薄荷、牛蒡子等以散湿。湿热伤及阳明之肌表,症见恶寒发热汗出,身重关节痛,胸痞腰痛,宜用滑石、大豆黄卷、茯苓皮、苍术皮、藿香叶、鲜荷叶、白通草、桔梗等,既散在肌表之湿,复以清胃脘之热。若湿热侵入经络脉隧,病三四日,而见四肢牵引拘急,甚则角弓反张、口噤,宜用鲜地龙、秦艽、威灵仙、滑石、苍耳子、丝瓜络、海风藤、酒炒黄连等味,一以散风胜湿,二以疏风通络。若暑邪内闭腠理,见有胸痞发热,肌肉微痛,始终无汗,宜用六一散、薄荷等泡汤以辛凉解散。若暑月乘凉饮冷,外感寒湿,见有皮肤蒸热,凛凛畏寒,头重自汗,烦渴,或腹痛吐泻,宜用香薷、厚朴、扁豆等味以散阴邪而发越阳气。此五者,虽有湿重热重之不同,但以邪气在肌表、经络为主,故统归于表证。除此之外,则均属里证范围,但又有三焦之分,湿重热重之别以及邪实正虚诸不同。

(3) 湿邪偏盛　湿邪偏盛,有湿滞阳明者,舌苔遍体白,液不上升而口渴,宜用厚朴、草果、半夏、干菖蒲等辛以开之,使上焦得通,津液得下。湿困太阴,但恶寒,面黄,口不渴,神倦,四肢懒,脉沉弱,腹痛下利,是太阴阳气不足,湿浊弥漫困之,宜仿缩脾饮[①],甚则大顺散[②]、来复丹[③]等法。若湿热阻遏膜原,寒热如疟,可仿达原饮法,用柴胡、厚朴、槟榔、草果、藿香、苍术、半夏、干菖蒲、六一散等味。若暑湿内袭,腹痛吐利,胸痞脉缓,这是湿浊内阻太阴,宜用缩脾饮芳香涤秽,辛燥化湿。至于湿伤少阴之阳,症见身冷脉细,汗泄胸痞,口渴舌白,由于湿邪阻遏,阳气不能施化,宜用人参、白术、茯苓、附子、益智等味以温化之。若湿伤脾肾,见肠痛下利,胸痞、烦躁,口渴、脉数大,按之豁然空着,此不仅湿邪伤脾,更有寒邪伤肾,故有虚阳外浮之象,宜用冷香饮子[④]凉服,俾下咽之后,冷气既消,热性乃发,庶药气与病气无扞格之虞。以上六种情况,虽在不同部位,各有不同病机,但总以湿邪为主,治疗时薛氏强调温燥化湿、扶阳逐湿为第一要义,若苍术、厚朴、草果、白术、附子、半夏等药为习用之品,确是抓住了湿邪的特点。

(4) 湿热并重　湿热相合为病,若二者并重,治湿过用温燥反易助生火热,清热过用寒凉又使湿滞不化,薛氏掌握这一要点,对湿热参半,而见有舌根白,舌尖红,湿渐化热,余湿犹滞者,宜用蔻仁、半夏、干菖蒲、大豆黄卷、连翘、绿豆衣、六一散等,于辛泄之中佐以清热,以存阳明之液。若见有初起即胸闷不知人,瞀乱大叫痛,为湿热两邪俱盛,阻于上中二焦之候,宜草果、槟榔、鲜菖蒲、芫荽、六一散各重用,或加皂角、地浆水煎,以祛湿清热,其所以祛湿药多于清热药者,以其初起即闭,不得不以辛通开闭为急务也。若湿热两滞阳明之经,见壮热、口渴、自汗、身重、胸痞、脉洪大而长,此太阴之湿与阳明之热合而为病,宜白虎加苍术汤[⑤]以清热散湿。对于湿热并重之证,薛氏治疗时湿热两顾,或辛泄中佐以清热,或祛湿清热两合,还要分清先后缓急,可谓得其要领。

(5) 热邪偏盛　热邪偏重,则应当以清热泄热为急,但又有在气在营在血之不同,薛雪虽与叶氏不相能,但辨析湿热病热邪偏盛或湿从热化之时,又借助叶氏卫气营血辨证的思想。如阳明实热,上蕴胸膈,下闭于肠胃者,症见发痉、神昏、笑妄、脉洪数有力,可用凉膈散[⑥]或仿承气微下之例,使肠胃胸膈之邪,借阳明为出路。若邪热闭结脏腑而扰乱神明,见有发痉撮空,神昏笑妄、舌苔干燥起刺,或转黑色,大便不通者,宜用承气汤以通地道,泻其结邪。若由于经水适来，邪陷营分，症见壮热口渴，谵语神昏，胸腹痛，或舌无苔，脉滑数，宜大剂犀角、紫草、茜草、贯众、连翘、鲜菖蒲、银花露以凉血解毒。若邪灼心包，营血受伤而见壮热口渴，舌黄或焦红，发痉，神昏谵语或笑，宜犀角、羚羊角、连翘、生地、元参、钩藤、银花露、鲜菖蒲、至宝丹等味，清热泄邪，救阴平肝。有毒邪深入营分，走窜欲泄，而见上下失血或汗血者，宜大剂犀角、生地、赤芍、丹皮、连翘、紫草、茜根、银花、凉血散血，救阴以泄邪。热邪偏盛，或湿从热化，燥伤营血者，或泻下邪热，或清营凉血，又与温热病证治法大体一致，以清除邪热为急务。

（6）湿热充斥三焦　湿性粘滞，湿热为病，最易充斥三焦。薛氏辨证已注意到这一点，正如他说："湿热之邪，不自表而入，故无表里可分，而未尝无三焦可辨，犹之河间治消渴，亦分三焦者是也。"湿热在于上焦，或湿热蒙闭清阳，而见脘中微闷，知饥不食，宜藿香叶、薄荷叶、鲜荷叶、枇杷叶、芦根、冬瓜仁，以宣上焦阳气，则肺胃自能清降。若初起即壮热口渴，脘闷懊侬，眼欲闭，时谵语，乃邪郁心包，肺气不舒之候，宜枳壳、桔梗、淡豆豉、生栀子、无汗者加葛根等涌泄之剂，引胃脘之阳，而开心胸之表。若暑邪入于肺络，症见咳嗽昼夜不安，甚至喘不得眠，宜葶苈、枇杷叶、六一散直泻肺邪。湿热在于中焦，多见发热、汗出、胸痞、口渴、舌白，宜藿香、蔻仁、杏仁、枳壳、桔梗、郁金、苍术、厚朴、草果、半夏、干菖蒲、佩兰叶、六一散，以开泄中焦气分，化其湿郁。其在下焦者，症见自利，尿赤，口渴，总由湿浊太盛，郁而化热之候，宜滑石、猪苓、茯苓、泽泻、萆薢、通草等分利而治。若热邪充斥表里三焦，症见舌焦红或缩，斑疹，胸痞自利，神昏痉厥，宜大剂犀角、羚羊角、生地、元参、银花露、紫草、方诸水、金汁、鲜菖蒲等味，此上有胸痞神昏，下有自利，故为充斥三焦，然仍属热邪偏重者。薛氏治上焦湿热，或宣散，或涌泄，重在透达心肺胸膈气机；治中焦湿热，在于开泄中焦气分，燥湿化浊；治下焦湿热，又在淡渗通利，一散，一化，一利，可谓掌握湿热病治疗的要领。

（7）湿热阴伤　湿热合邪，若热重于湿，或湿从热化，或素体阴虚，往往导致邪盛阴伤种种表现，若邪热内踞，胃津劫夺，症见口渴、苔黄起刺、脉弦缓、囊缩、舌硬、谵语、昏不识人，两手搐搦，为邪滞津枯之候，宜鲜生地、芦根、生首乌、鲜稻根等以甘凉润下，既泄邪又复胃中津液。若胆火上冲，胃液受劫者，症见大渴、胸闷欲绝、干呕不止、脉细数、舌光如镜，多见于营阴素亏，木火素旺的患者，宜西瓜汁、金汁、鲜生地汁、甘蔗汁，磨服郁金、木香、香附、乌药等，既以清阳明之热，以复阴液，亦散少阳之邪。若湿热伤营，营液大亏，厥阴风火上升，症见汗出热不除，头痛不止而痉，宜用羚羊角、蔓荆子、钩藤、元参、生地、女贞子等养阴息风。若湿热病十余日后，尺脉数、下利、咽痛、口渴、心烦，这是下泉不足，热邪直犯少阴之证，宜仿猪肤汤凉润法。若下痢日久伤阴，虚坐努责者，宜用熟地黄、炒当归、炒白芍、炙甘草、广皮之属以补血润燥。总之，由于湿热病邪热内盛，易伤阴血，因而治疗时除清热祛湿外，还要时时顾及阴血津液，以防阴血大伤，反使病情加重。

（8）湿热阳虚　湿热为病，既可以邪热伤阴，又有湿邪伤阳伤气之变，且湿热病症多见于暑月，而暑邪又易耗气，因此，湿热病的病变过程，虽有阴伤之变证，然不若伤气伤阳者为多。前面所论湿邪偏盛诸种情况，往往用人参、附子、白术之类，即是由于湿盛伤阳伤气的缘故。不仅如此，作者又总结了多种证型。若暑伤元气，肺虚而咳，气短倦怠，口渴多汗，脉虚欲绝者，宜人参、麦冬、五味子以益气存津。若中气亏损，升降悖逆者，发病数日后吐下一时并至，乃太阴惫甚，中气不支之候，宜生麦芽、莲心、扁豆、苡仁、半夏、甘草、茯苓等味，甚至用理中法。若因开泄下夺，恶候皆平，症见神思不清，倦语不思食，溺数，唇齿干，乃胃气不输，肺气不布，元神大亏之候，宜用人参、麦冬、石斛、木瓜、生甘草、生谷芽、鲜莲子等清补元气。若湿热伤气，四肢困倦，精神减少，身热气高，心烦溺黄，口渴自汗而脉虚者，又宜用东垣清暑益气汤⑦。若湿热之邪留结，而卫外之阳暂亡，症见忽大汗出、手足冷、脉细如丝或绝、口渴、茎痛，而起坐自如、神清语亮，乃由表虚而汗出过多所致，宜五苓散去术，加滑石、酒炒川连、生地、黄芪以固卫救阴，并导湿热下行。有痢久伤阳，脉虚滑脱者，又宜真人养脏汤⑧加甘草、当归、芍药以温涩固脱。总之，湿为阴邪，可伤阳气，暑易伤气，湿热病发展至后期，可寒化伤阳，也可损伤元气，因此，人参、黄芪、白术、甘草、茯苓、扁豆亦当临证随时应用。

除此之外，薛氏还论述了余邪未清、肺胃失和、湿热下痢、木火上逆、邪入厥阴而络脉凝瘀等诸种病症的表现与治法，全篇四十六条，条分缕析，使湿热病各种临床变化一一有案可寻，表面看来杂乱零碎，这正体现了湿热病变化多端的特点。

薛雪对湿热病的研究，抓住了湿邪与热邪两者相合为病的特点，因而临症分析重视湿重于热、热重于湿、湿热并重的不同情况，或以温化为主，或以清泻为主，或清热与祛湿相伍，这确是辨证湿热的大关键。至于其从三焦分证湿热，结合脏腑不同部位，选药处方，融多种辨证方法为一体，对正确诊治湿热病的错综复杂变化确是大有裨益，给后人以重要启示。其中，薛氏又结合论述伤阴伤阳的诸种变证及余邪为病，从表到里，从上到下，从实到虚，论述了湿热病发展变化的各个不同阶段，而治法活泼多变，选药不拘泥固定成方，体现了薛氏强调辨证论治的学术思想，成为后学治疗湿热病的楷模，影响极其深远。

【复习思考题】

(1) 薛雪对湿温病的病因与病机是如何认识的？

(2)《湿热条辨》对湿温病是如何分证施治的？

(3) 湿热本证的主要临床表现是什么？

【医案举例】

(1) *湿温初起*　病本湿温，元气不能载邪外出，有直犯中焦之势矣。拟以栀豉上下分开之，姜芩左右升降之，芳香之草横解之，以冀廓清诸邪，未识得奏肤功否？黑栀子、淡芩、川郁金、生香附、炒香豉、生姜、鲜石菖蒲、生甘草。(《三家医案合刻》)

按：香豉使邪从上而泄，栀子使邪从下而走，生姜左宣，淡芩右降，郁金、香附、菖蒲一类芳香之品，所以横解四旁，苦燥与辛散并用，凡湿温邪在募原而未入脏腑者，最宜此法。

(2) *湿温气虚*　体盛之人气必弱，寒热乍起，即现小便短数，头项瞤动，舌干齿燥气促，脉左弦石弱，渴不欲饮，皆正不胜邪之象，恐其乘津液之衰，遽尔内陷，宜谨慎斟酌，缘此时正当燥令故耳。天花粉、卷竹叶、厚橘红、青蒿梗、麦冬、六一散。(《三家医案合刻》)

按：此为素体湿盛气虚，感伤风温邪气之证，寒热、小便短数、头项瞤动、舌干齿燥、气促而渴。脉左弦，统为风热伤津之证，右脉弱，不欲饮，津气虽虚，而邪尚未内陷，故用麦冬、花粉以保津液，其余诸品所以胜风热也。

(3) *湿热伤及气津*　昨所同议之方，以两关按之脉弦，特借仲景旋覆代赭法，同四磨饮投之，旋覆有转旋之功，代赭为镇坠之品，咸寒可降，酸可入肝，四磨则渐磨运化，使手太阴得行清肃之令，足厥阴无克侮之暴。今诊得两关弦象已减，面浮少退，是药已应，而暴渴欲饮，则仍然如故。是则阳明之腑中垢不去，煎熬津液，下流一日不通，上流一日上乏，虽有补虚之策，孰敢泛投。且其虚脉虚象，显然彰著，势不容缓。前既借仲景之法，以退两关之弦，此独不可借仲景急去宿垢，以存津液。然未可以子和霸法投之，拟以缓法推陈致新，仍候昨日两道长印可，何如？旋覆花、代赭石、人参，煎送沉香化气丸二钱五分。(《三家医案合刻》)

按：用旋覆代赭汤同四磨饮，竟去其两关脉弦和退面肿，知其为肝胃之气上逆，必有噫气、胸闷、气促诸症。两方的主要功用，即在和中降逆也。今又见暴渴引饮，断为胃腑有宿垢，煎熬津液之证，其有大便秘结之症又可知，故仍有旋覆代赭汤以和中降逆，并以沉香化气丸去其宿垢，三方均可以治虚中实证，则本证患者的湿热邪气虽不盛，而津气已伤则又可知。

【原著选读】

《论湿热病属太阴阳明》

湿热病属阳明太阴经者居多，中气实则病在阳明，中气虚则病在太阴。病在二经之表者，多兼少阳三焦，病在二经之里者，每兼厥阴风木，以少阳厥阴同司相火，阳明太阴湿热内郁，郁甚则少火皆成壮火，而表里上下、充斥肆逆，故是证最易耳聋干呕、发痉发厥。而提纲中不言及者，因以上诸症，皆湿热病兼见之变局，而非湿热病必见之正局也。始恶寒者，阳为湿遏而恶寒，终非若寒伤于表之恶寒。后但热不寒，则郁而成热，反恶热矣。热盛阳明则汗出，湿蔽清阳则胸痞，湿邪内盛则舌白，湿热交蒸则舌黄，热则液不升而口渴，湿则饮内留而不引饮。然所云表者，乃太阴阳明之表，而非太阳之表。太阴之表，四肢也，阳明也；阳明之表，肌肉也，胸中也。故胸痞为湿热必有之证，四肢倦怠，肌肉烦疼，亦必并见。其所以不干太阳者，以太阳为寒水之腑，主一身之表，风寒必自表入，故属太阳。湿热之邪从表伤者十之一二，由口鼻入者十之八九。阳明为水谷之海，太阴为湿土之脏，故多阳明太阴受病。膜原者，外通肌肉，内近胃腑，即三焦之门户，实一身之半表半里也，邪由上受，直趋中道，故病多归膜原。要之，湿热之病，不独与伤寒不同，且与温病大异。温病乃少阴太阳同病，湿热乃阳明太阴同病也。而提纲中言不及脉者，以湿热之证，脉无定体，或洪或缓，或伏或细，各随证见，不拘一格，故难以一定之脉，拘定后人眼目也。

湿热之证，阳明必兼太阴者，徒知脏腑相连，湿土同气，而不知当与温病之必兼少阴比例。少阴不藏，水火内燔，风邪外袭，表里相应，故为温病。太阴内伤，湿饮停聚，客邪再至，内外相引，故病湿热。此皆先有内伤，再感客邪，非由腑及脏之谓。若湿热之证，不挟内伤，中气实者，其病也微。或有先因于湿，再因饥劳而病者，亦属内伤挟湿，标本同病。然劳倦伤脾为不足，湿饮停聚为有余。所以内伤外感，孰多孰少，孰实孰虚，又在临证时权衡矣。(《湿热条辨》一条自注)

《论湿热有三焦可辨》

湿热之邪，不自表而入，故无表里之分，而未尝无三焦可辨。犹之河间治消渴，亦分三焦者是也。夫热为天之气，湿为地之气，热得湿而愈炽，湿得热而愈横，湿热两分，其病轻而缓，湿热两合，其病重而速。湿多热少，则蒙上流下，当三焦分治；湿热俱多，则下闭上壅，而三焦俱困矣，犹之伤寒门二阳合病三阳合病也。盖太阴湿化，三焦火化，有湿无热，止能蒙蔽清阳，或阻于上，或阻于中，或阻于下。若湿热一合；则身中少火悉化为壮火，而三焦相火有不起而为疟者哉！所以上下充斥，内外煎熬，最为酷烈。兼之木火同气，表里分司，再引肝风，痉厥立至，胃中津液几何，其能供此交征乎！至其所以必属阳明者，以阳明为水谷之海，鼻食气，口食味，悉归阳明。邪从口鼻而入，则阳明为必由之路。其始也，邪入阳明，早已先伤其胃液。其继，邪盛三焦，更欲资取于胃液，司命者不可为阳明顾虑哉？

或问木火同气，热盛生风，以致痉厥，理固然矣。然有湿热之证，表里极热，不痉不厥者何也？余曰：风木为火热引动者，原因木气素旺，肝阴先亏，内外相引，两阳相煽，因而动张。若肝肾素优，并无里热者，火热安能招引肝风也。试观产后及小儿，一经壮热，便成瘛疭者，以失血之后，与纯阳之体，阴气未充故肝风易动也。

或问曰：亦有阴气素亏之人，病患湿热，甚至斑疹外见，入暮谵语昏迷，而不痉不厥者何也？答曰：病邪自盛于阳明之营分，故由上脘而熏胸中，则入暮谵妄，邪不在三焦气分，则金不受囚，木有所畏，未敢起而用事。至于斑属阳明，疹属太阴，亦二经营分热极，不与三焦相干，即不与风木相引也。而此痉厥，必胃中津液尽涸，耗及心营，则肝风亦起，而其人已早无生理矣。(《湿热条辨》十一条注)

〔注释〕

① 缩脾饮：缩砂仁、乌梅肉、煨草果、炙甘草各四两，干葛、白扁豆（去皮炒）各二两，每服四钱，消暑气，治烦渴、暑泻。见《太平惠民和剂局方》。

② 大顺散：甘草五钱、干姜五钱、杏仁三钱。先用白砂炒甘草至黄熟，次入干姜同炒，令姜裂，次入杏仁同炒，俟杏仁不作声为度，用筛筛净，入桂捣，罗为散，每服二三钱，治冒暑伏热，引饮过多，脾胃受湿，水谷不分，霍乱呕吐。见《太平惠民和剂局方》。

③ 来复丹：硝石、硫黄各一两（同削为末，银器瓷器内慢火炒，柳木棰搅之，不可猛火，以伤药性，研极细），太阴玄精石（研，水飞，如无真者，以青盐代之）一两，五灵脂（酒飞，去砂石，澄定，晒干用）、青皮（去瓤）、陈皮（去膜）各二两，研为末，醋煮米糊为丸，如梧桐子大，每服三十丸，空腹时，米汤下，治上盛下虚，里寒外热，痰饮伏暑，霍乱泄泻如水，妇人产后败血冲胃。见《太平惠民和剂局方》。

④ 冷香饮子：生附子、草果、橘红、炙甘草各一钱，生姜五片，清水煎，冷服。治中暑挟阴，腹痛泻利。见《张氏医通》。

⑤ 白虎加苍术汤：又名苍术白虎汤。苍术、石膏、知母、甘草、粳米。治湿温身热足冷，及暑疫等。见《张氏医通》。

⑥ 凉膈散：大黄、朴硝、甘草（爀）各二十两，栀子仁、薄荷叶、黄芩各十两，连翘二斤半，为粗末，每服二钱，加竹叶七片，蜜少许，水煎，食后服。见《太平惠民和剂局方》。

⑦ 清暑益气汤：人参、黄芪、白术、广皮、神曲、泽泻各五分，苍术、升麻各一钱，麦冬、炙草、葛根、当归、黄檗各二分，五味子九粒。治元气本虚又伤暑者。见《脾胃论》。

⑧ 真人养脏汤：人参、当归、白术各六钱，肉豆蔻（面裹煨）半两，肉桂、炙甘草各八钱，白芍药一两六钱，木香一两四钱，诃子肉一两二钱，罂粟壳三两六钱，为粗末，每服二大钱，水煎去渣，食前服。见《太平惠民和剂局方》。

10.6 吴　瑭

吴瑭，字鞠通，江苏淮阴人，生于清代乾隆嘉庆（1736～1820年）间，他一生经历多次温疫流行，亲人亦有死于温病者，因而致力于温热病的研究。认为吴又可的《温疫论》虽议论宏阔，发前人所未发，但其治法，未免支离驳杂，而惟有叶天士持论平和，立法精细，但有医案散见于杂症之中，人多忽之而不深究。因而潜心钻研，结合自己的临证体验，考之《黄帝内经》《伤寒论》诸书，结合历代医家对温病的认识，著成《温病条辨》一书，专门论述温病，使温病学从理论到临床更臻于完善，自成系统，较叶桂、薛雪之说又前进了一步，成为传叶、薛之学论述温病的专书。吴瑭对温病学的阐明，可得而述者有三。

10.6.1 寒温水火阴阳辨

古人论温病与伤寒，早已加以区分，《难经》中提出广义之伤寒有五，其中就已将伤寒与温病作为两类疾病。吴又可论温疫，亦将伤寒与温疫加以鉴别，然均未从理论上深入论述。吴瑭认为伤寒与温热两病，实有水火的区别。伤寒之原，原于水；温病之原，原于火。伤寒病的寒邪，是水之气；膀胱者，水之府，寒邪先伤足太阳膀胱经，是以水病水。温热病的温邪，是火之气，肺者金之脏，温热先伤手太阴肺经，是以火乘金。这是伤寒温热二病最根本的区别所在。

吴瑭指出："伤寒由毛窍而入，自下而上，始足太阳，足太阳膀胱属水，寒即水之气，同类相从，故病始于此。古来但言膀胱主表，殆未尽其义，肺者皮毛之合也，独不主表乎？治法必以仲景六经次传为祖法。温病由口鼻而入，自上而下，鼻通于肺，始手太阴，太阴金也，温者火之气，风者火之母，火未有不克金者，故病始于此，必从河间三焦定论。再寒为阴邪，虽《伤寒论》中亦言中风，此风从西北方来，乃觱发之寒风也，最善收引，阴盛必伤阳，故首郁遏太阳经中之阳气，而为头痛身热等症。太阳阳府，伤寒阴邪也，阴盛伤人之阳也。温为阳邪，此论中亦言伤风，此风从东方来，乃解冻之温风也，最善发泄，阳盛必伤阴，故首郁遏太阴经中之阴气，而为咳嗽、自汗、口渴、身热、尺热等症。太阴阴脏也，温热阳邪也，阳盛伤人之阴也。阴阳两大法门之辨，可了然于心目间矣。"①

这里，吴瑭从寒温风三邪的性质加以分析，指出温邪首犯太阴而寒邪先伤太阳的道理，并指出风无定体，从《黄帝内经》八风理论中受到了启发，指出有冷冽之风与温暖之风的不同，因而奠定了伤寒病中可见中风，而温热病中又有风温的理论基础。由于寒邪首犯太阳之表，阴盛则伤阳，故其传变必然是先表后里，先三阳后三阴，由太阳而后阳明、少阳、太阴、少阴、厥阴，诊治必须遵循仲景六经辨证的纲领。温热从口鼻而犯肺卫，是火来克金，先上焦而后中焦、下焦，诊治不当依六经，而当用刘河间的三焦分证法。六经三焦，一从横看，一从纵看，一纵一横，互为对峙，则使温病辨证完全脱离伤寒旧法成为一个独立的体系，并从理论上解释得清楚明白。

由于寒邪易伤人之阳气，温热之邪易伤人之阴液，因此在治法上也是大相径庭，吴氏的寒热水火阴阳辨又为其治法奠定了理论基础。所以他说："若真能识得伤寒，断不致疑麻桂之法不可用；若真能识得温病，断不致以辛温治伤寒之法治温病。"②"伤寒伤人身之阳，故喜辛温、甘温、苦热，以救其阳。温病伤人身之阴，故喜辛凉、甘寒、甘咸，以救其阴。"③这一点，与叶桂的学术思想是完全一致的。

以上可以看出，吴瑭所以重视寒温之邪性质的研究，是为其温病学理论体系的建立从理论上打下基础的。也正因如此，温病学的发展至吴瑭后，才成为更为完善的学说。

10.6.2　温病的三焦辨证

吴瑭认为温病的病机是从三焦而变化的，所以他把风温、温热、湿温、温疫、秋燥等病，均分作上焦、中焦、下焦来论述。虽然，吴氏沿用了《黄帝内经》《难经》三焦之名，但吴氏参照三焦生理功能和病理变化，借用《灵枢・营卫生会》《难经・三十一难》的三焦分部，来说明温病发展过程中的三个阶段。他说："温病自口鼻而入，鼻气通于肺，口气通于胃，肺病逆传，则为心包。上焦病不治，则传中焦胃与脾也。中焦病不治，则传下焦肝与肾也。始上焦，终下焦。"④这里，吴氏明确指出上焦病主要是指肺与心病，中焦病是指脾与胃病，下焦病是指肝与肾病。例如，风温病初起，见有脉不缓不紧动数，或两寸独大，尺肤热，头痛，微恶风寒，身热自汗，口渴，或不渴而咳，午后热甚，这是温邪犯肺而在上焦的病变反映。若渐次出现面目俱赤，语声重浊，呼吸俱粗，大便闭，小便涩，舌苔老黄，甚则黑有芒刺，但恶热，不恶寒，日晡益甚，脉浮洪燥甚，便是热邪侵及胃府而出现中焦病症，说明病邪深入，其热益重。若进一步见有口舌干燥，唇裂齿黑，甚则心中震震，舌强神昏，手指但觉蠕动等，又是邪热深入下焦，真阴欲竭，虚风暗动，壮火复炽，最为深重。

吴氏论述三焦病症，并不排斥叶桂的卫气营血辨证，而是将叶氏的辨证思想融于其中。吴氏指出："肺病逆传，则为心包。"⑤明确说明上焦病症虽包括心与肺，但病变传变由肺至脾胃为顺，而肺中邪气侵犯心包，虽均属上焦，亦是逆传。这与叶氏"温邪上受，首先犯肺，逆传心包"之说别无二致。吴氏还将卫气营血辨证贯于三焦辨证之中，若上焦篇，有卫分、气分、营分、血分之不同，中焦篇亦有气分、营分与血分不同表现。卫气营血辨证分辨表里，三焦辨证分辨上下，一横一纵，相互配合，相得益彰，使温病的辨证更加准确与具体。且其三焦辨证又包括有热病引起的种种虚证，如肺胃津伤、亡阴失水、阴虚风动等，使温病辨证体系更加完善。直至今日，这两种辨证方法仍被广大医者结合运用于临床。

三焦辨证虽然依上中下次第而传变，但并非绝对如此。如“手太阴暑温，发汗后，暑证悉减，但头微胀，目不了了，余邪不解者，清络饮主之”[⑥]一条，就是邪气轻微，在上焦欲自解之候，不必一定传于中下焦。又如：“温病三焦俱急，大热大渴，舌燥，脉不浮而燥甚，舌色金黄，痰涎壅甚，不可单行承气者，承气合小陷胸汤主之。”[⑦]即是上焦之邪仍在，又侵及中焦阳明，大热大渴，脉躁舌焦，燥热之极，竟同时煎熬下焦肾水，故用小陷胸合承气汤，尽涤上中下三焦之热邪，使之一齐俱出，这又是三焦俱病的情况。

吴氏辨析三焦温病是否传变？传于何处？是以临床指征为依据的。如“阳明温病，实热壅塞为哕者下之，连声哕者中焦，声断续，时微时甚者，属下焦”[⑧]，就是根据哕的声音是否连续，以分辨其属中焦还是下焦。又如“阳明温病，下利谵语，阳明脉实或滑疾者，小承气汤主之；脉不实者，牛黄丸主之，紫雪丹亦主之”[⑨]，根据脉之实与不实，辨别病变在胃或在心包，均足以证明。至于同伤于三焦中的同一分部，则又应当根据临症表现分辨不同脏腑。如吴氏论述湿邪伤及中焦，强调要分辨其在脾在胃，他说：“伤脾阳，在中则不运痞满，传下则洞泄腹痛；伤胃阳则呕逆不食，膈胀胸痛。两伤脾胃，既有脾证，又有胃证。湿久生热，热必伤阴，古称湿火者是也，伤胃阴，则口渴不饥；伤脾阴，则舌先灰滑，后反黄燥，大便坚结。”[⑩]脾胃同属中焦，因其脏腑性情各异，因此病变表现各有不同。据此，分辨其临床表现，才能确定病变的不同脏腑，立法处方有准。

吴氏自己虽然说：“本论不过粗具三焦六淫之大概规模而已。”[⑪]“是所望于后之达士贤人，补其不逮，诚不敢自谓尽善又尽美也。”[⑫]然从其《温病条辨》二百三十八条全面分析，条分缕析已经相当细致，理法方药紧密配合，具有相当高的水平，虽不能说尽善尽美，然其三焦辩证方法已经相当成熟，故为后世所推崇。

10.6.3 清热养阴法的确立

吴氏分伤寒与温病为两大法门，他指出，伤寒始终以救阳气为主，而温病始终以救阴精为主，确立了清热养阴的基本大法。温为阳邪，最宜化燥，故应时刻顾其津液，因此他有“温病忌汗”之说。认为“太阴温病，不可发汗，发汗而汗不出者，必发斑疹，汗出过多者，必神昏谵语”[⑬]。而对叶桂“温邪在肺，其合皮毛，用辛凉轻剂的治疗”，结合自己的临床实践，总结出桑菊饮之辛凉轻剂、银翘散之辛凉平剂、白虎汤之辛凉重剂等三法，以解散肺卫之邪。而清里热又总结了清营、清宫、清络三法，用清络饮[⑭]治暑温余邪深留于络，既是余邪则不宜用重剂，而邪气深留，不用深透浅出之品又不能胜其任，因而选而辛凉芳香之品，既有轻清之性，又可透邪外出。至于热入于营，又立清营汤[⑮]一方，使叶氏“透热转气”之法付之实施，方中选用咸寒苦甘诸品相伍，既清热凉血养阴，又透达邪热，使营中之热得以清除，而离中之虚得以养护。同一清营汤中，因其不烦渴，知邪热入而未深，故又有去黄连法，其间深浅程度的掌握，真有“不容一发”之感。若邪陷心包，吴氏又总结清宫汤[⑯]解膻中秽浊邪热，取诸药辟秽解毒，清心凉营，配伍牛黄丸、紫雪丹、至宝丹之类化痰开窍，以治神昏谵语诸证。温热病应养阴，亦夫人得而知之，但是究竟如何养阴，惟吴鞠通最有成熟经验。其创立一甲[⑰]、二甲[⑱]、三甲复脉汤[⑲]，当下后阴虚而防滑脱者，则用一甲养而涩之；当阴虚而阳不潜者，则用二甲养而镇之；当阴虚而不能上济于心者，则用三甲养而济之。养阴则一，却有涩、镇、济之不同。同一加减复脉汤，仅在牡蛎、鳖甲、龟板三种同类药物之间做了一些调整，其不同的效用若此，非学养与经验并富者，实不足以窥其堂奥。此外，吴氏还创立了增液润肠以护胃津的增液汤，治疗肺胃津伤的五汁饮[20]、雪梨浆[21]，治疗肝肾阴伤虚风暗动的大小定风珠[22]等，对温病养阴之法，可谓备至矣。

叶桂临证，往往信手遣药，而不名方，但对吴瑭很有启示，经过其匠心巧运，却一一组成了若干效用卓著的方剂。如桑菊饮化裁于叶桂治秦某风温的处方[23]，清宫汤化裁于叶桂治马某温热的处方[24]，连梅汤[25]化裁于叶桂治顾某暑病的处方[26]。叶桂用复脉汤有减姜、桂之法[27]，又是吴瑭加减复脉汤[28]之蓝本，等等。总之，叶桂的温病学丰富经验，对吴氏有很大启发。吴瑭在前人的学术成就基础上，善于总结，在温病的病机、辨证、论治、方药诸方面的认识，又有一定程度的提高。

【复习思考题】

（1）吴瑭对寒邪与温邪的性质是如何认识的？对温病学的理论有何贡献？

（2）试述吴瑭三焦辨证的主要内容？各有什么特点？我们如何正确评价这种辨证方法？

（3）吴瑭对温病治疗方法有何贡献？

【医案举例】

（1）暑温　周，五十二岁，壬戌七月十四日。世人悉以羌防柴葛治四时杂感，竟谓天地有冬而无夏，不亦冤哉！以致暑邪不解，深入血分成厥，衄血不止，夜间烦躁，势已胶固难解，焉得速功。飞滑石三钱、犀角三钱、冬桑叶三钱、羚羊角三钱、玄参五钱、鲜芦根一两、细生地五钱、丹皮五钱、鲜荷叶边一张、杏仁泥三钱，今晚一帖，明早一帖。

十五日，厥与热似乎稍缓，据云夜间烦躁亦减，是其佳处。但脉弦细沉数，非痉厥所宜，急宜育阴而敛阳，复用咸以制厥法。生地六钱、生鳖甲六钱、犀角三钱、玄参六钱、羚羊角三钱、丹皮三钱、麦冬（连心）八钱、生白芍四钱、桑叶三钱，日服二帖。

十六日，脉之弦刚者，大觉和缓，沉者已起，是为起色。但热病本属伤阴，况医者误以伤寒温燥药五六帖之多，无怪乎舌苔燥如草也。议启肾液法。玄参一两、天冬三钱、丹皮五钱、沙参三钱、麦冬五钱、银花三钱、犀角三钱、生鳖甲八钱、桑叶二钱，日服三帖。

十七日，即于前方内加细生地六钱，连翘一钱五分，鲜荷叶边三钱。再按：暑热之邪，深入下焦血分，身半以下，地气主之，热来甚于上焦，岂非热邪深入之明证乎？必借芳香以为搜邪之用。不然，恐日久胶固之邪，一时难解也。热邪一日不解，则真阴正气日亏一日矣，此紫雪丹之必不可少也。紫雪丹一钱五分，分三次服。

十八日，厥已回，面赤，舌苔干黑芒刺，脉沉数有力，十余日不大便，皆下证也。人虽虚，然亦可以调胃承气汤小和之。生大黄五钱、元明粉（冲）三钱、生甘草三钱，先用一半煎一茶杯，缓缓服，俟夜间不便，再服下半剂（服前半剂，即解黑粪许多）。又，便后用此方：麦冬一两、大生地一两、生鳖甲一两、生白芍六钱。

十九日，大下宿粪若许，舌苔化而干未滋润，脉仍洪数，微有潮热，除存阴无二法。沙参三钱、大生地一两、鳖甲五钱、麦冬六钱、生白芍六钱、牡蛎五钱、天冬三钱、炙甘草三钱、丹皮四钱，日服二帖。

二十一日，小便短而赤甚，微咳，面微赤，尺脉仍有动数之象，议甘润益下，以治虚热，稍复苦味，以治不尽之实邪。且甘苦合化阴气而利小便也。按：甘苦合化阴气利小便法，举世不知，在温热门中，诚为利小便之上上妙法。盖热伤阴液，小便无由而生，故以甘润益水之源。小肠水腑，非苦不通，为邪热所阻，故以苦药泻小肠而退邪热。甘得苦则不呆滞，苦得甘则不刚燥，合而成功也。生鳖甲八钱、玄参五钱、麦冬（连心）六钱、生白芍六钱、沙参三钱、麻仁三钱、黄连一钱、阿胶三钱、丹皮三钱、炙甘草四钱，日服二帖。

二十二日，已得效，仍服前方二帖。

二十三日，复脉复苦法，清下焦血分之阴热。玄参五钱、生鳖甲五钱、阿胶（化冲）三钱、生白芍六钱、天

冬二钱、丹皮三钱、麻仁五钱、麦冬(连心)五钱、炙甘草五钱,日服二帖。(《吴氏医案》卷一)

按:暑病常以挟湿者为多,而本病的化燥如此迅速,揆其原因,当为阴津之素亏也。《素问·阴阳应象大论》说:"年四十而阴气自半。"况患者年逾五十,又迭进羌防柴葛五六剂,助暑劫津,无怪其动风痉厥一至于此。吴瑭于旬日间的处方用药,先后凡用清热凉血、平肝息风、咸寒制痉、启肾化液、芳香搜邪、小下小和甘苦合化、复脉复苦诸法,而总的目标,始终不离乎护液存阴,保水涵木,处处提防其肝肾化源之告竭,于此不难看到,温热病的阴液,确实易伤而难回,临证不可不慎。

(2) 湿温　王,三十二岁,壬戌四月二十二日。证似温热,但心下两胁俱胀,舌白,渴不多饮,呕嗯嗳气,则非温热,而从湿温例矣。用生姜泻心汤之苦辛通降法。茯苓六钱、生姜一两、黄连三钱、生苡仁五钱、半夏八钱、炒黄芩三钱、生香附五钱、干姜五钱,头煎,水八杯,煮三茶杯,分三次服,约二时服一次。二煎,用水三杯,煎一茶杯,明早服。

二十三日,心下阴霾已退,湿已转阳,应清气分之湿热。熟石膏五钱、连翘五钱、广郁金三钱、飞滑石五钱、藿香梗三钱、杏仁泥三钱、芦根五寸、黄芩炭三钱、黄连二钱、银花五钱,水八碗,煮成三碗,分三次服,渣再煮一碗服。

二十四日,斑疹已现,气血两燔,用玉女煎合犀角地黄法。生石膏一两五钱、细生地六钱、犀角三钱、连翘一两、苦桔梗四钱、牛蒡子六钱、知母四钱、银花一两、炒黄芩四钱、玄参八钱、薄荷三钱,水八大碗,煮成四碗,早中晚夜分四次服。

二十五日,面赤,舌黄,大渴,脉沉,肢厥,十日不大便,转矢气,谵语,下证也,议小承气汤。生大黄八钱、小枳实五钱、厚朴四钱,水八碗,煮成三碗,先服一碗,约三时得大便,止后服。不便,再服第二碗。

又:大便后宜护阴液,议增液法。麦冬(不去心)一两、细生地一两、连翘三钱、玄参四钱、炒甘草四钱、银芍三钱,煮三碗,分三次服,能寐,不必服。

二十六日,陷下之余邪不清,仍思凉饮,舌黄,微以调胃承气小和之。生大黄二钱,元明粉八分、生甘草一钱,头煎一杯,二煎一杯,分两次服。

二十七日,昨日虽大便而不爽,脉犹沉而有力,身热不退而微厥,渴甚面赤,犹宜微和之,但恐犯数下之戒,议增液承气合玉女煎法。生石膏八钱、知母四钱、黄芩三钱、生大黄三钱(另煎,分三份,每次冲一份服),煮成三杯,分三次服。若大便稀而不结不黑,后服勿冲大黄。

二十八日,大便虽不甚爽,今日脉浮,不可下,渴思凉饮,气分热也。口中味甘,脾热甚也。议用气血两燔例之玉女煎,加苦药以清脾瘅。生石膏三两、玄参六钱、知母三钱、细生地一两、麦冬一两、黄连三钱、黄芩六钱,煮四碗,分四次服。得凉汗,止后服,不渴,亦止服。

二十九日,大用辛凉,微甘合苦寒,斑疹续出若许,身热退其大半,不得再用辛凉重剂。议甘寒合化阴气,加辛凉以清斑疹。连翘三钱、细生地五钱、犀角三钱、银花三钱、天花粉三钱、黄芩三钱、麦冬五钱、黄连二钱、薄荷一钱、玄参四钱,煮三碗,分三次服,渣再煮一碗服。

五月初一日,大热虽减,余焰尚存,口甘弄舌,面光,赤色未除,犹宜甘寒苦寒合法。连翘三钱、细生地五钱、玄参四钱、银花三钱、黄芩三钱、丹皮三钱、麦冬五钱、黄连二钱,水八碗,煮三碗,分三次服。

初二日,即于前方内加犀角二钱、知母一钱五分,煮法服法如前。

初三日,邪少虚多,宜用复脉去大枣、桂枝,以其人本系酒客,再去甘草之重甘,加二甲、丹皮、黄芩、麦冬一两、大生地五钱、阿胶三钱、丹皮五钱、炒白芍六钱、炒黄芩三钱、炙鳖甲四钱、牡蛎五钱、麻仁三钱,头煎三碗,二煎一碗,日三夜一,分四次服。此甘润化液,复微苦化阴,又苦甘咸寒法。

初四日,尚有余邪未尽,以甘苦合化,入阴搜邪法。玄参二两、细生地六钱、知母二钱、麦冬八钱、生鳖甲八钱、粉丹皮五钱、黄芩二钱、连翘三钱、青蒿一钱、银花三钱,头煎三碗,二煎一碗,分四次服。

初九日,邪少虚多,仍用复脉法。大生地六钱、玄参四钱、生白芍六钱、生可胶四钱、麦冬八钱、生鳖甲六钱、火麻仁四钱、丹皮四钱、炙甘草三钱,头煎三茶杯,二煎一茶杯,分四次服。(《吴氏医案》卷一)

按:湿温温热,同属温病,故外证颇多相似之处,惟湿温以心下两胁俱胀,知为湿浊蒙闭清阳之位,更有舌白渴不多饮为证。辛通苦降,乃分化湿热之唯一善法。湿浊减而证渐转阳,方可清其气分之热。但湿性粘滞难化,故湿温一证,最为缠绵,其能从气分立解者少,而终于出现气血两燔者反多。吴瑭历用透热转气、清营增液、微下微和、甘寒合化、入阴搜邪、育阴复脉等法,可谓曲尽其治温之能事。通过本案讨论,对《温病条辨》理解大有裨益。

【原著选读】

《汗论》

汗也者,合阳气阴精蒸化而出者也。《内经》云:"人之汗,以天地之雨名之。"盖汗之为物,以阳气为运用,以阴精为材料。阴精有余,阳气不足,则汗不能自出,不出则死;阳气有余,阴精不足,多能自出,再发则痉,痉亦死;或熏灼而不出,不出亦死也。其有阴精有余,阳气不足,又为寒邪肃杀之气所搏,不能自出者,必用辛温味薄急走之药,以运用其阳气,仲景之治伤寒是也。《伤寒》一书,始终以救阳气为主,其有阳气有余,阴精不足,又为温热升发之气所铄,而汗自出,或不出者,必用辛凉以止其自出之汗,用甘润甘凉培养其阴精为材料,以为正汗之地,本论之治温热是也。本论始终以救阴精为主,此伤寒所以不可不发汗,温热病断不可发汗之大略也。唐宋以来,多昧于此,是以人各著一伤寒书,而病温热者之祸亟矣。呜呼!天道欤,抑人事欤?(《温病条辨》卷四)

《风论》

《内经》曰:风为百病之长。又曰:风者善行而数变。夫风何以为百病之长乎。《大易》曰:元者善之长也。盖冬至四十五日以后夜半,少阳起而立春,于立春前十五日交大寒节,而厥阴风木行令,所以疏泄一年之阳气,以布德行仁生养万物者也。故王者功德既成以后,制礼作乐,午八佾而宣八风,所谓四时和八风理,而民不夭折。风非害人者也,人之腠理密而精气足者,岂以是而病哉。而不然者,则病斯起矣。以天地生生之具,反为人受害之物,恩极大而害亦广矣。盖风之体不一,而风之用有殊。春风自下而上,夏风横行空中,秋风自上而下,冬风刮地而行。其方位也,则有四正四隅,此方位之合于四时八节也。立春起艮方,从东北隅而来,名之曰条风,八节各随其方而起,常理也。如立春起坤方,谓之冲风,又谓之虚邪贼风,为其乘月建之虚,则其变也。春初之风,则夹寒水之母气;春末之风,则带火热于子气;夏初之风,则木气未尽而炎火渐生;长夏之风,则挟暑气湿气木气;大雨而后,暴凉则挟寒水之气;久晴不雨,以其近秋也,而先行燥气,是长夏之风无所不兼,而人则无所不病矣。初秋则挟湿气,季秋则兼寒水之气,所以报冬气也。初冬犹兼燥金之气,正冬则寒水本令,而季冬又报来春风木之气,纸鸢起矣。再由五运六气而推大运,如甲己之岁,其风多兼湿气,一年六气中客气所加何气,则风亦兼其气,而行令焉。然则五运六气,非风不行,风也者,六气之帅也,诸病之领袖也,故曰百病之长也。其数变也奈何?夏日早南风,少移时则由西而北而东,方南风之时,则晴而热,由北而东则雨而寒矣。四时皆有早暮之变,不若夏日之数而易见耳。夫夏日曰长曰化,以盛万物也,而病亦因之而盛,阴符所谓害生于恩也。无论四时之风,皆带凉气者,木以水为母也。转化转热者,木生火也。且其体无微不入,其用无处不有,学者诚能体察风之体用,而于六淫之病思过半矣。前人多守定一桂枝,以为治风之祖方,下此则以羌、防、柴、葛为治风之要药,皆未体风之情,与《内经》之精义者也。桂枝汤在伤寒书内所治之风,风兼寒者也,治风之变法也。若风之不兼寒者,则以《内经》"风淫于内,治以辛凉,佐以苦甘",治风之正法也。以辛凉为正,而甘温为变者何?风者木也,辛凉者金气,金能制木故也。风转化转热,辛凉苦甘则化凉气也。(《温病条辨》卷四)

《温病起手太阴论》

四时温病,多似伤寒,伤寒起足太阳,今谓温病起手太阴,何以手太阴亦主外感乎?手太阴之见证,何以大略似足太阳乎？手足有上下之分，阴阳有反正之义，庸可混乎。《素问·平人气象论》曰："脏真高于肺，以行营卫阴阳也。"《伤寒论》中，分营分卫，言阴言阳，以外感初起，必由卫而营，由阳而阴，足太阳如人家大门，由外以统内，主营卫阴阳。手太阴为华盖，三才之天，由上以统下，亦由外以包内，亦主营卫阴阳，故大略相同也。大虽同而细终异，异者何？如太阳之窍主出，太阴之窍兼主出入，太阳之窍开于下，太阴之窍开于上之类，学者须于同中求异，异中验同，同异互参，真诠自见。(《温病条辨》卷四)

〔注释〕

① 《温病条辨·卷一·上焦篇》二条注。

② 《温病条辨·凡例》。

③ 《温病条辨·卷二·中焦篇》一条注。

④ 同上。

⑤ 同上。

⑥ 《温病条辨·卷一·上焦篇》二十七条。

⑦ 《温病条辨·卷二·中焦篇》十条。

⑧ 《温病条辨·卷二·中焦篇》八条。

⑨ 《温病条辨·卷二·中焦篇》九条。

⑩ 《温病条辨·卷二·中焦篇》四十三条注。

⑪ 《温病条辨·卷四·本论粗具规模论》。

⑫ 《温病条辨·凡例》。

⑬ 《温病条辨·卷一·上焦篇》十六条。

⑭ 清络饮：鲜荷叶边二钱、鲜银花二钱、西瓜翠衣二钱、鲜扁豆花一枝、丝瓜皮二钱、鲜竹叶心二钱。

⑮ 清营汤：犀角三钱、生地五钱、元参三钱、竹叶心一钱、麦冬三钱、丹参二钱、黄连一钱五分、银花三钱、连翘二钱。

⑯ 清宫汤：元参心三钱、莲子心五分、竹叶卷心二钱、连翘心二钱、犀角尖二钱磨冲、连心麦冬三钱。

⑰ 一甲复脉汤：即于加减复脉汤内，去麻仁加牡蛎一两。

⑱ 二甲复脉汤：即于加减复脉汤内加生牡蛎五钱、生鳖甲八钱。

⑲ 三甲复脉汤：即于二甲复脉汤内加生龟板一两。

⑳ 五汁饮：梨汁、荸荠汁、鲜苇根汁、麦冬汁、藕汁(或用蔗浆)。

㉑ 雪梨浆：以甜水梨大者一枚，薄切，新汲凉水内浸半日，时时频饮。

㉒ 大定风珠：生白芍六钱、阿胶三钱、生龟板四钱、干地黄六钱、麻仁二钱、五味子二钱、生牡蛎四钱、麦冬六钱连心、炙甘草四钱、鸡子黄二枚生、鳖甲四钱生。小定风珠：鸡子黄一枚生用，真阿胶二钱，生龟板六钱，童便一杯，淡菜三钱。

㉓ 《临证指南医案·风温》。

㉔ 《临证指南医案·温热》。

㉕ 连梅汤：云连、乌梅、麦冬、生地、阿胶。

㉖ 《临证指南医案·暑》。

㉗ 《临证指南医案·头风》朱某案；《中风门》沈某案。

㉘ 加减复脉汤：炙甘草六钱、干地黄六钱、生白芍六钱、麦冬五钱不去心、阿胶三钱、麻仁三钱。

10.7 王士雄

王士雄，字孟英，号潜斋，又号半痴山人，晚号梦隐，籍贯浙江海宁，后迁杭州，清代嘉靖光绪间(约 1808~1890 年)人，曾祖父王学权以下世代皆业医，十四岁父病不起，家境贫困，立志继承先人遗业,苦学十年,博览群书,学业大进。其一生经历多次温热、霍乱、疫疠的流行,积累了丰富的临床经验,对温病的认识极其深刻,成为温热学派著名医家之一。

10.7.1 六气属性辨

风寒暑湿燥火为天之六气,是产生外感病的主要原因。王氏为温热学派著名大家,因此十分重视对六气的研究。《素问・天元纪大论》说:"寒暑湿燥风火,天之阴阳也。"提出了六气当分阴阳。王氏认为,从六气的本质而言,是暑统风火而均属阳,寒统燥湿而均属阴;但就其变化而言,则"阳中惟风无定体,有寒风,有热风,阴中则燥湿二气,有寒有热,至暑乃天之热气,流金烁石,纯阳无阴"[①]。明确了六气的基本阴阳属性,及风、燥、湿三气的变化特点。从临床实际而言,风有风寒与风热,燥有凉燥与温燥,湿有寒湿与湿热,虽属性可分阴阳,然又有其阴阳两方面的变化,王氏的这一认识是深刻的。

王士雄对暑邪的认识尤为精辟,认为世上谓"阳邪为热,阴邪为暑"的说法,是不恰当的。如《素问・至真要大论》说:"热气大来,火之胜也。""阳之动,始于温,盛于暑。"《五运行大论》也说:"在天为热,在地为火,其性为暑。"均说明暑即是热,二气是为同属。""惟暑独胜于夏令,火则四时皆有"[②],这又是二者之不同。所以王氏总结说:"然三时之暖燠,虽不可以暑称之,亦何莫非丽日之煦照乎?须知暑即日之气也,为众阳之宗,阳燧承之,火立至焉。以五行论,言暑则火在其中矣,非五气外另有一气也。若风寒燥湿,悉能化火,此由郁遏使然,又不可与天之五气统同而论矣。"[③]日为火之宗,夏为火之令,暑为火之气,然必有丽日当空,火热下施,方有夏令之暑及三时之煖,只不过在夏则称暑,在三时则称火热矣。此外,火热又可由风燥湿郁遏而化生,这又是暑气所不备的。王士雄对世人所说的"暑必挟湿",亦有不同看法,尤其反对湿热相合就是暑邪的看法。他说:"暑令湿盛,必多兼感,犹之寒邪挟食。湿证兼风,俱是二病相兼,非谓暑中必有湿也。故论暑者,须为天上烈日之炎威,不可误以湿热二气并作一气始为暑也。而治暑者,须知其挟湿为多焉。"[④]"暑与湿原是二气,虽易兼感,实非暑中必定有湿也。譬如暑与风亦多兼感,岂可谓暑中必有风耶。若谓热与湿合始名为暑,然则寒与风合又将何称。"[⑤]暑容易挟湿,但非必定挟湿,这一看法是十分正确的。王氏将其与寒邪挟食、暑邪兼风,湿证兼风等互相比较,亦是十分恰当的。此外,王氏对前人妄立阴暑阳暑之名大加反对,如张介宾认为"阴暑阳暑,治犹冰炭,不可不辨也"[⑥]。王氏认为暑为纯阳属热,而妄立阳暑阴暑之名,亦属可笑。他批驳此说指出:"若知暑为热气,则不可冠以阴字。其实彼所谓阴者,即夏月之伤于寒湿耳。设云暑有阴阳,则寒亦有阴阳矣。不知寒者水之气,热者火之气也。水火定位,寒热有一定之阴阳。寒邪传变,虽能化热而感于人也,从无阳寒之说。人身虽有阴火,而六气中不闻有寒火之名。"[⑦]的确,寒暑二证,水火各判,勿容或混,混则极易致误。如《金匮》白虎加人参汤所治之中暍,固属暑热无疑;若《局方》大顺散所治之霍乱吐利,《张氏医通》冷香饮子[⑧]所主治的腹痛泻利,虽有冒暑、中暑之名,考之实际,无一不是属于寒湿为患,否则必不能耐受如此温燥之药。王氏指出"夏月伤于寒湿"之说,实醒千万人耳目。其与张介宾"阴暑者,因暑而受寒者也";"暑月受寒,故名阴暑",完全一致。虽然王氏言暑不可分阴阳,是从暑邪性质立论,张氏强调当分阴暑阳暑,是言暑月外感的两大证型,二者并无悖逆之处。于此,也可以看出王氏对暑邪研究之精深。

王氏对于六气属性的深入认识,尤其对暑湿火三邪的性能体用,特有发挥,可见其研究温病学心得之一斑。

10.7.2 对霍乱病的研究

王孟英对于霍乱一病，早年即有深入研究，积累一定认识，于1839年写成《霍乱论》，对霍乱的证治加以阐发。尔后，由于清代咸丰、同治年间，霍乱病一再流行，势颇猖獗，尤以上海一隅为甚，而此时士雄正悬壶于沪上，率家居于浦西，自命曰“随息居”，眼见“司命者罔知所措，死者实多”的情况，乃将旧论加以重订，又书名曰《随息居重订霍乱论》，成书于1862年。对霍乱病病因、病机诸方面加以阐发，颇有见地。

首先，王氏提出了霍乱当分两种：一种为寒霍乱，一种为时疫霍乱，二者不可混为一谈。霍乱一病，自《伤寒论》提出用四逆汤、理中丸辈治疗之后，《巢氏病源》《三因方》等提出霍乱本于风冷之说，而后医家，每遇此病，常有“有寒无热”的看法，王氏根据临床所见，提出：“热霍乱流行似疫，世之所同也，寒霍乱偶有所伤，人之所独也。巢氏所论虽详，乃寻常霍乱耳！执此以治时行霍乱，犹腐儒将兵，其不复败者鲜矣。”[⑨]提出霍乱一病，有流行者，有散发者，而以治一般霍乱的方法治时疫霍乱是无效的。

他认为时疫霍乱产生的病因，主要是一种疫邪，这种疫邪，多由于饮水恶浊所致。他并举上海为例，由于人烟繁萃，地气愈热，室庐稠密，秽气愈盛，附郭河水，藏垢纳污，水质恶浊不堪，是产生该病的客观条件。而“臭毒二字，切中此地病因”[⑩]。因而，他对霍乱流行的预防，提出要注意疏浚河道，毋使污积，或广凿井泉，毋使饮浊等办法。在一百多年前，王士雄已能认识到吐泻霍乱有一种可以成疫，其致病之因并非六淫饮食之偶有所伤，而与“毒气”致病有关，这是十分难得的，足以补前人之未备。

在病机认识上，他认为时疫霍乱与非时疫霍乱亦不相同。非时疫霍乱，即一般之寒性霍乱，多是由于脾胃素虚之人，湿浊饮食所伤，致使阴阳二气乱于肠胃胸中，无火以化，使非停留不行，即是飧泄下注，甚至挥霍撩乱，吐泻交作，成为是病。而时疫霍乱，多发生于亢旱酷暑之年，人又多蕴湿，湿热留著中焦，脾胃升降之机阻滞，清者不升，浊者不降，清浊相干，乱于顷刻，发为吐泻。这种病症，又是湿盛于热。但由于风从火出，湿盛夺津，又可成为转筋瘛疭。总之，这种霍乱，多为热霍乱。

霍乱既有时疫与非时疫之分，有寒热之别，因此在治疗时亦根据其属寒属热制定了两套治疗方案。

热证霍乱，火主燔灼，其性急速，热迫肠胃，传化失常，故吐泻之势常较寒霍乱为卒暴，其所吐之物，亦多浑浊水液。治之之法，湿甚者，以胃苓汤分利阴阳，暑亦自去；热甚者，桂苓甘露饮清其暑火，湿亦潜消。若火盛之体，内体无湿，但感湿邪而成者，宜甘寒以清之，方如白虎汤、六一散之类。惟暑热病人，最能损伤元气，亦有元气先伤而后病邪者，治疗又宜用清、补二法并用，前者宜清暑为主，补虚为辅，方用白虎加人参汤之类，后者以补虚为主，清暑为辅，药如参术，必佐以清邪。凡伤暑霍乱而兼厥逆烦躁者，慎勿认为阴证，若小便黄赤，舌苔黏腻或白厚，宜燃照汤[⑪]澄冷服一剂，必现热象。甚或手足厥冷、唇面以及爪甲皆青、六脉皆伏，而察其吐下酸秽恶臭、小便赤短、或点滴不利、或闭而全无、大便灼热，是热极似阴，宜急进地浆煎竹叶石膏汤。至若醇酒、膏粱过度，湿热自内而生者，宜用辛苦以泄之，方如葱豉汤、连朴饮[⑫]之类。《金匮要略》曾有“转筋之为病，其人臂脚直，脉上下行，微弦，转筋入腹者，鸡矢白散主之”之文，王氏从而悟出用蚕砂治霍乱。认为蚕砂既引浊下趋，又化浊使之归清，性较鸡矢更优，故常用作治霍乱转筋的主药，颇奏肤功。并拟定了治霍乱转筋、肢冷腹痛、口渴烦躁、目陷脉伏的蚕矢汤[⑬]，治疗霍乱腹不痛而肢冷脉伏，或肢不冷而口渴苔黄、小水不行、神情烦躁的黄芩定乱汤[14]。

寒证霍乱,"多见于安逸之人,以其深居静处,阳气不伸,坐卧风凉,起居任意,冰瓜水果,恣食为常,虽在盛夏之时,所患多非暑病"[15]。其所吐者必多澄彻清冷而无酸秽,所泻者多完谷不化而不臭浊,其他如口不渴、小便自利等证,亦可见到。治之之法,病轻者,可用藿香正气散,或平胃散加减;湿盛者,可用胃苓汤加减;七情郁结,饮食停滞者,可用厚朴汤、治中汤[16];兼表证者,先用香薷饮,或用大顺散;阳虚脉弱,腹痛喜温按者,可用来复丹[17];元气耗散,阴盛格阳者,宜用理中汤,甚则四逆汤加食盐少许;若暴泻如水,脉弱不言,急进浆水散[18]救之,并宜冷服。总之,应以温中祛湿为大法,时刻重视阳气的衰微。所以王氏说:"若拘时令,误投清暑之剂而更助其阴,则顷刻亡阳莫挽矣。"[19]

10.7.3 对温病学说的阐发

王士雄研究温病学最有心得的代表著作是《温热经纬》,全书共 5 卷,收集了多种温病学著作,以《内经》、仲景等说为经,以叶天士、薛雪、陈平伯、余师愚等说为纬;汇集了 19 世纪 50 年代以前温病学诸名家的主要学术观点,集其大成。卷五中附有常用方剂 113 首,并选择历代诸贤的注释对这些内容加以解释,其中间有个人的评注,阐发己见,以使后学了解温病学说的渊源、发展及其主要内容,具有总结温病学说的意义。

王士雄在该书的卷一、卷二中,收集了《黄帝内经》《伤寒论》《金匮要略》中有关温热病的内容,条分缕析,指出了《黄帝内经》一书中早已将温热暑疫诸证加以论述,古人虽以伤寒统之,然细分之,伤寒与温病原为两大法门,因而治疗各异。王氏指出:"今人不读《内经》,虽温热暑疫诸病,一概治同伤寒,禁其凉饮,厚其衣被,闭其户牖,因而致殆者,我见实多。"[20]以《伤寒论》治伤寒法而治温病,确实违背《黄帝内经》之旨。《素问·刺热论》曾说:"治诸热者,以饮之寒水,乃刺之,必寒衣之,居止寒处,身寒而止。"为热病的治疗确定了原则。至于仲景之说,王氏认为其对温病的认识,"法虽未尽,名已备矣",亦奠定了温病学的基础。故王氏将仲景论温病的内容分为《仲景伏气温病篇》《仲景伏气热病篇》《仲景外感热病篇》《仲景湿温篇》《仲景疫病篇》五部分,说明不论温病、暑病、湿温、疫病及伏气温病,在仲景著作中虽未能系统论述,但已包含这些内容。说明早在汉代以前,对温病已有一定认识,成为后世温病发展的渊源。

王氏对温病的认识,强调了新感与伏气温病的不同。王氏指出,叶氏卫气营血的传变形式,是指一般外感温病,为其杰出贡献。"若伏气温病,由里出表,乃先从血分而后达气分,故起病之初,往往舌润而无苔垢,但察其脉软而或弦,或微数,口未渴而心烦恶热,即宜投以清解营阴之药,迨邪从气分而化,苔始渐布,然后再清其气分可也。伏邪重者,初起即舌绛咽干,甚有肢冷脉浮之假象,亟宜大清阴分伏邪,继必厚腻黄浊之苔渐生,此伏邪与新感先后不同处"[21]。从临床上分辨新感与伏气温病,王氏的论述是十分详尽的。

此外,王氏对前人的学术观点,并不盲从,能够客观地提出自己的见解。如吴鞠通《温病条辨》中有一条云:"太阴风温、温热、温疫、冬温,初起恶风寒者,桂枝汤主之。"王氏对此则持不同看法。他说:"喻氏尝云仲景治温证,凡用表药,皆以桂枝汤,以示微发与不发之意。尤在泾《读书记》云:此喻氏之臆说,非仲景之旧章。鞠通自问跳出伤寒圈子,而不觉已入嘉言套中,又不甘为人下,遂肆改原文,捏为圣训,以窃附于宫墙,而不自知其诬圣误世之罪。"[22]"夫病本热也,加以桂枝之辛热,故液为热迫而汗大出,液去则热愈灼,故大烦渴而脉洪大。"[23]强调温病初起,不宜辛温解表,虽其言词有遵仲景医训之意,实则批驳吴鞠通以辛温之法治温病之误,揆之临床,王氏之说是符合实际的。他如批评世人治疟,不论是否温热所化,一概执用小柴胡汤,而主张暑疟当用白虎汤、竹叶石膏汤,湿热疟当用白虎加苍术汤,温疟当用白虎加桂枝汤等,都是具有卓识的。

可见,《温热经纬》一书,其内容是十分丰富的,不仅使后人能够掌握温病学说的源流、发展其主要内容,更能参以己见,结合临床,分辨真伪,提出个人看法,确实起到了"俾读者先将温暑湿热诸病名,了然于胸中,然后博览群书,庶不为其所眩惑,而知所取舍矣"[24]的目的。

【复习思考题】

(1) 王士雄对暑是如何认识的?王士雄反对"暑必挟湿""暑分阴阳"之说,你是如何看待的?

(2) 试述王士雄对霍乱病因、病机的认识及其如何辨证治疗的?

(3) 试分析《温热经纬》在温病学发展中的贡献?

【医案举例】

(1) 暑热稽肺　石诵羲,夏杪患感,多医广药,病势日增,延逾一月,始请孟英诊焉。脉至右寸关滑数上溢,左手弦数,耳聋口苦,热甚于夜,胸次迷闷,频吐粘沫,啜饮咽喉阻塞,便溏溺赤,间有谵语。曰:此暑热始终在肺,并不传经,一剂白虎汤可愈者,何以久延至此也。乃尊北涯,出前所服方见示,孟英一一阅之,惟初诊顾听泉用清解肺卫法,为不谬耳。其余温散升提,滋阴凉血,各有来历,皆费心思,原是好方,惜未中病。而北涯因其溏泄,见孟英君石膏以为治,不敢与服。次日复诊,自陈昨药未投,惟求另施妥法。孟英曰:我法最妥,而君以为未妥者,为石膏之性寒耳。第药以对证为妥,此病舍此法,另无再妥之方,若必以模棱迎合为妥,恐贤郎之病不妥矣。北涯闻而感悟,颇有姑且服之之意,而病者偶索方一看,见首列石膏,即曰我胸中但觉一团冷气,汤水皆须热呷,此药安可投乎?坚不肯服,然素仰孟英手眼,越日仍延过诊,且告之故。孟英曰:吾于是证,正欲发明,夫邪在肺经,清肃之令不行,津液凝滞,结成涎沫,盘踞胸中,升降之机亦窒,大气反能旁趋而转旋,是一团涎沫之中,为气机所不能流行之地,其觉冷也,不亦宜乎。且予初诊时,即断为不传经之候,所以尚有今日,而能自觉胸中之冷,若传入心包,则舌黑神昏,方合吴古年之犀角地黄矣。然虽不传经,延之逾月,热愈久而液愈涸,药愈乱而病愈深,切勿以白虎为不妥,急急投之为妙。于是有敢服之心矣。而又有人云:曾目击所亲某,石膏甫下咽,而命亦随之。况月余之病,耳聋泄泻,正气已亏,尤宜慎用。北涯闻之惶惑,仍不敢投,乃约异日广征名士,会商可否,比孟英往诊,而群贤毕至。且见北涯意乱心慌,情殊可悯。欲与众商榷,恐转生掣肘,以误病情,遂不遑谦让,援笔立案云:病既久延,药无小效,主人之方寸乱矣,予三疏白虎而不用,今仍赴召诊视者,欲求其病之愈也。夫有是病,则有是药,诸君不必各抒高见,希原自用之愚,古云鼻塞治心,耳聋治肺,肺移热于大肠则为肠澼,是皆白虎之专司,何必拘少阳而疑虚寒哉。放胆服之,勿再因循,致贻伊戚也。坐中顾听泉见案,即谓北涯曰:孟英肠热胆坚,极堪倚赖,如犹不信,我辈别无善法也。顾友梅、许芷卿、赵笛楼,亦皆谓是。疏方以白虎加西洋参、贝母、花粉、黄芩、紫菀、杏仁、冬瓜仁、枇杷叶、竹叶、竹茹、竹黄,而一剂甫投,咽喉即利。三服后,各恙皆去,糜粥渐安,乃改甘润生津,调理而愈。(《王氏医案》卷二)

按: 病逾一月,而暑热始终稽留于肺,且不为药误所动,诚叶桂所谓"温热虽久,在一经不移"的典型病例。但王氏之所以坚定不移地确断暑热仍在肺经气分者,固亦有其脉证作为辨证依据。如右寸关滑数上溢于鱼,显然是肺经有余之脉。胸次迷闷,频吐粘沫,是肺家有热阴津被烁之征。咽喉者,肺之使。大肠者,肺之腑,肺热上蒸食道,则啜饮为之不利;下移其腑,则大便为之溏泄。耳聋口苦,虽是少阳主证,但金不生水,肾水无以上养其窍,耳亦可聋;心肺火炎,亦往往口苦,以苦为火味故也。谵语夜热,本是手足阳明燥金共有之证,以肺热移于大肠而见之,亦势之必然。凡此种种,都为王氏诊断提供了确凿证据。暑热稽肺,则清肃不行,外不能散,内不得降,遂致痰火交结胸中,而成难分难解之势,故尔经久不传。王氏疏方,除以白虎为主,大清肺经气分暑热外,复佐大队清肃化痰之品,清其痰火,可谓切中癥结,不愧为治温热的老手。

(2) 霍乱转筋　丁酉八九月间,杭州盛行霍乱转筋之证。有沈氏妇者,夜深患此,继即音哑厥逆,比晓,其夫惶惶求治。余诊其脉弦细以涩,两尺如无,口极渴而沾饮即吐不已,足腓坚硬如石,转时痛楚欲绝。乃暑湿内伏，阻塞气机，宣降无权，乱而上逆也。为仿《金匮》鸡矢白散例，而处蚕矢汤一方，令以阴阳水煎成，候凉徐服。此药入口竟不吐。外以烧酒，令人用力摩擦其转戾坚硬之处。擦及时许，郁热散而筋结始软。再以盐卤浸之，遂不转戾，吐泻渐止。晡时复与前药半剂，夜得安寐。次日但觉困极耳。以致和汤数服而痊。后治相类者多人，悉以是法获效。(《随息居霍乱论·医案·梦影》)

按：此属时行霍乱无疑，故相类的病者，按其理法治之遂愈。

(3) 霍乱转虚　戚媪者，年六十余矣。自幼佣食杭州黄莲泉家，忠勤敏干，老而弥甚。壬寅秋，患霍乱转筋，余视之，暑也，投蚕矢汤，两服两瘥。三日后，忽蜷卧不能反侧，气少不能语言，不食不饮。莲泉惶惧，就近邀一老医诊之，以为霍乱皆属于寒，且昏沉欲脱，定附子理中汤一方。莲泉知药猛烈，不敢遽投，商之王君安伯。安伯云：且勿服也，若谓寒证，则前日之药，下咽即毙，吐泻安得渐止乎？莲泉大悟，乃著人飞刺招余往勘。余曰：此高年之体，元气随吐泻而虚，治宜用补。第余暑未清，热药在所禁耳。若在孟浪之人，必以前之凉药为未当，今日温补为极是，纵下咽不及救，亦惟归罪于前手寒凉之误也。设初起即误死于温补，而举世亦但知霍乱转筋，是危险之病，从无一人知此证有阴阳之异，治法有寒热之殊，而一正其得失者。此病之所以不易治，而医之所以不可为也。今莲泉见姜、附而生疑，安伯察病机之已转，乃以朝鲜参、麦冬、知母、萎蕤、木瓜、扁豆、石斛、白芍、苡仁、甘草、茯苓等。服六剂始能言动，渐进饮食，调理月余而健。篁斋谓余云：此余热未清，正气大虚者之治法，更有不因虚而余焰复燃者，须用炼雄丹治之。(《随息居霍乱论·医案·梦影》)

按：本案虽未详述初病脉证，但据蚕矢汤主治证看来，除转筋之外，当有肢冷吐泻、口渴烦躁、目陷脉伏等象。故药投两剂，暑热渐减，郁阳得伸，诸证亦随之而渐退。然患者年逾六旬，元气久已暗亏，复经霍乱吐泻，其虚益甚，惟邪盛时不易察觉，待至邪气渐退，虚象毕露，蜷卧气少、不食不饮诸证见矣。第以余暑未清，阴液未复，药难遽进温补，亦叶氏所谓“炉烟虽息，灰中有火”，岂可孟浪为之。王氏选用甘温甘凉，双补气液，乃两顾阴阳妙法，方虽和平，竟获起死回生之效，这是温热家善用轻灵清淡之足式者。

【原著选读】

《六气属性辨》

所谓六气，风寒暑湿燥火也。分其阴阳，则《素问》云：寒暑六气，暑统风火，阳也；寒统燥湿，阴也。言其变化，则阳中惟风无定体，有寒风，有热风。阴中则燥湿二气有寒有热。至暑乃天之热气，流金烁石，纯阳无阴。或云阳邪为热，阴邪为暑者，甚属不经。经云：热气大来，火之胜也。阳之动，始于温，盛于暑。盖在天为热，在地为火，其性为暑，是暑即热也，并非二气。或云暑必兼湿者，亦误也。暑与湿原是二气，虽易兼感，实非暑中必定有湿也。譬如暑与风，亦多兼感，岂可谓暑中必有风耶？若谓热与湿合始名为暑，然则寒与风合又将何称？更有妄立阴暑阳暑之名者，亦属可笑。如果暑必兼湿，则不可冠以阳字，若知暑为热气，则不可冠以阴字。其实彼所谓阴者，即夏月之伤于寒湿者耳。设云暑有阴阳，则寒亦有阴阳矣。不知寒者，水之气也；热者，火之气也。水火定位，寒热有一定之阴阳。寒邪传变，虽能化热，而感于人也，从无阳寒之说。人身虽有阴火，而六气中不闻有寒火之名。暑字从日，日为天上之火；寒字从仌，仌为地下之水。暑邪易入心经，寒邪先犯膀胱，霄壤不同，各从其类，故寒暑二气，不比风燥湿，有可阴可阳之不同也。况夏秋酷热，始名为暑，冬春之热，仅名为温，而风寒燥湿皆能化火，今曰六气之邪有阴阳之不同，又随人身之阴阳变化，毋乃太无分别乎？(《温热经纬·外感温热篇》王士雄按)

《霍乱热证》

春分以后，秋分以前，少阳相火，少阴君火，太阴湿土，三气合行其政。故天之热气下，地之湿气上，人在气交之中，受其蒸淫之气，由口鼻入而扰其中，遂至升降失司，清浊不分，所泻者皆五脏之津液，急宜止之。

然止,非通因塞用之谓也。湿甚者,胃苓汤分利阴阳,暑亦自去:热甚者,桂苓甘露饮清其暑火,湿亦潜消。若火盛之体,内本无湿,而但吸暑邪者,白虎汤之类宜之。且脏性有阳阴之别,阴虚者火旺,虽病发之时,适犯生冷,而橘、朴等只宜暂用;阳虚者湿盛,虽寒润之品,非其所宜,如胃苓汤已为合法,纵使体极虚羸,亦不过补气清邪并用。若用其素禀之亏,而忘其现病之暑,进以丁、附、姜、桂之剂,真杀人不转睫矣。凡伤暑霍乱,有身热烦渴,气粗喘闷,而兼厥逆躁扰者,慎勿认为阴证,但察其小便必黄赤,舌苔必黏腻,或白厚,宜燃照汤,澄冷服一剂,即现热象。彼时若投姜、附药,转见浑身青紫而死矣。甚或手足厥冷少气,唇面爪甲皆青,腹痛自汗,六脉皆伏,而察其吐出酸秽,泻下臭恶,小便黄赤热短,或吐下皆系清水,而泻出如火,小便点滴或全无者,皆是热伏厥阴也。热极似阴,急作地浆、竹叶石膏汤服之。又有吐泻后,身冷如冰,脉沉欲绝,汤药不下,或发哕,亦是热伏于内。医不能察,投药稍温,愈服愈吐。验其口渴、以凉水与之,即止。后以驾轻汤之类投之,脉渐出者生。然暑之为病,伤之骤,则发之暴;伤之渐,则发之缓,故九月时候,犹多伏暑霍乱之证,医者不可不知。(《随息居霍乱论卷上·热证》)

《霍乱寒证》

岁土不及,则脾胃素虚之人,因天运而更见其虚,中阳既虚,寒湿自盛,以致朝食暮泻而为飧泄,甚加呕吐而为霍乱。观其与飧泄并称,则知利者必是清谷而非臭秽,吐者亦必澄澈而非酸浊。小便之利,口之不渴,又从而可必矣。如此,才是寒湿霍乱,可以理中、五苓之类治之。故读书须以意逆其理,自然触处洞然,无往而不贯矣。且寒霍乱,多见于安逸之人,以其深居静处,阳气不伸,坐卧风凉,起居任意,冰瓜水果,恣食为常,虽在盛夏之时,所患多非暑病,王安道论之详矣。轻则藿香正气散,或平胃加木香、藿香、生姜、半夏之类;湿盛而四肢重著,骨节烦痛者,胃苓汤加木香、藿香、大腹皮之类;七情郁结,寒食停滞者,厚朴汤、治中汤;头痛恶寒无汗者,香薷饮先解其表,随以大顺散调其里;如果脉弱阳虚,腹痛喜得温按,泻出不臭者,来复丹;若吐泻不止,元气耗散,或水粒不入,或口渴喜冷而不多饮,或恶寒战慄,手足厥冷,或烦热发躁,揭去衣被,但察其泻出不臭者,乃内虚阴盛格阳,宜理中汤,甚则四逆汤加食盐少许;更有暴泻如水,冷汗四逆,脉弱不能言者,急进浆水散救之,并宜冷服。然此辈实由避暑而反为寒伤致病,若拘泥时令,误投清暑之剂而更助其阴,则顷刻亡阳莫挽矣。前人有治此证而愈者,尚未确之其为寒病也,遂谓夏月暑病,通宜热药,妄立阴暑名目,贻误后人,此因偶中而错认面目也,余于《温热经纬》辨之详矣。(《随息居霍乱论卷上·寒证》)

〔注释〕

① 《温热经纬·叶香岩外感温热篇》雄按。

② 同上。

③ 同上。

④ 《温热经纬·叶香岩三时伏气外感篇》雄按。

⑤ 《温热经纬·叶香岩外感温热篇》雄按。

⑥ 《景岳全书·杂病谟·暑证》。

⑦ 《温热经纬·叶香岩外感温热篇》。

⑧ 冷香饮子:甘草、附子、草果仁、橘红各一钱,生姜五片,水煎,冷服。

⑨ 《随息居重订霍乱论·病情第一》。

⑩ 同上。

⑪ 燃照汤:飞滑石四钱、香豉(炒)三钱,焦栀二钱、黄芩(酒炒)、省头草各一钱五分,制厚朴、制半夏各一钱,水煎,去滓、研入白蔻仁八分,温服。苔腻而厚浊者,去白蔻,加草果仁一钱。(《霍乱论·药方篇》)

⑫ 连朴饮:制厚朴二钱,川连(姜汁炒)、石菖蒲、制半夏各一钱,香豉(炒)、焦栀各三钱,芦根二两,水煎温服。(《霍乱论·药方篇》)

⑬ 蚕矢汤:晚蚕砂五钱,生苡仁、大豆黄卷各四钱,陈木瓜三钱,川连(姜汁炒)三钱,制半夏、黄芩(酒

炒)、通草各一钱,焦栀一钱五分,陈吴萸(泡淡)三分,地浆或阴阳水煎。(《霍乱论·药方篇》)

⑭ 黄芩定乱汤:黄芩(酒炒)、焦栀子、香豉(炒)各一钱五分,原蚕砂三钱,制半夏、橘红(盐水炒)各一钱,蒲公英四钱,鲜竹茹二钱,川连(姜汁炒)六分,陈吴萸(泡淡)一分,阴阳水二盏,煎一盏,候温徐服。转筋者,加生苡仁八钱,丝瓜络三钱;溺行者,用木瓜三钱;湿盛者,加连翘、茵陈各三钱。(《霍乱论·药方篇》)

⑮ 《霍乱论·病情篇》。

⑯ 治中汤:即理中汤加陈皮、青皮等分。(《证治准绳·类方·伤饮食》)

⑰ 来复丹:硝石、硫黄各一两(同硝为末,银器瓷器内慢火炒,柳木棰搅之,不可猛火以伤药性,研极细),太阴玄精石(研,水飞,如无真者,以青盐代之)一两,五灵脂(酒飞,去砂石,澄定,晒干用)、青皮(去瓤)、陈皮(去膜)各二两,研为末,醋煮米糊为丸,如梧桐子大,每服三十丸,空腹时,米汤下,治上盛下虚,里寒外热,痰饮伏暑,霍乱泄泻如水,妇人产后败血冲胃。(《太平惠民和剂局方》)

⑱ 浆水散:甘草、干姜、附子、桂枝各五钱、良姜、半夏(俱醋炒)各二钱,浆水煎,去滓,冷服。"按石顽云:'浆水乃秫米和曲酿成,如醋而淡,今人点牛乳作饼用之,或用澄绿豆粉之浆水尤佳。'余按地浆亦可用。"(《霍乱论·药方篇》)

⑲ 《霍乱论·病情篇》。

⑳ 《温热经纬·内经伏气温热篇》雄按。

㉑ 《温热经纬·叶香岩外感温热篇》雄按。

㉒ 《温热经纬·仲景伏气温病篇》雄按。

㉓ 同上。

㉔ 《温热经纬·自序》。

11. 其他著名医家

11.1 孙 思 邈

孙思邈，自号孙真人。南北朝至初唐人，家居京兆华原（今陕西省西安耀县地区）。生年待考，卒于唐永淳元年（682 年），享年约百三十余岁。

据记载，南北朝北周宣帝时（宣帝字文赟，只有大成元年一年，579 年），思邈以王室多事故，隐居太白山。隋文帝辅政（开皇元年至二十年，581～600 年），征召为国子博士，称疾不起。及唐太宗即位（贞观元年至二十三年，649～672 年）召往京师，赞美他容色甚少，将授以爵位，固辞不受。显庆四年（659 年）高宗召谏，拜见大夫，又固辞不受。上元元年（674 年），辞疾请归，特赐良马，及鄱阳公主邑司（官邸）以居焉。当时知名之士，如宋令文、孟洗、卢照邻等，都执师资之礼以事焉。时思邈已不啻百岁人矣，然犹思听不衰、神采甚茂，话周齐间事，历历如眼见。子行，唐天授中（690～692 年）为凤阁侍郎。孙溥，为徐州萧县丞[①]。

孙氏是因病治医、勤奋成家的。他在《千金要方 · 自序》中说："吾幼遭风冷，屡造医门，汤药之资，罄尽家产，所以青衿之岁，高尚兹典，白首之年，未尝释卷。至于切脉诊候，采药合和，服饵节度，将息避慎，一事长于已者，不远千里，伏膺取决，至于弱冠，颇觉有悟，是以亲邻中外，有疾厄者，多所济益。在身之患断绝医门，故知方药本草不可不学。"其中从"青衿之岁，高尚兹典"到"白首之年，未尝释卷"，其好学不倦，持之以恒的精神，实在令人佩服。尤其"一事长于已者，不远千里，伏膺取决"，其博学多闻、虚心求教的精神，更是难能可贵。

"胆欲大而心欲小，智欲圆而行欲方"[②]，这是孙思邈实践经验的总结。即作为医师，在临床工作中，既要敢说敢想，当机立断，大胆去做；但在做的过程中，又要小心谨慎，周密考虑，不能莽撞。同时考虑问题又要灵活变通，不可墨守成规；但见诸行动，又要按照客观规律办事，大忌主观武断。这是很有启发意义的，故为历代医家所传诵。

孙氏著作很多，目今尚能见到者，有《千金要方》《千金翼方》等书。

11.1.1 高尚的医德

孙思邈的高尚医德，是一片大医精诚与高超的医疗技术，两相结合的医德规范。在学术界树立了崇高的榜样，一直熏陶着人们，兢兢业业，为医疗保健事业做出忠诚的贡献。可以说是影响深远，典范高尚，把医为仁术的精神具体化了。

（1）高尚的情操　孙氏常说："大医治病，必当安神定志，无欲无求。"[③]见到患者，要有大慈恻隐之心，誓愿救死扶伤；要能一视同仁，无论贵贱贫富，华夷智愚，皆如至亲；要敢担风险，病情危重，不得瞻前顾后，考虑个人得失，而是一心赴救，毫无做作功夫；还要持之以恒，昼夜寒暑，饥渴疲劳，凡有求者，随时随地，都要给予治疗。

同时，要须"临时不惑，唯当审谛覃思"[④]。不能自逞俊快、邀射名誉，于性命问题上率尔操觚；不要议论人物，炫耀自己，偶有治验，就昂头戴面，沾沾自许；更不能贪图享乐，看到吃着娱乐，就心为之动。见到疮疡下痢、臭秽之疾，要具有高度的责任感和同情心，认识到这是未能给予及时治疗，做好预防工作所致。要是能够这样，“可为苍生大医，反此则是含灵巨贼！”[5]如此认真，孙氏把医德问题，提到十分高度上去了。

(2) 精湛的技术　医贵多思。孙氏引用张湛的一段议论，如云：“经方之难精，由来尚矣。今病有内同而外异，亦有内异而外同。故五脏六腑之盈虚，血脉营卫之通塞，固非耳目之所察，必先诊候以审之，而寸口关尺有浮沉弦紧之乱；俞穴流注有高下浅深之差；肌肤筋骨，有厚薄刚柔之异。惟用心之精微者，始可与言于兹矣。今以至精至微之事，求之于至粗至浅之思，其不殆哉！”[6]这种强调医学是“至精至微之事，”贵在多思，是从高度的责任感和高尚的医德出发的。

博极医源。二仪之内，阴阳之中，唯人最贵，人禀天地中和之气以生。所以医学问题必须上知天文，下知地理，中知人事，精湛不倦，才能语于此。那种读方三年，便谓天下无病可治；及治病三年，乃知天下无方可用[7]，这是医之愚者。至于“道听途说，而言医道已了，”轻浮无知，又是更下焉者，不足以言于医。孙氏主张，凡欲为大医，必须熟谙经典著作，各大家的成就，还须旁通各门科学、丰富边缘知识，如儒教、道教、佛教、历史、天文、地理，以及人情往来等等，能够寻思妙理，留意钻研，始可与言于医道者矣。[8]这样孙氏言医就不是一般的为医而医，而是有很高的要求，需要有精湛的技术，才能更好地为患者服务，而把高尚的医德亦落到实处，不是停留于一般的号召了。

11.1.2　对伤寒的研究

孙氏对伤寒的研究，很有成就，他的观点和方法，亦富有启发性。大体而言，主要者有两个方面：一是对广义伤寒有了更具体的内容；二是对仲景书的整理传播。

伤寒之有广义、狭义，较著名的，盖从《难经》开始，五十八难云“伤寒有五”，赅括中风、伤寒、湿温、热病、温病。但没有更具体化，亦无治疗方药，不能不说是一个缺陷。张仲景有了很大补充，但由于“江南诸师，秘仲景要方不传”，亦不能了解其全貌。直至孙氏《千金要方》，才把这个问题进一步具体化。广义伤寒病，包括天行温疫、瘴气、伤寒、阴阳毒、热毒、毒肿、出斑、豌豆疮、劳复、百合、狐惑、发黄、温疟、温毒等，总之是外感热病的统称，包括急性、烈性传染病。

其中记载的人物，有张仲景、陈延之(《小品方》作者)、华佗、王叔和、陈廪丘、张湛、张苗、崔文行，以及书生丁季等十数家。治疗方法有辟温(预防)、伤寒膏、发汗散、汤、丸、吐、下、发汗吐下后不解之法，针灸以及单方等。特别值得一提的，将久享声誉的屠苏酒[9]，亦收在辟温门中。温病之治，开首即用清热解毒药。伤寒作为热病，表里双解方法特多。真是丰富多彩，成就卓著，把仲景同时及其以后的名家、大家的宝贵资料都集中起来，令人大开眼界。

至如张仲景伤寒的传本，他在晚年时才得看到，又做了一番整理改编工作。如云：“今以方证同条，认真研读，比类相附。须有检用，仓卒易知。”[10]显然与原本不同了。改编的目的，是为了便于仓卒检用。并明确提出“伤寒热病，自古有之”[11]，伤寒就是热病。在此病的整个病程中，有六经变化，但孙氏并不强调六经的传变理论；似乎最重视的是太阳经，即病之初发期。尝云：“寻方之大意，不过三种：一则桂枝，二则麻黄，三则青龙。此之三方，凡疗伤寒，不出之也。其柴胡等诸方，皆是吐下发汗后不解之事，非是正对之法。”[12]并申述他的广义伤寒见解，重申之曰：“冒犯风寒，天行疫疠，先被其毒，悯之酸心，聊述兹意，为之救法。方虽是旧，弘之惟新。”[13]一句话，仲景伤寒书，亦是可以广泛运用于各种伤寒病的，只要方证符合可已。

由于他有一个“方证同条，比类相附”的主张，所以首创了方证比附研究《伤寒论》的方法。例如，“太阳病用桂枝汤法”“太阳病用麻黄汤法”“太阳病用青龙汤法”“太阳病用柴胡汤法”“太阳病用承气汤法”“太阳病用陷胸汤法”等。把全书分为十六篇，并把“伤寒宜忌”，“发汗吐下后病状”，“霍乱”，太阴易病已后劳复包括在内。这种编次方法，与王叔和、巢元方(《诸病源候论》伤寒部分)，均不相同，从此可以看到，晋唐时期的另一种《伤寒论》版本，是很有贡献的。但在《伤寒论》原文中无注无解，方证比附中亦无孙氏意见，欲做进一步深论，未免美中不足。

11.1.3　杂病证治的成就

孙氏的《千金要方》和《千金翼方》，可以说是最早的医学百科全书。从基础理论到临床各科，理、法、方、药齐备，其中大部分篇卷，都是分成两大类：一类是典籍资料，一类是民间单方草药。广泛吸收各方面之长，做到雅俗共赏，缓急相宜。时至今日，很多资料，仍起着指导作用，有很高的学术价值，被人们所推崇，真可谓是价逾千金的一份祖国医学的瑰宝。兹就杂病部分，略作探讨。他是以五脏六腑为纲、寒热虚实为目，并包括五劳六极、坚癥积聚等，分成若干单元进行论述的，颇为易学易用，试举一脏为例，简介如下。

(1) 肝脏脉论　他首先说明一个编写体例，如云：每卷“皆备述五脏六腑等血脉根源，循环流注，与九窍应会处所，并论五脏六腑等轻重大小长短阔狭，受盛多少，仍列对治方法，丸散酒煎汤膏摩熨及灸针孔穴，并穷于此矣”[14]。意即是说，对每个脏腑，从生理、病理谈到治法方药，成为一个有系统、有纲领的证治篇章。

在肝脏病中，他列举肝中风、肝中寒、肝伤、肝水、肝胀、肝着、肝积、肝疟、堕坠，以及脉病、筋病、别病、疫病中的青筋牵病等；而这些病症，又大多是以脏腑为纲，分别见于其他各脏腑。如以病为纲集中起来，则每一种病症，又可以看到五脏六腑的总的病情变化，并有乘侮生克的复杂演变。

肝脏的分证论治，又列肝虚实，肝胆虚实、筋极、坚癥积聚等各门。

① 肝实热　肝实热，证见“左手关上脉阴实者，足厥阴经也。病苦心下坚满，常两胁痛，息忿忿如怒状。”[15]“列方五道，首方各竹沥泄热汤方。”[16]

② 肝胆俱实，证见“左手关上脉阴阳俱实者，足厥阴与少阳经俱实也。病苦胃胀呕逆，食不消。”[17]

③ 肝虚寒　证见“左手关上脉阴虚者，足厥阴经也。病苦胁下坚、寒热，腹满不欲饮食，腹胀，悒悒不乐。妇人月经不利，腰腹痛。”[18]列方五道，有汤、散、酒、煎等等各种剂型，首方名补肝汤。[19]

④ 肝胆俱虚　证见“左手关上脉阴阳俱虚者，足厥阴与少阳经俱虚也。病如恍惚，尸厥不知人，妄见，少气不能言，时时自惊。”[20]

⑤ 肝劳筋极　肝劳内容不多，未加深论。治法主张“补心气以益之，心旺则感于肝矣”。

筋极为六极之一。孙氏又分筋绝、筋实极、筋虚极等几种病情。并解释云，筋极主于肝。筋虚则善悲，色青苍白，见于目下。若伤寒，则筋不能动，十指爪皆痛，数好转筋。伤风，风在筋，为肝虚风。若阳气内发，则筋实，筋实则善怒，嗌干。伤热则咳，咳则胁下痛，不能转侧；又脚下满痛，名曰肝实风。其治亦有六方，有汤、有煮散、有煎、有酒，并有单方及灸法。

(2) 坚癥积聚　坚癥积聚列于肝脏，很有意义，耐人寻味。一般而言，肝之积名曰肥气，但这里范围扩大了，凡在心腹胁下坚痞癥积以及疝瘕等病，都有论及。列方四十四道，其中绝大部分是丸剂,很少部分用汤剂、吐剂、酒剂,尚有熨法、敷贴,以及灸法等,很符合于临床上常用的治疗方法。特别这里的用药,集中攻补升降、温凉气血各方面成就,杂合以治;亦有单方草药,单行独使的。这些病是复杂多变的疑难杂证,这里方法,亦有别出心裁者,值得细细研究。

以上仅就肝脏而言,亦是粗略的叙述,再联系其他诸脏腑和其他门类的资料来看,其治杂病的成就,真是洋洋大观,一千多年来尚未有能总结归纳,实验研究出一个简明扼要的头绪来,这个任务正待于我们下功夫担负起来。

11.1.4 方剂学方面的贡献

《千金方》对方剂学的贡献很大,古方汤液之能得见者,除了《伤寒论》、《金匮要略》而外,就要推重《千金方》了,书中收集从张仲景时代直至孙思邈的经验,历数百年的方剂成就,在阅读仲景书外,再读《千多方》,真能大开眼界,拓宽思路,看到那一时期,成就之大,内容之富;假如从仲景方为祖方这个认识出发,亦可以看到仲景以后的源流和发展;何况《千金方》中包括的内容,还有道教、释家以及民间和其他方面的成就,亦能大大补充《汤液》、《大论》之未及,真是大有文章,值得总结研究,继承发扬,这里略举二例,以示梗概。

《伤寒论》的大青龙汤,治风寒束表,郁热不得发泄,汗不出而烦躁者。其方是麻黄、桂枝、杏仁、甘草、姜枣与石膏为伍,辛温佐以辛凉,发泄郁热。但至《千金要方》,这种用药方法,就大为发展了,如:

治伤寒三日外,阳气犹在经络,未入脏腑方[21]。药用:桂枝、葛根、升麻、生姜、甘草与黄芩、芍药、石膏、栀子为伍,发泄郁热,如不得汗者,明日去栀子加麻黄。

葛根龙胆汤[22],治伤寒三四日不差、身体烦毒而热方。药用:麻黄、桂枝、葛根、升麻、生姜、甘草与芍药、玉竹、龙胆、黄芩、大青、石膏为伍。

青散[23]治春伤寒、头痛发热方。药用:麻黄、细辛、乌头、厚朴与石膏、苦参、大黄为伍,为散煮服,覆取汗出者。

以上三方,主治病情可以说是基本相同的,但用药的面宽了,组方思路亦发展了。如第一方,以升麻、葛根易麻黄,发表则一,用药在变。以芍药易大枣,虽然仍是调和营卫,但以酸苦易甘温,则略偏泄热,所以在石膏之外又加黄芩、栀子。总的方法相同,泄热的用意突出了。

第二方,于麻、桂之外,更加升、葛,无疑是加强解表作用;以芍药并玉竹易大枣,更注意于顾津。在石膏之外,又加龙胆、黄芩、大青。很明显,发表与泄热两重,用药较大青龙亦更紧,正惟如此,调其营卫,顾其津液,亦更须注意,芍药与玉竹之用,就大有启发意义。寒甚要防其伤阳,化热要顾其伤阴,这里是两顾阴阳的示范。

第三方,发表用麻黄配以细辛、乌头、厚补(《千金翼方》主中风伤寒、头痛寒热、惊悸、气血痹死肌云云),泄热用石膏配以苦参、大黄。而且是服后覆取汗。这是方法仍同、药法大变了。辛温发表取乌、辛、厚朴,可以肯定,风寒甚而头痛身疼亦较甚;辛凉泄热变为辛苦寒泄热,药取苦参、大黄,是郁热甚而有热毒的趋向。这种方法,主要当然仍为发泄郁热,但因郁热过甚,兼参双解之意了,所以方后注云:“一服不除,宜重服之,或当微下利者,有大黄故也。”这就拓宽了大青龙法的眼界。

又如张仲景的小建中汤,在伤寒病是二三日,邪未传里而气血先虚,所以急建其中。在虚劳病是治阴阳两虚,先建其中之急。其方是桂枝汤重用芍药加饴糖。至于《千金要方》,又有发展了。

内补当归建中汤[24]，治产后虚羸不足，腹中冷痛不止，呼吸少气，或苦小腹拘急，痛引腰背，不能饮食。药用小建中汤加当归、倍生姜。

内补芎劳汤[25]，治妇人产后虚羸，及崩漏过多、虚竭、腹中绞痛。药用小建中汤加芎劳、干地黄，以干姜易生姜。

大补中当归汤[26]，治产后虚损不足，腹中拘急，或溺血、少腹苦痛，或从高堕下，犯内，及金创血多内伤；男子亦宜服之。药用前方再加当归、续断、麦冬、吴茱萸、白芷。

小建中汤在《金匮要略》已有加味方，即黄芪建中汤，加用黄芪一味，补中益气，治疗虚劳里急，诸不足。这里第一方加当归，养血和营，温中止痛，所以能治产后虚羸不足，腹中疠痛。第二方加芎劳、干地黄，并以干姜易生姜，其温中养血之功更强，所以更能治疗崩伤过多，虚极、腹中绞痛。至于第三方，再加归、断、麦、茱、白芷，很明显，肝脾阴阳兼顾、建中且辅以养胃，养血又佐以活血而暖肝，所以治疗病情，虚中又有挟寒或留瘀之变者。本是比较简明扼要的小建中方，但随着病情的变化多端，配伍亦药随病转，极尽加减变通，活法无穷之妙。

以上仅是就仲景二方的发展成就而言，类似资料，特别是源流各异的方剂用药，内容很多，值得好好研究，继承发扬，显示孙思邈在临床上的成就。

11.1.5　提倡食治与养性、养老

食治是讲无病要注意调节饮食，有病要先用食疗，食疗不愈，而后用药。这是很有道理的，即防患于未然，不要滥用药物。他首列仲景之言："人体平和，惟须好将养，勿妄服药，药势偏有所助，令人脏气不平，易受外患。"[27]所以，"食能排邪而安脏腑，悦神爽志，以资血气，若能用食平痾，释情遣疾者，可谓良工"[28]。

食治所指，首先注意食不欲杂，"杂则或有所犯，或有所伤，或当时虽无灾苦，积久为人作患"[29]。夏用茹素，并忌酒浆瓜果。其次是慎五味，不要偏嗜。偏嗜则各有所伤，订立了"五脏所宜食法"，[30]等于是订立了一个合于营养卫生的食谱。其中内容，是把《素问》五脏所喜、所宜、所养的食物，加以调剂而具体化。这是历史上最早的一个营养食谱。至于整个食治安排，首重果实，其次蔬菜，其次谷米，最后是禽兽鱼虫。似颇反映道教、佛教的养生精神。

孙思邈虽然笃信道教，隐居深山，自号真人，但并不迷信修炼成仙之说，而是深知通过养生之术，能够防病延年。他说："神仙之道难致，养生之术易崇。故善摄生者，常须慎于忌讳，勤于服食，则百年之内，不惧于夭伤也。"[31]又说："善养性者，则治未病之病，是其意也。"[32]他吸取了《黄帝内经》、扁鹊、华佗、老子、列子、葛洪、彭祖等人的养生思想，形成了我国医学上较全面的养生学。其主要内容，是恬淡虚无，颐养精神，即精神上的乐观，生活上的知足。而最重要的，要能"于名于利，若存若亡；于非名非利，亦若存若亡。"而且要"习以成性"，去除名利，不妄喜怒，不近声色，不贪浓味，不神虑精散，这就是治未病之病。因为人之长寿健康，都是从各方撙节得来。其次，要顺应四时，即在生活起居方面，春应养生，夏应养长，秋应养收，冬应养藏，注意人和自然的统一协调。并且不妄作劳，不违四时，情志，房室，饮食居处皆中节。尤其在饮食方面，提出要"常欲令如饱中饥，饥中饱"，学淡食，当熟嚼，当食去烦恼等，都有一番精意。又其次是常欲小劳，因为"流水不腐，户枢不蠹，是因其运动故也"，人生亦然。

他还指出要注意修道练精，运用内视法、迎气法等等，从各方面配合起来，才可以达到养性和得道的境界。于此，孙思邈的著书宗旨，"济物摄生，穷微尽性，"[33]几个目的，就完全体现出来了。其实，这是发挥了《黄帝内经》的精神，如《素问·上古天真论》说："其知道者，法于阴阳，和于术数，食饮有节，起居有常，不妄作劳，故能形与神俱，而尽终其天年，度百岁乃去。"又说："恬淡虚无，真气从之，精神内守，病安从来"，孙氏的养性，是把《黄帝内经》精神具体化了。

这里特别值得提起的，孙氏的养老学即现在通称的老年病学，他在《千金翼方》卷十二专列两章，如云："圣人之意，本为老人设方，何则？年少则阳气猛盛，食者皆甘，不假医学，悉得肥壮；至于年迈，气力稍微，非药不救，譬之新宅之与故舍，断可知矣。"书中提出养老的几个要点：一是陶冶性情，如"耳不妄听，口无妄言，身无妄动，心无妄念。"要"常念善无念恶，常念生无念杀，常念信无念欺"，等等。第二是"生活有常，无作博戏，强用气力，无举重，无疾行，无喜怒，无悲愁，无哀恸。""又常避大风大雨，大寒大暑，大露霜霰雪，旋风恶气。"第三是饮食有节，如猪、豘、鸡、鱼、蒜、生米、生肉、生菜、白酒、大醋、大咸等勿食，常学淡食。如轻清甜淡之物，大小麦面，粳米等为佳。常不饥不饱，不寒不热，善摄养于寝食之间。第四是调身按摩，摇动肢节，导引行气；不要安处不动，以致经脉气血壅滞。能懂得"安者非安，能安在于虑亡；乐者非乐，能乐在于虑殃"的道理，则养老学问，大体掌握了。

书中还提出一些养老服食药，如乌芝麻、白蜜、牛乳、猪肚、枸杞根、白羊头、蹄、肝、脊髓、黄芪、柏子仁等，亦可随宜配合成膏滋或蜜丸常服。这些就是孙氏养性、养老的丰富经验，亦是他能年寿百余岁的成功诀窍。

总之，孙思邈是一位学识渊博、品德高贵的医林杰出人物，他生前就受到人们的尊敬，隋唐两代都很器重他，知名人士亦多执师资之礼以事之。他去世以后，人们在他故居旁边的鉴山畔，虔诚奉祠，乔世宁序中说："鉴山香火，于关中为盛，虽华岳吴镇弗逮焉。"

他的著作更是脍炙人口，被视为至宝，有人把他刻在石碑上，以广流传。马理序云："孙氏之徒，尝刊是方于华表石上，竖之鉴山之下，漆沮含流路隅，使人览且抄也。"道家者流，还刻于《道藏》书中，把它视为珍宝。

林亿等校正其书，亦推崇备至，如云："粹乎哉孙真人之为书也，既备有汉志四种（指《汉书·艺文志、方技略》，医经、经方、房中、神仙四种）之事，又兼载唐令二家之学（指唐令医制，为医者皆须学习张仲景伤寒和陈延之小品方两家）。其术精而博，其义深而通，以今知古，由后视今，信其百世可行之学也。"叶梦得《避暑录话》亦说："今通天下言医者，皆以二书为司命也。"清代名医张璐，认为"惟孙真人千金方，可与仲圣诸书颉颃上下也。伏读三十卷中，法良意美，圣谟洋洋，其辨治之条分缕晰，制方之反激逆从，非神而明之，其熟能与于斯乎?!"他自青年读书以来，即留心于此，直至晚年，尚然不甘自朽，沉潜钻研，阐发精义，为《孙真人千金方衍义》三十卷。后人并有称为方书之祖的。于此可见孙氏之书影响之深远了。

孙思邈在日本也享有盛誉。如日人小岛尚质之序颇有代表性，他说："孙氏之书，双璧相合，再显我日域，不其伟欤！……宸幸医学之日以益盛，人才之日以益长，人人循真人之津梁，究长沙之奥突，则凡在医官，莫不钦赖。"

日本名医丹波康赖在982年撰《医心方》时，深受《千金要方》的影响，引用其文481条，日本在天宝、万治、天明、嘉永、宽政年间均出版过《千金要方》。可见，孙思邈在学术上和高尚医德方面又对后世影响很大。

【复习思考题】

(1) 孙思邈的医德和治学态度，反映在哪些方面？我们怎样向他学习？

(2) 孙思邈著作《千金要方》《千金翼方》的宗旨是什么？其影响如何？他在伤寒和杂病方面的成就，对目前临床有哪些启发意义？

(3) 孙思邈提倡食治，养性，养老，其大体内容如何？在目前有哪些启发意义？

【原著选读】

《大医精诚》

张湛曰："夫经方之难精，由来尚矣。今病有内同而外异，亦有内异而外同，故五脏六腑之盈虚，血脉荣卫之通塞，固非耳目之所察，必先诊候以审之，而寸口关尺，有浮沉弦紧之乱，俞穴流注，有高下浅深之差，肌肤筋骨，有厚薄刚柔之异，唯用心精微者，始可与言于兹矣。今以至精至微之事，求之于至粗至浅之思，其不殆哉！若盈而益之，虚而损之，通而彻之，塞而壅之，寒而冷之，热而温之，是重加其疾，而望其生，吾见其死矣。故医方卜筮，艺能之难精者也，既非神授，何以得其幽微？世有愚者，读方三年，便谓天下无病可治；及治病三年，乃知天下无方可用。故学者必须博极医源，精勤不倦，不得道听途说，而言医道已了，深自误哉！"

凡大医治病，必当安神定志，无欲无求，先发大慈恻隐之心，誓愿普救含灵之苦，若有疾厄来求救者，不得问其贵贱贫富，长幼妍蚩，怨亲善友，华夷愚智，普同一等，皆如至亲之想。亦不得瞻前顾后，自虑吉凶，护惜身命。见彼苦恼，若已有之，深心悽怆，勿避崄巇，昼夜寒暑，饥渴疲劳，一心赴救，无作功夫形迹之心。如此可为苍生大医，反此则是含灵巨贼。

自古名贤治病，多用生命以济危急，虽曰贱畜贵人，至于爱命，人畜一也。损彼益己，物情同患，况于人乎？夫杀生求生，去生更远，吾今此方，所以不用生命为药者，良由此也。其虻虫、水蛭之属，市有先死者，则市而用之，不在此例。只如鸡卵一物，以其混沌未分，必有大段要急之处，不得已隐忍而用之，能不用者，斯为大哲，亦所不及也。其有患疮痍下痢，臭秽不可瞻视，人所恶见者，但发惭愧凄怜忧恤之意，不得起一念蒂芥之心，是吾之志也。

夫太医之体，欲得澄神内视，望之俨然，宽裕汪汪，不皎不昧，省病诊疾，至意深心，详察形候，纤毫勿失，处判针药，无得参差，虽曰病宜速救，要须临事不惑，唯当审谛覃思，不得于性命之上，率尔自逞俊快，邀射名誉，甚不仁矣。又到病家，纵绮罗满目，勿左右顾盼；丝竹凑耳，无得似有所娱；珍羞迭荐，食如无味；醽醁兼陈，看有若无。所以尔者，夫一人向隅，满堂不乐，而况病人苦楚，不离斯须，而医者安然欢娱，傲然自得，兹乃人神之所共耻，至人之所不为，斯盖医之本意也。

夫为医之法，不得多语调笑，谈谑喧哗，道说是非，议论人物，炫耀声名，訾毁诸医，自矜己德，偶然治差一病，则昂头戴面，而有自许之貌，谓天下无双，此医人之膏肓也。

所以医人不得恃己所长，专心经略财物，但作救苦之心，于冥运道中，自感多福者耳。又不得以彼富贵，处以珍贵之药，令彼难求，自炫功能，谅非忠恕之道。志存救济，故亦曲碎论之，学者不可耻言之鄙俚也。(《千金要方》卷一)

《治病略例》

夫天布五行，以植万类；人禀五常，以为五脏。经络腑输，阴阳会通，玄冥幽微，变化难极。易曰：非天下之至赜，其孰能与于此。观今之医，不念思求经旨，以演其所知，各承家伎，始终循旧，省病问疾，务在口给，相对斯须，便处汤药，按寸不及尺，握手不及足，人迎趺阳，三部不参，动数发息，不满五十，短期未知决诊，九候曾无仿佛，明堂阙庭，尽不见察，所谓窥管而已。夫欲视死别生，固亦难矣。此皆医之深戒，病者可不谨以察之，而自防虑也。古来医人，皆相嫉害，扁鹊为秦太医令李醯所害，即其事也。一医处方，不得使别医和合，脱或私加毒药，令人增疾，渐以致困，如此者非一，特须慎之，宁可不服其药，以任天真；不得使愚医相嫉，贼人性命，甚可哀伤。

夫百病之本，有中风、伤寒、寒热、温疟，中恶、霍乱、大腹水肿、肠澼下痢、大小便不通、奔豚、上气、咳逆呕吐、黄疸、消渴、留饮、癖食、坚积癥瘕、惊邪、癫痫、鬼疰、喉痹、齿痛、耳聋、目盲，金疮踒折、痈肿恶疮、痔瘘瘤瘿、男子五劳七伤、虚乏羸瘦、女子带下崩中、血闭阴蚀、虫蛇蛊毒所伤、此皆大略宗兆。其间变动枝叶，各依端绪以取之。又有冷热劳损，伤饱房劳，惊悸恐惧，忧恚怵惕。又有产乳落胎，堕下瘀血。又有含饵五石，以求房中之乐。此皆病之根源，为患生诸枝叶也，不可不知其本末。但向医说男女长幼之病，有半与病源相符会者，便可服药也。男子者，众阳所归，常居于燥，阳气游动，强力施泄，便成劳损。损伤之病，亦以众矣，若比之女人，则十倍易治。凡女子十四以上，则有月事，月事来日，得风冷湿热，四时之病相协者，皆自说之，不尔，与治悮相触动，更增困也。处方者亦应问之。凡用药皆随土地所宜。江南岭表其地暑湿，其人肌肤薄脆，腠理开疏，用药轻省。关中河北，土地刚燥，其人皮肤坚硬，腠理闭塞，用药重复。世有少盛之人，不避风湿、触犯禁忌，暴竭精液，虽得微疾，皆不可轻以利药下之，一利大重，竭其精液，困滞着床，动经年月也。凡长宿病，宜服利汤，不须尽剂，候利之足则止，病源未除者，于后更合耳，稍有气力，堪尽剂则不论也。病源须服利汤取除者，服利汤后，宜将丸散时时助之。

凡病服利汤得差者，此后慎不中服补汤也，若得补汤，病势还复成也，更重泻之，则其人重受弊也。若初差，气力未甚平复者，但消息之；须服药者，当以平药和之。夫常患之人，不妨行走，气力未衰，欲将补益，冷热随宜丸散者，可先服利汤，泻除胸腹中拥积痰实，然后可服补药也。夫极虚劳应服补汤者，不过三剂即止，若治风病，应服治风汤者，皆非三五剂可知也，自有滞风洞虚，即服十数剂，乃至百余日可差也，故曰实则泻之，虚则补之。

夫二仪之内，阴阳之中，唯人最贵，人者禀天地中和之气，法律礼乐，莫不由人。人始生，先成其精，精成而脑髓生……所以服食五谷，不能将节，冷热咸苦，更相长触，共为攻击，变成疾病，凡医诊候，固是不易，又问而知之，别病深浅，名曰巧医。仲景曰：凡欲和汤合药，针灸之法，宜应精思，必通十二经脉，知三百六十孔穴，荣卫气行，知病所在，宜治之法，不可不通。古者上医相色，色脉与形，不得相失，黑乘赤者死，赤乘青者生。中医听声，声合五音，火闻水声，烦闷干惊；木闻金声，恐思相刑；脾者土地，生育万物，回助四旁，善者不见，死则归之，太过则四肢不举，不及则九窍不通，六识闭塞，犹如醉人，四季运转，终而复始。下医诊脉，知病元由，流转移动，四时逆顺，相害相生，审知脏腑之微，此乃为妙也。（《千金要方》卷一）

《食 治 序 论》

仲景曰：人体平和，惟须好保养，勿妄服药，药势偏有所助，令人脏气不平，易受外患。夫含气之类，未有不资食以存生，而不知食之有成败，百姓日用而不知，水火至近而难识，余概其如此，聊因笔墨之暇，撰五味损益食治篇，以启童稚，庶勤而行之，有如此影响耳。

河东卫汎记曰：扁鹊云：人之所依者，形也；乱于和气者，病也；理于烦毒者，药也；济命扶危者，医也。安身之本，必资于食；救疾之速，必凭于药。不知食宜者，不足以存生也；不明药忌者，不能以除病也。斯之二事，有灵之所要也，若忽而不学，诚可悲夫！是故食能排邪而安脏腑，悦神爽志，以资血气，若能用食平痾，释情遣疾者，可谓良工。长年饵老之奇法，极养生之术也。夫为医者，当须先洞晓病源，知其所犯，以食治之；食疗不愈，然后命药。药性刚烈，犹若御兵，兵之猛暴，岂容妄发，发用乖宜，损伤处众，药之投疾，殃滥亦然。高平王熙称：食不欲杂，杂则或有所犯，有所犯者，或有所伤，或当时虽无灾苦，积久为人作患。又食啖鲑肴，务令简少，鱼肉果实，取益人者而食之。凡常饮食，每令节俭，若贪味多餐，临盘大饱，食讫觉腹中彭亨短气，或致暴疾，乃为霍乱。又夏至以后，迄至秋分，必须慎肥腻饼臛酥油之属，此物与酒浆瓜果，理极相仿。夫在身所以多疾者，皆由春夏取冷太过，饮食不节故也。又鱼鲙诸腥冷之物，多损于人，断之益善。乳酪酥等常食之，令人有筋力胆干，肌体润泽；卒多食之，亦令胪胀泄利，渐渐自己。（《千金要方》卷二十六）

〔注释〕

① 以上引文见《旧唐书》孙思邈传。

② 同上。

③ 《千金要方·大医精诚》。

④ 同上。

⑤ 同上。

⑥ 同上。

⑦ 同上。

⑧ 《大医习业》。

⑨ 屠苏酒：避疫气、令人不染温病及伤寒，岁旦饮之。大黄、白术、桔梗、蜀椒、桂心、乌头、菝葜、一方有防风。

⑩ 《千金翼方·伤寒上》。

⑪ 同上。

⑫ 同上。

⑬ 同上。

⑭ 《千金要方·肝脏脉论》。

⑮ 《肝虚实》肝实热门。

⑯ 竹沥泄热汤：治肝实热，阳气伏邪热，喘逆闷恐，目视物无明，狂悸非急而言。竹沥、麻黄、石膏、生姜、芍药、大青、栀子仁、升麻、茯苓、玄参、知母、生葛。

⑰ 肝胆俱实门。

⑱ 肝虚寒门。

⑲ 补肝汤：治肝气不足、两胁下满、筋急、不得大息、四肢厥冷、发抢心腹痛、目不明了。及妇人心痛乳痛、膝热消渴、爪甲枯、口面青者。甘草、桂心、山茱萸、细辛、桃人、柏子人、茯苓、防风、大枣。

⑳ 肝胆俱虚门。

㉑ 《千金要方·伤寒》发汗汤门。

㉒ 同上。

㉓ 《千金要方·伤寒》发汗散门。

㉔ 《千金要方·妇人方中》心腹痛门。

㉕ 同上。

㉖ 同上。

㉗ 《千金要方·食治》序论。

㉘ 同上。

㉙ 同上。

㉚ 同上。

㉛ 《千金翼方·养性》。

㉜ 《千金要方·养性序》。

㉝ 《千金翼方·自序》。

11.2 钱　乙

钱乙，字仲阳。约生于北宋仁宗至徽宗年间（约 1035~1117 年），享年 82 岁，是历史上著名的一位儿科大家。

钱氏上世是钱塘人，至曾祖钱赟，北迁郓州，遂为郓人（今山东省郓城县）。父钱颢，善针医，然嗜酒喜游，一旦匿迹东海上不复返，遗留孤孀母子，乙时年才三岁。以后母又病故，其姑丈吕氏怜其孤苦，收养为子，稍长读书，又随吕氏学医，至吕将殁，乃告以家世，乙号泣请往，寻其父凡五六返，最后得其所在，又积数岁，又迎父以归，乙年已三十余岁了。又历七年，父以寿终。

钱乙为医，当初以《颅颇方》著名山东。元丰年中（1078～1084年），宋神宗甥女患泄利将殆，众医无策，请乙诊治而愈，乃授以翰林医学士。明年，皇子仪国公病瘛疭，国医未能治，再召乙诊治，进黄土汤而愈。神宗又擢为太医丞，并留住京师。十年后，乙患周痹，辞官返里。

乙精通儿科，但亦通各科，均有所成就。平生注意研究方药，于本草尤邃。并多识物理，喜观气象，于诸书无不窥。他人靳靳守古，而钱独能度越纵舍，卒与法合。刘跂赞云："钱乙非独其医可称也，其笃行似儒，其奇迹似狭，术盛行而身隐约，又类夫有道者。"①

钱乙著作很多，有《伤寒论指微》五卷，《婴孺论》百篇，《钱氏小儿方》八卷，《小儿药证直诀》三卷，但惟有最后一种流传下来，余均散佚。

钱氏的学术成就，阎季忠曾加指出："概括古今、又多自得。""其法简易精审，如指诸掌。"意即是说，他学有渊源，又富有独到的经验。而其具体方法，又是简明精审，可学可传的。择要论述如下。

11.2.1 突出儿科特点

小儿与成人相比，有许多不同之处，亦就是儿科有其特点。认识和掌握这些特点，是儿科学能够发展成为一门独立学科的先决条件。

钱乙认为，小儿"五脏六腑，成而未全，全而未壮。""脏腑柔弱，易虚易实，易寒易热"②。这是小儿生理和病理上的特点，一定要有所了解。他从这一点出发，对小儿病的治疗，常以妄攻误下为警戒。如云："小儿病疳，皆愚医之所坏病。""小儿之脏腑柔弱，不可痛击，大下必亡津液而成疳。"又说："小儿易虚易实，下之既过，胃中津液耗损，渐令疳瘦。"③并指出，不可滥用寒药温药，因为"小儿易为虚实，脾虚不受寒温，服寒则生冷，服温则生热，当识此勿误也"④。因此，形成了颇有特色的治疗观，即抓住脏腑为纲，从五行生克制化的关系出发，处理问题。例如，凡病先虚，或下之，需下者，先实其母，然后下之。举肺而言，"肺虚而痰实，此可下，先当益脾，后方泻肺也"⑤。意即是说，小儿病多虚证，纵然有实证可下，但亦要用补母泻子的方法，照顾到脏腑之间的相互关系，不能有泻无补，致伐生生之气。纵然下之，亦必"量其大小虚实而下之"，下之之后，还须用益黄散等，扶助脾胃以善其后。这种方法，对儿科来讲，确有指导意义的。

总之，掌握小儿生理、病理的特点，作为临床治疗的必要基础，这是钱氏学术思想中的一个突出方面，并对后世儿科学的发展，起了深远的影响。

11.2.2 五脏证治

从五脏辨证论治，是钱氏学术成就中的核心部分。他既充分运用五脏五行的一般规律，又赋予儿科学的特色，如从心、肝、脾、肺、肾的分证，即以惊、风、困、喘、虚的儿科常见病密切联系起来，显出儿科五脏证治的特色，颇值得注意，应重视加以研究。例如：

心属火，主神明。若遇大声骇异，则心火内动，神不安舍，易于发惊。如为邪热所扰，亦发惊，叫哭惊悸，并见身热面赤引饮，口中气热，大小便黄赤等症。如火热更甚，心阳太亢，热甚风生，心肝俱旺，便能发搐，这些证候，病为急惊。治疗方法，钱氏又各有所主，如急惊，治宜除其痰热，利惊圆⑥主之；心气热，导赤散⑦主之；心实热，一物泻心汤⑧主之。若为心虚热，卧而悸动不安，目内淡红，用生犀散⑨；心虚肝热，身壮热，神思恍惚，用安神圆⑩。

肝属木,主风,主筋,其声呼,开窍于目。所以,肝病常见哭叫目直、呵欠顿闷、项强等症。如其肝有实热,则目直大叫,手寻衣领及乱捻物,这是肝热灼阴,热甚生风,治当泻青圆[11]主之。母能令子实,肝热而心火亦炽者,必发搐弱,并用导赤散主之。风热俱盛,反侮肺金,肺气上逆,壮热饮水喘闷者,并用泻白散[12]主之。若热灼阴伤,肝肾俱虚,阴虚发热,症见咬牙多欠气,治宜补肾,地黄圆[13]主之。

脾属土,主思,主肌肉,主湿,运化水谷。所以,脾病则肢体困重、嗜卧懒动、大便泄泻、不思饮食,这是脾湿胜而运化失常之故。如为邪实,则湿郁生热,困睡而身热饮水,目内黄,泻黄散[14]主之。亦有邪热伤中,吐泻黄水,用玉露散[15]。若脾气虚,运化不及,清气不能上升而反下陷,如泄泻;浊气不能下降而反上逆,为呕吐,上吐下泻,便为小儿吐利候。益黄散[16]主之。如吐利久不差,则脾虚生风,而成慢惊,这又是土虚木乘之变,治疗另详慢惊。

肺属金,主气。肺病则气机不利,喘逆闷乱,或哽咽不畅。若邪实于肺,则闷乱喘逆,时见小儿以手掐眉目鼻面,邪从热化,则口渴饮水;若挟饮邪,则不欲饮水。泻白散、甘橘汤[17]主之;有痰热者,葶苈丸[18]主之。若肺气虚,气不足则哽咽不利,长出气,即出气多而吸气少,气短不足以息。唇色白。阿胶散[19]补之。若有虚热,唇深红色,散肺虚热,可少服泻白散。如其唇色白,更闷乱气粗喘促,哽气者,难治,因为肺气虚损之故。

肾属水,主藏精,主骨。孩儿至小,本体虚怯,血气未实,精气未充,所以病及于肾,多为虚证。如精不足则目无精光,神水不足则畏明,目中白睛多。且体弱骨重,骨痿身倾,解颅,面色㿠白。治宜补肾,地黄圆主之。但邪气盛则实,如疮疹之病,邪热内陷,亦成实证,不过其疮多为黑陷,此时处理,又当从疮疹例治。

以上所述,是钱氏五脏证治的大略,都是围绕着儿科特点论证的。这里五脏分证,不能分割看待,钱氏特别注意辨别脏腑虚实和五脏之间的生克制化关系。例如,肺病又见肝脏证候者,若肝虚不能胜肺,其病易治,若肝强实而反胜肺者,则其病难治。其他诸脏,可以类推。至于治疗,亦要考虑病情的新久虚实,虚则补其母,实则泻其子,这亦是一个共同的规律。

此外,五脏论证,还在各方面应用,如面诊,左腮为肝,右腮为肺,额上为心,鼻为脾,颏为肾。见赤色者为热病,随证治之。如一日分四时,早晨寅卯辰时肝旺,日午巳午未心旺,日晚申酉戌肺旺,夜间亥子丑肾旺;肝旺当补肾治肝等,亦有一定规律可循。如一年分五脏,肝病见于秋令,肺病见于春令,心病见于冬令,肾病见于夏令,脾病见于四旁等,皆有相胜轻重之变,当分其顺逆难易而治之。

这种五脏辨证,是在《黄帝内经》《难经》《金匮》《中藏经》《千金方》等的基础上,又赋予新的内容者,亦为儿科的辨证论治,打下了专业性的基础。

11.2.3 几个常见病的论述

(1) 惊痫发搐　心热生惊,热甚发搐,这是常见证候,而钱氏分析病情很细,在发搐时间上还分五脏。如早晨发搐,寅卯辰时身体壮热,目上视,手足动摇,口内生热涎,项紧急,这是肝旺,当补肾治肝。补肾用地黄圆;治肝用泻青圆。日午病甚,巳午未时发搐,心神惊悸,目上视,白睛赤色,牙关紧,口内涎,手足动摇,这是心旺,当补肝治心。治心导赤散、凉惊圆[20];补肝地黄圆。日晚发病,申酉戌时不甚搐而喘,目微斜视,身体似热,睡露睛,手足冷,大便淡黄水,这是肺旺,当补脾治心肝。补脾益黄散;治肝泻青圆;治心导赤散。夜间病发,亥子丑时不甚搐而卧不隐,身体温壮,目睛紧斜视,喉中有痰,大便银褐色,乳食不消,多睡,不纳津液,当补脾治心。补脾益黄散;治心导赤散、凉惊圆。

附：小儿五脏病证治简表

五脏	所主	五脏病	辨　虚　实	五脏风证热证	常用主方
心	惊	多叫哭、惊悸、手足动摇、发热饮水	实：叫哭发热，饮水而搐。气上下行涩合卧则气不得通，故喜仰卧，则气得上下通也	视其睡，口中气温，或合面睡，及上窜咬牙。心胸亦热，欲言不能，而有就冷之意，故合面卧。目内赤	泻心汤、导赤散、利惊圆
			虚：卧而悸动不安	虚热目淡红	生犀散、安神圆
肝	风	哭叫目直，呵欠顿闷，项急	实：目直大叫、呵欠、项急、顿闷	热：手寻衣领及乱捻物，壮热饮水，喘闷。目直视不搐，得心热则搐。目内青	泻青圆、泻白散
			虚：咬牙多欠气，目内浅淡	风：目连札不搐，得心热则搐。凡甚则身反折，强直，不搐	地黄圆
脾	困	困睡泄泻不思饮食	实；困睡身热、饮水	目内黄	泻黄散、玉露散
			虚：吐泻生风		益黄散
肺	喘	闷乱、哽气、长出气、气短喘息	实：闷乱喘促，有饮水者，有不饮水者	手掐眉目鼻面	泻白散、甘橘汤、孝苈圆
			虚：哽气、长出气。唇白色、苦闷乱、气粗喘促、哽气者，难治	虚热、唇深红色	补肺阿胶散、泻白散、益黄散
肾	虚	目无精光、畏明 体骨重	实：无实证，惟疮疹肾实则变黑陷		
			虚：儿本虚怯、神不足、目中白睛多，畏明。无精光。面色㿠白，解颅，骨痿身重		补肾地黄圆

更有伤风后发搐的，当发散，用大青膏[21]。伤食后发搐的，当先定搐，搐退用白饼子[22]下之，后服安神圆。至于生儿百日内发搐，此症要特别注意，辨其真假，有死生的关系。如为真病，是内生惊痫，发搐不过三两次，即能死亡；如为假者，发作虽然频繁，并不严重，大都由外伤风冷所致，因为小儿血气未实，不能胜任邪气的侵犯，所以发搐。其最主要的一个症状是，口中气出发热。治之可以发散，用大青膏，并涂囟法、浴体法[23]。

(2) 慢惊　急惊之外，还有慢惊，两者阴阳异证，切宜辨而治之。急惊病情，上文已经述，慢惊之成，大都由于其他疾病转归，尤如伤于风冷，先病吐泻，或者失治误治，以致脾胃虚损，手足时自瘛疭，昏睡露睛，身温，甚时遍身冷，口鼻气出亦冷，钱氏指出："此无阳也。"治疗方法，急惊宜凉泻，因为心肝有热；慢惊宜温补，由于脾胃阳气已虚，这在病情上寒热虚实不同，不能稍有差误。具体方药，身温是风在脾胃，其大便散而不聚，泄泻，当去脾间风，风退则利止。先用宣风散[24]，后用使君子圆[25]，补其脾胃。

亦有诸吐利病，久不差者，脾虚生风，亦成慢惊。用白术散[26]。

(3) 吐泻 小儿吐泻,亦是一个常见病。钱氏对此分为三种,即初生吐泻、伤风吐泻和夏秋吐泻。初生吐泻,身温凉,不思乳食,大便青白色,乳食不消,是伤食,当和胃下食,先用白饼子下食,后用益黄散和胃补脾。伤风吐泻,乍凉乍热,发散用大青膏,补脾用益黄散;如胃虚热渴,当生胃中津液,以止其渴,用白术散。夏秋吐泻更多见,亦比较难治。身壮热者属热,吐乳不消,泻深黄色,玉露散主之;吐泻身温似热,热多于冷,吐呕乳食不消,泻黄白色,似渴,食前少服益黄散,食后多服玉露散;吐泻身温,凉少热多,不能食乳多,似睡闷乱、哽气、不渴,食前多服益黄散,食后少服玉露散;吐泻身冷,无热症,不能食乳,干哕,泻青褐水,当补脾,益黄散主之,不可下食。

(4) 疳症 小儿疳症,皆为脾胃病,损伤津液而成。有因大病或吐泻以后,或者误药吐下而致者。其证应该首先分别冷热。如为冷证,疳症在于内,目肿腹胀,利色无常,或沫青白,渐瘦弱。木香圆[27]主之。如为热证,疳症见于外,鼻下赤烂,目燥,鼻头上有疮,不着痂,渐绕耳生疮。治鼻疮烂,用兰香散[28];治诸疮,白粉散[29]主之。又胡黄连圆[30],亦治疳证属热者。

其次分别五脏,如肝疳,眼中白膜遮睛,当补肝,地黄圆主之。心疳,面黄颊赤,身壮热,当补心,安神圆主之。脾疳,体黄腹大,食泥土。又名肥疳,身瘦黄,皮干而有疮疥。当补脾,益黄散主之。肾疳,极瘦,身有疮疥。当补肾,地黄圆主之。筋疳,泻血而瘦,当补肝,地黄圆主之。肺疳,气喘,口鼻生疮,当补脾肺,益黄散主之。骨疳,喜卧冷地,当补肾,地黄圆主之。这些证候,皆属于久病脏虚,治宜依本脏,并补其母及与治疳药,这是个共同点。

总之,小儿目涩,或生白膜,唇赤,身黄干,或黑,喜卧冷地,或食泥土,身有疮疥,泻青白黄沫水,利色变易,腹满,身耳鼻皆有疮,发鬓作穗状,头大项细,极瘦,口干,饮水等等,都是疳病的常见之症。

(5) 肿胀 小儿腹胀,多由于脾胃虚弱,气滞而作,但有虚实之分。实胀,邪积交阻,闷乱喘满,当下之,用紫霜圆[31]、白饼子。虚胀不喘,属于脾胃虚寒,不可下,当温中渐消,用塌气圆[32];但亦不可用大温散之药,更耗伤其气。假如误下,亦更伤脾肺,气虚水停,可出现目胞腮肿,四肢肿。

小儿肿病,由于肾热传于膀胱,膀胱热盛,逆行脾胃,脾虚不能制肾,水反克土,流于四劳,所以身面皆肿。若肿而大喘者,其病危重,因为其变及于心肺,五脏逆乱,难治。

11.2.4 调剂制方的特点

钱氏调剂制方,善用成药。书中丸散膏方特多,几乎绝大部分是成方成药,这是反映儿科特色的。可以事先制备,便于及时应用,亦易为小儿所接受。而且很注意用量服法。其中方剂,大都味数少,用量小,考虑到给药方便。

组方亦很严谨,突出用药的规律性。例如当归汤,方用当归、白芍、人参、甘草、桔梗、陈皮六味。治小儿气血虚弱,时自夜啼,藏寒而腹痛,面青手冷,不吮乳者。方中归芍参草,调补气血;桔梗陈皮,行气和中。使气血得和,寒散痛止,不用刚燥之药,又简而有效。又如阿胶散,治小儿肺阴虚损的喘嗽,注意养阴,但又不蛮补,仅用一味阿胶补阴,其他配伍牛蒡子、马兜铃、杏仁、甘草,开泄肺气,补虚止喘。又如紫草散,只用钩藤、紫草两味,治热入血分之斑疹。总之,他选药精练,注意柔和,避免刚燥繁杂之偏。即如常用诸方,如泻青圆、导赤散、泻黄散、泻白散、地黄圆等,都有一定的规律可循。

他还善于化裁古方,创制新方。如地黄圆,是从肾气丸减去肉桂、附子而成,成为补肾滋阴的名方。异功散,是从四君子汤加陈皮一味,成为调理脾胃,培土生金的常用方。从此二方来看，还能反映他重视脾肾的成就。又如豆蔻香连丸[33]、小香连丸[34]、白附子香连丸[35]，均是从唐《兵部手集方》香连丸加味而成，更适宜于小儿泻痢的特点。又升麻葛根汤[36]，即《千金方》芍药四物汤的化裁，去黄芩之苦寒，如甘草之甘缓，于小儿伤寒、温疫、风热、疮疹初起等症为尤宜，简便有效。如此等等，都能反映钱氏善于继承前人经验，而又有独创的成就，颇值得学习。

当然，钱乙的成就是肯定的，他为儿科学的形成和发展，做出了巨大的贡献。但不可否认，他亦受到一定的历史局限，如在五脏辨证中，提出"肾主虚，无实也"。以地黄圆补肾，开创了滋阴法的先河；但没有提及儿科病是否有肾阳虚的问题。又如脾虚用益黄散，香燥醒中，对湿胜气滞者很有功；但没有提及甘温补中、甘润养胃的问题。又如五脏虚实，从补母泻子去考虑，的确是个规律，但气血阴阳的虚实，论证论治，尚未够全面；水肿亦无治法，如此等等，求全责备固然是不对的，但看到问题，探求后来的发展，亦是有益处的。不过，即使提出一些问题，亦无妨于钱乙之作为一个杰出的儿科大家。

【复习思考题】

（1）试述钱氏五脏辨证的主要内容及其应用方法。

（2）钱氏临床用药的特点在哪里？举例说明之。

（3）钱氏善于化裁古方创制新方，试举例说明之。

【医案举例】

（1）潮热惊搐　皇都徐氏子，三岁，病潮热，每日西则发搐，身微热而目微斜，反露睛，四肢冷而喘，大便微黄。钱与李医同治。钱问李曰：病何搐也？李曰：有风。何身热微温？曰：四肢所作。何目斜露睛？曰：搐则目斜。何肢冷？曰：冷厥必内热。曰：何喘？曰：搐之甚也。曰：何以治之？曰：嚏惊圆鼻中灌之，必搐止。钱又问曰：既谓风病，温壮搐引，目斜露睛，内热肢冷，及搐甚而喘，并以何药治之？李曰：皆此药也。钱曰：不然。搐者肝实也，故令搐；日西身微热者，肺潮用事。肺主身温且热者，为肺虚；所以目微斜露睛者，肝肺相胜也；肢冷者，脾虚也。肺若虚甚，用益黄散、阿胶散；得脾虚证退。后以泻青丸，导赤散、凉惊圆治之，后九日平愈。（《小儿药证直诀》卷中）

按： 本案既非急惊，又非慢惊，而是虚实互见的抽搐病，潮热抽搐，虽属实证，但热不甚重，且目微斜反露睛，四肢冷而喘，大便微黄等，脾肺两虚之象，极为明显。故钱氏断为肝木有余，乘脾侮肺之证，用益黄散、阿胶散，先补脾肺之虚；再用泻青圆、导赤散、凉惊圆，以泻木火之实，而收清热平肝，熄风定惊之功，此案论证用药，颇有理致可寻，而且层层深入，引人入胜，是善于与人以规矩者。

（2）虚体吐泻　冯家务子，五岁。吐泻壮热，不思食。钱曰：目中黑睛少而白睛多。面色㿠白，神怯也。黑睛少，肾虚也。黑睛属水，本怯而虚，故多病也。纵长成，必肌肤不壮，不耐寒暑，易虚易实。脾胃亦怯，更不可纵酒欲。若不保养，不过壮年。面上常无精神光泽者，如妇人之失血也。今吐利不食，壮热者，伤食也，不可下。下之，虚入肺则嗽；入心则惊；入脾则泻；入肾则益虚。此但以消积圆磨之，为微有食也。如伤食甚，则可下，不下则成癖也。实食在内，乃可下之，毕补脾，必愈。随其虚实，无不效者。（《小儿药证直诀》卷中）

按： 本例是先后天俱怯之体，而病吐泻，如何处理，钱氏考虑得很多，很周到，瞻前顾后，期于稳妥。最后的经验，是"随其虚实，无不效者"。亦即是说，首先要注意到体虚，其次辨其病情缓急，给予治疗，再分析食积之微甚，可下当下，微者缓消，但最后总要补脾，恢复后天以收功，这是颇多启发意义的，特别谈到脾肾不足之体，预后变化多端，值得记取。

（3）肺热咳嗽　东都张氏孙九岁，病肺热。他医以犀、珠、龙、麝、生牛黄治之，一月不愈。其证嗽喘闷乱，饮水不止，全不能食。钱氏用使君子圆、益黄散。张曰：本有热，何以又行温药？他医用凉药攻之，一月尚无效。钱曰：凉药久则寒不能食，小儿虚不能食，当补脾，候饮食如故，即泻肺经，病必愈矣。服补脾药二

日，其子欲饮食，钱以泻白散泻其肺，遂愈。张曰：何以不虚？钱曰：先实其脾，然后泻肺，故不虚也。（《小儿药证直诀》卷中）

按：此证嗽喘闷乱，饮水不止，肺家早有蕴热，若投以泻肺清热之药，本可热退喘平，其病向愈。奈何先以犀、珠、龙、麝等重坠耗真之药，诛伐无辜，反伤脾气。脾气一虚，则输布失职，肺无所养。肺津不足，郁热更加，欲借水自救，所以饮水不止。于此可见，此时此证，脾胃气虚，已成为病机的主要矛盾。钱氏先用使君子圆、益黄散补脾，是抓住重点的。候其脾气来复，饮食既进，再以泻白散泻其肺家蕴热，而竟全功。可知其识见老到，处理井然。但亦须注意，使君子圆、益黄散中多香燥苦温之药，是否更伤脾津而助肺热，不能不预为顾忌。

(4) 脾虚发热　朱监薄子，五岁，夜发热，晓即如故。众医有作伤寒者，有作热治者，以凉药解之不愈。其候多涎而喜睡，他医以铁粉圆[57]下涎，其病益甚，至五日，大引饮。钱氏曰：不可下之，乃取白术散末一两，煎汁三升，使任其意取足服。朱生曰：饮多不作泻否？钱曰：无生水不能作泻，纵泻不足怪也，但不可下耳。朱生曰：先治何病？钱曰：止渴治痰，退热清里，皆此药也。至晚服尽。钱看之曰：更可服三升。又煎白术散三升，服尽得稍愈。第三日，又服白术散三升，其子不渴无涎，又投阿胶散二服而愈。（《小儿药证直诀》卷中）

按：此病夜发热而晓如故，显非外感实热可知，无怪众医作伤寒、作热治之而病不愈。喜睡者，脾气困乏；多涎者，土不制水，病属脾气虚弱无疑。先投凉药，已足损其脾阳，而复用铁粉丸妄图镇坠下涎，是为重虚，故病情有增无减，大渴引饮，津液欲竭。钱氏取七味白术散，健脾升津，使脾胃得复升降之权，则虚热不治自退。末投阿胶散，滋其水之上源，仅是善后而已。

又：白术散，一般知其为补脾升津之药，能治消渴，但在什么情况下用之最恰当、最有效，往往犹豫不决。这里提供了钱氏的切身经验，值得注意。

【原著选读】

《虚实腹胀》

腹胀，由脾胃虚气攻作也。实者，闷乱满喘，可下之，用紫霜圆、白饼子。不喘者，虚也，不可下。若误下，则脾气虚，上附肺而行，肺与脾子母皆虚，肺主目胞腮之类，脾主四肢，母气虚甚，即目胞腮肿也；色黄者，属脾也，治之用塌气圆渐消之。未愈，渐加圆数，不可以丁香、木香、橘皮、豆蔻大温散药治之，何以然？脾虚气未出，腹胀而不喘，可以散药治之，使上下分消其气，则愈也。若虚气已出，附肺而行，即脾胃内弱，每生虚气，入于四肢面目矣，小儿易为虚实，脾虚不受寒温，服寒则生冷，服温则生热，当识此勿误也。胃久虚热，多生疸病，或引饮不止。脾虚不能胜肾，随肺之气上行于四肢，若水状，肾气浸浮于肺，即大喘也，此当服塌气圆。病愈后，面未红者，虚衰未复故也。

治腹胀者，譬如行兵，战寇于林，寇未出林，以兵攻之，必可获寇；若出林，不可急攻，攻必有失，当以意渐收之，即顺也。

治虚腹胀，先服塌气圆，不愈，腹中有食积结粪，小便黄，时微喘，脉伏而实，时饮水，能食者，可下之。盖脾初虚而后结有积，所治宜先补脾，后下之，下后又补脾，即愈也。补肺恐生虚喘。（《小儿药证直诀》卷上）

《咳　　嗽》

夫嗽者，肺感微寒，八九月间，肺气大旺，病嗽者，其病必实，非久病也。其证，面赤痰盛、身热，法当以葶苈圆下之；若久者，不可下也。十一月、十二月嗽者，乃伤风嗽也。风从背脊第三椎肺俞穴入也，当以麻黄汤汗之，有热证，面赤饮水涎热，咽喉不利者，宜兼甘橘汤治之。若五七日间，其证身热痰盛，唾粘者，以褊银圆下之。有肺盛者，咳而后喘，面肿欲饮水，有不饮水者，其身即热，以泻白散泻之。若伤风咳嗽五七日，无热证，而但嗽者，亦葶苈圆下之，后用化痰药，有肺虚者，咳而哽气，时时长出气，喉中有声，此久病也，以阿胶散补之。痰盛者，先实脾，后以褊银圆微下之，涎退即补肺，补肺如上法。有嗽而吐水，或青绿水者，以百祥圆下之。有嗽而吐痰涎乳食者，以白饼子下之。有嗽而咯脓血者，乃肺热，食后服甘橘汤，久嗽者，肺亡津液，阿胶散补之，咳而痰实，不甚喘而面赤，时饮水者，可褊银圆下之。治嗽大法。盛即下之，久即补之。更量虚实以意增损。（《小儿药证直诀》卷上）

〔注释〕

① 钱仲阳传。

② 《小儿药证直诀·变蒸》及阎孝忠原序。

③ 《小儿药证直诀·诸疳》。

④ 《小儿药证直诀·虚实腹胀》。

⑤ 《小儿药证直诀·杂病证》。

⑥ 利惊圆：青黛、轻粉各一钱，牵牛末五钱，天竺黄二钱，上为末，白面糊丸，如小豆大，每服二十圆，薄荷汤下。一法炼蜜丸，如芡实大，一粒化下。

⑦ 导赤散：生地黄、甘草（生）、木通各等分，上同为末，每服三钱，水一盏，入竹叶同煎至五分，食后温服。一本不用甘草，用黄芩。

⑧ 泻心汤：黄连（去须）一两，为末，每服五分，临卧取温水化下。

⑨ 生犀散：生犀（锉末）二钱，地骨皮、赤芍药、柴胡根、干葛（锉）各一两，甘草（炙）五钱，上为粗末，每服一二钱，水一盏，煎至七分，温服，食后。

⑩ 安神圆：马牙硝五钱、白茯苓五钱、麦门冬五钱、淮山药五钱、龙脑（研）一字、寒水石（研）五钱、朱砂（研）一两、甘草五钱，上末之，炼蜜为圆，鸡头大，每服半圆，砂糖水化下，无时。

⑪ 泻青圆：当归、龙脑（焙秤）、川芎、山栀子仁、川大黄（湿纸裹煨）、羌活、防风等分，为末，炼蜜和圆，鸡头大，每服半圆至一圆，煎竹叶汤同砂糖温水化下。

⑫ 泻白散：（又名泻肺散）：地骨皮、桑白皮（炒）各一两，甘草（炙）一钱，锉散，每服二钱入粳米一撮，水二小盏，煎七分，食前服。

⑬ 地黄丸：即六味地黄丸。

⑭ 泻黄散（又名泻脾散）：藿香叶七钱、栀子仁一钱、石膏五钱、甘草三两、防风四两，锉细，同蜜酒微炒香，为细末，每服一至二钱，水一盏，煎至五分，温服清汁，无时。

⑮ 玉露散（又名甘露散）：寒水石、石膏各半两，甘草生一钱，上同为细末，每服一字，或半钱一钱，食后温汤下。

⑯ 益黄散（又名补脾散）：陈皮（去白）一两，丁香二钱（一方用木香），诃子（炮去核）、青皮（去白）、甘草（炙）各五钱，上为末，三岁儿一钱半，水半盏，煎三分，食前服。

⑰ 甘橘汤：桔梗二两、甘草一两，上为粗末，每服二钱。水一盏，煎至七分，去滓，食后温服。

⑱ 葶苈丸：甜葶苈隔纸炒、黑牵牛炒、汉防己、杏仁各一钱，上为末，入杏仁泥，取蒸陈枣肉和捣为圆，如麻子大。每服五丸至七丸，生姜汤送下。

⑲ 阿胶散（又名补肺散）：阿胶一两五钱、麸炒，牛蒡子炒香、甘草炙各二钱五分，马兜铃五钱焙、杏仁七个去皮尖炒、糯米一两炒，上为末，每服一二钱，水一盏，煎至六分，食后温服。

⑳ 凉惊圆：草龙胆、防风、青黛各三钱，钩藤二钱，黄连五钱，牛黄、麝香、龙脑各一字匕，面糊圆，粟米大，每服三五丸，金银花汤送下。

㉑ 大青膏：天麻一钱，白附子生末一钱五分，青黛研一钱，蝎尾去毒生末、乌蛇梢肉酒浸焙干取末各一钱，朱砂研、天竺黄研，上同再研细，生蜜和成膏，每服半皂子至一皂子大。温薄荷水化服之。

㉒ 白饼子（又名玉饼子）：滑石末一钱，轻粉五钱，半夏末一钱，南星末一钱，巴豆廿四个，去皮膜，用水一升，煮干研细。上捣罗为末，入巴豆粉，次入轻粉，又研匀，却入余药末，如法令匀，糯米粉圆，如绿豆大，量小儿虚实用药。

㉓　涂囟法：麝香一字，薄荷半字，蝎尾去毒为末、一作半字蜈蚣末，牛黄末、青黛末各一字，上同研，用熟枣肉剂为膏，新棉上涂匀，贴囟上四方，可出一指许，火上炙手，频熨。百日内外小儿可用此。

浴体法：天麻末二钱、全蝎去毒为末，朱砂各五钱，乌蛇肉、白矾各二钱，麝香一钱、青黛三钱，上同研匀，每用三钱，水三碗，桃枝一握，叶五七枚，同煎至十沸，温热浴之，勿浴背。

㉔　宣风散：槟榔两个，陈皮、甘草各半两，牵牛四两半生半熟。研为细末，三二岁儿蜜汤调下五分，以上一钱，食前服。

㉕　使君子：厚朴姜汁涂焙、甘草炙、诃子肉半生半煨、青黛各半两、陈皮去壳一两，面裹煨熟，去面不用。上为末，炼蜜圆如小鸡头大，每服一圆，米饮化下，百日以上，一岁以下服半圆，乳汁化下。

㉖　白术散：人参二钱五分、白茯苓五钱、白术（炒）五钱、藿香叶五钱、木香二钱、甘草一钱、葛根五钱（渴者加至一两），上㕮咀，每服三钱，水煎，热甚发渴，去木香。

㉗　木香丸：木香、青黛另研、槟榔、豆蔻去皮各一分，麝香另研一钱五分，续随子去皮一两，蛤蟆三个烧存性，上为细末，蜜圆绿豆大，每服三五圆至一二十圆，薄荷汤下，食前。

㉘　兰香散：兰香叶二钱、铜青五分、轻粉二字，上为细末，令匀，看疮大小干贴之。

㉙　白粉散：海螵蛸三分、白及三分、轻粉一分，上为末，先用浆水洗，拭干贴。

㉚　胡黄连丸：川黄连五钱、胡黄连五钱、朱砂一钱另研，以上二物为细末，入朱砂末，都填入猪胆内，用淡浆水煮，候壶炊久，取出，研入芦荟、麝香各一分，饭和圆如麻子大。每服五七圆至二三十圆，米饮下，食后。

㉛　紫霜圆：代赭石煅醋淬七次、赤石脂各一钱、杏仁五十粒去皮尖、巴豆三十粒去皮膜心出油，上先将杏仁、巴豆霜入乳钵内细研如膏，却入代赭石脂末研匀，以汤浸蒸饼为圆，如粟米大，一岁服五圆，米饮汤下。

㉜　塌气圆：胡椒一两、蝎尾去毒五钱，上为细末，面圆粟粒大，每服五七圆至一二十圆，陈米饮下，无时，一方有木香一钱。

㉝　豆蔻香连圆：黄连炒三分，肉豆蔻、南木香各一分，上为细末，粟米饭圆，米粒大，每服米饮汤下十圆至二三十圆，日夜各四、五服，食前。

㉞　小香连圆：木香、诃子肉各一分，黄连半两，炒，上为细末，饭和圆，绿豆大，米饭下十圆至三五十圆，频服之，食前。

㉟　白附子香连圆：黄连、木香各一分，白附子大二个，上为末，粟米饭圆，绿豆大，或黍米大，或服十圆至二三十圆。食前，清米饮下，日夜各四、五服。

㊱　升麻葛根汤：干葛细剉、升麻、芍药、甘草剉炙各等分，同为粗末，每服四钱。水一盏半，煎至一盏，量大小与之，温服，无时。

㊲　铁粉圆：水银砂子二分，朱砂、铁粉各一分，轻粉二分天南星炮制去皮脐，取末一分，上同研，水银星尽为度。姜汁面糊圆，粟米大，煎生姜汤下十圆至十五圆、二三十圆，无时。

11.3　陈自明

陈自明，字良甫，南宋临川人（今江西抚州）。约生于南宋光宗绍熙，至度宗咸淳年间（约1190~1270年）。在嘉熙时为建康府明道书院医学教授，景宣时为宝唐刁医。陈氏三世业医，世为大方脉，至于自明，在学术上大有成就，远胜其父祖辈。

陈自明一生，正当南宋王朝行将覆灭的时期，理宗谢方叔和度宗贾似道的两个统治集团（1225~1274年），极端腐败，日趋衰朽，走上覆灭的道路，政治、经济已处于崩溃的边缘。而陈氏在这样动乱腐朽的社会中，洁身自爱，关心民瘼，勤勤恳恳于所热爱的医学事业，是难能可贵的。

他著有《管见大全良方》(已佚仅《医方类聚》中有散在记载)、《妇人大全良方》、《外科精要》等书。

陈氏治学,非常认真、刻苦,真如他自己所说:“仆三世学医,家藏医书若干卷,既又遍行东南,所至必尽索方书以观,暇时闭关静室,翻阅涵泳,究及未合。”①这是他学有成就的根本所在。他既不以世医而自恃,更不满足家藏的医书若干卷,而是怀着强烈的求知欲,遍行东南,到处索取方书以观。尤其“闭关静室,翻阅涵泳,究及未合”,这种深入钻研、追求真理的精神,颇能反映他的认真治学态度。

总结他的治学方法,有两个鲜明特点。

深求遍览,学问深广。他既重视理论的学习,又能研究方论,全面掌握理法方药的一套方法。他曾指出:做医生要“通文理之人”,要“研究方论”,要能“探赜索隐”,这样才能既是大方脉,又能旁通各科。这实际是“十三科一理论”的先声。

继承发扬,整理提高。在他所有著作,几乎是一个模式,都是总结前人的成就,结合家传经验,而后加以整理提高。如所著《管见大全良方》,即是记载他所学所用的良方善法(可惜原书已佚,仅在《医方类聚》中可以略见梗概)。《妇人大全良方》,亦是一部重要的妇产科学专著。纲领系统,节目详备,是“采摭诸家之善,附以家传经验方”者。《外科精要》,亦是“采摭群言,自立要领,或先或后,不失次序”。从此外科亦有了一本较系统而又精要的专著。

陈自明博学多能,对内科、妇人科、外科均有成就,这里重点在妇科和外科两个方面,述其梗概如下。

11.3.1 妇产科学上的贡献

妇人一科,在陈氏以前,早有著作,如《金匮要略》《诸病源候论》《千金要方》《千金翼方》《外台秘要》等,均有妇人病内容,并有《产宝》《产论》《产育宝庆集》《乳产集》等专门著作,但真如陈氏所说:“纲领散漫而无统,节目详略而未备。”②直至《妇人大全良方》出现,才备具规模,成为妇科的“大全”著作,全书分为调经、众疾、求嗣、胎教、候胎、妊娠、产难、产后八大门,每门有论,论后列方,共一百六十余论。既对妇产科的理论做了系统的论述,又突出了这一学科的各个重点组成部分,真是“纲领节目,粲然可观”。在陈氏以前的所有妇科书籍,都是不及他完备的。因此,陈氏此书,在妇产科学的历史上,卓有贡献,亦受到后世良好的评价。而其著书的形式,犹有晋唐重视经方的遗风,所以名其书为“大全良方”。

其论述妇人,在理论上上溯《黄帝内经》《伤寒论》《金匮》《诸病源候论》,并及杨子建、郭稽中、王子亨、褚澄、初虞世等诸大家;但从《良方》的整个布局和理论来看,是以《黄帝内经》为基础,而尤多受《诸病源候论》的影响。

对于月经的来源,《黄帝内经》已经提出了“肾气盛”“任脉通,太冲脉盛”的论断,这是注重先天的。陈氏又补充了《褚澄遗书》之说,男子有精,女子经行,“皆饮食五味之实秀也”。这样,从先天后天两方面来认识,对月经的来源问题,看得就更全面。同时,把妇人的生理、病理分成三类,即室女、已婚和七七天癸数尽之后,这种认识,亦很正确。例如,月经不调总的来讲,是“伤冲任之脉,损手太阳、少阴之经”③“伤损肝脾”④。而在室女,尤重视心脾,所谓“积想在心,思虑过度”⑤。假如七七数尽,而月经下者,要考虑到肝肾虚热⑥。这里,他把妇人病的纲领提出来了,即论其源,在于冲任,心与小肠;而归本于脏,则著重在肝脾。以肝藏血而脾统血,突出“妇人以血为基本”的精神,至于心脾、肝肾,又是妇人病最易涉及的问题。

又如论述病因，陈氏大都援用《诸病源候论》之文，即劳伤血气、感受风冷说。如月水不利，是由于"劳伤气血，体虚而风，寒客于胞内，伤于冲任之脉故也"。"妇人经来腹痛，由风冷客于胞络冲任""妊娠小腹痛，由胞络虚，风寒相搏""妊娠心腹胀满，由脾胃虚寒，复因冷饮相搏所致"等，都是《诸病源候论》的观点。但并不拘泥于此，而是从妇科的临床专业特点去处理。如上述诸病，病因尽管责之风冷，但在治疗，月水不利，列方用牛膝散[7]；经来腹痛，分温经、忧思气郁、血结成块而施治；妊娠小腹痛，用紫苏饮[8]、八珍汤[9]等；妊娠心腹胀满，用下气汤[10]等。所有这些，可以看出，陈氏运用前人的理论，还是从实际出发的，态度很严谨。

在病理变化，重视血气逆乱，经脉逆行，以致月水不循常道，而诸病蜂起。这里，对五脏不能相生，生化之源告竭，尤为注意。如忧愁思虑则伤心，而血逆竭；心病则不能养脾，而不嗜食；脾虚则金气亏损，而发咳嗽；金亏则肾水竭绝，肾绝则不能生荣肝木，筋骨痿软等。陈氏特别重视荣血亏损、羸废燥热和肝气上逆问题，亦即心血虚、肺化燥、肝气逆三者，又成为妇人病理变化中的几个关键问题[12]，因为心主血脉，肺主气化，肝为阴血之本，荣血亏耗，必然化燥气逆，成为经脉逆乱的主要因素。

至于治疗，陈氏指出一个基本点，即妇人之所以别有方论者，因为其胎妊生产崩伤之异，同时郁怒又较多[13]，易伤血气，所以"妇人以血为基本"。

具体治法，陈氏强调脾胃，因为脾胃为后天之本，气血生化之源。"若脾胃虚弱，不能饮食，荣卫不足，月经不行，肌肤黄燥，面无光泽，寒热腹痛，难以子息；或带下崩漏，血不流行，则成瘕症[14]。"所以荣血亏损、羸瘦燥热者，"但助胃壮气，则荣血生而经自行；[12]"月经不通，由损伤肝脾而致者，"但资其化源，其经自通"；若脾气衰弱，不能制水，变为肿满者，"当益其津液，大补脾胃，方可保生"[4]；若暴崩下血不止，大法当调补脾胃为主[15]。如此等等，陈氏的治疗观点，就非常明确了，即妇人之病，以调理脾胃为主。

这个论点，还泛见于妊娠、产后，如妊娠胎动不安、心腹胀满、堕胎后下血等。皆责之于脾胃，而"以调补胃气为主"。又如产后调理、产后月水不通、产后乳自出等，亦都重视胃气虚，宜健脾胃以治之。

再从书中的通用方来看，更可以了解陈氏的用药特点，他首列的是加减四物汤[16]、交加散[17]、补中丸[18]。附列的方剂是，加味归脾汤[19]、加味逍遥散、八珍汤、六味丸、四物汤、四君子汤、六君子汤、补中益气汤、独参汤等。这样，妇女以血为基本，调治首重脾胃，而兼及于心肺肾者，就看得更清楚了；而且这些方法，成为尔后妇人科的常规用药。

11.3.2　外科学上的贡献

陈自明在外科学上亦做出了杰出的贡献。在陈氏之前，早有"疡医"一科，但或称为痈疽，或称为疮肿、发背、瘰疬等，各就病种立名，没有统一的外科之称，有其名并有其书者，从南宋的伍起予《外科新书》开始，但内容很少，纲领未全，仅有一卷，传其经验，陈氏发展了这一成就，著作《外科精要》，从此痈疽、疮肿、发背、瘰疬等均汇集一科，成为中医临床的一个重要分支——外科学。

陈氏之书，有个特点，即"精要"二字，并不是大块文章，而从实际出发。当时外科医生，很多是"不通文理之人，一见文繁，即便厌弃"[1]。而病家又多无主，易于摇惑，因此不得不就中人以下设法，出其精要，不涉烦琐，便于推行。它与《妇人大全良方》比较，一者求其"大全"，一者出其"精要"，是两种不同形式的著作；但纠正时弊，继承发扬医学成就，用意是一致的。

陈氏论述外科，其理论上溯《黄帝内经》，开宗明义，首即指出："诸痛痒疮疡，皆属心火"。并及《诸病源候论》《千金要方》《三因方》等。对华佗、初虞世、马益卿的成就，亦择要摘录，尤其是近代名医李嗣立、伍起予、曾孚先等，详加叙述。真如陈氏所说："采摭群言，自立要领，或先或后，不失次序。其中重复繁文者削之，取其言简意尽，纲领节目，整然不紊，庶几览者，如指诸掌。虽不能尽圣人之万一，使临病之际，便有所主。"[①]这就体现"精要"的精神了。

陈氏论述痈疽之说，认为："凡人有四肢五脏，一觉一寐，呼吸吐纳，精气往来，流而为营卫，畅而为气色，发而为声音。阳用其形，阴用其精，此又常数之所同也。至其失也，蒸则生热，否则生寒；结而为瘤赘，陷而为痈疽，凝而为疮癣；愤则结瘿，怒则结疽。又五脏不和，则九窍不通，六府不和，则流结为痈。皆经络涩滞，气血不流畅，风毒乘之而致然也。[⑳]"这是引自马益卿先生之文，可说是外科学的病源总论。

进一步又分三因，分五脏。三因是：七情亏损，气血经络，壅结成者，属于内因；六淫外侵，气血受伤，寒化而为痈者，属于外因；若服丹石补药，膏粱酒面，房劳所致者，属于不内外因[㉑]。五脏是：发于喉舌者，心之毒也；发于皮毛者，肺之毒也；发于肌肉者，脾之毒也；发于骨髓者，肾之毒也（原书缺肝）。又发于下者，阴中之毒，发于上者，阳中之毒；发于外者，六府之毒，发于内者，五脏之毒[㉒]。

同时辨表里内外。腑气浮行于表，故痈肿浮高者为易治；脏气沉寒主里，故痈肿内陷为难治。又五脏六腑俞穴皆在背，凡患疮症，易伤脏膜，多致不救[㉓]。若疽初发，一粒如麻痘，发热肿高，热痛色赤，此为外发，势虽炽盛，治得其法，可以保生；若初时不发热，体倦怠，患处如故，数日不肿痛，为内脏已坏，疗效不佳，预后亦很坏[㉔]。辨阴阳浅深缓急。如痈疽脉浮数洪紧，肿焮作痛，身热烦渴，饮食如常，此六府不和，毒发于外而为痈，这是阳证，病浅势缓，授以凉剂，多保全生。若脉沉细伏紧，初发甚微，或无疮头，身不热而内躁，体重烦疼，情绪不乐，胸膈痞闷，饮食无味，此五脏不和，毒蓄于内而为疽。属阴症，病深势急。急投五香连翘汤[㉕]、转毒散等[㉖]。尤其当头隔蒜灸，或可挽回者。

尚须辨五善七恶，形症顺遂。"饮食如常，一善也；实热而大小便涩，二善也；内外病相应，三善也；肌肉好恶分明，四善也；用药如所料，五善也。""渴而发喘，眼角向鼻，大小便反滑，一恶也；气绵绵而脉涩，与病相反，二恶也；目不了了，睛明内陷，三恶也；未溃而肉黑内陷，四恶也；已溃青黑，腐筋骨黑，五恶也；发痰，六恶也；呕逆，七恶也。"[㉘]

又发背溃透内膜者死（此言肝俞已上）。未溃内陷，面青唇黑，便污者死（此言脏坏便瘀血）。溃喉者不治。阴患入腹者不治；入中者不治；鬓深数寸者不治。在颐后一寸三分名锐毒，亦不治。无此者生。流注虽多，疗之必愈。

综上所述，陈氏把外科的几个主要问题，如病因、病机、诊断和预后等都扼要地指出了；尤其对于表里内外，阴阳浅深缓急，五善七恶，形症顺逆，吉凶死生，辨析甚详，且多独到之处，一直指导着外科的临床工作，是很可贵的。

至于治疗，陈氏认为痈疽之病最急，凡疗斯疾，不可以礼法待之，要先服一二紧要经效之药，把定脏腑，外施针灸，以泄毒气。意即是说，开首就要内外夹攻，制伏毒势，不致蔓延。而后"详察定名，是痈是疽，是虚是实，是冷是热，或重或轻，对症用药，无失先后次序"[①]。这样，就可以收到良好的疗效。

这种认识，是富有实践经验的，开创了外科病的内外合一治法，即集中大方脉之长和外科理论经验、汇合用于疮疡病的治疗,这在外科学术发展史上,是一个很大的贡献。

陈氏重视脾胃的学术思想,在于外科,亦然如此。《外科精要》专门做了一篇《调节饮食当平胃气论》,为论治提出纲领。"论曰:《素问》云:'形不足者,温之以气,精不足者,补之以味。'太凡疮疽,当调脾胃。盖脾为仓廪之官,胃为水谷之海,主养四旁,须进饮食,以生气血。"这样,外科之治,就不是见症治症,仅惟清热解毒了,而有他的整体观念,外病要注意于内,特别要把握好脾胃。

痈疽治疗,陈氏强调"无失先后次序"。例如发背,"凡人年四十以上,患发背等症,宜安心早治,此症如虎入室,御而不善,必致伤人,宜先用内托散[29],次用五香连翘汤,更以骑竹马法或隔蒜灸,并明灸三里穴,以发泄其毒"[30]。又云:"脉浮洪滑数为阳,沉缓迟涩为阴;阴则热治,阳则冷治。初觉宜清热拔毒,已溃宜排脓止痛,脓尽则长肌敷痂。治当寒者温之,热则清之,虚者补之,实者泻之;导之以针石,灼之以艾炷,破毒溃坚,各遵成法,以平为期。"[31]

陈氏并对灸法和香药做了重点解释。如云:"凡用蒜饼灸者,盖蒜味辛温有毒,主散痈疽,假火势以行药力。有只用艾炷灸者,此可施于顽疽痼疾之类;凡赤肿紫,黑毒甚者,须以蒜艾同灸为妙。"[32]至于香药,是因为"气血闻香则行,闻臭则逆。大抵疮疡,多因荣气不从,逆于肉里,郁聚为脓。得香之味,则气血流行……疮本腥秽,又闻臭触则愈甚。古人用之,可谓有理。且如饮食,调令香美,以益脾土,养其真元,可保无虞矣"[33]。

他还突出几个重点证候,如痈疽发热大渴,是毒气炽盛,急用神仙追毒丸[34],驱下恶毒;相反,疮口冷涩难合,其肉白而脓少者,此气血俱虚,不能潮运,而疮口冷涩也。每日用艾叶一把,煎汤避风热洗,及烧松香烟熏之,更以神异膏[35]贴之。更有疮口紧小而硬,盖因风毒所胜,合蚣蝎散[36]掺疮口,以神异膏贴之。又"治疮要法,须脏腑坚而不秘,通而不泄,则真气不耗,邪无所留;如秘结,神效麻仁丸"[37]。又"痈疽不可不痛,又不可大痛;闷不知痛者,难治。凡痈疽、发背、疔疮,不痛者,必灸使痛,痛者,必灸使不痛。若初灸即痛者,由毒气轻浅,灸而不痛者,乃毒气深重,悉宜内服追毒排脓,外敷消毒之药"[38]。

如痈疽已安之后,或未安之际,口舌燥黄,如鸡内金者,乃肾水枯竭,心火上炎,此证最恶,古人云:玉华池竭七朝亡。若误投以丹药,祸在反掌。急用加减八味丸、桑枝煎[39]、五味子汤[40],以滋补之。[41]

综上所述,陈氏对外科的治疗,颇体现着整体观念精神。他不仅首创内外合一的治疡原则,而且抓住从脾胃出发,这是他的主要成就,薛立斋亦很赞赏,如云:"陈自明《外科精要》虽以疡科名其书,而其治法,故多合外内之道。如作汗、泄泻、灸法等论,诚有以发《内经》之微旨,殆亘古今所未尝道及者,可传之万世而无弊也。"

陈氏学说对后世的影响,就妇科、外科而言,是深受人们欢迎的,如明代熊宗立继承于前,薛己校注于后,王肯堂编《女科准绳》时又深受《妇人大全良方》的影响,认为"陈氏所辑,多上古专科禁方,具有源流本末,不可昧也。故于是编,务存陈氏之旧,而删其偏驳者"。以后清代武之望《济阴纲目》,又从而评释之。对于外科,朱丹溪即有《外科精要发挥》,惜其书已佚。明代汪机,在熊、薛二氏外,著《外科理例》时,亦多采用陈氏之说,王肯堂的《疡医准绳》,几乎把陈氏之说全部辑录了。由此可见,其成就之大,影响之深。

【复习思考题】

(1)《妇人大全良方》的通用方对后世妇科临床有什么影响?

(2)《外科精要》的"精要"何在?

【医案举例】

（1）月经不调　一妇人年三十有七，早孀居。两腿骨作痛，晡热体倦，月经不调，或发寒热，数年矣。一日颈项两侧结核，两胁胀痛，此系肝经郁火而成也。先用小柴胡汤合四物数剂，肝症顿愈。又用加味逍遥散加泽兰、乳香、没药，三十剂，血症渐愈。再用加味归脾汤等药，年余而安。（《妇人大全良方》卷一）

按：月经不调，抓住肝脾论治，这是陈自明的擅长，亦确实有疗效，所以流传至今，已经成为妇科临床的常规。此例首用舒肝解郁，养血调经，肝得所养，阴能配阳，所以肝症顿愈。继用疏肝活血，使血能循经，则经行日趋正常，血症自然渐愈。最后调理心脾，使血有所主，脾有所统，生化无穷，病体当然恢复正常。此案辨证，抓住重点处理，丝丝入扣，看似平常，实具典范意义。

（2）妊娠下血　一妇人妊娠六月，每动怒即下血，甚至寒热头痛，胁胀腹疼，作呕少食。余谓寒热头痛，乃肝火上冲；胁胀腹痛，乃肝气不行；作呕少食，乃肝侮脾胃；小便下血，乃肝火血热。用小柴胡加芍药、炒山栀、茯苓、白术而愈。（《妇人大全良方》卷十二）

按：妊娠下血，由于肝经有火，火迫血溢，这在临床并不少见，尤其是性躁易怒的妇女。陈氏亦抓住肝脾论治，而不流于一般的安胎止血，老手笔。方用小柴汤、逍遥散合方，疏泄厥阴少阳之标，顾护脾胃生化之本；清火止血在此，扶脾安胎亦在此。处方简练，颇堪师法。

（3）阳虚疮疽　一妇人患头项俱肿，痛不可当，发热作渴，喜冷。内服清热，外敷寒凉，色黯不焮，胸中气噎，此阳气虚寒，彼泥于素有痰火，不受温补。余用参、芪各五钱，姜、桂各二钱，一剂，肿顿起而溃，又用大补药而愈。凡疮疽肿高痛甚，烦渴饮冷，此病气元气俱有余，宜用清热消毒散、仙方活命饮为主。若肿高痛甚，口干饮热，此病气有余，元气不足，宜用托里消毒散、参芪四补散为主。若漫肿微痛，食少体倦，此病气元气俱不足，宜用六君、补中二汤，壮其脾胃，则未成者消，已成者溃，已溃者敛矣。（《外科精要》卷上）

按：疮疽而用清热解毒，这是易于理解的；但疮疽不尽是阳症，有半阴半阳症，甚至阴症，这就需要辨别清楚，才能处理得当。此案告诉我们正反两方面的经验教训，又提出如何辨别病气元气的三等病情用药，是经验之论，要好好玩味。

（4）热盛疮毒　辛丑孟夏，余至四明，有屠寿卿氏，当门齿忽如所击，痛不可忍，脉洪大而弦，余曰：弦洪相搏，将发疮毒也。先用清胃散加白芷、银花、连翘一剂，痛即止。至晚，鼻上发一疮，面肿黯痛，用前药加犀角一剂，肿至两额，口出秽气，脉益洪大，恶寒内热，此毒炽血瘀，药力不能敌也，乃数砭患处出紫血，服犀角解毒之剂，翌日肿痛尤甚，乃砭患处与唇上，并刺口内赤脉，各出毒血，再服前药至数剂而愈。（《外科精要》卷中）

按：大病用大药，急症用急救药，这是个原则。如何具体应用，这里疮毒案是个很好例子。疮毒发病急，危害大，往往在短时间内即有生命之险！用一般的清热解毒方法是不能控制的，必须用重剂大剂，并配以出血去瘀泄毒，才有可能挽救者。尤其出血方法，是外科处理急症的紧要一套，必须学到手，才能应付急症，妙手回春。

【原著选读】

《气 中 证 治》

若卒然急中，不省人事，当仔细审问，若因气不顺而中者，当作气中治之。其说虽不见于古书，考其至理，多由喜怒过伤，暴怒伤阴，暴喜伤阳。又云：怒则气逆，喜则气缓；怒极伤肝，喜极伤心，气血交乱，经络壅遏。盖人之气，象天地之风，郁抑则生痰，其中人也卒，其眩人也晕，激人涎浮，昏人神乱，所以圣人以风为百病之长，若中气者，亦牙关紧急，手足搐搦，四肢不举，渐渐无知，闷绝而倒；但口中无涎者，是其症也。是斋云：治法与中风同，宜先与苏合香丸或麝香煎、五枳散，或木香调气散，分心气饮、参苏饮、嘉禾散、乌药顺气散，皆有效。（《医方类聚·管见大全良方》）

《感湿证治》

经云：风雨袭虚，山泽蒸气，民多受湿。湿流关节，则一身尽痛，发热身黄，小便不利，大便反快，六脉濡弱，此感湿证也。轻者与渗湿汤，不换金正气散，和解；甚者异功五枳散（苍术、桔梗、陈皮、麻黄、枳壳、厚朴、干姜、甘草、白芷、茯苓、当归、白芍、川芎、半夏、桂心）、术附汤。不任热热，或小便不利者，五苓散主之。《外台秘要》云：治湿不利小便，非其治也。（《医方类聚・管见大全良方》）

《月经序论》

岐伯曰：女子七岁肾气盛，齿更发长，二七而天癸至，任脉通，太冲脉盛，月事以时下。天谓天真之气，癸谓壬癸之水，故云天癸也。然冲为血海，任主胞胎，二脉流通，经血渐盈，应时而下，常以三旬一见，以象月盈则亏也。若遇经行，最宜谨慎，否则与产后症相类。若被惊怒劳役。则血气错乱，经脉不行，多致痨瘵等疾；若逆于头面肢体之间，则重痛不宁；若怒气伤肝，则头晕胁痛呕血，而瘰疬痈疡；若经血内渗，则窍穴淋沥无已。凡此六淫外侵，而变症百出，犯时微若秋毫，成患重如山岳，可不畏哉！（《校注妇人良方・卷一》）

《月经不通方论》

妇人月水不通，或因醉饱入房，或因劳役过度，或因吐血失血，伤损肝脾，但滋其化源，其经自通，若小便不利，苦头眩痛，腰背作痛，足寒时痛，久而血结于内，变为癥瘕。若血水相并，脾胃虚弱，壅滞不通，变为水肿。若脾气衰弱，不能制水，水清肌肉，变为肿满。当益其津液，大补脾胃，方可保生。（《校注妇人良方・卷一》）

《血枯方论》

腹中论曰：有病胸胁满，妨于食。病至则先闻腥臊臭，出清液，四肢痛，目眩，时时前后血，病名曰血枯，此年少时，因大脱血，或醉而入房，亏损肾肝。盖肝藏血，受天一之气以为滋荣。其经上贯膈，布胁肋。若脱血失精，肝气已伤，肝血枯涸不荣，而胸胁满，妨于食，则肝病传脾，而闻腥臊臭，出清液。若以肝病而肺乘之，则脱血、四肢痛、目眩、时时前后血出。皆肝病血伤之症也。（《校注妇人良方・卷一》）

《暴崩下血不止方论》

妇人冲任二脉，为经脉之海，外循经络，内荣脏腑。若阴阳和平，经下依时。若劳伤不能约制，则忽然暴下，甚则昏闷。若寸脉微迟，为寒在上焦，则吐血衄血。尺脉微迟，为寒在下焦，则崩血便血。大抵数小为顺，洪大为逆。大法当调补脾胃为主。（《校注妇人良方・卷一》）

《疗发背痈疽灸法用药》

经云：诸痛痒疮疡，皆属心火。前辈又谓痈疽多生于丹石房劳之人。凡人年四十以上，患发背等疮，宜安心早治。此症如虎入室，御而不善，必致伤人。宜先用内托散，次用五香连翘汤，更以骑竹马法，或隔蒜灸，并明灸三里穴，以发泄其毒。盖邪之所凑，其气必虚，留而不去，其病乃实。故痈疽未溃，脏腑蓄毒，一毫热药，断不可用；痈疽已溃，脏腑既亏，一毫冷药，亦不可用。犹宜忌用敷贴之药，闭其毫孔。若热毒便秘，脉

沉实洪数，宜用大黄等药，以泄其毒；后国老膏、万金散、黄矾丸、远志酒之类，选而用之。(《外科精要》)

《形症逆顺务在先明》

论曰：痈疽溃后，形有逆有顺。白睛黑小，一恶也；不能下食，纳药而呕，食不知味，二恶也；伤痛渴甚，三恶也；体项不便，四肢沉重，四恶也；声嘶色脱，唇鼻青黑，面目浮肿，五恶也；烦躁时嗽，腹痛渴甚，泻利无度，小便如淋，六恶也；脓血大泄，肿痛尤甚，脓色败臭，七恶也；喘粗气短，恍忽嗜卧，八恶也；未溃黑陷，面青唇黑便污，九恶也；气噎痞塞，咳嗽身冷，自汗无时，目瞪耳聋，恍惚惊悸，语言颠倒，十恶也。又脑为诸阳所会，颈项近咽喉肾命，皆致命之所，俱不可灼艾。(《外科精要》)

〔注释〕

① 《外科精要自序》。

② 《妇人大全良方自序》。

③ 月水不调方论第五。

④ 月经不通方论第六。

⑤ 室女经闭成劳方论第九。

⑥ 妇人天癸过期方论第十九。

⑦ 牛膝散：治月水不利，脐腹作痛，或小腹引腰，气攻胸膈。牛膝、桂心、赤芍药炒、桃仁、延胡索炒当归、牡丹皮、木香，上为末，每服一钱，温酒调下。或每服三五钱，水煎。(《妇人大全良方》下同)

⑧ 紫苏饮：治子悬腹痛，或临产惊恐气结，连日不下或大小便不利。紫苏、当归、炙甘草、大腹皮、人参、川芎、橘皮、白芍药炒，上姜葱水煎。

⑨ 八珍汤：即四物四君合方。

⑩ 下气汤：治心腹两胁胀闷，饮食少思，四肢无力。羌活、赤芍药炒、炙甘草、槟榔、青皮、大腹皮、陈皮、赤茯苓、姜半夏、桑白皮炒、桂心、紫苏梗。

⑪ 月经序论第一。

⑫ 养生必用论病第七。

⑬ 产宝方论第一。

⑭ 产宝方序论第三。

⑮ 暴崩下血不止方论第十五。

⑯ 加减四物汤：治血虚月经不调，腰腹作痛，崩中漏下，半产、产后恶露内停，或去血过多而痛。侧柏叶、荆芥、槐花、炙甘草、枳壳炒、生地黄、当归、川芎，上姜水煎。

⑰ 交加散：治经脉不调，腹中撮痛，或结聚癥瘕，产后中风。生地黄一斤取汁、生姜十二两取汁，上以地黄汁炒姜渣、姜汁炒地黄渣，干为末。每服三钱，温酒调下。芍药、延胡索、当归、蒲黄、桂心各一两，没药红花各五钱，尤效。

⑱ 补中丸：治气血俱虚诸证，即八珍汤为丸。

⑲ 加味归脾汤：人参、白术炒、黄芪炒、白茯苓、龙眼肉、当归、远志、酸枣仁、木香、炙甘草、柴胡、栀子，上姜枣水煎服。

⑳ 《外科精要》马益卿先生痈疽论第十二。

㉑ 痈疽序论第十三。

㉒ 华佗论痈疽疮肿第二十一。

㉓ 痈疽分表里证论第二十三。

㉔ 察疽发有内外之别第二十四。

㉕ 五香连翘汤：乳香、木香、沉香、丁香、连翘、射干、升麻、黄芪、木通、独活、寄生、甘草、麝香。

㉖ 转毒散(《外科精要》):车螯、轻粉、甘草、栝蒌。

㉗ 辨痈疽阴阳浅深缓急治法第二十五。

㉘ 论善恶形症第二十六。

㉙ 内托散(待考)。

㉚ 疗发背痈疽灸法用药第一。

㉛ 痈疽叙论第十三。

㉜ 蒜饼施用分其轻重第七。

㉝ 用香药调治论第三十六。

㉞ 神仙追毒丸:即玉枢丹。

㉟ 神异膏:蜂房、玄参、蛇蜕、黄丹、麻油、杏仁、乱发熬膏用。

㊱ 蚣蝎散:赤蜈蚣一条,去头足,全蝎三个去足生用,右为末,用猪蹄汤净洗擦之。

㊲ 神效麻仁丸:火麻仁、大黄煨、人参、诃子肉煨、炼蜜丸滚水下。

㊳ 痈疽灼艾痛痒论第九。

㊴ 桑枝煎:大治口渴。取嫩桑叶细切一升,以水三升,煎一升,日服五七剂,更多尤妙。

㊵ 五味子汤:治肾水枯涸,口燥舌干。五味子、黄芪炒、人参、麦冬、炙甘草。

㊶ 论痈疽口干作渴证不同第四十九。

11.4 缪希雍

缪希雍,字仲淳,号慕台。江苏常熟人,寓居浙江长兴,后迁江苏金坛而终。明代嘉靖、天启年间人(约生于1546~1627年),享年八十余岁。

缪氏年幼多病,曾于十七岁时患疟久不愈,遍检方书,自治而瘥,遂嗜方技,而且“豪爽自负岐黄之诀”(《医学广笔记》丁元荐序)。

先生生平好游,曾遍历三吴,入闵,历齐、鲁、燕、赵各地,并游江西、湖北、湖南等省,到处侨寓,自称“寓公”。先生周游各地,亦到处为医,到处寻师访友,采药搜方,“缁流羽客,樵叟村竖,相与垂盼睐,披肝胆,以故搜罗秘方甚富”(丁序)。他这样做法,是有抱负的,“搜辑医方,精求药道,用存利济”(《医学广笔记》自序),主要是为着方便群众。对于民间的经验,推广应用,亦很认真负责,尝说:“我以脉与证试方,不以方尝病也。”其寻师访友,亦主要为了切磋学问,阐明医道,如一次旅游南京时,拜访过博学多闻的王肯堂,发表了精辟的见解,使王肯堂十分倾倒,并在其所著《灵兰要览》一书中记下了这次相见的情景。

先生虽以医为业,但亦很关心民瘼,所以与当时东林党人有所联系,这反映他不仅仅是一个好游的寓公医生而已,而且是胸怀大志的。他第一部《先醒斋笔记》,就是东林党人丁长儒为他手集刊行的。

先生著作,有《先醒斋笔记》,后又经其修订补充,名《先醒斋医学广笔记》,以及《神农本草经疏》等。这些都是纪其平生治验和研究药物的心得,不是一般著作,而是实践经验录,尤其《广笔记》,很生动、很实在,是医案医话医论的综合体,并附“炮炙大法”,是很实用而且受人欢迎的一部佳作。

缪氏的学术成就,有几点很突出,而且很有影响,例如:

11.4.1 对于伤寒病的见解

他首先提出,“伤寒时地议”发挥了王叔和“土地温凉,高下不同”的见解。认为“伤寒者，大病也。时者，圣人所不能违者也。以关乎死生之大病，而药不从时，顾不殆哉！”仲景立法，大都是为感邪即病而设，而且南北地殊，荆扬交广梁益之地，与北土全别，因此，“其药则有时而可改，非违仲景也，实师其意，变而通之，以从时也。如是则法不终穷矣”。这里他提出两个问题，一个是论伤寒病要区别时代不同，另一个要注意发病地点。时代与地点不相同，病情就大不一样，这种见解是源于《伤寒论》，又能突破框框，充分阐发辨证论治精神的。

同时指出，他所见的伤寒病是“凡外感必头疼，其疼也不间昼夜。探其舌本，必从喉咙内干出于外；多兼烦躁”。这种伤寒病症，一望可知，已异于《伤寒论》的太阳病。而为他下文“三阳证中，往往多带阳明”之论张本了。

其叙述六经治法。在三阳病中，太阳病主用羌活汤[①]，其方是羌活、前胡、甘草、葛根、姜、枣、杏仁。解表之法一宗仲景，但具体用药变了，避开麻桂，主用羌活，这是因为“江南吴楚越闽百粤鬼方梁州之域，从无刚劲之风，多有湿热之患”（《本草经疏》），而羌活正是祛风散寒除湿之要品，故以为君。同时治太阳即要顾及阳明，所以方中配伍葛根。他在羌活“主治参互”中说：“羌活入葛根汤，治太阳阳明头痛，兼遍身骨痛，口渴烦热不得眠。”如病人自觉烦躁；喜就清凉，不喜就热，兼口渴，是即欲传入阳明，羌活汤中即宜加石膏、知母、麦冬，大剂与之，得汗即解。

正阳阳明是胃家实，但治宜急解其表，用竹叶石膏汤[②]，大剂与之；不呕无汗，与葛根汤[③]，亦须大剂。若表证罢后，邪结于里、大便闭、小便短赤，宜用调胃承气汤[④]或小承气汤[⑤]下之。这里他论正阳阳明，而提出解阳明之表，邪结于里，又用调胃、小承气，是治阳明而重视经证者。至于大承气汤的应用，他非常慎重。除了这些以外，还反映他的用药特点，对于石膏之用，是非常信任而且大胆使用，并每伍麦冬、知母；但对大黄，虽不能说畏之如虎，却有“未尽善之议”，并在大黄“简误”中提出十三种禁忌，因为“以其损伤胃气故也”。

少阳之治，一本仲景。但对三阳合病，脉大上关上，但欲睡眠，目合则汗，药用百合、麦冬、炙甘草、知母、竹叶、栝蒌根、鳖甲、白芍。别出于白虎汤之外，重视养阴生津，这又发展了《伤寒论》之所论。

至于三阴之病，其证有二：即传经属热，直中属寒。治法总要，对于前者，指出：“虽云阴分，病属于热。”因此重视清热、通下、和里，但要注意，不能误下。直中后者为宜温补，以接其阳，附子、人参、干姜、官桂，大剂与之；阴回寒退，即以平补之剂调之，勿过用桂附，以防其毒。总之，三阴各经见证，悉以仲景《伤寒论》法治之。其实，他对治三阴病之热药是很慎重的，认为“寒邪直中阴经，此必元气素虚之人，或在极北高寒之地，始有是证”，而他所治的绝大多数是东南地方病人。所以他在附子“简误”中，禁忌的“共七十余证”；在干姜“简误”中，亦认为“能散气走血，久服损阴伤目”，并有八九个禁忌证。在官桂“简误”中，云大忌于血证等三十余证，法并忌之，并重申误投则祸不旋踵，慎毋尝试也！这样，缪氏对伤寒六经证治，其所重视者，大体可以了解，即论证，重视于热化；论治，善用清润，这是因为地处东南，时多温热之故。这种六经论证，后为张石顽所宗，概括成“阴阳传中”四字，突出他的纲领性意义。

最后，他把自己的创见完全概括出来了。如云：“伤寒温疫，三阳证中，往往多带阳明者，以手阳明经属大肠，与肺为表里，同开窍于鼻；足阳明经属胃，与脾为表里，同开窍于口。凡邪气之入，必从口鼻，故兼阳明证者独多。”伤寒为什么易于热化，是三阳证中多带阳明之故，因此用药必须清润，这是他实践经验的总结。特别是伤寒温疫之邪，必从口鼻而入，这是他的创见，对明清时代温疫、温病学的发展，具有很大的影响。

亦有认为，缪氏所论的伤寒，实际是温病、温疫，所以他特别指出："邪在三阳，法宜速逐，迟则胃烂发斑；或传入于里，则属三阴邪热炽者，令阴水枯竭，于法不治矣！"这个对伤寒为热病之论的见解，颇有见地，又有发展了《伤寒论》之所论了。

11.4.2 对于脾胃病的擅长

缪氏治病，重视脾胃，认为"胃气者，即后天元气也。以谷气为本，是故经曰：脉有胃气曰生，无胃气曰死。又曰：安谷则昌，绝谷则亡。可见先天之气，纵犹未尽，而他脏亦不至速伤，独胃气偶有伤败，以至于绝，则速死矣"。因为"谷气者，譬国家之饷道也，饷道一绝，则万众立散；胃气一败，则百药难施"。这个认识，是很重要的，他讲出了一个后天的根本问题，所以凡是阴阳气血诸虚之病，皆当刻刻以保护胃气为急，补养脾气为先。即如中风或中暑，乃至泻利滞下，胎前产后，疔肿痈疽，痘疮痧疹惊疳，无不如此。

不仅止此，尤其他的用药更为突出，颇有独创性。如调理胃气，常用人参、白扁豆、山药、莲肉、橘红、茯苓、炙甘草、大枣或枣仁，石斛、沙参、麦冬、白芍、砂仁、麦芽等，随宜配伍，注重甘润清灵。补脾阴，用石斛、木瓜、牛膝、白芍药、酸枣仁为主，生地黄、甘枸杞、白茯苓、黄檗为臣，甘草、车前为使，主用酸甘柔润。如脾胃虚而挟有湿热者，用资生丸⑥，于调理中兼清湿热；脾胃虚而肾气亦虚者，用脾肾双补丸⑦，调理中焦，兼以温肾。总之，缪氏调理脾胃，着意于两点，一者制肝实脾，一者益火燠土，而前者尤为赏用。这种用药路子，甘润清灵，在学术发展史上打开了一个新局面，他对叶天士的影响很大，几乎全部为他所接受，并发挥了更大的效用。

11.4.3 对于吐血提出三要法

吐血三要法，是"见血休治血"的典型方法。吐血一证，原因很多，但论病理变化，其首要者不外乎气逆火升，伤于阳络，气逆血亦逆，火升血外溢，所谓"火载血升"，这是临床上所常见的。缪氏指出，首先宜降气，不宜降火。因为"气有余便是火"，气降则火无所附，其火亦自降；而血随气行，气降则血亦无上溢之患了，吐血自然可止。同时，降火必用苦寒之药，而苦寒最易伤中，胃气伤则化源告竭，脾气伤则统血无权，血不归经，后患无穷。现在用降气方法，非但没有苦寒之弊，却有清顺和降肺胃之功，这是最理想的。具体用药，重用白芍药、炙甘草柔肝缓急，制其刚燥，亦使肝能藏血。再用枇杷叶、麦冬、薄荷叶、橘红、贝母等清润肺燥，使肺气肃降，并能制肝。再用薏苡仁、怀山药养脾，脾气旺则统血有权。再用韭菜、降香、苏子下气，气降而火降，气顺而血宁。同时，这些药物尚有祛瘀生新的作用。至于青蒿、鳖甲、银柴胡、丹皮、地骨皮，能补阴清热；酸枣仁、白茯神能养心宁神；山茱萸肉、枸杞子能补肾补精等，均可随宜配伍。这样标本兼顾，设想很为周到的。据缪氏经验，用之每每见效。不过，有一点须加注意，这种方法，降气使血循经，养阴以制亢阳，"然阴无骤补之法，非多服药不效"。

其次是宜行血，不宜止血。因为吐血是由于血不循经，而血不循经又由于气逆上壅，壅者宜行，逆者宜降，运用行血方法，则血亦自循经络，而无溢出之患了；假如见血止血，虽然或有见效者，但副作用亦每随而至，非仅气逆上壅者未除，而更加寒凝止遏，则血必凝涩，脉道不利，会发生另一种病变，即瘀郁则化热，胃气逆则反复吐血，发热恶食等症，亦相应而至，病情就更复杂化了。

又其次是宜补肝，不宜伐肝。吐血者，肝失职而不能藏血；肝为刚脏，亦易于气逆血逆。治以补肝，则滋柔气平，血有所藏，不再外溢了。如其破气泻火，克伐刚燥，则肝脏愈虚，不能藏血，血更不能止。应该懂得一个道理，吐血之病往往是症见于肺胃，而其本却在肝肾，肝肾俱属阴而为脏，《素问・五脏别论》上说："五脏者，藏精气而不泻者也。"宜补肝之义，于此可以知其然了。行血，补肝的药物可以参酌第一项诸品选择。

11.4.4 对本草学的贡献

缪氏少年多疾病，喜读本草，久焉成习，常研讨《本草图经》，求其本意，积累既久，恍焉有会心处，随札记之，历三十余年，遂成《本草经疏》一书。此书的内容，是"据经以疏义，缘义以致用，参互以尽其长，简误以防其失，而复详列病忌药忌，以别其微，条析诸药，应病分门，以究其用。刊定七方十剂，以定其法，阐发五脏苦欲补泻，以畅其神，著论三十余首，以通古今之变"。全书三十卷，可称洋洋大观。周徵之氏甚加称赞，谓"持论允而条理明"。在每药之下，都分经、疏，主治参互及简误等几项，是本草书中别具风格者。

书中有几个特点是富有见解的，如云《本经》于药，言味而不加气性。其实"物有味，必有气，有气斯有性，自然之道也""药必性味相参，才能尽其长"。这样就补充了《本经》的不足。

又如主治参互，是"合众药之所长，而又善护其所短"，实际是讲药物如何恰当地配伍运用，扩大"一药治一病，或一药治数病"的范围，而达到配伍众药，又能够"参互旁通，彼此兼济，以尽其才，而无乖剌败坏之弊"。这项内容，亦较以往本草书中的"附方"，有了改进。

又如"简误"一项是更突出的，认为，"药石禀天地偏至之气者也，虽淳和浓懿，号称上药，然所禀既偏，所至必独脱也。用违其性之宜，则偏重之害，势所必至"。事实确是如此，人参、黄芪固然为上药，但用违其宜，同样是会增病的，何况其他药物，所以对一药之用，能够知长知短，兼明利弊，就可知药善任，恰如分际，疗效定能随之提高。这种"简误"，以往本草书中很少这样郑重提出，缪氏开创了一个良好的先例，所以赵学敏说："缪氏经疏一篇，知简误实为李氏（指李时珍）之功臣。"

又如对药物炮制，亦很有贡献。他在《先醒斋医学广笔记》中专门写了一卷，药至四百余品，详论炮炙大法，对炮、爁、煿、炙、煨、炒、煅、炼、制、度、飞、伏、镑、摋、㕮、曝、露等，都结合具体药物，逐项论述，可以说是集中药物炮制之专著，在药物加工炮炙方面，是很有贡献的。时至今日，尚出现药物品种混乱，不讲炮制，影响医疗质量的情况，这门学问尤显得重要。

总之，缪氏对于本草，做了大量工作，悉心研究三十多年，成绩是肯定的，尽管尚有人议其平淡，无突出成就，但欣赏而研究者，大有人在。例如许宗彦说："《本草经疏》三十卷，近世名医叶桂多取其说，盖辨证以审药之宜忌，简而易守，医门之津筏也。"

此外，如论中风，首分"真假内外之别"，而重点阐发刘河间、朱丹溪之说，对内虚暗风大有发明。认为"内虚暗风确系阴阳两虚，而阴虚者为多。与外来风邪迥别"。治当清热、顺气、开痰以救其标；次治其本，或益血，或补气，或气血两补。久以持之。其用药一路甘润清灵，为叶天士临床中风之治，大开门径。治痢，创滞下如金丸，着重用黄连，随证加减配伍，突破一般框框的用药，立意亦很清新。对妇女白带，主张开提肝气，补助脾气，以补中益气与六味丸先后加减运用，亦是别有法门。小儿痧疹，提出"惟当治本，本者，手太阴、足阳明二经之邪热也，治肺胃之邪热，则诸证自退矣"。治法以清凉发散为主。具体指出辛散、清凉、甘寒、苦寒诸药。其《痧疹论并治法》《痧疹续论》二文，在临床上一直起着指导作用。

综上所述，可见缪氏之学，主流是属于寒凉一派，赏用石膏之剂，兼以甘柔养阴，但有时又很轻灵,处处顾及脾胃,盖源于金元刘朱医学,又多自己发挥者,这是见多识广,又具巧思,所以能够到此境界。特别值得提起的,缪氏当时,从薛己以下至张景岳、赵献可等,大兴温补之风,而缪氏能够独树一帜,开创新局面,提出新见解,获得新成就,活泼了学术气氛,这是很值得赞赏和学习的。

【复习思考题】

(1) 试述缪仲淳在伤寒温疫方面的成就。

(2) 探讨缪氏的用药路子及其主要经验。

(3) 缪氏对中风、痧疹有哪些创见?

【医案举例】

(1) 春瘟论治　史鹤亭太史,丁亥春患瘟疫,头痛身热,口渴吐白沫,昼夜不休。医师误谓太史初罢官归、妄投解郁行气药,不效,又投以四物汤,益甚,诸医谢去,谓公必死。遣使迎仲淳至,已二十余日矣。家人具以前方告,仲淳曰:误也,瘟疫者,非时不正伤寒之谓,发于春,故曰瘟疫,不解表,又不下,使热邪弥留肠胃间,幸元气未尽,故不死。亟索淡豆豉(约二合许,炒香)麦门冬两许、知母数钱、石膏两许。一剂,大汗而解。时大便尚未通,太史问故,仲淳曰:昨汗如雨,邪尽矣,第久病津液未回,故大便不通,此肠胃燥,非有邪也。令日食甘蔗二三株,兼多饮麦门冬汤。不三日,去燥粪六十余块而愈。

按: 此例当属伏邪温病之证,前医不识病情,一误再误,先生知其"温疫",用养阴达邪方法,大汗而解,真是方法对头,一拨就灵。这种治法,是个创见,在缪氏之前,尚少成例。至于第二诊的处理,亦多巧思,叶天士在此基础上发展为"甘寒养胃法",颇值得珍视。

(2) 阳明热病　章衡阳铨部患热病,病在阳明,头痛壮热,渴甚且呕,鼻干燥,不得眠。诊其脉洪大而实。仲淳故问医师,医师曰:阳明证也。曰:然。问所投药,曰:葛根汤。仲淳曰:非也。曰葛根汤非阳明经药乎?曰:阳明之药,表剂有二,一为葛根汤,一为白虎汤,不呕吐而解表,用葛根汤;今吐甚,是阳明之气逆升升也,葛根升散,故用之不宜。白虎汤(硬石膏、知母、甘草)加麦门冬、竹叶,名竹叶石膏汤。石膏辛能解肌镇坠,能下胃家痰热,肌解热散,则不呕,而烦躁壮热皆解矣,遂用大剂竹叶石膏汤疏方与之。且戒其仲君曰:房荆非六十万人不可,李信二十万则奔还矣,临别去,嘱曰:斯时投药,五鼓瘥,天明投药,朝飡瘥,已而果然。或谓呕甚,不用半夏何也?仲淳曰:半夏有三禁,渴家、汗家、血家是也。病人渴甚而呕,是阳明热邪炽盛,劫其津液故渴,郁火上升故呕,半夏辛苦温而燥有毒,定非所宜,又疑其不用甘草何也?曰:呕家忌甘,仲景法也。

按: 此案提出几点颇有启发意义,"阳明之药,表剂有二,一为葛根汤,一为白虎汤。"他发展了《伤寒论》的传统解释,有一定参考意义。新定了竹叶石膏汤,并成为他用治伤寒病的得心应手方法。对半夏、甘草等用药宜忌,反映他临床处理考虑很细。

(3) 暑月痢疾　一少年贵介,暑月出外,饮食失宜,兼以暑热,遂患滞下,途次无药,病偶自止。归家腹痛不已,遍尝诸家之药,药入口,痛愈甚,亦不思食。仲淳视之曰:此湿热尔。其父曰:医亦以湿热治之而转剧,仲淳曰:投何药?曰:苍术、黄连、厚朴、枳壳、陈皮等,仲淳曰:误也。术性温而燥,善闭气,故滞下家忌之。郎君阴虚人也,尤非所宜。更以滑石一两为细末,以牡丹皮汁煮之,别以白芍药酒炒五钱、炙甘草二钱、炒黑干姜五分,水煎,调滑石末服之,须臾,小便如注,痛立止。

按: 仲淳治痢,赏用滞下如金丸,这里暑湿热成痢,又重用芍草炮姜滑石,疗效如神。这类医案,书中很多,颇能反映他轻灵善变,随时取中的本领。

(4) 中虚不食　无锡秦公患中气虚不能食,食亦难化,时作泄,胸膈不宽。一医误投枳壳、青皮等破气药,下利完谷不化,面色黯白。仲淳用人参四钱、白术二钱、橘红钱许、干姜炮七分、甘草炙一钱、大枣、肉豆蔻,四五剂渐愈,后加参至两许全愈。三年后,病寒热不思食,他医以前病因参得愈,仍投以参,病转剧。仲淳至曰:此阴虚也,不宜参。乃用麦门冬、五味子、牛膝、枸杞、芍药、茯苓、石斛、酸枣仁、鳖甲等十余剂愈。

按: 医以变通为贵,守方则泥,这是先贤所强调的。缪氏临床,抓住重点,突出关键,既不拘方,亦不袭旧，而是活泼泼地处理，如此案，及治庄敛之泄泻案、孙俟居比部案等等，都大有启发意义，所以人们称赞："仲淳察病望气，灵心慧眼，又知药贵及时"，是非常恰当的评价（见暑门臧王涵子案）。

【原著选读】

《中风治法大略》

凡言中风，有真假内外之别，差之毫厘，谬以千里。何者？西北土地高寒，风气刚猛，真气空虚之人，猝为所中，中脏者死，中腑者成废人，中经络者可调理而瘳。治之之道，先以解散风邪为急，次则补养气血，此真中外来风邪之候也。其药以小续命汤、桂枝、麻黄、生熟附子、羌独活、防风、白芷、南星、甘草之属为本。若大江以南之东西两浙、七闽、百粤、两川、滇南、鬼方、荆、扬、梁三州之域，天地之风气既殊，人之所禀亦异。其地绝无刚猛之风，而多湿热之气，质多柔脆，往往多热多痰。真阴既亏，内热弥甚，煎熬津液，凝结为痰，壅塞气道，不得通利，热极生风，亦致猝然僵仆类中风证。或不省人事，或言语謇涩，或口眼歪斜，或半身不遂。其将废也，外必先显内热之候，或口干舌苦，或大便闭涩，小便短赤，此其验也。刘河间所谓此证全是将息失宜，水不制火，朱丹溪所谓湿热相火，中痰中气是也。此即内虚暗风，确系阴阳两虚，而阴虚者为多，与外来风邪迥别。法当清热顺气开痰以救其标，次当治本。阴虚则益血，阳虚则补气，气血两虚则气血兼补，久以持之。设若误用治真中风药，如前种种风燥之剂，则轻变为重，重则必死，祸福反掌，不可不察也。初清热，则天门冬、麦门冬、甘菊花、白芍药、白茯苓、栝蒌根、童便；顺气，则紫苏子、枇杷叶、橘红、郁金；开痰，则贝母、白芥子、竹沥、荆沥、栝蒌仁。次治本，益阴，则天门冬、甘菊花、怀生地、当归身、白芍药、枸杞子、麦门冬、五味子、牛膝、人乳、白胶、黄檗、白蒺藜之属；补阳，则人参、黄芪、鹿茸、大枣、巴戟天之属。与时消息，则因乎证。（《本草经疏》卷一）

《治 法 提 纲》

病在于阴，毋犯其阳，病在于阳，毋犯其阴，犯之者，是谓诛伐无过。病之热也，当察其源，火苟实也，苦寒咸寒以折之；若其虚也，甘寒酸寒以摄之，病之寒也，亦察其源，寒从外也，辛热辛温以散之；动于内也，甘温以益之，辛热辛温以佐之。经曰，五脏者，藏精气而不泻者也，故曰满而不能实，是有补而无泻者，其常也；脏偶受邪，则泻其邪，邪尽即止，是泻其邪，非泻脏也。脏不受邪，毋轻犯也，世谓肝无补法，知其谬也。六腑者，传导化物糟粕者也，故曰实而不能满，邪客之而为病，乃可攻也，中病乃已，毋尽剂也。病在于经，则治其经，病流于络，则及其络，经直络横，相维辅也。病从气分，则治其气，虚者温之，实者调之。病从血分，则治其血，虚则补肝、补脾、补心；实则为热、为瘀，热者清之，瘀者行之，因气病而及血者，先治其气；因血病而及气者，先治某血，因证互异，宜精别之。病在于表，毋攻其里；病在于里，毋虚其表，邪之所在，攻必从之，受邪为本，现证为标；五虚为本，五邪为标。譬夫腹胀，由于湿者，其来必速，当利水除湿，则胀自止，是标急于本也，当先治其标。若因脾虚渐成胀满，夜剧昼静，病属于阴，当补脾阴；夜静昼剧，病属于阳，当益脾气，是病从本生，本急于标也，当先治其本。举一为例。余可类推矣。病属于虚，宜治以缓，虚者精气夺也；若属沉痼，亦必以缓，治虚无速法，亦无巧法，盖病已沉痼，凡欲施治，宜有次第，故亦无速法。病属于实，宜治以急，实者邪气胜也，邪不速逐，则为害滋蔓，故治实无迟法，亦有巧法，此病机缓急一定之法也。（《本草经疏》卷一）

《论吐血三要法》

气有余即是火，气降则火降，火降则气不上升，血随气行，无溢出上窍之患矣。降火必用寒凉之剂，反伤胃气，胃气伤则脾不能统血，血愈不能归络矣。今之疗吐血者，大患有二：一则专用寒凉之味，如芩、连、山栀、青黛、柿饼灰、四物汤、黄檗、知母之类，往往伤脾作泄，以致不救；一则专用人参，肺热还伤肺，咳逆愈甚。

亦有用参而愈者,此是气虚喘嗽,气属阳,不由阴虚火炽所致,然亦百不一二也。宜以白芍药,炙甘草制肝;枇杷、麦门冬、薄荷、橘红、贝母清肺;薏苡仁、怀山药养脾;韭菜、番降香、真苏子下气;青蒿、鳖甲、银柴胡、牡丹皮、地骨皮补阴清热,酸枣仁、白茯神养心;山茱萸、枸杞子、牛膝补肾。此累试辄效之方。然阴无骤补之法,非多服药不效,病家欲速其功,医者张皇无主,百药杂施,以致殒命,覆辙相寻而不悟,悲夫!

血不循经络者,气逆上壅也。夫血得热则行,得寒则凝,故降气行血则血循经络,不求其止而自止矣。止之则血凝,血凝必发热恶食及胸胁痛,病日沉痼矣。

宜补肝,不宜伐肝。

经曰:五脏者,藏精气而不泻者也。肝为将军之官,主藏血。吐血者,肝失其职也。养肝则肝气平而血有所归,伐之则肝不能藏血,血愈不止矣。(《本草经疏》卷一)

《论 七 情》

论病由七情生者,只应养性怡神,发舒志气以解之,不宜全仗药石攻治。

夫喜怒忧思悲恐惊七者,皆发于情者也。情即神识,有知不定,无迹可寻,触境乃发,滞而难通,药石知,焉能消其妄执?纵通其已滞之气,活其已伤之血,其默默绵绵之意,物而不化者,能保无将来复结之病乎!只宜以识遣识,以理遣情,此即心病还将心药医之谓也。如是庶可使滞者通,结者化,情与境离,不为所转,当处寂然,心君泰定,其何七情之为累哉。(《本草经疏》卷一)

〔注释〕

① 羌活汤(《先醒斋医学广笔记》):治太阳病,发汗以解表邪。羌活三钱、前胡二钱、甘草八分、葛根二钱、生姜三片、枣二枚、杏仁九粒。水煎服。秋深冬月,可量加紫苏、葱白;如冬月严寒,加麻黄一钱、生姜四片,得汗勿再服。

② 竹叶石膏汤(同上):硬石膏、知母、甘草、麦门冬、竹叶。

③ 葛根汤(伤寒论方):葛根、麻黄、桂枝、芍药、甘草、生姜、大枣。

④ 调胃承气汤(伤寒论方):大黄、芒硝、甘草。

⑤ 小承气汤(伤寒论方):大黄、枳实、甘草。

⑥ 资生丸(先醒斋医学广笔记):原名保胎资生丸。人参三两、白术三两、白茯苓一两半、陈皮去白二两、山楂肉蒸二两、甘草炙五钱、怀山药炒一两五钱、黄连三钱、薏苡仁一两半、白扁豆炒一两半、白豆蔻仁三钱五分、藿香叶五钱、莲肉去心炒一两五钱、泽泻炒三钱半、桔梗五钱、芡实粉炒黄一两五钱、麦芽一两,上为细末,炼蜜丸,用白汤或清米汤、橘皮汤、炒砂仁汤下。

⑦ 脾肾双补丸(《先醒斋医学广笔记》方):治肾泄。人参一斤、莲肉炒黄一斤、菟丝子一斤半、五味子一斤半、山茱萸肉一斤、淮山药炒黄一斤、车前子十二两、肉豆蔻十两、橘红六两、砂仁六两、巴戟天十二两、补骨脂一斤,为细末,炼末和丸如绿豆大,每服五钱,空心饥时各一服。

11.5 绮 石

绮石,一称汪绮石,明末人。具体姓名生卒年月不详,但称之为绮石先生,以善治虚劳见称[①]。其遗著有《理虚元鉴》上下两卷,清乾隆时苏州柯德修为之刊行。内容理法方药具备,为虚劳证治的专著。后又经陆九芝重加厘订,次第体例,较原书更为条理。据其弟子赵宗田序云:"绮石先生医道高玄,虚劳一门,尤为独阐之宗。"[②]其仲君东庵,能继其志。于此可以略知梗概。

绮石先生治学很认真,对虚劳一门独多钻研。他为了研究这种病的防治问题,特校昔贤之书几千百家，尤于《素问》《灵枢》，大启悟门，得其要领，乃参订补注，集成此书。辨症因、详施治，审脉法，正药讹，精纯邃密，后岐黄而启发者也。并善于独立思考，抓住重点，特别对李东垣、朱丹溪、薛立斋三家之说，融会贯通，形成自己的见解。他认为："东垣发脾胃一论，便为四大家之首；丹溪明滋阴一着，便为治劳症之宗；立斋究明补火，谓太阳一照，阴火自弭。斯三先生者，皆振古之高人。"[3]但同时也指出，若偏执东垣脾胃之治，辄用升柴归姜，以燥剂补土，则有拂于清肃之肺金；偏执丹溪滋阴之说，辄以黄檗补肾，知母清金，苦寒降火，则有碍于中州之运化；偏执立斋补火方法，不离苁茸桂附，温肾补阳，则难免助其郁火郁热。而主张"执两端以用中，合三部以平调"。即用三家之长而不泥于三家之说，又突出三个重点：一者清金保肺，无犯中州之土；一者培土调中，不损至高之气；一者金行清化，则水自流长，乃合金水于一致。于此可知，绮石先生的治学，是善于继承前人的成就，而又能独开生面者，这种结合实际的研究，形成自己独具风格的学术思想，是很值得我们学习的。《理虚元鉴》内容虽不多，但讨论的问题很具体，就其整个内容来看，是以痨瘵为主，但病至中后期，亦属于虚劳病情了，所以其书名曰"理虚元鉴"。摘要分述如下。

11.5.1 虚劳的病因

绮石先生认为，形成虚劳之症，其因有六[4]，即先天之因、后天之因、痘疹及病后之因、外感之因、境遇之因、医药之因等，这些确是临床上所常见的。

先天之因，责之父母精血不旺，根蒂首先有亏，气质怯弱，所以生后多病，出现虚劳的先兆，如幼多惊风，骨软行迟；稍长读书不能出声，或写字动辄手振；或喉中痰多，或胸中气滞，或头摇目眩等，迨至二十岁左右，往往易患劳怯。

后天之因，如酒色、劳倦、七情、饮食等所伤。色欲则伤肾，劳神则伤心，郁怒则伤肝，忧愁则伤肺，思虑则伤脾，总之，"先伤其气者，气伤必及于精；先伤其精者，精伤必及于气"[5]。后天之因，多属于精、气、神受伤，日久便成虚劳。

痘疹及病后之因，都是余邪未尽，或调理失当，致贻后患。或伤阳，则脾胃气弱诸症多见，不耐劳动；面白神萎，不禁风寒；或伤阴，则阴亏血枯，肺风哮喘，音哑声嘶，易干伤风咳嗽等。这些都能成为虚劳的原因。当然痘疮一病，现在是没有了。

外感之因，主要是伤风不醒，或久咳不已，元气素虚，不能祛邪外出；加之酒色过度，或心血过伤，或肝火易动，以致肺经伏热，则水精不布，肾源告竭，便成劳嗽，所谓"伤风不醒结成痨"。

境遇之因，主要在于七情所伤，难于解脱，不能达观，处境拂逆，情志抑郁，以致神乱意躁，伤人气血，渐成劳损，所谓"七情不损，则五劳不成"。

医药之因，大都由于药误，如病非感冒而重用发散，或稍有停滞而妄用攻伐。或并无里热而概用苦寒，或体弱邪侵而骤用补益，以致邪热胶固等，这些本非痨症，由于杂药乱投，正气一伤再伤，病情由轻变重，亦能使假成真。

以上所述，亦是举例而言，并不能概括无遗，但其主要精神，合先天后天，外因内因，而探讨其发病之因，形成虚劳的病机，是有参考价值的，亦是符合临床所见的。

11.5.2 虚劳的证候

绮石认为，虚劳之病，"或为阳虚，或为阴虚。阳虚之久者，阴亦虚，终是阳虚为本；阴虚之久者，阳亦虚，终是阴虚为本"[6]。两者是可分而又不能截然分割的，这个认识，对于虚劳之病，特别重要。

阴虚成劳之病,统之于肺。其症约有数种,如劳嗽、如吐血、如骨蒸,极则成尸疰。但其症亦很复杂,有数症兼见者,有单见一症,不兼余症者。病情发展亦很不一致,有先从骨蒸而渐至劳嗽的;有先起劳嗽而渐至吐血的;有竟从骨蒸而枯竭以死,不及出现劳嗽的;亦有久病缠绵,形成尸疰的。凡此种种,其病皆主宰于肺。

以劳嗽而论,要注意四点,即肺有伏火,膈有痰涎,最畏非时之感,胸多气机壅塞。而其中以肺中伏火为主要,其余三者都是相因而致。因为肺被火薄,则精微不布,滞易为痰;痰浊胶固,则气化不宣;肺气先病,则六气易侵,所谓"本病而复标邪乘之"。

又如吐血,是心火、肝木之为病。吐血病情,有缓有急。缓者多为煎厥,急者属于薄厥。煎厥病情,起于阴虚火动,煎灼既久,血络渐伤,渐至吐血,其势较缓。薄厥者,是心热为火,火热生风,风火相搏,厥逆上冲,血遂菀乱涌出,其势较急。

又如骨蒸,是虚劳损伤气血,荣卫不和而发热,热久变蒸。骨蒸病情不一,凡骨脉皮肉,五脏六腑,皆能作蒸。一般而论,夜热、内热、虚热,为虚劳的初病症状;至于骨蒸、内蒸、潮热,是虚劳已成的本证了。

至于尸疰,是劳极之候,血虚血少,隧道痹塞,气之所过,蒸瘀为热,热久则蒸其所瘀之血,邪气连滞停住而不能去,遂成尸疰。

以上是阴虚一路证候的大略。

阳虚成劳之病,统之于脾。其症亦有数种,如夺精、夺气、夺火。色欲过度,是一时夺精,渐至精竭。精者,火之原,气之所主,所以夺精者,每兼伤火损气。劳役辛勤太过,则渐耗真气。气者,火之属,精之用,所以夺气者,又每兼损火而伤精。其夺火者,多从夺精而来,然亦有多服寒药,以致命火衰竭,阳痿不起者。此三种病情,固然可以分属于脾肾,但以中气不守为最险。"尝见阳虚者,汗出无度,或盛夏裹绵,或腰疲足软而成痿证;或肾虚生寒、木实生风、脾弱滞湿,腰背难于俯仰,胻股不可屈伸,而成痹证;或面色皖白,语音轻微。种种不一,然皆以胃口不进饮食,及脾气不化为最急"[⑦]。所以阳虚之病,悉统之于脾。

总之,虚劳初起,多由于心肾不交[⑧]。或一念之烦,其火翕然上逆,心动则相火亦动,精离其宅。浅者梦而遗,深者不梦而滑,深之极者,漏而不止。甚或症成骨痿,难于步履。这种病情,毕竟是少火衰微,则成阳虚一路,不为阴虚之症。如其单见心肾不交,梦泄滑精,夜热、内热等症,这是劳嗽的初起,还未成为虚劳;进一步发展,心肾不交,心火炎上而烁肺,咽喉涩急作痒,似乎有痰粘着,咯不出,咽不下,频咳不止,这就劳嗽之病已成了。

在此,有几个特点:绮石所论的虚劳证候,是从五脏着眼的,如劳嗽、吐血、骨蒸等,责之肺肾,兼及心肝,但尤重于肺;梦泄滑精,以及惊悸怔忡,责之脾肾,亦关乎心,但尤重于脾。虚劳而抓住肺脾,比一般泛论五脏者,能突出重点;比主张脾肾先后天之论者,亦显出他的特点。同时,他论阴证、阳证,固然各有侧重,但指出阴虚之久者阳亦虚,阳虚之久者阴亦虚,辨证、用药,都应考虑到这一点,所以反对偏执补火之说与偏寒凉伤中,一以中和为治(见心肾不交与劳嗽总论),这是他的成功之处,足补前人所未备者。此外,他把梦遗滑精与惊悸怔忡联系起来讨论,着重在精、气、神上去认识问题,着重在脾气(或心脾、心脾肾)上进行诊治,这与归咎肝肾相火之论,滋阴降火为治者,亦是别有见解的。

11.5.3 虚劳的治法

虚劳治法,从五脏着手,这是肯定的,但绮石提出:主要抓肺、脾、肾三脏,所谓"治虚三本"。由于"肺为五脏之天,脾为百骸之母,肾为性命之根,治肺、治脾、治肾,治虚之道毕矣”。在此三本之中,他尤重视于肺、脾二脏,即“治虚二统,统之于肺、脾而已”[9]。因为虚劳病情,大体可以分为阴虚、阳虚二证,阳虚者,统之于脾,阴虚者,统之于肺。这种主张,是绮石的创见,与前人治法,是有不同的。前人治阳虚者,大都重在命火,治阴虚者则又重视肾水。而绮石认为,专补肾水者,不如补肺以滋其化源,使金水相生;专补命火者,不如补脾以建其中焦,使精生于谷。同时肺脾犹天地,“乾坤可以兼坎离之功,而坎离不能尽乾坤之量”[10]。这对虚劳之治,颇具有卓见。

阴虚劳症,书有五劳七伤之异名,但要之以肺为极则。如未见骨蒸、劳嗽、吐血者,治宜清金保肺;已见骨蒸、劳嗽、吐血者,急宜清金保肺;曾经骨蒸、劳嗽、吐血而治愈者,亦终身不可或忘护肺。这就是阴虚之治,悉统于肺。而绮石于此,是独有心得。

阳虚成劳,其治亦有填精、益气、补火之各别,而以急救中气为最先。因为有形之精血,不能速生,而无形之真气,所宜急固,所以益气更切急于填精。同时,用辛烈之药温阳,每有两阳相激之弊,而补清纯之胃气者,则有冲和之美,此益气之所以妙于补火。既然补气之重要,尤甚于填精补火者如此,所以阳虚之治,悉当统之于脾。治肺治脾的具体方药分述如下。

劳嗽治法,初起多应考虑挟有表邪。盖肺虚易招感,风邪乘虚而入,风寒入肺,每易郁而化火,邪火与内火交灼,则肺金愈伤,因而咳嗽不止。此时不能蛮补,尤忌敛涩,使邪气留恋,则其病更加。应该先以柴胡、前胡清里表邪,及桔梗、贝母、马兜铃之类,清润而不泥滞者,以清理肺金,或六七剂后,方用清凉滋阴之品,以善其后。

亦有干咳嗽者,有声无痰,喉中燥痒,这是精血不足,水不济火,虚火上炎,灼烁肺金,肺脏燥涩而作咳,治宜清金甘橘汤[11]。若症从色欲而来者,用琼玉膏[12]最佳。倘有午后咳嗽,黄昏咳嗽,皆是阴伤虚火上炎于肺之症。

更有劳嗽痰中带血珠血丝,此症大都由于郁火伤肺而致。五志抑郁,阴虚火亢,肺被其灼,痰血凝结,这是煎厥之渐。治宜用清金甘橘汤第二方[13]。

吐血之治,最宜清金保肺,因为金令既肃,则肝木得其平,而火自不再肆虐。初治可用犀角地黄汤[14],凉血止血;如不效者,盖嫌力缓,他自制加味犀角地黄汤[14]。在吐血正涌之时,法宜着重止血,可用炒蒲黄、炒侧柏叶、陈棕灰三味为主,佐以紫菀、犀角、地黄、白芍之类;若血势过盛不止者,再用清金散[15]、碧玉丹[16]等,一坠其火,血势自缓;更不止者,再加童便。甚至血势涌溢,并汤药无隙可进者,须以热黄酒濯其两足,自能引火下行,而血渐止,然后再投以上方药。

劳热骨蒸,治以清金、养荣、疏邪、润燥为主,方如清热养荣汤[17]。病深至于传尸劳阶段,方用百部清金汤[18]。

梦泄滑精,惊悸怔忡,治宜注意精、气、神的关系。心主血而藏神,肾主志而藏精。以先天生成之体论,是精生气、气生神;以后天运用之主宰论,则神役气,气役精。这精、气、神三者,养生家谓之三宝,治之原不相离,所以对于滑精梦泄种种精病者,必本于神治;对于惊悸怔忡种种神病者,必本于气治。盖安神必益其气,益气必补其精。所以在心肾不交之初,见上述诸症,可用养心固本丸[19],或归脾丸[20]主之。其养心丸中,以石莲、肉桂为伍,能交心肾于顷刻;归脾丸内,以龙眼与木香为伍,甘温辛热之品,直达心脾,能补中而生血。这种治法,在虚劳火未乘金之时,正补火生土之妙用,亦是用甘温以从治虚火的方法。但在阴虚阳亢,木火挟心火以燎原者,其治又当别论。

至于阳虚之甚者,益气以固本,可用固本肾气丸[21];补益心脾肾,可用还元丹[22]。

总之,治阴虚为本者,大法是清金保肺;治阳虚为本者,大法是甘温益气。特别前者,绮石考虑非常周到,提出:“阴竭阳亢,急宜清金保肺,以宣清肃之令;平肝缓火,以安君相之位;培土调中,以奠生金之母;滋阴补肾,以遏阳光之焰,一以中和为治,补其虚,载其焰,镇其浮,定其乱,解其争,制其过,润其燥,疏其淹滞,收其耗散,庶有济也”。[23]这种突出重点而又全面设法的精神,是颇有启发意义的。

至于病情延久,阴虚而阳亦虚,阳虚而阴亦虚者,这种错综复杂的变化,又当参伍二者而调治之。

此外,对于常用之药,他亦做了一番深入的研究,提出当用不当用的意见,如宜用的,有泽泻、桑皮、桔梗、丹皮、地骨皮、茯苓、黄芪等;生地、白术亦宜用,但初病慎用。禁用的如黄檗、知母。不可用的如枳壳;不必用的如苏子。只能偶用的如陈皮。初病酌用的,如麦冬、五味;一般酌用的,如柴胡、杞子。审慎而用的,如当归、龙眼肉、人参,尤其后者,在外感风邪,元气未败之时,不必用之,这个意见,亦可参考。

11.5.4 预后和鉴别诊断

虚劳病的预后,尤其是见劳嗽吐血以后,能治不能治,胸中应该有数。如大肉不消者,其病轻;大肉渐消者,其病重;若大肉脱尽者,万无生理。倘虚热已退,痰嗽皆除,而大肉未消,或既消而脾胃尤强,药食滋补,大肉渐渐长起,则犹可治;如其仍前不长者,断不可治,即使饮食自健,亦不过迁延时间而已(论劳嗽吐血能治不能治大旨),应该加以注意。

倘有几个病症,似虚症而实非虚劳,应加鉴别。如劳伤呕血,平时心肾不亏,并无弱症。偶因房劳而致,血从胃中来,不能视为劳怯。亦有怒气伤肝,肝气犯胃,呕吐以致呕血者,亦不可与虚劳吐血混淆。更有劳倦伤血,又伤于风寒,内火外邪,交迫于血,以致溢血、吐血者,亦不可作弱症施治。

11.5.5 虚劳的预防

虚劳之病,善为调摄,预防于前,这是上策;如其病已成而后治之,虽有愈者,亦是不经风浪,不堪辛苦的人了。

预防方法,书中有详细的论述,摘要如下。

(1) *知节* 即保养精神。因为五志七情之变,最能伤人精神,抑郁成劳,但又非药石所能疗,亦非眷属所可解,只能自讼自克,自悟自解,才能医药见效。撙节方法,须就性情所偏以为治。如性情放荡而不知收敛者,宜节嗜欲以养精;拘滞而不能开通者,宜节烦恼以养神;偏激而不稳重者,宜节忿怒以养肝;性躁而不冷静者,宜节辛勤以养力;好琐屑而不坦夷者,宜节思虑以养心;慈悲而不能解脱者,宜节悲哀以养肺。以上六种,是最宜注意的。

(2) *知防* 虚劳之人,再经不得新加之病了,如一番伤寒,一番痢疾,一番疟疾,那怕轻如感冒,都是应该防备的。因此,一年之内,春季要防风,又防寒,夏季要防暑热,又要防因暑贪凉,而致感寒;长夏防湿;秋季防燥;冬季防寒,又防风。此八者,宜预为调摄,防其感邪伤正。假如已感时邪,当其初时,即宜注意减少饮食,否则感邪再加食伤,那为害就更大。

(3) *二护* 两足、肩俞和眉际,是一身最易感邪之处,所谓寒从足起,风从肩俞、眉际而入,平时常宜保护二处,以免在无意中感邪。

(4) *三候* 一年四季之中,最与虚劳有关者,是三个时候,如春初之时,木盛火升;仲夏之时,湿热大行;夏秋之交,伏火烁金。此三候中,如有一候未曾透过,便能增病,这是气候与病相克之故,宜加意调摄。

（5）二守　二守者，一服药，二摄养。这是宜守之久而不能疏忽的。因为虚劳之病，每每由浅入深，而摄养注意，亦能恢复健康。但总之是慢性病，其本已虚，亦多变端，服药调理，摄生养性，所宜常守者。

（6）三禁　三禁者，指治疗时的用药禁忌，如一禁燥烈，二禁苦寒，三禁伐气。因为虚劳之痰，是由火逆而水泛，非二陈、平胃、缩砂等燥烈之药所能治者；虚劳之火，是因阴虚而火动，亦非知、柏、芩、连、栀子等苦寒药所能清；虚劳气逆，是由肺气薄弱而气机窒塞，非青皮、枳壳、香附、豆蔻、苏子等所能开豁之气。至于饮食所禁，亦同药饵，香燥、生冷、辛辣之品，都宜避忌。

以上所述，说明绮石对于虚劳一病，的确深有研究，能够从病因、证候、治疗、预后，以及预防等，全面地加以认识，并有切合实际的处理方法，特别是有他独到的见解，是颇有实践指导意义的。

【复习思考题】

（1）试述绮石先生所论的虚劳证候？

（2）治虚三本和治虚二统的主要精神何在？

【原著选读】

《治虚有三本》

治虚有三本，肺、脾、肾是也。肺为五脏之天，脾为百骸之母，肾为性命之根。治肺、治脾、治肾，治虚之道毕矣。夫东垣发脾胃一论，便为四大家之首；丹溪明滋阴一著，便为治劳症之宗；立斋究明补火，谓太阳一照，阴火自弭。斯三先生者，皆振古之高人，能回一时之习尚，辟岐黄之心传者。然皆主于一偏，而不获全体之用。是以脾胃之论，出于东垣则无弊，若执东垣以治者，未免以燥剂补土，有拂于清肃之肺金。滋阴之说，出于丹溪已有弊，若执丹溪以治者，全以苦寒降火，有碍于中州之土化。至于"阳常有余，阴常不足"，此实一偏之见，难为古人讳者，而君人沿习成风，偏重莫挽。凡遇虚火虚热，阴剧阳亢之疾，辄以黄檗补肾，知母清金，未能生肾家真水，而反以息肾家真火。夫肾者，坎象，一阳陷于二阴之间。二阴者，真水也，一阳者，真火也。肾中真水，次第而上生肝木，肝木又上生心火。肾中真火，次第而上生脾土，脾土又上生肺金。故生人之本，从下而起，如羲皇之昼卦然。盖肾之为脏，合水火二气，以为五脏六腑之根。真水不可灭，真火独可熄乎？然救此者，又执立斋补火之说，用左归、右归丸，不离苁蓉、鹿茸、桂、附等类，而不顾其人之有郁火无郁火，有郁热无郁热，更不虑其曾经伤肺不伤肺。夫虚火可补，理则诚然，如补中益气汤，用参、芪、术、草之甘温以除大热，然苟非清阳下陷，犹不敢轻加升麻、柴胡、归、姜辛热之品，乃反施之郁火郁热之症，奚啻抱薪救火乎！余唯执两端以用中，合三部以平调，一曰清金保肺，无犯中州之土，此用丹溪而不泥于丹溪也；一曰培土调中，不损至高之气，此用东垣而不泥于东垣也；一曰金行清化，不觉水自流长，乃合金水于一致也。三脏既治，何虑水火乘时，乃统五脏以同归也。但主脾、主肾，先贤颇有发明。而清金保肺一著，尚未有透达其精微者，故余于论肺也独详。此治劳之三本，宜先切究也。（《理虚元鉴》卷上）

《治虚二统》

治虚二统，统之于肺、脾而已。人之病，或为阳虚，或为阴虚。阳虚之久者，阴亦虚，终是阳虚为本；阴虚之久者，阳亦虚，终是阴虚为本。凡阳虚为本者，其治之有统，统于脾也；阴虚为本者，其治之有统，统于肺也。此二统者，与前人之治法异，前人治阳虚者，统之以命火，八味丸、十全汤之类，不离桂附者是；前人治阴虚者，统之以肾水，六味丸、百补丸之类，不离知、柏者是。余何为而独主金土哉？盖阴阳者，天地之二气，二气交感,乾得坤之中昼而为离,离为火;坤得乾之中昼而为坎,坎为水;水火者,阴阳二气之所从生,故乾坤可以兼坎离之功,而坎离不能尽乾坤之量。是以专补肾水者,不如补肺以滋其源,肺为五脏之天,孰有大于天者哉?专补命火者,不如补脾以建其中,脾为百骸之母,孰有大于地者哉。(同上)

《阳虚三夺统于脾》

就阳虚成劳之统于脾者言之,约有三种:曰夺精,曰夺气,曰夺火。气为阳,火者阳气之属。精者,水火之兼。色欲过度,一时夺精,渐至精竭;精者,火之原,气之所主,精夺则火与气相次俱竭,此夺精之兼火与气也。劳役辛勤太过,渐耗真气,气者火之属,精之用。气夺则火与精接连而相失,此夺气之兼火与精也。其夺火者,多从夺精而来,然亦有多服寒药,以致命火衰弱,阳痿不起者,此三种之治,夺精、夺火主于肾,夺气主于脾。余何为而悉统于脾哉?盖阳虚之症,虽有夺精、夺火、夺气之不一,而以中气不守为最险,故阳虚之治,虽有填精、益气、补火之各别,而以急救中气为最先。有形之精血,不能速生,无形之真气,所宜急固,此益气之所以急于填精也。回衰甚之火者,有相激之危,益清纯之气者,有冲和之美,此益气之所以妙于益火也。夫气之重于精与火也如此,而脾气又为诸火之源,安得不以脾为统哉。余尝见阳虚者,汗出无度,或盛夏裹绵,或腰疼足软而成痿证,或肾虚生寒,木实生风,脾弱滞湿,腰背难于俛仰,胻股不可屈伸,而成痹症,或面色㿠白,语音轻微,种种不一,然皆以胃口不进饮食,及脾气不化为最危。若脾胃稍调,形肉不脱,则神气精血,可以次第而相生,又何有亡阳之虞哉!此阳虚之治,所当悉统于脾也。(同上)

《阴虚之症统于肺》

就阴虚成劳之统于肺者言之,约有数种;曰劳嗽,曰吐血,曰骨蒸,极则成尸疰。其症有兼有不兼,有从骨蒸而渐至劳嗽者,有从劳嗽而渐至吐血者,有竟以骨蒸枯竭而死,不待成劳嗽者,有竟从劳嗽起,而兼吐血者,有竟从吐血起,而兼劳嗽者,有久而成尸疰者,有始终只一症,而或痊或毙者。凡此种种,悉宰于肺治,所以然者,阴虚劳症,虽有五劳七伤之异名,而要之以肺为极则。故未见骨蒸、劳嗽、吐血者,预宜清金保肺;已见骨蒸、劳嗽、吐血者,急宜清金保肺;曾经骨蒸、劳嗽、吐血而愈者,终身不可忘护肺,此阴虚之治,所当悉统于肺也。(同上)

〔注释〕

① 《理虚元鉴》超宗田序。

② 《理虚元鉴》“治虚有三本”。

③ 同上。

④ 同上“虚证有六因”。以下引文同。

⑤ 同上“治虚二统”。

⑥ 同上“阴虚之症统于肺”。以下引文同。

⑦ 同上“阳虚三夺统于脾”。以下引文同。

⑧ 同上“心肾不交与劳嗽总论”。

⑨ 同上“治虚有三本”。以下引文同。

⑩ 同上“治虚二统”。以下引文同。

⑪ 清金甘橘汤(《理虚元鉴》):治干咳嗽。桔梗、川贝母、麦冬肉、花粉、生地、元参、白芍、丹皮、粉甘草、灯心、河水煎。

⑫ 琼玉膏:生地、白茯苓、白蜜、人参。

⑬ 清金甘橘汤(《理虚元鉴》):治咳嗽痰中带血丝血珠。桔梗、生地、白芍、丹皮、麦冬、元参、川贝、茯苓、阿胶、甘草。此方加紫菀、犀角,名胶菀清金汤,治咳嗽痰中夹血。为丸,治咳嗽痰中夹血珠、血丝、血

片。去生地、桔梗，加地骨皮，百部，名胶菀犀角汤，治劳嗽吐血。

⑭　犀角地黄汤(《千金要方》)：犀角、生地黄、芍药、牡丹皮。《理虚元鉴》加薄黄、灯心三十寸，荷叶一大张，煎汤代水，名加味犀角地黄汤。

⑮　消金散(待考)。

⑯　碧玉丹(待考)。

⑰　清热养荣汤(《理虚元鉴》)：治虚劳内热骨蒸。柴胡、丹皮、地骨皮、生地、当归、白芍、元参、茯苓、麦冬肉、生甘草、灯心三十寸，河水煎服。

⑱　百部清金汤(《理虚元鉴》)：治传尸劳。百部、地骨皮、人参、麦冬、桔梗、生地、丹皮、芍药、茯苓、甘草，河水煎服。

⑲　养心固本丸(《理虚之鉴》)：龟板胶、鹿角胶(以上二药，用红曲炒珠)、萸肉、杞子、人参、黄芪、石莲肉、白术、甘草、枣仁、地黄、淮牛膝，方内石莲将肉桂一钱同煮一日，去肉桂，用炼蜜丸。

⑳　归脾丸(《济生方》)：白术、茯苓、黄芪、龙眼肉、酸枣仁、人参、木香、甘草、当归、远志(后二味是《妇人良方》补入)。加姜、枣水煎服名归脾汤。

㉑　固本肾气丸(《理虚元鉴》)：治阳虚。人参、黄芪、白术、茯苓、当归、生地、炙草、枣仁、煨姜、鹿角胶。

㉒　还元丹(《理虚元鉴》)：亦治阳虚。远志、杜仲、牛膝、补骨脂、山药、茯神、锁阳、五味子、杞子、山萸肉、熟地、菖蒲，炼末为丸，淡盐汤下。

㉓　同上"论劳嗽吐血能治不能治大旨"。

11.6　喻　　昌

喻昌，字嘉言，晚号西昌老人。江西新建人(即今江西南昌)。生于明代万历十三年，卒于清代康熙三年(1585~1664年)，享年七十九岁。先生初治举子业，明崇祯间，以选贡生入京，无所成就，未几，清兵入关，遂隐于禅学，后又出禅攻医，旅游于南昌、靖安等地。清初(1644~1661年)又移居江苏常熟。所到之处，皆以善医闻名。书称精心妙术，冠绝一时。

先生著作有《寓意草》《尚论篇》《尚论后篇》《医门法律》《喻选古文试验》(见《珍本医书集成》)等书，都很脍炙人口。

喻氏治学，思想敏锐，每在前人的论点上有所发挥，其学术成就，兹举数例如下。

11.6.1　伤寒纲目论

喻氏认为，《伤寒论》一书，千有余年……欲取而尚论之，必先举其大纲，然后详明节目，才能做到至当不易的地步。大纲是什么？即仲景之书，是四时外感病的全书。所以他在《尚论篇·尚论张仲景伤寒论大意》云："冬春夏秋，时之四序也。冬伤于寒、春伤于温、夏秋伤于暑热者，四序中主病之大纲也。举三有九十七法分隶于大纲之下。然后仲景之书始为全书。其冬伤于寒一门，仲景之法，独详于春夏秋三时者，盖以春夏秋时令虽有不同，其受外感则一，自可取治伤寒之法，错综用之耳。"这个见解，有他依据，即仲景自序中的两句话："学者'若能寻余所集，思过半矣。'可见引伸触类，治百病有余能，况同一外感乎？是春夏秋之伤温热，明以冬月伤寒为大纲矣。"[①]这就是喻氏所说的必先举其大纲。

同时，他在伤寒六经之中，又以太阳一经为大纲；而太阳经中，又以风伤卫、寒伤营、风寒两伤营卫为大纲。据云：原书"大纲混于节目之中，无可寻绎，只觉其书之残缺难读，今大纲既定，然后详求其节目，始知仲景书中，矩则森森，毋论法之中更有法，即方之中亦更有法"。

因此,他把《伤寒论》三百九十七条全部打乱,重加编次,分为若干类。如太阳经篇,以风伤卫为一类(上篇),寒伤营为一类(中篇),风寒两伤营卫为一类(下篇),即伤寒三纲说。每一类中,又分作若干部分,如有关太阳经病的初期脉证为一部分,有关太阳中风的典型脉证为一部分,桂枝汤的主治范围为一部分等。其他寒伤营和风寒两伤营卫的分类中,亦是如此再分成几个部分。并将合病、并病、坏病、痰病四类条文,附于三阳经末。以过经不解、瘥后劳复、阴阳易病三类条文附于三阴经末。在每一分类前面,都冠以全篇症治大意;在每一部分前后,并有小标题和小结。这样编次,条理是清楚的,对理解内容,亦确有提纲挈领的作用。

此外,喻氏还提出,有人认为"仲景书详于治伤寒,略于治温",这是不对的,仲景治温病法度,俱错出于治伤寒中。后人未解义例,故春温一证,漫无成法可师"②。他深叹"古今缺典,莫此为大。"因而"会《内经》之旨,以畅发仲景不宣之奥"。立冬伤于寒,春必病温为一大例;冬不藏精,春必病温为一大例;既冬伤于寒,又冬不藏精,至春月同时病发为一大例,所谓温病三纲说,同伤寒三纲以为对待。并把三阳三阴之例,论温病而详其治,如冬伤于寒一例,即邪中三阳之谓;冬不藏精一例,即邪中三阴之谓;冬伤于寒又兼冬不藏精一例,与两感伤寒症纤毫不差。并认为,"触冒寒邪之病少。感发温气之病多。寒病之伤人十之三,温病之伤人十之七"。

他并探讨三种温病的病理变化。如冬伤于寒,感春月之温气而发病,是邪郁肌肤,从阳明化热,而外达于太阳,太阳阳明二经,为邪所蟠踞之地。冬不藏精,是肾阴本虚,寒邪内侵骨髓,至春月风木上升,吸引肾邪内动,但邪入既深,不能逐出,发热全在骨髓之间,其病情较前一种深重得多。冬伤于寒又兼冬不藏精,春月同时发病,与两感伤寒相同,但伤寒症自外入内,而温病是由内达外,因此病在少阴太阳二经。总之,病在阳分,邪浅而易疗,病入阴分,则邪深而难愈。所以病温之人,有发表三五次,而外症不除者,攻里三五次,而内症不除者,尚有在表又似里,在里又似表的复杂情况。尤其热症,缘真阴为热邪久耗,无以制亢阳,成为燎原不熄之势。因此,病温之人,邪退而阴气犹存一线者,方可得生,否则预后很差。

综上所述,喻氏之论伤寒,具以伤寒为四气之纲,《伤寒论》为四时外感病的全书,这一点有他一定见解。伤寒太阳三纲说,源于《千金翼方》,又发展了方有执之论,但六经均有中风,伤寒,能否通体贯串,可以商榷。至于重编三百九十七法,用分类归纳的方法研究《伤寒论》,具有一定启发意义,但把前人之论,从王叔和以下,直至方氏之前,说得几乎一无是处,一概否定,未免偏激,其实自己的"重编",是否真能反映仲景的旧貌,亦可商榷;其牵强附会之处,亦未免强加于张仲景。至于提出温病三纲说,主要是阐明伏气温病,并强调"存阴"问题,"阴气犹存一线,方可得生",对温病学的发展,大有促进作用。但是否仲景原意,三纲是否符合临床实际,特别所列方药,亦多可商榷之处。

11.6.2 秋燥论

喻氏"秋燥论",辨正《黄帝内经》"秋伤于湿"之误,颇有卓见,特别对温病学秋燥之治,影响很大,其功不可没。

喻氏认为,《黄帝内经》病机一十九条,独遗燥气,他凡秋伤于燥,皆谓秋伤于湿,这种遗误,成为千古疑案,不能不为之辨正。

因为"燥之与湿、有霄壤之殊。燥者,天之气也。湿者,地之气也。水流湿,火就燥,各从其类,此胜彼负,两不相谋。春月地气动而湿胜,斯草木畅茂,秋月天气肃而燥胜,斯草木黄落，故春分以后之湿，秋分以后之燥，各司其政，今指秋月之燥为湿，是必指夏月之热为寒然后可"[③]，其遗误是显然的。应该是春伤于风，夏伤于暑，长夏伤于湿，秋伤于燥，冬伤于寒，六气配四时，才与五运不相背戾。

同时认为，入秋并不遂燥，是大热之后，继以凉生，凉生而热解，渐至大凉，而燥令乃行。燥之为病，《经》曰："燥胜则干。"如干于外而皮肤皱揭，干于内而精血枯涸，干于津液而荣卫气衰，肌肉消烁，皮着于骨，随其大经小络所属，上下中外前后，各为病所。总之，燥气所胜，是火以烦之。如其燥伤于肺，即金受火刑，失其清肃之常，治节不行，为病种种，《黄帝内经》皆有名状。如"诸气膹郁，皆属于肺，诸痿喘呕，皆属于上"，是燥之伤于肺者。如"肺气不燥，则诸气禀清肃之令，而周身四达，亦胡致膹郁耶？……惟肺燥甚，则肺叶痿而不用，肺气逆而喘鸣，食难过膈而呕出，三者皆燥证之极也"，《经》云"逆秋气则太阴不收，肺气焦满"，正是指此而言。

又如《素问・生气通天论》的"秋伤于湿，上逆而咳，发为痿厥"，《素问・阴阳应象大论》"秋伤于湿，冬生咳嗽"等，"湿"字明显是"燥"字之误，而历代医家，都循文曲解，以致经旨不明，以误传误，今为辨正，则燥病之机，了无余义。

至于治疗，他创制清燥救肺汤，治诸气膹郁，诸痿喘呕，燥之伤肺者。用药大旨，以胃气为主，因胃土为肺金之母。取桑叶为君、清润肺金；煨石膏肃肺清热。生甘草和胃生金；人参生胃之津，养肺之气。配伍胡麻仁、阿胶、麦门冬、滋阴润燥；杏仁、枇杷叶、润肺下气。如燥郁痰多者，加贝母、瓜蒌；燥伤血枯者，加生地黄。喻氏指出，古今治气郁之方，用辛香行气，绝无一方治肺之燥者；痿呕属阳明，是属于中下焦，亦无一方及于肺之燥者，总缘《黄帝内经》六气脱误秋伤于燥一气，所以茫无成法，足以示人。这是卓有所见的。并分析说："天门冬虽能保肺，然味苦而气滞，恐反伤胃阻痰，故不用也；知母能滋肾水，清肺金，亦以苦寒而不用。至若寒降火，正治之药，尤在所忌。"刻刻注意保护胃气，这是他治燥伤肺的最大宗旨，亦是他成功之处。

至于皮肤皱揭；筋燥爪干；精血枯涸，内生燥热；血虚肠燥，便结便秘；下焦燥热，小便涩数等等，属于内燥之上燥下燥，喻氏尚有用药门径，这里不再一一深论。

总之，喻氏秋燥论是源于刘河间，而又能发挥病机未尽之义，实能补充《黄帝内经》病机十九条之疏阙，这燥病一端，是学术上的一个发展。其治疗方法，重视胃气，肺胃兼顾，从根本上着眼，而反对"不求病情，不适病所"，单纯地以润滋燥，以苦泄火，颇有见地，并在临床上亦显示它的有用价值；特别对温病学的发展，影响很多。至于以后论燥，又分析为内燥外燥，上燥下燥，凉燥温燥等等，这是在喻氏的基础上又有发展了。

11.6.3 大气论

形气问题，《黄帝内经》中早已论及，而喻氏对"气"这一点，特别有所研究，是从《素问・五运行大论》"地为人之下，太虚之中，大气举之"这段经文有所启悟的。在自然界中，地的四周都有"磅礴"的大气升举着它，运动不息，所以在气候上有风、暑、湿、燥、火的自然变化，在生物界有生、长、化、收、藏的自然规律，其在于人者，亦一定有个大气，统摄周身，才能使五脏六腑，大经小络、昼夜循环不息，以营其生、长、壮、老的一生。所以喻氏说："天积气耳，地积形耳，人气以成形耳。惟气以成形，气聚则形存，气散则形亡，气之关于形也，岂不巨哉！"[④]

人之大气具体指什么？喻氏认为，即胸中之气，包举于肺之周围而行治节。所谓"五脏六腑,大经小络,昼夜循环不息,必赖胸中大气,斡旋其间”。而且大气能够主持于胸中,即能“统摄营卫、脏腑、经络,而令充周身无间,环流不息,通体节节皆灵”。反之,“大气一衰,则出入废,升降息,神机化灭,气立孤危”。于此可知,大气对于人生,多么重要,能不加意研究吗?

但对于大气的所指,人们认识是不完全一致的。或谓大气即膻中之气,但膻中是臣使之官,即有一定职位,则其功能就有一定的局限性,不能反映大气的作用。或谓大气即宗气之别名,但宗气与营气、卫气分为三隧,既有隧之可言,就不是充周磅礴的大气了。只有气之抟聚于胸中,包举于肺之周围的阳气,才是大气。肺居胸中,主一身之气,主一身之治节,亦必赖胸中之大气,斡旋其间,而后能反映它的功用。所以,大气是高于营气、卫气、宗气、脏腑之气、经络之气;而这些诸气,都必须在胸中大气的统摄下,才能发挥各种功能而形成全身统一的活动。

他并引用《金匮要略·水气篇》“大气一转,其气乃散”的例子,进一步说明这个问题。认为这是水饮久积胸中不散,伤其细缊之气,乃至心下坚,大如盘,遮蔽大气,不得透过,只从旁边辘转,如旋杯之状。其治用桂枝去芍药加麻黄附子汤,即是通其胸中之阳气。阳气开通,阴凝自解,所以“大气一转,其气乃散”。并云胸痹心痛短气,阳微阴弦,用通阳方法,亦属这个意义。这样,大气的作用,似比较落实了。

在此有几个问题,① 喻氏的大气论,有一定见解,能阐发《黄帝内经》形气学说精义,拓宽人们思路;② 这里所讲的大气,实际是指胸中阳气,但在理论上提得很高,而所举治疗方药,亦属一般,两者之间,似有轻重不侔之感;③ 文中列举膻中、宗气,进行比较分析,突出大气的重要性,其说甚辨,但前人尚有说法不一致的地方,例如王好古的“人肖天地论”[5]等,亦可进一步研究;④ 喻氏大气论,具有一定影响,张锡纯亦很重视[6],但两人的着眼点又不一样,喻氏重在胸中之阳,张氏升陷举大气,又着意脾胃中气。所有这些,对打开人们思路,丰富临床治疗手段,都是有好处的,问题在于人们的择善而从了。

11.6.4 治病必先议病

喻氏“先议病,后用药”之论[7],对临床很有贡献。这是辨证论治精神的很好发挥,亦是韩飞霞“六法兼施”[8]的更具体化。他认为,历代都有名医,成就固然各有不同,“然必不可能舍规矩准绳,以为方圆平直也”。其规矩准绳,就是《灵枢》《素问》《甲乙》《难经》等所讲的精神,应该认真考究,弄清病情,而后有的放矢,给予治疗,才能成为一代医工,在临床上真正解决问题。

如何才能做到这一点,喻氏提出:“治病必先识病,识病然后议药。”因为“药者,所以胜病者也,识病,则千百药中,任举一二种,用之且通神;不识病,则岐多而用眩。凡药皆可伤人,况于性最偏驳者乎?!”他看到当时的弊病,“习医者众,医学愈荒,遂成一议药不议病之世界……而且庸师还以模棱迎合之术,妄为拟议,迨药之不效,多言于无药。非无药也,可以胜病之药,以不识病情,而未敢议也。”这种不求其本,妄议其末的情景,都是由于不重视经典著作,不研究医学理论所造成的。要想破除这种偏向,纠正时弊,只有“议病精详,病经议明,则有是病,即有是药;病千变,药亦千变。且勿论造化生心之妙,即某病之以某药为良,某药为劫者,至是始有定名;若不论病,则药之良毒善恶,何从定之哉”。

怎样识病,他提出了具体要求。如首先要明运气,其次要本四时,又其次要知五方异宜,以及年龄形气色脉的差别,七情劳逸的不同,病情的久近传变,曾经用药的验否,病在气分或血分,病情为轻或为重,标本先后何在,依经应断为何病,治宜八法中何法,七方中何方,十剂中何剂,用药气味如何配伍,用何主方加减出入,刻效当于何时。这样,一一详明,纤毫不爽,就能“起众信从,允为医门矜式”。这种意见,在今天临床,还是很有实用意义。

在此值得特别一提的,中医的辨证论治,大家公认是临床的精髓,是识病用药的最高准则,亦是中医这一门科学所以成功之处。但如何掌握运用,尤其对此一知半解者,每每言人人殊,一谈到辨证论治,似乎灵活无边,莫可掌握,转而求向其他。其实,它有规矩准绳,有具体方法,可以掌握运用,喻氏《议病式》,就给我们树立了一个良好的榜样,应该认真学习,继承发扬。

此外,喻氏定医门法律,思患预防,深得利人之术。在《寓意草》中,反复推论,阐明审证用药之所以然,较各家医案,多所发明⑨。治痢用活人败毒散,逆流挽舟;治关格制进退黄连汤,升降阴阳等等,都是脍炙人口的。总之,喻氏之学,是学有渊源,善于在前人成就的基础上加以发挥者。

【复习思考题】

(1) 试述喻氏伤寒纲目论的大体精神。

(2) 试述喻氏秋燥论的学说渊源及其成就。

(3) 先议病后用药的主要精神何在?你是如何理解的?

【医案举例】

(1) *论吴吉长乃室误药之治验*　吉长乃室,新秋病洒淅恶寒,寒已发热,渐生咳嗽,然病未甚,服表散药不愈,体日尪羸,延至初冬,饮以参术补剂,转觉厌厌欲绝,食饮不思,有咳无声,泻利不止,危在旦暮。医者议以人参五钱、附子三钱,加入姜、桂、白术之属,作一剂服,以止泻补虚,而收背水之捷。吉长徬徨无措,延仆诊毕,谓曰:是病总由误药所致。始先皮毛间洒淅恶寒发热,肺金为时令之燥所伤也,用表散已为非法;至用参术补之,则肺气闭锢,而咳嗽之声不扬,胸腹饱胀,不思食饮;肺中之热无处可宣,急奔大肠,食入则不待运化而直出,食不入则肠中之垢污亦随气奔而出,是以泻利无休也。今以润肺之药,兼润其肠,则源流俱清,寒热咳嗽泄泻,一齐俱止矣。但取药四剂,服之必安,不足虑也。方用黄芩、地骨皮、甘草、杏仁、阿胶。初进一剂,泻即少止;四剂毕,而寒热俱除。再数剂,而咳嗽俱全愈矣。(《寓意草》)

按:本案是秋燥病经误治后的坏证。从叙症来看,患者新秋时得病,外有洒淅恶寒,寒已复热的表证;因燥伤肺气,又见咳嗽。但这与风寒感冒不同,不能用表散方法。秋燥为病,以燥伤手太阴肺气为主,治疗亦必重视凉润。而医者不察,初起即误发其汗,使肺气一伤再伤,肃降无权,所以干咳无痰。此时尚不凉肺润燥,救肺之津,反以参术补剂,壅塞肺气,肺热无从宣泄,所以又直迫大肠而为泻利。喻氏能抓住病本,批却导窾,用凉润肺燥之剂,兼以润大肠,药病相当,所以迅速见效,四剂而寒热咳嗽泻利均止,可见其《秋燥论》精神在临床是确有实用意义的。不过,有几点尚值得探讨,如新秋之燥,至初冬之寒,燥气为患,是否有所变化?经过表散之误,又加补塞,药误要否顾及?最后病情,已属上下俱燥,脾胃又伤,如此五味之药,竟然完全胜任?即其“再散剂之处理,有出无入,亦未加说明,又似欠于具体者”。

(2) *袁聚东痞块危证治验*　袁聚东年二十岁,生痞块。卧床数月,无医不投。日进化坚削痞之药,渐至毛瘁肉脱,面黧发卷,殆无生理。买舟载往郡中就医,因虑不能生还而止。姑请一诊,以决生死远近耳,无他望也。余诊时,先视其块,自少腹至脐旁,分为三歧,皆坚硬如石,以手拊之,痛不可忍。其脉止两尺洪盛,余微细。谓曰:是病由见块医块,不究其源而误治也。初起时,块必不坚,以峻猛药攻之,至真气内乱,转护邪气为害,如人厮打,扭结一团,旁无解散,故迸紧不放,其实全是空气聚成,非如女子冲任血海之地,其月经凝而不行,即成血块之比。观两尺脉洪盛,明明是少阴肾经之气传于膀胱,膀胱之气本可传于前后二便而出,误以破血之药兼破其气,其气遂不能转运,而结为石块,以手摩触则愈痛,情状大露,若是血块,得手则何痛之有？此病本一剂可瘳，但数月误治，从上至下，无病之地，亦无受伤。姑用补中药一剂，以通中下之气，然后用大剂药内收肾气，外散膀胱之气，以解其相厮相结。约计三剂，可全愈也。于是先以理中汤少加附子五分。服一剂，块已减十之三。再用桂、附药一大剂，腹中气响甚喧，顷之，三块一时顿没。戚友共骇为神。再服一剂，果然全愈。调摄月余，肌肉复生，面转明润，堆云之发，才剩数茎而已。每遇天气阴寒，必用重裀厚被盖覆，不敢起身。余谓病根尚在，盖以肾气之收藏未固，膀胱之气化未旺，兼之年少新婚，倘犯房室，其块复作，仍为后日之累。更用补肾药加入桂、附，而多用河车为丸，取其以胞补胞，而助膀胱之化源也。服之竟不畏寒，腰围亦大，而体加充盛。（《寓意草》）

按：本案是用《大气论》精神治疗腹中寒凝气痹者。喻氏在大气论法律云："凡治病，伤其胸中正气，致令痞塞痹痛者，此为医咎。"本案为腹中疾患，与胸中大气，似有上下之殊，但就病机传变来说，则关系甚为密切。因为"五脏六腑，大经小络，昼夜循环不息，必赖胸中大气斡旋其间。"此病此治，亦必从大气着眼。何况其病初起，其块不坚，医以猛药峻攻，以至真气内乱，而胸中大气，也必然受到极度损害。所以脾肾之气下陷，大气失其统摄，因而下迫膀胱，气聚成形，宛如痞块。《金匮》说："营卫相得，其气乃行，大气一转，其气乃散。"本案气聚无形，自当破阴通阳。喻氏以附子理中运转脾阳，胸中大气亦因之而得升举；更加桂、附大剂，以温固肾阳，破无形之结，则营卫畅通，阳复其位，所以其病得愈。

（3）伤寒坏证两腰偻废治验　张令施乃弟，伤寒坏证，两腰偻废，卧床彻夜痛叫，百治不效，求诊于余。其脉亦平顺无患，其痛则比前大减。余曰：病非死证，但恐成废人矣。此证之可以转移处，全在痛如刀刺，尚有邪正互争之象；若全然不痛，则邪正混为一家，相安于无事矣。今痛觉大减，实有可虑，宜速治之。病者曰：此身既废，命安从活，不如速死。余蹙额欲为救全，而无治法，谛思良久，谓热邪深入两腰，血脉久闭，不能复出，只有攻散一法。而邪入既久，正气全虚，攻之必不应，乃以桃仁承气汤多加肉桂、附子，二大剂与服。服后即能强起，再仿前意为丸，服至旬余全安。仲景于结胸证，有附子泻心汤一法，原是附子与大黄同用。但在上之证气多，故以此法泻心。然则在下之证血多，独不可仿其意，而合桃仁、肉桂以散腰间之血结乎？（《寓意草》）

按：从本案所述，不但可以看到喻氏对病人的负责精神，并可看出他对《伤寒论》的深有研究，所以能够引申其义，化裁新方，而获奇效，可谓深得《伤寒论》之旨者。

本案两腰偻废，彻夜痛叫不休，由于太阳误治而致。太阳病汗不如法，或应汗不汗，瘀热本可随经入腑，而为膀胱蓄血，但必有如妄如狂及少腹硬满、小便自利等证。本案痛处只在两腰，脉亦平顺，是伤寒太阳在经之邪，内陷而闭阻两腰部位，深入血络，不能复出，所以两腰偻废而作剧痛。既为伤寒坏证，则与肾虚作痛或寒湿作痛不同。肾虚作痛，得按则减；寒湿作痛，必逐渐形成，兼有钝痛沉重的感觉；与此发病骤急，而痛如锥刺者大异。因此，喻氏变附子泻心汤之法，而为桃仁承气汤加附子、肉桂，以温运肾阳，攻散腰部的血结，亦是本"通则不痛"的理论入手的。既有理论依据，又能深思善悟，这就是喻氏的成功之处。

（4）伤风戴阳症　石开晓病伤风咳嗽，未尝发热，自觉急迫欲死，呼吸不能相续，求余诊之。余见其头面赤红，躁扰不歇，脉亦豁大而空。谓曰：此症颇奇，全似伤寒戴阳症，何以伤风小恙亦有之？急宜用人参附子等药，温补下元，收回阳气。不然，子丑时一身大汗，脱阳而死矣。渠不以为然，及日落，阳不用时，愈慌乱不能少支，忙服前药，服后稍宁片刻，又为床侧添同寝一人，逼出其汗如雨，再用一剂，汗止身安，咳嗽俱不作。询其所由，云连服麻黄药四剂，遂尔燥急欲死，然后知伤风亦有戴阳症，与伤寒无别，总因其人平素下虚，是以真阳易于上越耳。（《寓意草》）

按：戴阳症是危重症候，阴盛于下，戴阳于上，往往有大汗阳脱的危险，此病本是伤风小恙，为何见此重症？盖由其人下元本虚，连服麻黄四剂，发散太过，以致虚阳浮越，遂生此变。喻氏能够及时发现问题，并作出正确判断，给予有力措施，所以亦能迅即转危为安。这种识病真切，疗效卓著，非一般功力所能办者。至于药后大汗如雨，并不是参附能够发汗，而是温补下元，阳气未复之象，所以再用一剂，即汗止身安，咳嗽亦愈。这些医案，当然反映喻氏的技术高明，识见老到，但亦金针度人，突出临床关键之处，值得很好学习。

【原著选读】

《大　气　论》

喻昌曰：天积气耳，地积形耳，人气以成形耳。惟气以成形，气聚则形存，气散则形亡，气之关于形也，岂不巨哉！然而身形之中，有营气，有卫气，有宗气，有脏腑之气，有经络之气，各为区分。其所以统摄营卫、脏腑、经络，而令充周无间，环流不息，通体节节皆灵者，全赖胸中大气为之主持。大气之说，《内经》尝一言之。"黄帝问：地之为下否乎？岐伯曰：地为人之下，太虚之中者也。曰：冯乎？曰：大气举之也。"可见太虚寥廓，而其气充周磅礴，足以包举地之积形，而四虚无著，然后寒暑燥湿风火之气，六入地中，而生其化，设非大气足以苞地于无外，地之震崩坠陷且不可言，胡以巍然中处而永生其化耶？人身亦然，五脏六腑，大经小络，昼夜循环不息，必赖胸中大气，斡旋其间。大气一衰，则出入废，升降息，神机化灭，气立孤危矣，如之何其可哉！《金匮》亦常一言之，曰："营卫相得，其气乃行，大气一转，其气乃散。"见营卫两不和谐，气即痹而难通必先令营卫相得，其气并行不悖，后乃俟胸中大气一转，其久病驳劣之气始散。然则，大气之关于病机若此，后人不一表章，非缺典乎！

或谓大气即膻中之气，所谓膻中为心主，宣布政令，臣使之官，然而参之天运，膻中臣使，但可尽寒暑燥湿风火六入之职，必如太虚中，空洞沕(mi)穆，无可名象，包举地形，永奠厥中，始为大气。膻中既为臣使之官，有其职位矣，是未可言大气也。或谓大气即宗气之别名，宗者，尊也，主也，十二经脉奉之为尊主也。讵知宗气与营气卫气，分为三隧，既有隧之可言，即同六入地中之气，而非空洞无着之比矣。膻中之诊，即心包络，宗气之诊，在左乳下，原不与大气混诊也。然则大气于何而诊之？《内经》明明指出，而读者不察耳。其谓"上附上，右外以候肺，内以候胸中者"，正其诊也。肺主一身之气，而治节行焉，胸中苞举肺气于无外，故分其诊于右寸，主气之天部耳。《金匮》独窥其微，举胸痹心痛短气，总发其义于一门，有谓"气分，心下坚，大如盘，边如旋杯，永饮所作"。形容水饮久积胸中不散，伤其细缊之气，乃至心下坚，大如盘，遮蔽大气，不得适时，只从旁边辘转，如旋怀之状，正举空洞之位，水饮占据为言。其用桂枝去芍药加麻黄附子以通胸中阳气者，阳主开，阳盛则有开无塞，而水饮之阴可见晛耳。其治胸痹心痛诸方，率以薤白、白酒为君，亦通阳之义也。若胸中之阳不亏，可损其有余，则用枳术汤足矣，用枳必与术各半，可过损乎？识此以治胸中之病，宁不思过半乎。人身"神脏五，形脏四，合为九脏"，而胸中居一焉，胸中虽不藏神，反为五神之主。孟子之善养浩然，原思之歌声，若出金石，其得全于天，不受人损为何如。今人暴其气而不顾，迨病成，复损其气以求理，如《本草》云：枳实损胸中至高之气，亦有明言，何乃恣行无忌耶？总由未识胸中主生死第一关耳，特于辨息之余，补《大气论》以明之。(《医门法律》卷一)

《秋　燥　论》

喻昌曰：燥之与湿，有霄壤之殊。燥者，天之气也。湿者，地之气也。水流湿，火就燥，各从其类，此胜彼负，两不相谋。春月地气动而湿胜，斯草木畅茂；秋月天气肃而燥胜，斯草木黄落。故春分以后之湿，秋分以后之燥，各司其政。今指秋月之燥为湿，是必指夏月之热为寒然后可。奈何《内经》病机一十九条，独遗燥气。他凡秋伤于燥，皆谓秋伤于湿，历代诸贤，随文作解，弗察其讹，昌特正之。大意谓春伤于风，夏伤于暑，长夏伤于湿，秋伤于燥，冬伤于寒，觉六气配四时之旨，与五运不相背戾，而千古之大疑始一决也，然则秋燥可无论乎？夫秋不遽燥也，大热之后，继以凉生，凉生而热解，渐至大凉，而燥令乃行焉。经谓阳明所至，始为燥，终为凉者，亦误文也。岂有新秋月华露湛，星润渊澄，天香遍野，万宝垂实，归之燥政？迨至月小山空，水落石出，天降繁霜，地凝白卤，一往坚急劲切之化，反谓凉生，不谓燥乎?！或者疑燥从火化，故先燥而后凉，此非理也，深乎深乎！上古《脉要》曰："春不沉、夏不弦、秋不数、冬不涩，是谓四塞。"谓脉之从四时者，不循序渐进，则四塞而不通也。所以春夏秋冬孟月之脉，仍循春夏秋冬季月之常，不改其度，俟二分二至以后，始转而从本令之王气，乃为平人顺脉也。故天道春不分不温，夏不至不热，自然之运，悠久无疆，使在人之脉，方春即以弦应，方夏即以数应，躁促所加，不三时而岁度终矣，其能长世乎？即是推之，秋月之所以忌数脉者，以其新秋为燥所胜，故忌之也。若不病之人，新秋而脉带微数，乃天真之脉，何反忌之耶？且夫始为燥，终为凉，凉已即当寒矣，何至十月而反温耶？凉已失温，反时之序，天道不几顿乎！不知十月之温，不从凉转，正从燥生。盖金位之下，火气承之，以故初冬常温，其脉之应，仍从乎金之涩耳。由涩而沉，其涩也，为生水之金；其沉也，即为水中之金矣。珠辉玉映，伤燥云乎哉。然新秋之凉，方以却暑也，而夏月所受暑邪，即从凉发。经云："当暑汗不出者，秋成风疟。"举一疟，而凡当风取凉，以水灌汗，乃至不复汗而伤其内者，病发皆当如疟之例治之矣。其内伤生成滞下者，并可从疟而比例矣，以其原来皆暑湿之邪，外内所主虽不同，同从秋风发之耳。若夫深秋燥金主病，则大异焉。经曰："燥胜则干。"夫干之为害，非遽赤地千里也，有干于外而皮肤皱褐者，有干于内而精血枯涸者，有干于津液而荣卫气衰、肉烁而皮著于骨者，随其大经小络所属，上下中外前后，各为病所，燥之所胜，亦云燥矣。至所伤则更厉。燥金所伤，本摧肝木，甚则自戕肺金。盖肺金主气，而治节行焉，此为土生之金，坚刚不挠，故能生杀自由，纪刚不紊。若病起于秋，而伤其燥，金受火刑，化刚为柔，方圆且随型埴，欲仍清肃之旧，其可得耶。经谓："咳不止而出白血者死。"白血，谓色浅红，而似肉似肺者，非肺金自削，何以有此？试观草木菁英可掬，一乘金气，忽焉改容，焦其上首，而燥气先伤上焦华盖，岂不明耶。详此，则病机之"诸气膹郁，皆属于肺；诸痿喘呕，皆属于上"二条，明指燥病言矣。《生气通天论》谓："秋伤于燥，上逆而咳，发为痿厥。"燥病之要，一言而终，与病机二条适相吻合，只以误传伤燥为伤湿，解者竟指燥病为湿病，遂至经旨不明，今一论之，而燥病之机，了无余义矣。其"左胠胁痛，不能转侧，嗌干面尘，身无膏泽，足外反热，腰痛惊骇筋挛，丈夫癫疝，妇人少腹痛，目眛眦疮"，则燥病之本于肝，而散见不一者也。《内经》燥淫所胜，其主治必以苦温者，用火之气味而制其胜也；其佐以或酸或辛者，临病制宜，宜补则佐酸，宜泻则佐辛也；其下之亦以苦温者，如清甚生寒，留而不去，则不当用寒下，宜以苦温下之，即气有余，亦但以辛泻之，不以寒也。要知金性畏热，燥复畏寒，有宜用平寒而佐以苦甘者，必以冷热和平为方，制乃尽善也。又六气凡见下承之气，方制即宜少变。如金位之下，火气承之，则苦温之属宜减，恐其以火济火也。即用下，亦当变苦温而从寒下也，此《内经》治燥淫之旨，可赞一辞者也。至于肺气膹郁，痿喘呕咳，皆伤燥之剧病，又非制胜一法所能理也。兹并入燥门，细商良治，学者精心求之，罔不获矣；若当以润治燥，不求病情，不适病所，犹未免涉于粗疏耳。(《医门法律》卷四)

《与门人定议病式》

某年，某月，某地，某人，年纪若干，形之肥瘦长短若何，色之黑白枯润若何，声之清浊长短若何，人之形志苦乐若何，病始何日，初服何药，次后再服何药，某药稍效，某药不效，时下昼夜孰重，寒热孰多，饮食喜恶多寡，二便滑濇有无，脉之三部九候，何候独异，二十四脉中，何脉独见，何脉兼见，其症或内伤，或外感，或兼内外，或不内外，依经断为何病，其标本先后何在，汗吐下和寒温补泻何施，其药宜用七方中何方，十剂中何剂，五气中何气，五味中何味，以何汤名为加减和合，其效验定于何时，一一详明，务令纤毫不爽，起众信以，允为医门矜式，不必演文可也。

某年者，年上之干支，治病先明运气也。某月者，治病必本四时也。某地者，辨高卑燥湿，五方异宜也。某龄、某形、某声、某气者，用之合脉，图万全也。形志苦乐者，验七情劳逸也。始于何日者，察久近传变也。历问病症药物验否者，以之斟酌已见也。昼夜寒热者，辨气分血分也。饮食二便者，察肠胃乖和也。三部九候，何候独异，推十二经脉受病之所也。二十四脉见何脉者，审阴阳表里，无差忒也。依经断为何病者，名正则言顺，事成如律度也。标本先后何在者，识轻重次第也。汗、吐、下、和、寒、温、补、泻何施者，求一定不差之法也。七方大、小、缓、急、奇、耦、复，乃药之制，不敢滥也。十剂宣、通、补、泻、轻、重、滑、濇、燥、湿，乃药之宜，不敢泛也。五气中何气，五味中何味者，用药最上之法，寒、热、温、凉、平，合之酸、辛、甘、苦、咸也。引汤名为加减者，循古不自用也。刻效于何时者，逐款辨之不差，以病之新久五行定痊期也。若是则医案之在

人者,工拙自定,积之数十年,治千万人而不爽也。(《寓意草》)

〔注释〕

① 《尚论篇》卷首“尚论张仲景伤寒论大意”。

② 《尚论后篇》“尚论春三月温症大意”。

③ 《医门法律》秋燥门。以下引文同。

④ 同上大气论。以下引文同。

⑤ 《此事难知》“人肖天地”。

⑥ 《医学衷中参西录》气病门大气下陷。

⑦ 《寓意草》。以下引文同。

⑧ 《韩氏医通》“六法兼施章”。

⑨ 《四库全书提要》。

11.7 张石顽

张璐,字路玉,晚号石顽老人。江南长洲人(今江苏苏州)。生于明代万历四十五年,卒于清康熙三十八年(1617~1699年),享年八十二岁。为清初医学三大家之一。著有《本经逢源》《诊宗三味》《伤寒缵论》《伤寒绪论》《伤寒兼证析义》《张氏医通》《千金方衍义》等书。

张氏治学,非常认真,自少之壮至老,孜孜不倦,尝谓“欲挽风俗之时弊,宁辞笔削之罪”。①他在明末清初,隐居读医药种树之书十余载。乃至晚年,已是“颖秃半床,稿几十易”,颇有声望,尚然认真做学问,表现为一个坚毅不屈的大医学家。

张氏之学,在《伤寒论》和《医通》上最有成就,但“大都博采众长,贯以己意”,并不过于偏颇。著成缵、绪二论,前者祖述仲景之文;后者是整理诸家之说,分明条理,以羽翼仲景之法。他深有体会地说:“仲景书不可以不释,不释则世久而失传;尤不可以多释,多释则辞繁而易乱。”②这是深中肯綮之言。

又如《医通》,取法于《证治准绳》,亦不偏倚而独守一家之言,而是有他自己见解的。所以《张氏医通》较之《证治准绳》《景岳全书》,又有它的特色③。

总之,张氏的理论基础很深厚,而临床经验亦很丰富,确是一位医学大家,兹举数例介绍如下。

11.7.1 论伤寒

张氏对伤寒病的辨证论治,突出“阴阳传中”四个字为纲。同时认为,伤寒与杂病,是可分而不可分的,攻邪调养,因然各有重点,但在疾病变化过程中,两法又可以互用。尝谓:“伤寒杂病,世分两途,伤寒以攻邪为务,杂病以调养为先;但伤寒家岂无顾虑正气之念,杂病家宁无攻邪之证?”④这种认识,是比较全面的。

他主张,伤寒病,是交霜降节后感受寒邪之病。其六经分证,在太阳初病见证,可分风伤卫,寒伤营,风寒兼伤营卫三证;治有桂枝、麻黄、青龙鼎峙三法。若在阳明之经,则但壮热自汗脉浮数;而以能食为阳邪属风,不能食为阴邪属寒辨之。若至少阳之经,则往来寒热,口苦胁痛。以其经居表里之半,所以只宜和解,而有汗下利小便三禁。至其传变,虽有次第,本无定矩,有循经而传者,有越径而传者,有传遍六经者,有传至二三经而止者;有犯本者,有入府者;有邪在太阳,不传阳明之经,即入阳明之府者;有阳明经府相传者;有从少阳经传入阳明府者。至若传入阴经,亦有转入胃府而成下证者。当知伤寒传经之证,皆是热邪,盖因经中邪盛、而溢入他经。

邪热入胃,万物所归,无所复传,至此悉宜攻下。但须俟邪气结实,则热邪尽归于胃,然后下之。若邪未结实而早下,则有结胸、痞硬、挟热利等变证。故伤寒家有汗不厌早,下不厌迟,发表不开,不可攻里之戒。邪在少阳,有入犯胆府,或入血室之变,但此经全重在胃气,仲景有胃和则愈,胃不和则烦而悸之语,乃一经之要旨。至传三阴,大抵少阴传经热邪,必从太阴而入;厥阴必从少阴而入。若为阴证,既无热邪气蒸,万无传经之理;即有阴邪,阴主静、断不能传。所以厥阴之寒,皆是由少阴虚寒而来,故用姜附合少阴而温之,所谓肾肝同一治;太阴亦用四逆,亦是命门火衰,不能生土致病,故亦必需兼温少阴,所谓治病必求于本。

伤寒为什么必从太阳经开始,因为冬时寒水司令,故无先犯他经之理。但有他经本虚,或为合病,或为越经,或陷此经,不复他传;不若感冒非时之寒,表证每易三阳混杂。

治疗伤寒之法,全在得其纲领。邪在三阳,则当辨其在经在腑;病入三阴,则当分其传经与直中。盖在经属表,宜从外解;入腑属里,必须攻下而除。传经属热,治宜清泄;但有阳极似阴、厥逆自利等证,易致误认寒证,必须审察清楚,如先前曾有发热头痛,至四五日或数日后而见厥利者,这是阳邪亢极、厥深热深之证,急当清理其内,误与温药必死。直中属寒,治宜温中;但有阴极似阳、发热躁闷等证,易被误认热证,亦须辨别清楚,如初病即不发热,无头痛,便呕吐清水,踡卧足冷,自利腹痛,脉来小弱,至四五日或六七日,反见大热躁乱,欲坐卧泥水中,渴欲饮水,而不有下咽,脉虚大不能鼓击者,这就是阴盛格阳之假热,阳欲亡脱之兆,峻用参附、四逆汤等急救之。

更有少阴中风一证,虽不发热,亦无自汗厥冷、呕吐下利等证;但觉胸中痞满不安,不时心悬若饥,自言腹满,他人按之不满,手足自温,六脉小弱而微浮。这是阴经阳邪,每易被人忽略。治宜黄芪建中汤稍加人参熟附,温里散邪。

至于春、夏、秋三时,感冒非时暴寒,张氏称为寒疫(源于《伤寒例》),亦曰感冒。这与伤寒不同,是非其时而有其气,所以名为寒疫,但实非疫证。此病春时更多,且三阳证往往混杂。治宜辛平解散,如参苏饮⑤、芎苏散⑥、香苏散⑦、神术汤⑧等,可以随宜选用。如挟有食积,可用藿香正气散随证加减。

这里,他突出了几个问题:第一,伤寒与杂病,是两类病,各有重点,但在治病上,有互通之处,是可分而不能截然分割的。第二,伤寒是交霜降以后伤于寒邪致病,其他三时感冒非时之寒,称为寒疫,亦名感冒,两者不能混淆。第三,伤寒之病,主要抓住"阴阳传中"四个字,即三阳为表,三阴为里,传经属热,直中属寒,纲领明白,然后才能具体深论。而六经证候,固然是足经病,而间有手经病者。并特意提出辨舌问题,是卓有见解。第四,伤寒治法,亦全在得其纲领。邪在三阳,则当辨其经府;病入三阴,则当分其传中。如此等等,可以说是一篇伤寒病的举要,是在《伤寒缵论》《伤寒绪论》成就基础上的概括,富有指导意义。

11.7.2 论血证

张氏论血证,是从气血的最根本处着眼的。他认为,气血的相互关系,是"血之与气,异名同类",都为水谷精微所化。虽然"气主煦之,血主濡之",并有阴阳、营卫、清浊之分,但营卫气血,相随上下,通行经络,荣周于身,是阴中有阳,阳中有阴,密切联系,可分而不能截然分割。所以前人常说,阳气为阴血之引导,阴血又为气所依归。讨论血证,不能忽视这个关系。

他把血液分为三类:至清至纯者,得君主之令,以和调五脏,藏而不失,为养脏之血。其清中之浊者，秉输运之权，以洒陈六腑，实而不满，为灌注之血。其清中之清者，会营周之度，流行百脉，满而不泄，为经营之血。三者同出一源，但析而为三，各有所属，各守其乡，则阴平阳秘，不会有上溢下脱之患。这种分类，为了解出血的病情，判断预后，有其一定意义。

出血的机制，是由于其人禀赋有偏胜，劳役有偏伤，则血从偏衰偏伤处渗漏，从而形成诸种出血证。或者由于脏气之逆，或者由于腑气之乖，气逆血逆，亦能致病。而约其大端，无非是阴阳盛衰，如阴衰则火旺，火旺则血随之而上溢；阳微则火衰，火衰则血无所统而下脱。但上溢之血，亦非一于为火盛，下脱之血，亦非一于为阳衰；必须究其血色之鲜紫浓厚，赤为火盛，色之晦淡无光，才为阳衰。

若血从上溢者，势必假道肺胃；血从下脱者，势必由于二肠及从膀胱而下。进一步尚须辨别五脏。出于肺者，血必上溢，多带痰沫，或粉红色。出于心包者，血亦上溢，色必正赤，如硃漆光泽。若吐出便凝，摸之不粘指者，为守藏之血，见之必死。出于脾者，或从胃脘上溢，或从小肠下脱，亦必鲜紫浓厚，但不若心包血之光泽。出于肝者，或从上呕，或从下脱，血必青紫稠浓，或带血缕，或有结块。出于肾者，或从咳逆，或从咯出，或稀痰中杂出如珠，血虽无几，色虽不鲜，其患最剧；间有从精窍而出者。若气化受伤，则从膀胱溺孔而出，总皆关乎脏气也。其出于胃者，多兼水液痰涎，吐则成盘成盏，汪洋满地，这是因为胃经多气多血，但药力易到，不若诸脏出血之重笃，然胃为五脏之本，亦不可忽视。

血证脉象，以微细为顺，洪大为逆。

至于治疗，他有一个全面安排，但强调贵乎临病化裁。根据《黄帝内经》之旨，“血气者，喜温而恶寒，寒则泣而不流，温则消而去之”，因此反对骤用寒凉济阴。无论血溢血泻，诸血妄证，当其病始，宜以行血破瘀之剂，折其锐气，而后区别治之；如其骤加止塞，每使败血留积，成为瘀血之根，时常反复，为害非轻。

如脉洪者，多属于热，口干便涩，宜行凉药；若有虚冷之状，血色瘀晦不稠，当用温药收摄。若因于气而发者，或失血久不止者，加用气药，可以顺气，可以引血归经。若饮食伤胃，气逆失血者，加用和胃化滞药。血证既久，当以胃药收功。前后调理，须按心脾肝三经用药。总之，治血宗旨，张氏是以温通为主，不赞成凉涩。

常用方药，吐血初起，多用大黄下之。因失血以下行为顺，上行为逆；但亡血虚家，不可漫用此法。实热衄血，以犀角地黄汤⑨随证加桃仁、茜根、橘红、木香、大黄、童便之属。若吐血势不可遏，胸中觉气涩滞，吐紫黑血者，桃仁承气汤⑩加茜根。有时吐血三两口，随即无事，数日又发；或因气逆，或吐血久不止者，用小乌沉汤⑪，行气引血归经，或加黑神散⑫。吐血止后，脉洪退而转弱者，用异功散⑬，补脾生肺，慎不可用凉药。若为虚寒，血色晦淡不鲜，当用温热之剂，如甘草干姜⑭温中气，切禁寒凉。甚者以理中⑮加肉桂收摄之。诸失血后，倦怠昏瞆，面失色，懒于言语，浓煎独参汤加橘皮，所谓血脱益气；但对血色鲜明，或略兼紫块者最宜。若血色晦淡者，为血寒而不得归经，须兼炮黑干姜，或大剂理中温之。如尺部脉弦，为阴虚，阴虚则火升，又须大剂六味⑯加肉桂引之；亦有用肉桂为末，和独参汤服者。至于前后调理，归脾汤⑰一方最佳，是心脾肝三经之药。远志枣仁，补肝以生心火；茯神补心以生脾土；参芪甘草，补脾以固肺气。木香者，香先入脾，总欲使血归于脾，故曰归脾。火旺者，加栀子、丹皮；火衰者，加肉桂、丹皮。如其劳心太过，吐血不止，去木香，加门冬、阿胶。除此而外，再用八味丸⑱以培先天之本，则治法就更全面了。

此外，他亦很欣赏缪仲淳吐血三要法。宜行血不宜止血。血不循经络者，是气逆上壅，行血则血循经络，不止自止。宜补肝不宜伐肝。肝主藏血，吐血者，是肝失其职，养肝则肝气平，而血有所归。宜降气不宜降火。气有余便是火，气降则火降，火降则气不上升，血随气行，无溢出上窍之患。这是张氏论述血证的大略。

在此，他抓住了几个主要问题，第一，明确血之与气的相互关系，对待血证，不能仅从血分去看；第二，辨明出血的部位和病情，在上在下，在何脏腑，属寒属热，重视血色；第三，判断预后，从脉辨别，特别注意于守藏之血；第四，治疗要全面考虑，有个缓急步骤，但总之以温通为宜，选方用药，亦有一定规矩。这些议论，都是很精辟的，在临床上颇有实用价值。

当然，他还有很多具体的辨证论治方法，形成一篇系统性较强，条理清晰，又有独到之处的血证论。

11.7.3　论痢疾

张氏论痢疾，在总结前人经验的基础上提出他个人的见解，虽然不是全面论著，却反映了他的独到成就，颇值得重视。

他认为，首先要明确总的病机。是属“肠澼之属，皆缘传化失职，津液受伤，而致奔迫无度”。因此不能以通利攻伐，作为常法，如橘皮、枳壳、厚朴、槟榔，以及芩、连、芍药、大黄等，都不能滥用。

同时要辨寒热。如血色鲜紫浓厚者，病属于热；若瘀晦稀淡，或如玛瑙色者，便属于寒。为阳虚不能制阴而下，非温理其气，则血不清；温理气机很重要，“如炉冶分金，最为捷法。”

其治瘀晦清血诸痢以及五色、噤口痢，每用甘草、干姜、专理脾胃；肉桂、茯苓、专伐肾邪，其效甚速，如鼓应桴。初起腹痛后重者，则兼用木香、槟榔、厚朴以泄之；饮食少进者，则兼用枳实、焦白术以运化；阴寒之气上逆，干呕不能食者，则兼用丁香、吴茱萸以温中；呕吐涎水者，则兼用橘皮、半夏、生姜以豁痰；脓血稠粘者，则兼用茜根、乌梅以理血；小便不通者，则兼用升麻、柴胡以升举中气；兼有身热不退者，则加桂枝、芍药、生姜、大枣，调和营血；如阴气已虚，至夜发热，而腹痛增剧者，则兼用熟地、黄芪、阿胶、当归、芍药以滋养，使阳生而阴长。如其病情不见好转，数日不已而腹痛后重转甚者，必须用党参、白术、升麻、柴胡等补中升阳。如此等等，一望可知，张氏治痢，着意于寒凝气滞方面，所以温理气机之法，几乎成为他的最大宗旨。

当然，痢疾间有脉来滑大数实者，病属于热，亦可用芩、连、芍药、泽泻之属；挟热后重烦渴者，当与白头翁、秦皮、黄连、白芍之类。但他反对概行疏利之法，使五液尽随寒降而下，尤忌大黄；若误用之，有变成肿胀之危。

张氏对以下几个主证，亦有他的见解，如久痢后重，认为是中气下陷，兼挟气滞，主张用三奇散。取黄芪防风相伍，能开阖气机；佐用枳壳，以破滞气。待后重稍减，当改用补中益气汤，转其关门，最为妙用。若厚朴、枳实、橘皮、砂仁等耗气之药，皆在所忌。而且痢疾凡见脉弦细小弱，或大部沉小，均可参酌此法处理。特别久痢不止，诸药不应者，当服人参；如其无力办到，可用乌梅、大枣各数枚煎服，亦屡见效。

又如噤口痢，要分有邪无邪。如因邪留胃中，胃气伏而不宁，脾气因而涩滞，痢而不能纳食者，用香、连、枳、朴、橘红、茯苓之属。热毒冲心，头痛心烦，呕而不食，手足温暖者，用甘草泻心汤去大枣易生姜。此证胃口有热，不可用温药。若阳气不足，宿食未消，噫而不食者，又当用枳实理中加砂仁、陈皮、木香、豆蔻，或山楂、神曲、麦芽之类，假如久痢噤口不食，这是胃气告匮，最为危候，较之初起噤口，尚有浊气可破，积垢可去，迥乎不同，非用大剂参、术，佐以茯苓、甘草、藿香、木香、煨葛根之属，大补胃气，兼行津液，不能开之。但得胃气一转，饮食稍进，便宜独参汤略加橘皮或制香附，缓缓调补，兼疏滞气，最为合剂。

又如休息痢，认为多因兜涩太早，积热未尽，加以调摄失宜，不能节食戒欲，所以时作时止。宜用补中益气加肉果、木香吞服驻车丸，补中升阳而兼顾湿积；如其阴虚多火之体，不能胜任升、柴、木香、白术等药者，只用驻车丸加人参肉桂乌梅之类亦可；如仍有积滞者，可加枳实、炮姜、楂肉。

张氏总结前人经验，亦反映他的见解。如对《黄帝内经》所论，认为"大抵以白沫属寒，其脉应沉；脓血属热，脉应滑大；若见白沫而脉反浮，见脓血而脉反弦涩悬绝，为脉不应病，故皆主死。其扼要尤在身热则死，寒则生，为大关捩。以肠胃受病，不当更见表热，表热则内外俱困，将何所恃而与攻救耶""再推仲景论痢，以身热手足温为阳回可治，厥逆不返为阳绝主死，此盖指伤寒阴证而言，不可与夏秋肠澼并列而论也。然下痢岂无身热得生者，凡挟邪之痢，与时行疫痢，皆有身热，但当先散表邪，自然身凉痢止"。至于刘守真、朱丹溪认为赤白痢皆湿热为患，殊失全面，此论一出，后世咸谓痢皆属热，恣用苦寒攻之，蒙害至今未已。

以上是张石顽论痢疾的大略，有几点是比较突出的。第一，痢疾是属于肠道传化失职之病，应重视脾胃，尤其是脾运津液；第二，辨寒热虚实，更重视于虚寒兼挟气滞；第三，治疗主张温理气机，而后随证加减。但升阳补阴之药用得较多，并提出"涩因涩用"为理论根据。这是他的特点，但亦宜分析对待。第四，总结前人经验，并进行比较分析，很有见地，但抨击苦寒攻伐，亦似有矫枉过正之嫌。

总之，张氏的治学思想，重视经典理论，重视学说渊源，基础是颇扎实的；而在临床，重视辨证论治，重视方药分析，但手法略偏于温。如上述几证外，又每以甘温平补之法，调治虚损不足诸病，甚至虚损泄泻，主张用理中丸加五味子以治下泄，异功散加细辛以治上咳，每每获效。即如痰火之病，新制玉竹饮子，似重视于养阴清火，但一兼外感，认为香苏散为至当，虚火上浮，即加肉桂以摄火，食少便溏，又用伏龙肝煎汤代水煮药。如此等等，可以了解他学术成就的大略。

不过，他论伤寒，又重视于几种温病的辨识，和舌诊的辨别，对以后温病学的发展，又具有一定的影响。

【复习思考题】

(1) 试述张石顽的学术见解，并举例说明之。

(2) 张石顽治血证的成就主要表现在哪里？对哪种病情最为适合？

(3) 张氏对痢疾的论点，其主要精神在哪里？

【医案举例】

(1) 寒中少阴　范铉甫孙振麟，于火暑中患厥冷自利，六脉弦细芤退，而按之欲绝，舌色淡白，中心黑润无苔，口鼻气息微冷，阳缩入腹，而精滑如冰。问其所起之由，因卧地昼寝受寒，是夜连走精二度，忽觉颅胀如山，坐起晕倒，便四肢厥逆，腹痛自利，胸中兀兀欲吐，口中喃喃妄言，与湿温之症不殊。医者误为停食感冒，而与发散消导药一剂。服后胸前头项汗出如漉，背上愈加畏寒，而下体如冰，一日昏聩数次。此阴寒挟暑，入中手足少阴之候，缘肾中真阳虚极，所以不能发热。遂拟四逆加人参汤、方用人参一两，熟附三钱，炮姜二钱，炙甘草二钱。昼夜兼进，三日中进六剂，决定第四日寅刻回阳。是日悉屏姜、附，改用保元，方用人参五钱，黄芪三钱，炙甘草二钱，加麦门冬二钱，五味子一钱，清肃膈上之虚阳。四剂，食进。改用生料六味加麦冬、五味。每服用熟地八钱，以救下焦将竭之水，使阴平阳秘，精神乃治。(《张氏医通》卷二)

按: 寒邪直中,多伤少阴之阳,阳伤则阴寒为害愈剧。此证得之卧地受寒,入夜走精两度,少阴精气一虚,寒邪得以长驱直入。阳虚阴盛,所以出现腹痛自利,口鼻息微,阳缩精滑,脉迟细欲绝,以及肢体厥逆,头胀而重,坐起晕倒等证。又因误加发汗,故恶寒愈甚,下肢冰冷,这是阳随汗亡的现象了。方用四逆加人参,三日连服六剂,大力回阳救逆,破阴祛寒。因为寒气深重已极,若不坚守温补,势难挽回垂绝之阳。同时,发病之初与既病之后,数经滑泄,则知此证不仅元阳有亏,即肾中阴精,亦已亏损,故于阳回之后,除用保元汤补脾益气之外,又用麦味六味方法,填补肾阴,以为善后。

(2) 类中风

① 赵明远,平时六脉微弱,已酉九月患类中风,经岁不痊,石顽诊之,其左手三部弦大而坚,知为肾脏阴伤,壮火食气之候。且人迎斜内向寸,又为三阳络满,溢入阳维之脉,是不能无颠仆不仁之虞。右手三部浮缓,而气口以上微滑,乃顽痰涌塞于膈之象。以清阳之位,而为痰气占据,未免侵渍心主,是以神识不清,语言错乱也,或者以其神识不清,语言错乱,口角常有微涎,目睛恒不易转,以为邪滞经络而用祛风导痰之药,殊不知此本肾气不能上通于心,心脏虚热生内之证,良非风燥药所宜。或者以其小便清利倍常,以为肾虚,而用八味壮火之剂,殊不知此证虽虚,而虚阳伏于肝脏,所以阳事易举,饮食易饥,又非益火消阴药所宜。或者以其向患休息久痢,大便后常有淡红渍沫,而用补中益气,殊不知脾气陷于下焦者,可用升举之法,此阴虚久痢之余疾,有何清气在下可升发乎?若用升、柴升动肝肾虚阳,鼓激膈上痰饮,能保其不为喘胀逆满之患乎?是升举药不宜轻服也。今举河间地黄饮子,助其肾,通其心,一举而两得之。但不得薄滋味,远房室,则药虽应病,终无益于治疗也。惟智者善为调摄,为第一义。(《张氏医通》卷一)

按: 张氏所谓类中风,是指元气疏豁,为虚风所扰而猝倒昏迷之证。本病的注意点有三:一是阴虚而阳亢,二是痰盛上焦、蒙蔽清窍,三是精伤不摄于下。三者的关键,则在肾虚不能上通于心,以致虚热生风。他运用刘河间的地黄饮子,既能益阴以制亢阳,交通心肾,复能宁心化痰,以息虚风。益肾阴,柔肝木,宁清窍,祛浊痰,制虚阳,通心肾集诸功用于一方,宜其见效甚捷。

② 余光汉夫人,中风四肢不能举动,喘鸣肩息,声如拽锯,不能着枕,寝食俱废者月余。石顽诊其脉,右手寸关数大,按之无力,尺内愈虚;左手关尺弦数,按之渐小,惟寸口数盛。或时昏眩,或时烦乱。询其先前所用诸药,皆二陈、导痰,杂以秦艽、天麻之类。不应,又与牛黄丸,痰涎愈逆,危殆益甚。因疏六君子加胆星、竹沥,或加黄连、当归。甫四剂而喘息顿除,再二剂而饮食渐进,稍堪就枕,再四剂而手足运动,十余剂后,屏帏之内自可徐行矣。因思以前所用之药,未尝不合于治,但以痰涎壅盛,不能担当,峻用参、术开提胃气,徒与豁痰,中气转伤,是以不能奏绩耳。(《张氏医通》卷一)

按: 本案亦属虚风类型,与前案相较,前者口角常有微涎,目不易转,后者喘息不能着枕;前者饮食易饥,后者寝食俱废;前者神识不清,语言错乱,后者或时昏眩,或时烦乱;前者便常淡红渍沫,尿清倍常,阳事易举,后者仅四肢不能举动;前者脉左弦坚,右部浮缓,后者寸关弦数,尺按虚小。是前者为下虚上实,而后者为中虚关运。前者惟下虚,所以肾失蛰藏,虚阳冲激,而阳事易举,饮食易饥,尿清而倍常;惟其上炎,所以清窍不宣,神糊呓语,是则火不下济,水不上承,甚属显然。所以前者用地黄饮子,补肾通心;后者用六君加味,调理中州,其理亦甚明白。

(3) 吐血　钱曙昭,久咳吐血,四五日不止,不时烘热面赤,或时成盆成碗,或时吐粉红色痰,至夜则发热自汗。一夕吐出一团瘀血,形如鱼肠,杂于鲜血之中,临晚骤吐不已,神气昏昏欲脱,灌童子小便亦不止。同道相商无策,因思瘀结之物既去,正宜峻补之时,遂猛进独参汤稍定,缘脉数疾无力,略加肉桂、炮姜、童便少许,因势利导(指反佐),以敛虚阳之逆,一夜中尽参二两,明晨其势稍定,血亦不来,而糜粥渐进、脉息渐和。改用六味丸作汤,调补真阴,半月而安。(《张氏医通》卷五)

按: 此证吐血,是血去而气亦随脱,血证中的危重病情。血脱益气,使阳生阴长,于理易通,但如何运用,张氏抓住两个眼目,很有启发意义,亦示人以规矩。如瘀血既去,正宜峻补,这是血证用独参汤的大关键。另一个是脉数疾无力,了解病情属于虚阳上越,所以敢于猛进独参汤,而且用肉桂、炮姜从治之,并加童便反佐以取之。这种识病真切,抓住重点,大病用大药,疗效卓著,实堪师法。至于改用六味方法收功,盖因久咳化血之体,肺肾两伤,养阴降火,以宁肺金,亦属正治。

【原著选读】

《诸 见 血 证》

或问：人身阳气，为阴血之引导，阴血为阳气之依归，何为清浊相干，乱于中外，而致血不归经，则有上溢下脱之患？其血或从吐出，或从呕出，或从咯出，或从鼻出，或从眼耳齿舌出，或从津唾而出，或从肌肤而出，或从二便而出，复有蓄积不行者，为患各有不同，原一一显示至理，条分脏脏经络之源，以启学人蒙昧。石顽答曰：经言，血之与气，异名同类，虽有阴阳清浊之分，总由水谷精微所化，其始也混然一区，未分清浊，得脾气之鼓运，如雾上蒸于肺而为气，气不耗，归精于肾而为精，精不泄，归精于肝而化清血，血不泻，归精于心，得离火之化而为真血，以养脾脏，以司运动，以奉生身，莫贵乎此。虽经有上注于肺，乃化为血之说，而实不离五行之气化，转注如环也。如上所云，不过统论营卫血气之大端，乃节文耳。

夫营卫者，精气也，血者，神气也，气主煦之，血主濡之，虽气禀阳和，血禀阴质，而阴中有阳，阳中有阴，不能截然两分。其至清至纯者，得君主之令，以和调五脏，藏而不关，乃养脏之血也。其清中之浊者，秉输运之权，以洒陈六腑，实而不满，则灌注之血也。其清中之清者，会营周之度，流行百脉，满而不泄，此营经之血也。其源则一，析而为三，各有司属，若各守其乡，则阴平阳秘，安有上溢下脱之患乎？盖缘人之禀赋，不无偏胜，劳役不无偏伤，其血则从偏衰偏伤之处而渗漏焉。

夫人禀赋既偏，则水谷多从偏胜之气化，而胜者愈胜，弱者愈弱，阳盛则阴衰，阴衰则火旺，火旺则血随之而上溢；阴胜则阳微，阳微则火衰，火衰则血失其统而下脱。其上溢之血，非一于火盛也，下脱之血，非一于阳衰也，但以色之鲜紫浓厚，则为火盛，色之晦淡无光，即为阳衰，究其所脱之源，或缘脏气之逆，或缘腑气之乖，皆能致病。从上溢者，势必假道肺胃；从下脱者，势必由于二肠，及从膀胱下达耳。盖出于肺者，或缘龙雷亢逆，或缘咳逆上奔，血必从之上溢，多带痰沫，及粉红色者。其出于心包，亦必上溢，色必正赤，如朱漆光泽。若吐出便凝，摸之不粘指者，为守藏之血，见之必死。出于脾者，或从胃脘上溢，或从小肠下脱，亦必鲜紫浓厚，但不若心包血之光泽也。出于肝者，或从上呕，或从下脱，血必青紫稠浓，或带血缕，或有结块。出于肾者，或从咳逆，或从咯吐，或稀痰中杂出如珠，血虽无几，色虽不鲜，其患最剧。间有从精窍而出者，若气化受伤，则从膀胱溺孔而出，总皆关乎脏气也。其出于胃者，多兼水液痰涎，吐则成盘成盏，汪洋满地，以其多气多血，虽药力易到，不若脏血之笃，然为五脏之本，亦不可忽。

其衄血种种，各有所从，不独出鼻者为衄也。鼻衄皆火乘肺金，亦有阴盛迫其虚阳而脱者，虽经有脏腑诸衄不同，然不离于太阴之经，所以治有从阴从阳，顺治逆治之辨别；证有久衄暴衄，宜补宜泻之悬殊。其齿衄，有阳明少阴及风热之辨，但从板齿出者为牙宣，属阳明；齿动摇者为骨病，属少阴；龈肿上壅者，少阳风热也。耳衄则有肝肾二经之殊，但以常有不多不肿不疼者，为少阴之虚；暴出疼肿者，则厥阴经火也。眼衄亦属厥阴，但以卒视无所见者，为实火；常流血泪者，素患之风热也。其有诸窍一齐涌出，多缘颠扑骤伤，或药毒所致。若因肝肾疲极，五脏内崩，多不可活。舌衄皆手厥阴心包之火旺，但以舌尖破碎者为虚火；脉大满口者，挟龙雷之势，而上侮君主也。涎中见血为唾衄，足太阴经气不约也。汗孔有血为肌衄，足阳明经气不固也。如上诸衄，皆缘营气之逆满，卫气之疏豁，不能固护而行清道，总无关乎脏气也。

其下行之血，见于魄门者，则以便前便后分远近，近则大肠，远则小肠也。以溅洒点滴分风湿，溅则风淫，滴则湿著也。以鲜紫清晦分阴阳，鲜则阳盛，晦则阳衰也。与肠澼之血，痔漏之血，妇人经癸胎产之血无异，虽由二肠，颇关经络，是以随经下趋，各有不同。至于崩淋下脱，倒经上溢，虽下上之歧路攸分，然皆冲脉为病。而崩淋皆脾气下陷，倒经则肝血上逆，以脾为身之津梁，冲为肝之血海，是皆关乎脏气。更有肝脾受伤，血虽不下，而气色痿黄，大便稠黑，乃蓄血之征验。为患种种，难以悉陈。如内伤发黄，鼓胀喘满，腹大青筋，及产后败血流于经络，皆蓄血致病。

但证有虚中挟实，治有补中寓泻，从少从多之活法，贵乎临病处裁。大抵血气喜温而恶寒，寒则泣不能流，温则消而去之，此轩岐密旨。但世之名于医者，一见血证，每以寒凉济阴为务，其始非不应手，而取效于一时，屡发屡折，而既病之虚阳愈衰，必致呕逆喘乏，夺食泄泻，尚以为药力未逮，猛进苦寒，在阴不济阳，而上溢者尚为戈戟，况阳不统阴而亡脱者，尤为砒鸩。盖因阳药性暴，稍有不顺，下咽立见其害，不若阴柔之性，至死不知其误，而免旁人讥谤也。噫！医之弊，仅为知己道，难为世俗言也。(《张氏医通卷五・诸血门》)

《论 痰 火》

痰火一证，方书罕及，近惟郢中梁仁甫《国医宗旨》，专为立言。然皆泛引肤辞，且所用方药，专事降泄，略无切于病情，殊非指南之谓。夫所谓痰火者，精髓枯涸于下，痰火凭陵于上，有形之痰，无形之火，交固于中。良由劳思伤神，嗜欲伤精，加以饮食不节，血肉之味，蕴酿为痰为火，变动为咳为喘。其在平居无恙之时，贮积窠囊之中，或时有所触发，则冲膈透膜，与潮宗之泛滥无异。观其外显之状，颇有似乎哮喘，察其内发之因，反有类乎消中，消中由阴邪上僭，摄之可以渐瘳。哮喘由表邪内陷，温之可以暂安，此则外内合邪，两难分解，温之燥之，升之摄之，咸非所宜。况乎触发多端，治非一律。何怪时师之茫无统绪乎！予由是而因病制宜，特立玉竹饮子一方，为是证之专药。临证以意增减，庶几款洽病情。其有兼挟客邪者，又须先撤标证，然后从本而施，自然信手合辙。如因感风寒而发，则香苏散为至当，略加细辛以开肺气，香豉以通肾邪，散标最捷。盖香苏性降，可无升举浊垢之虞。他如麻黄、桂枝、柴、防、升、葛，羌、独、川芎等味，能鼓动痰气；薄荷、荆芥、橘皮、苏子等味气，能耗散真气；芩、连、知、柏、赤白芍瓜蒌根、石膏等味，能敛闭邪气，皆宜远之。因饮食而发，只宜《金匮》枳术汤，随所伤之物而为参用。谷伤曲蘖，酒伤煨葛，肉伤炮楂，麦面伤加草果，鸡鸭卵伤加杏仁，痰食交结，则加橘半，食积发热，必加黄连。黄连与枳实同用，善消痞满，半夏与白术同用，专运痰湿，然须生用，力能豁痰，痰去则津液流通，热渴自解，非苍术南星燥烈伤津之比。因恼怒而发，沉香降气散和渣煎服，不但理气化痰，亦可消运食滞。其或兼冒微风，另煎香苏散以协助之。原其触发之因；不出风、食、气三者为甚，然皆人所共知。惟是触感风热而发者，世所共昧。盖寒伤形而不伤气，气本乎肺，肺气受伤，咳嗽喘满，势所必致。而寒客皮毛，皮毛为肺之合，邪从皮毛而入，伤于肺，咳嗽喘满，亦势所必致。何怪举世医师，一见喘咳，概以表散为务，良由不辨内因外因之故耳。曷知外因从表，而伤有形之津，证属有余，故一咳其痰即应，而痰沫清稀；内因从肺，而伤无形之气，证属不足，故屡咳而痰不得出，咳剧则呕，此不但肺病，而胃亦病矣。是予玉竹饮子方中，茯苓、甘草，耑为胃家预立地步也。至于标证散后，余火未清，人参未宜遽用。玉竹饮子，尤为合剂。病势向衰，即当滋养肺胃，异功散加玉竹，取橘皮为宣通气化之报使。气虚不能宣发其痰，又需《局方》七气汤，借肉桂为热因热用之向导。若其人形体虽肥，而色白气虚，则以六君子汤加竹沥、姜汁，即有半夏，亦无妨碍。食少便溏者，竹沥又为切禁，宜用伏龙肝汤代水煎服。脾气安和，津液自固，可无伤耗之虞矣。瘦人阴虚多火，六味地黄去泽泻合生脉散，使金水相生，自然火息痰降。去泽泻者，以其利水伤津也。若命门脉弱，真火式微，或不时上冲，头面烘热，又须六味地黄加肉桂、五味子，以摄火归阴，阴平阳秘，精神乃治。须知治痰先治火，治火先养阴，此为治痰治火之的诀。然复有真气浮散之极，草根木实无济于用，又须金石以镇固之。予尝借服食方中灵飞散，取云母以摄虚阳，钟乳以通肺窍，菊花以清旺气，兼天冬、地黄、人参之三才，以固精气神之根本。即修内丹，不外乎此，所谓知其要者，一言而终，不知其要，流散无穷，敢以此言，质之梁子。(《张氏医通卷九・杂门》)

玉竹饮子(新定)，治痰火痰涎涌盛，咳逆喘满。玉竹三钱，茯苓二钱，甘草一钱，桔梗一钱，橘皮一钱，紫菀二钱，川贝母去心研、三钱，生姜同橘皮蜜煎四钱，上八味，长流水煎，入熟白蜜二匕，分二服。气虚加人参二钱；虚火加肉桂半钱；客邪加细辛三分，香豉三钱；咽喉不利唾脓血，加阿胶三钱，藕汁半杯；头额痛加葱白二茎；便溏用伏龙肝击碎煎汤，澄清代水煎服；气塞，临服磨沉香汁数匙。(《张氏医通卷十五・痰火门》)

〔**注释**〕

① 《张氏医通自序》。以下引文同。

② 《伤寒缵绪二论自序》。

③ 《张氏医通工凡例》。

④ 《张氏医通·伤寒》。

⑤ 参苏饮《局方》即芎苏散去川芎、柴胡;加人参、前胡、木香。

⑥ 芎苏散《证治准绳》:半夏、茯苓、橘皮、葛根、柴胡、紫苏、川芎、枳壳、桔梗、甘草炙,加姜枣煎服。

⑦ 香苏散(《局方》)香附姜汁制、紫苏茎叶、橘皮、甘草。

⑧ 神术汤,又名海藏神术散(《阴症略例》)苍术、防风、甘草。

⑨ 犀角地黄汤(《千金要方》):犀角、生地黄、芍药、丹皮。

⑩ 桃仁承气汤(《伤寒论》)桃仁、大黄、桂枝、甘草、芒硝。

⑪ 小乌沉汤(《局方》)香附、甘草、乌药。

⑫ 黑神散(《局方》):甘草、干姜、肉桂、熟地黄、当归、蒲黄、白芍。

⑬ 异功散(《小儿药证直诀》):人参、茯苓、白术、甘草、陈皮。

⑭ 甘草干姜汤(《伤寒论》):甘草、干姜。

⑮ 理中汤(《伤寒论》):人参、白术、甘草。

⑯ 六味丸(《小儿药证直诀》):熟地黄、山茱萸、白茯苓、干山药、牡丹皮、泽泻。

⑰ 归脾汤(《济生方》):白术、茯苓、黄芪、龙眼肉、酸枣仁、人参、木香、甘草、当归、远志。

⑱ 八味丸(《金匮要略》):干地黄、山茱萸、泽泻、茯苓、牡丹皮、薯蓣、桂枝、附子。

11.8 张志聪

张志聪,字隐庵,清代著名医家,浙江钱塘人,生于顺治、康熙(1644~1722年)年间,曾从当时的伤寒大家张遂辰学医,颇重视中医理论的研究,在侣山堂集同学及门弟数十人开堂讲学,共同探讨医理。先后著成《黄帝内经素问集注》《黄帝内经灵枢集注》《伤寒论集注》《伤寒论宗印》《金匮要略集注》《本草崇原》《侣山堂类辩》《针灸秘传》诸书,除《针灸秘传》遗佚外,诸书可以反映其学术思想,尤其是对《黄帝内经》《伤寒论》的研究,更有突出贡献。

11.8.1 集注《黄帝内经》择善而从,阐发经旨

张志聪研究《黄帝内经》的方法,注意发挥集体的智慧,并不沿袭前人,正如其在《素问集注·序》中所说:"第经义渊微,圣词古简,苟非其人,鲜有通其义者。即如周之越人,汉之仓公,晋之皇甫谧,唐之王启玄,以及宋元明诸名家,迭为论疏,莫不言人人殊。而经旨檃栝者,或以一端求之;经言缕析者,或以偏见解之;经词有于彼见而于此若隐者,或以本文诠释而昧其大原;经文有前未言而今始及者,或以先说简脱而遗其弘论,是皆余所深悯也。"

因此,他在侣山堂与同学门弟共同研究,开集体创作之先河,取其精华,扬弃糟粕,以阐发《黄帝内经》之理,集诸家一得之见,名曰《素问集注》《灵枢集注》。所以,张志聪说:"以昼夜之悟思,印岐黄之精义,前人咳唾,概所勿袭;古论糟粕,悉所勿存。惟与同学高良,共深参究之秘;及门诸弟,时任校正之严。"①

由于他能发挥集体智慧,因而其注释水平还是较高的。例如,《阴阳别论》中说:"二阴一阳发病,善胀,心满善气。"对于"心满善气"究竟如何理解为是?王冰理解为"气畜于上,故心满,下虚上盛,故气泄出。"②这不符合《素问》的习惯用语。马莳则认为善气即善怒,注云:"胆气有余故善气,《宣明五气篇》云:'胆为怒',是也。"③吴崑、张介宾则未明确注释。张志聪则认为:"善气者,太息也。心系急则气道约,故太息以伸出之。"明确指出"善气"是善太息。这种心中满闷而善太息,为临床常见症状,本病当由于心肾不交所致,较为贴切。故丹波元简认为:"按《礼记》'勿气'。郑注:'谓不鼻息也。'乃志聪之义为得矣。"④

同篇中,又有“凡阳有五,五五二十五阳。所谓阴者,真藏也,见则为败,败必死也。所谓阳者,胃脘之阳也。”如何理解胃脘之阳?又如何理解二十五阳?诸家看法不一。王冰将胃脘之阳解释为人迎之气,未免过于简率。张景岳虽云:“胃脘之阳,言胃中阳和之气。”[⑤]强调脉中胃气的重要性,但对二十五阳未作说明。张志聪则解释说:“所谓二十五阳者,乃胃脘所生之阳气也。胃脘者,中焦之分,主化水谷之精气,以资养五脏者也。夫四时之脉,春弦夏洪秋浮冬沉长夏和缓,肝弦心洪脾缓肺涩肾沉。如春时之肝脉微弦而长,心脉微弦而洪,脾脉微弦而缓,肺脉微弦而涩,肾脉微弦而沉;夏时之肝脉微洪而弦,心脉微洪而大,脾脉微洪而缓,肺脉微洪而涩,肾脉微洪而沉。四时五脏,皆得微和之胃气,故为二十五阳也。”[⑥]至此,《内经》原文之精义,得以较圆满的阐明。

再以《灵枢·邪气脏府病形》中“脾脉急甚为瘛疭,微急为膈中,食饮入而还出,后沃沫。”一段文字的注释为例。“后沃沫”究为何症?马莳认为是“在下为去后沃沫,脾气不下流也。”[⑦]属大便失常。张志聪认为是“脾不能游溢津液,上归于肺,四布于皮毛,故涎沫之从口出也。”属口出涎沫。从文意分析,“食饮入而还出”[⑧]与口出涎沫,在临床上往往并见,则仍以张注为优。

可见,张志聪之《集注》二书,发挥集体力量,密切联系实际,对一些问题能提出自己的见解,对中医理论的研究有其一定的贡献。当然,并非全无可议之处,惟汪昂谓:“皆其同人所注,尽屏旧文,多创臆解,恐亦以私意度圣人者也。”[⑨]这种看法,又未免言之过激。

11.8.2 研究《伤寒论》,维护旧论,汇节分章

张氏师事张遂辰,因而遂辰维护伤寒旧论的观点对其影响很大,不仅其在早年著《伤寒论宗印》时有此看法,而且其晚年再著《伤寒论集注》时,仍反复强调这一点。

其在《伤寒论宗印》中说:“本经章句,向循条则,自为节目,细玩章法,联贯井然,实有次第,信非断简残篇,叔和之所编次也。”[⑩]

其在《侣山堂类辩》中也说:“世传《伤寒论》乃断简残篇,藉王叔和编次。聿稽仲景生于东汉,叔和西晋时人,相去止百余岁,不遭秦火之劫,奚为断残乎?”“若学者熟读全书,细心体会,其中义理,如神龙出没,首尾相顾,一字一句,条分缕析,鳞甲森然,得其蕴奥,自有精华滋味,非比尘垢糠秕。”

因此,他在《伤寒论集注》中认为:“成氏之后,注释本论,皆散叙平铺,失其纲领旨趣,至今不得其门,视为断简残篇,辄取条裂节割。然就原本而汇节分章,理明义尽,至今不移,非神游仲景之堂,不易得也。”

其采用“汇节分章”的方法,就是在《伤寒论》原条文顺序的基础上,共分为一百章,每一章中又包括一至数条,在每章中都用数语概括这些条文的中心内容。如“太阳第一篇”1~81条,分作21章;“太阳第二篇”82~178条分作10章;“阳明篇”179~262条,分作20章;“少阳篇”263~272条,分作10章;“太阴篇”273~280条,分作8章;“少阴篇”281~325条,分作11章;“厥阴篇”326~381条,分作8章;“霍乱篇”382~391条,分作9章;“阴阳易差后劳复篇”392~398条,分作3章。其目的是为了“拈其总纲,明其大旨,所以分章也,章义既明,然后节解句释,阐幽发微,并无晦滞不明之弊。”[⑪]为说明王叔和整理之《伤寒论》并非断残错简提出了有力论据。

张志聪研究《伤寒论》三阴三阳的辨证方法,认为应当从仲景撰论之原文入手。他说:“注解本论,必明仲景撰论之原,方为有本。其序有‘撰用《素问》《九卷》《八十一难》《阴阳大论》《胎胪》《药录》'之说……《阴阳大论》者,《素问》中大论七篇,皆论五运六气,司天在泉,阴阳上下,寒热胜复之理。""本论太阳、阳明、少阳,三阳也;太阴、少阴、厥阴,三阴也。三阳三阴谓之六气,天有此六气,人亦有此六气,无病则六气运行,上合于天。外感风寒,则以邪伤正,始则气与气相感,继则从气而入于经,世医不明经气,言太阳便曰膀胱,言阳明便曰胃,言少阳便曰胆,迹其有形,亡乎无形,从其小者,失其大者,奚可哉。"⑫

因而其六气观点解释六经,认为"无病之人,六气循行,皆从厥阴而少阴,少阴而太阴,太阴而少阳,少阳而阳明,阳明而太阳"。《伤寒论》中正气之行,每日相移,邪病之传,一传变止,气传与病传是不相同的,这样就说明了《伤寒论》中既有以时日诊断预后的条文,又有不按时日而传变的条文。对于六经病症的分析,则从标本中气的角度阐发,由于三阴三阳为标,天之六气为本,且三阴三阳有从标从本从乎中气之不同,故六经病症各异。

本阳本寒而标阳,从标从本,故有寒热两方面的表现;阳明燥金之气,中见太阴,又从乎中气,故除燥证之外,又有湿病可见;少阳相火,标本皆热,故以热证为主;太阴湿土之气,从其本,故以寒湿之证为主;少阴君火之气,中见太阳,从标从本,所以既有热化又有寒化之表现;厥阴风木之气,不从标本从乎中,因此多见风气之病,或风火相击,或阴寒内见,总之,不离标本中气之说。张氏对六经的认识,在朱肱经络说、许叔微八纲说等的认识基础上另辟新径,对六经的研究有一定的意义,亦颇受到后世一些医家的赞许。如陈修园说:"惟张隐庵、张令韶二家,俱从原文注解,虽有矫枉过正之处,而阐发五运六气、阴阳交会之理,恰与仲景自序'撰用《素问》《九卷》《阴阳大论》'之旨吻合,余最佩服。"

张志聪虽肯定《伤寒论》为仲景所著,但对成无已的许多主要观点,则大持异议。如成谓"风则伤卫,寒则伤营",志聪则引《黄帝内经》"风寒客于人,起毫毛而发腠理"之说,谓"非必风伤卫而寒伤营也"。成氏谓"脉缓为中风,脉紧为伤寒"。志聪引《伤寒论》太阳,阳明诸篇条文,谓不当拘执此说。成氏谓"伤寒恶寒,中风恶风",志聪则谓:"风邪始入,毛窍未开,虽中风而亦恶寒;寒入于肌,邪伤腠理,虽伤寒而亦恶风。"它如成氏谓"伤寒无汗,中风有汗""伤寒恶寒无汗,宜麻黄汤;中风有汗恶风,宜桂枝汤;风寒两感,荣卫俱伤,宜大青龙汤"等,张志聪均不然其说,这些论点也不同其师张遂辰的看法,但确有其独到之处。可见他虽维护伤寒旧论,但在理论研究上,并非人云亦云,而能独立思考,提出看法,这一点是值得称赞的。

【复习思考题】

(1) 试述张志聪研究《内经》的特点?

(2) 张志聪是如何维护伤寒旧论的?

(3) 张志聪对六经是如何认识的?

【医案举例】

水肿

予在苕溪治一水肿者,腹大肤肿、久服八正散、琥珀散、五子、五皮之类、小便淋沥、痛苦万状。予曰:此虽虚证,然水不行则肿不消,肿不消则正气焉能平复。时值夏月,予不敢用麻黄,恐阳脱而汗漏不止。以苏叶、防风、杏子三味各等分,令煎汤温服,复取微汗、而水即利矣。次日至病者之室,床之上下,若倾数桶水者,被褥帏薄,无不湿透。病者云:"昨服药后,不待取汗而小水如注,不及至溺桶而坐于床上行之,是以床下如此也。至天明,不意小便复来,不及下床,是以被褥又如是也。今腹满肿胀俱消,痛楚尽解,深感神功之救我。"予曰:"未也,此急则治其标耳!子之病因,火土伤败,以致水泛,乃久虚之证也。火即人之元气,必待脾气元气复,而后可保其万全。"予即解维,写一六君子汤方去甘草、加苍术、厚朴、炮姜、熟附子。每日令浓煎温服。即以此方令合丸药一料,每日巳未时服之,即止其汤药。半载后,病者之兄备土物来谢曰:"吾弟已全愈矣。"予曰:"如此之证,水虽行而正气不复,后乃肿胀而死者比比。"邪之所凑,其气必虚,若初肿之时,行去其水,正气易于平复。医者不知发汗行水之法,惟以疏利之药利之,肿或减而无尾闾之泄,犹以邻国为壑耳。如久服疏利之药,则正气日消;水留日久,则火土渐灭,然后以此法行之,无济于事矣。(《侣山堂类辩》卷上)。

按:水肿的形成,原因不一,有肺气闭塞,不能疏泄于皮毛而聚水为肿的;有肺气不降,不能通调水道而聚水为肿的;有脾阳不振,不能运化水湿而潴留为肿的;有湿热困脾,脾失转输而水溢为肿的;有肾阳不足,不能温化水府而泛滥成肿的;有肾关失职,膀胱不利,水不下泄而成肿的。病虽不离肺脾肾三脏,而其证有虚有实,其治有补有攻。本案之水肿,虽有肺气内闭,不得宣表达下之因。然水留既久,其本属虚,水为阴邪,伤人阳气,脾肾受损,故张氏认为病因是火土伤败。无怪屡服八正散、五子、五皮等渗利逐水之品,毫无寸效。张志聪先用辛开苦降之法利其肺气,则外窍通而内窍泄,上窍开而下窍利,继以六君子加味扶其火土,扶正培本,故半载而痊。

【原著选读】

《辨　血》

经曰:"营气之道,内谷为宝。谷入于胃,乃传之肺,流溢于中,布散于外,精专者行于精隧。"是血乃中焦之汁,流溢于中以为精,奉心化赤而为血。冲脉与少阴之大络起于肾,上循背里,为经络之海,其浮而外者,循腹右上行,至胸中而散,充肤热肉,渗皮肤,生毫毛,男子上唇口而生髭须,女子月事以时下。此流溢于中之血,半随冲任而行于经络,半散于脉外,而充于肌腠皮毛,卧则归于肝脏。是以热入血室,刺肝之期门,卧出而风吹之,则为血痹,此散于皮肤肌腠,故曰布散于外,乃肝脏所主之血也。此血或因表邪太盛,迫其妄行,以致吐衄者;有因肝火盛者,有因暴怒,肝气逆而吐者;吐则必多,虽多不死,盖有余之散血也。又心下包络之血亦多,此从冲任通于心包,为经络之血者,乃少阴所主之血也。如留积于心下,胸中必胀,所吐亦多,而或有成块者,此因焦劳所致,治法宜引血归经。若屡吐不止,或咳嗽而成劳怯;或伤肾脏之原,而后成虚脱;所谓下厥上竭,为难治也。其精专者,行于经隧,心主之血也。中焦蒸水谷之津液,化而为血,独行于经隧,以奉生身,莫贵于此。营行脉中,如机缄之环转,一丝不续,乃回则不转,而穹壤判矣。是以有吐数口而卒死者,非有伤于血,乃神气不续也。有因咳嗽而夹痰带血者,肺脏之血也。有因腹满而便血唾血者,此因脾伤而不能统摄其血也。学者先当审其血气生始出入之源流,分别表里受病之因证,或补或清,以各经所主之药治之,未有不中于窍郤者矣。近时以吐血多者,谓从胃出,以阳明为多血多气耳。不知阳明之所谓多血多气者,以血气之生于阳明也,而太阳、太阴、厥阴,亦主多血,非独阳明。试观剖诸兽腹中,心下夹脊包络中多血,肝内多血,心中有血,脾中有血,肺中有血,肾中有血,胃实未尝有血,而可谓多乎。(《侣山堂类辩》卷上)

《辨　气》

或曰:人秉阴阳水火而生,总属一气血耳。余观《伤寒论》注疏,子以皮肤肌腠五脏六腑,各有所主之气,恐于阴阳之理相背欤!曰:子不明阴阳离合之道,合而为一、离则有三。太阳之气,生于膀胱,而主于肌表;少阳之气,生于肾脏,而通于肌腠。故《灵枢经》曰:"三焦膀胱者,腠理毫毛其应。"盖太阳之气主皮毛,三焦之气充肌腠,此太少之气,由下焦之所生。若夫阳明之气,乃水谷之悍气,别走阳明,即行阳行阴之卫气,由中焦所生。此三阳之气各有别也。三阴者,五脏之气也,肺气主皮毛,脾气主肌肉,心气通血脉,肝气主筋,肾气主骨,此五脏之气,各有所主也。夫气生于精,阳生于阴,胃腑主化生水谷之精,是以营卫二气,生于阳明。膀胱者,州都之官,精液藏焉,而太阳之气,生于膀胱。肾为水脏,受五脏之精而藏之,故少阳之气,发于肾脏。水谷入胃，津液各走其道，五脏主藏精者也，是三阴之气，生于五脏之精，故欲养神气者，先当守其精焉。夫一阴一阳者，先天之道也；分而为三阴三阳者，后天之道也。子不明阴阳之离合，血气之生始，是谓失道。客曰：三阴三阳，敬闻命矣，请言其合也。曰：所谓合者，乃先天之一炁，上通于肺，合宗气而司呼吸者也。夫有生之后，皆属后天，故借中焦水谷之精，以养先天之精炁，复借先天之元炁，以化水谷之精微，中下二焦，互相资益，故论先后天之精气者，养生之道也；分三阴三阳者，治病之法也，如邪在皮肤，则伤太阳之气，或有伤于肺；邪在腠理，则伤少阳阳明，或有伤于脾；邪中少阴，则有急下急温之标本；邪中厥阴，则有或寒或热之阴阳，此在天之六气，伤人之三阴三阳，犹恐其不能分理，而可以一气论乎？若谓正气虚者，补中下二焦之元气，以御六淫之邪，则可。（《侣山堂类辩》卷上）

〔注释〕

① 《黄帝内经素问集注》序。
② 《黄帝内经素问》王冰注。
③ 《黄帝内经素问注证发微》。
④ 《素问识》。
⑤ 《类经》。
⑥ 《黄帝内经素问集注》。
⑦ 《黄帝内经灵枢注证发微》。
⑧ 《黄帝内经灵枢集注》。
⑨ 《素问灵枢类纂约注》序。
⑩ 《伤寒论宗印》凡例。
⑪ 《伤寒论集注》凡例。
⑫ 《伤寒论集注》。

11.9 吴师机

吴师机，名安业，字尚先。浙江钱塘人，因太平天国农民起义军战争，避居江苏泰州东北乡俞家垛，并在此开业行医。约生于清嘉庆、光绪年间（约 1806~1886 年），享年约八十岁。

吴氏是中医学术发展史上卓有成就的外治法专家。开业数十年，诊病数十万人次，积累了丰富的实践经验，其成就是中医学上的一支“奇葩”。其著作《理瀹骈文》，内容充实，说理清楚，对外治法的渊源与发展，历代名医及其本人的经验，一一详为论列，非常可贵。行文以骈体撰写，其在祖国医学文献中，亦是独具一格的。

吴氏工作很认真，医德亦很好。凡远近就诊者，日或一二百人，或三四百人，而先生则自晨起，依次呼立于几案前，令自述病因，侧耳听之。若宜补，若宜泻，若宜凉而宜温，一一视其颜色，指其部位，分别散给相应之膏；有重症、急症，膏外再加以药，毋或稍忽，直至全部诊毕，然后休息[①]。如此日复一日，年复一年，兢兢业业，日益精勤，其工作之热忱，充分反映他有强烈的事业心。

而且亦很谦虚，尝谓：“学者欲制膏行道，勿以余为法，当于古汤中求之，一则取法乎上者，斯得其中。二则自得者，有逢原之妙。”[②]这是有很大启发意义的。

他还谆谆告诫，医者应当尽其心，无论穷苦之人，或富贵之家，要一视同仁。参合膏药，虽无人见，但不可鬻良杂苦，自失其真。更不可乘人之急，挟货居奇，以踏恶疾，特别对于穷苦病家，要十分同情，尽力周济[③]。如此等等，足见吴氏品德很高，医风很好，所以在群众中威信很高，在医林中亦是赞誉备至的。

11.9.1 外治法的渊源与发展

吴氏指出,外治法的历史渊源很早,如《黄帝内经》上就有桂心渍酒以熨寒痹,用白酒和桂以涂风中血脉,这就是外用膏药以治病的开端。①

《伤寒论》更有火熏法发汗,噀冷水劫热,猪胆汁、蜜煎导法通大便,菖蒲屑纳鼻孔中吹之治尸厥气闭等等,都是外治方法。以后又有罨法、熨法治结胸痞气,黄连水洗胸、皮硝水搨胸,芫花水拍胸,石膏和雪水敷胸,蚯蚓和盐捣敷胸等,治疗伤寒邪热传里,温病发斑更有胆汁青黛水,升麻水扫法,吐衄有井水噀法、搭法,蓄血有苏叶汤摩法,并有犀角地黄熬贴法。尤其叶天士用平胃散炒熨治痢,用常山饮炒嗅治疟,变汤剂为外治,实开后人无限法门。

综观吴氏外治方法,除以膏药为主,并扩大它的治疗范围外,并有敷、熨、熏、浸、洗、罨、擦、坐、嗃、嚏、缚、刮痧、火罐、推拿、按摩等等一二十种之多,可以说,他对中医外治法作了一次划时代的实验总结。

其实,《黄帝内经》上是外治、内治并列的,并未教人专用内治法;何况上用嚏、中用填(如填脐散)、下用坐(坐药),其效尤捷于内服法。他举了一些例子,如种牛痘(最早是用痘痂研末嗃鼻的),纳药鼻中而传十二经,还有急救卒中暴绝,用药吹耳而能通七窍等,药气之相感,几如通神。

还有尝遇不肯服药之人,不能服药之症,怎能坐视不顾,此时处理,外治又是最好的应变方法。

11.9.2 外治法的理论根本

外治法与内治法并列,但必须根本于内治,不仅仅是一二个相传有效的方子而已。吴氏指出:"外治必如须内治者,先求其本。本者何?明阴阳,识脏腑也。"因此,从《素问》《灵枢》而后,如《伤寒论》《金匮要略》以及诸大家的著作,均须阅读,即如喻嘉言、柯韵伯、王晋三诸君之书,都有所阐发,并有精思,亦应细心寻绎。这些书籍,均是名师,如其"通彻之后,诸书皆无形而有用,操纵变化自我,虽治在外,无殊治在内也。外治之学,所以颠扑而不破者此也;它与内治并行,而且能补内治之不及者亦此也"。

吴氏进一步指出:"外治之理,即内治之理,外治之药,亦即内治之药;所异者,法耳。"其实,临床处理,医理与药性,并无二致,但在运用的方法上,则神奇变幻,活法很多,上可以发扬造化五行之奥蕴,下可以扶危救急,层见叠出而不穷。何况外治之法,不象内治,有许多制约,而是无禁制,无窒碍,无牵掣,无沾滞,"世有博通之医,当于此见其才"。

即如外治法的膏方,亦都取法于内治法的汤丸。汤丸是按照辨证论治设法,外治亦是按照这个大义立法的。所以,"凡汤丸之有效者,皆可熬膏"。不仅香苏、神术、黄连解毒,而且木香导滞、竹沥化痰等,即理中、建中、调胃、平胃、六君、六味、养心、归脾、补中益气等,都为常用之方。外用既有内治之效,而且没有内服或有误人之弊。

再论膏药之用,亦是完全按照内治理论设法的,如膏与药有别,有人混称。其实,"膏、纲也;药、目也。膏判上中下三焦,五脏六腑,表里寒热虚实,以提其纲,药随膏而条分缕析,以为之目"。吴氏还说:"膏有上焦心肺之膏,有中焦脾胃之膏,有下焦肝肾之膏。有专主一脏之膏,脏有清有温;有专主一腑之膏,腑有通有涩。又有通治三焦,通治五脏,通治六腑之膏。又有表里寒热虚实分用之膏,互用之膏,兼用之膏。药则或糁膏内,或敷膏外;或先膏而用洗擦,或后膏而用熏熨。膏以帅药,药以助膏。"一切措施,都贯串着内治之理。这里的关键,是一个"通"字,"理通则治自通矣;然通须虚心读书"。所以,外治法是有理论根据的。

11.9.3 外治法的具体应用

(1) 三焦分治　吴氏认为,病邪多从外入,外治法亦应首先从三焦分治。

① 上焦之病,以药研细末,搐鼻取嚏发散为第一捷法,不独通关急救用闻药也。连嚏数十次,则腠理自松,即解肌也;涕泪痰涎并出,胸中闷恶亦宽,即吐法也。盖一嚏实兼汗吐二法[②]。"其方多以皂角、细辛为主,藜芦、踯躅花为引、随症加药[③]。"

此外,上焦之病,尚有涂顶、覆额、涂眉心、点眼药、塞耳法、擦项及肩,又有扎指法[④]、握掌法、敷手腕[⑤]、涂臂法等。而膻中、背心两处,尤为上焦病用药要穴。

② 中焦之病,以药切粗末,炒香,布包缚脐上,为第一捷法。如古方治风寒,用葱姜豉盐炒热、布包掩脐上。治霍乱用炒盐,布包置脐上,以碗覆之,腹痛即止。治痢用平胃散炒热,缚脐上,冷则易之。治疟用常山饮,炒热缚脐上,其发必轻,再发再捆,数次必愈是也。此法无论何病,无论何方,皆可照用。

昔人治黄疸,用百部根放脐上,酒和糯米饭盖之,以口中有酒气为度。又有用干姜白芥子敷脐者,以口中辣去之。则知由脐而入,无异于入口中,且药可逐日变换也。

③ 下焦之病,以药或研或炒,或随症而制,布包坐于身下,为第一捷法。如水肿,捣葱一斤,坐身下,水从小便出;小便不通亦然。水泻不止,艾一斤,坐身下(并可缚脚心至膝盖),微火烘脚,泻自止是也。以上治法,一属前阴,一属后阴,凡有病宜从二便治者仿此。

凡下部之病,无不可坐。若内服药不能达到,或恐伤胃气者,或治下须无犯上中者,或上病宜釜底抽薪者,更以坐为优矣。

又有治鼓肿及秘结,煮煎药水倾桶中坐熏者,即用峻药,亦不至大伤元气。又治久痢人虚,或血崩脱肛者,不敢用升药,用补中益气煎汤坐熏,产妇阴脱,用四物煎汤加龙骨入麻油熏洗,皆与坐法一例,或泻或补任用。

同时,下焦之治,尚有摩腰法[⑥]、暖腰法、兜肚法以及命门、脐下、膝盖、腿湾、腿肚、脚跟、足心等处治疗诸法,均有疗效。

总之,以上虽分上中下三焦,而凡上焦之症下治,下焦之症上治,中焦之症上下分治;或治中而上下相应,或三焦并治,其法俱不出于此。不独可代内服,并可助膏药之所不及。凡古方之有效者,视症加减,无不可为吾用,只需辨证分明,一无拘牵顾忌。医有数不治,外治则见得到即行得到,是诚至善者。

(2) 膏药运用　吴氏申言,余施诊专以膏药为主,因为较汤药为方便。具体运用,亦是首分三焦。如治上焦风热,及内外热症,并用清阳膏[⑦]。外感风热,初起头痛者,以一膏贴太阳及风门,风既散,无传经之变。内热者,兼贴膻中。夹食者,并贴金仙膏[⑧]。如邪热入里,欲用清法者,加硝石散[⑨],糁膏贴;欲用下法者,贴膏后用硝黄散[⑩],以鸡子清调敷胸腹,虽结胸亦能推之使下,屡试皆验。

中焦郁积,用金仙膏为多,气痛腹痛立效。疟疾,先用此膏贴胸口,化其痰食暑湿即轻。数发后可以截住者,用散阴膏[⑪]加药末[⑫],贴项第三、第四骨两骨中间;先一时用生姜擦后再贴。并贴一膏于脐上(不必加药),再以生姜两块捣敷两膝盖。轻者即愈,重者两张亦愈。三阴疟虽数年者亦效。忌口十日免复发。又如痢疾,无问老少,皆用金仙膏,一贴胸口,一贴脐上。轻症半日腹响泄气,小便通利,胸中廓然即愈;重症逐渐减轻,不过数日亦愈。此二症夏秋最多,余治愈不止万人,特为拈出。

下焦寒湿,用散阴膏为多。若上热下寒者,贴足心,脾虚泄泻者,贴脐并对脐皆效。风寒湿痹，筋骨疼痛，及跌打内挫，一贴即愈。

同时，尚有五法[②]：一审阴阳，分别表里寒热，邪正虚实；二察四时五行，根据四时所伤，五脏病变；三求病机，探讨风、气、湿、寒、火的变化；四度病情，忧、愁、思虑之伤五脏；五辨病形，即五脏六府病之外症不同，均有用膏大法。除上述诸膏外，如行水膏[⑬]、清肺膏[⑭]、清肝膏[⑮]、养心安神膏[⑯]、健脾膏[⑰]、温胃膏[⑱]、清胃膏[⑲]、滋阴壮水膏[⑳]、挟阳益火膏[㉑]等，均当相宜用之，而且皆有疗效，不可缺少。如属外科病，则始终以云台一膏[⑳]，加以敷药、糁药，亦不必内托服药，并不用刀针升降等药。

膏药的作用，与汤药之理，是殊途同归的，但膏之用药，亦有不得不与汤头异者，盖汤主专治分六经，用药一病一方，日可一易，故其数精而少；膏主统治六经，用药百病一方，月才一合，故其数广而多。同时膏中之药，必得通经走络，开窍透骨，拔病外出之品为引，如姜、葱、韭、蒜、白芥子、花椒，以及槐、柳、桑、桃、萆麻子、凤仙草、轻粉、山甲之类，要不可少，不独冰、麝也。必得气味俱厚，方能得力。虽苍术、半夏之燥，入油则润；甘遂、牵牛、巴豆、草乌、南星、木鳖之毒，入油则化，并无妨碍。又炒用、蒸用，皆不如生用；勉强凑用，不如竞换用。总要假猛药、生药、香药，率领群药，开结行滞，直达其所，俾令攻决滋助，无不如志，一归于气血流通而病自已。若与和平轻淡之剂相比，相差很远，未免使一般医生吃惊。

即使用补药，必用血肉之物，则与人有益，如牛肉汤、猪肾丸、乌骨鸡丸、鳖甲煎、鲫鱼膏之类，可以仿加。但须注意，外治者，气血流通即是补，不必从药补为补。这是吴氏积数十年之苦心，领会前人精义，别开生面的成果，盖尤得力于张子和者。

总之，“膏药的功用，一是拔，一是截。凡病所结聚之处，拔之则病自出，无深入内陷之患；病所经由之处截之，则邪自断，无妄行传变之虞”。

至于膏药贴法，不专主一穴，如治太阳经外感，初起以贴两太阳、风池、风门、膻中穴；更用药敷天庭，熏头面腿弯，擦前胸后背，两手心足心，分杀其势，即从热病五十九刺之理推出。其余诸经，可做此推广。若脏腑病，则视病所在，上贴心口，中贴脐眼，下贴丹田；或兼贴心俞与心口对，命门与脐眼对，足心与丹田应。如属重症，酌用糁末，专治尤应。如属外科病，除贴患处外，用一膏贴心口以护其心；或用开胃膏使进饮食，以助其力，可以代内托法治外症，亦不必再另服药。

一般情况，膏药热者易效，凉者次之，盖热性急而凉性缓；攻者易效，补者次之，以攻力猛而补力宽缓。然而大热之症，给以凉药，其气即爽；极虚之症，授之以补，其神即安，这里关键，在于药贵对症。

更有热证可以用热药者，是因其病得热则行，同时热药又能引邪外出之故，这就是所谓“从治”方法。虚症亦可以用攻药者，是有病当先去，不可以养痈遗患；同时亦具有同气相感之意，虚体亦能胜任。但这些都是临床活变，应斟酌而用之。

古法在汤头治病中，往往有寒热并用者，有消补兼行者，膏药何独不然。《精要》有贴温膏、敷凉药之说，足为用膏药者之一诀。推之外治，亦可贴补膏，敷消药，此即扶正以逐邪之义。若治一身两种病，则寒热消补虽同用，而上不犯下、下不犯上、中不犯上下，更无顾忌。

综上所述，吴氏总结前人的成就，发挥他的独到见解，结合数十年的临床实践，已经把中医的外治法大大推进了一步，成为历史上的外治专家。他的学术思想，以及各方面的成就，值得总结研究，改进提高，加以推广应用，确实能够发扬中医的特色，增进临床疗效。虽然，他亦不是唯外治论者，认识是很全面的，如在《略言》中说：“总之，内治外治，皆足以防世急，而以外治佐内治，能两精者，乃无一失，吾为医家计，似不可不备此外治一法，若谓吾薄内治，则吾岂敢。”

【复习思考题】

(1) 试述吴师机的学术思想及其特点。

(2) 内病外治的理论如何？根本何在？

(3) 你知道吴师机常用的外治法有几种？

【原著选读】

《略　　言》

外治之理，即内治之理，外治之药，亦即内治之药，所异者法耳。医理药性无二，而法则神奇变幻，上可以发泄造化五行之奥蕴，下亦扶危救急，层见迭出而不穷。且治在外则无禁制，无窒碍，无牵掣，无沾滞。世有博通之医，当于此见其才。

外治必如内治者，先求其本，本者何？明阴阳，识脏腑也。《灵》《素》而下，如《伤寒论》《金匮》以及诸大家所著，均不可不读，即喻嘉言、柯韵伯、王晋三诸君所阐发，俱有精思，亦不可不细绎。今无名师，是即师也。通彻之后，诸书皆无形而有用。操纵变化自我，虽治在外，无殊治在内也，外治之学所以颠扑不破者此也，所以与内治并行，而能补内治之不及者此也。若不考其源流，徒恃一二祖传有效之方，自矜捷径秘诀，而中无所见，设遇疑难之证，古无传方，其不坐窘者几何？或知其一，未知其二，此虽无失，而彼已阴受其损者有矣。谚云“医得头疼眼又瞎”，良工要不如是也。

膏与药分为二，临证活变在此。有但用膏而不必药者；有竟用药而不必膏者；有膏与药兼用者；有膏自膏，药自药，以相反相济为用者；有膏即药，药即膏，以相佐相益为用者。古人于熬者曰膏，撮者为药，兹合之而两全；今人混言膏药，兹离之而各妙。

膏，纲也。药，目也。膏判上中下三焦，五脏六腑，表里寒热虚实，以提其纲。药随膏而条分缕析，以为之目。膏有上焦心肺之膏，有中焦脾胃之膏，有下焦肝肾之膏。有专主一脏之膏，脏有清有温。有专主一腑之膏，脏有通有涩。又有通治三焦，通治五脏，通治六腑之膏。又有表里寒热虚实分用之膏，互用之膏，兼用之膏。药则或糁膏内，或敷膏外；或先膏而用洗擦；或后膏而用熏熨。膏以帅药，药以助膏。景嵩厓谓，观大易阴阳消长，可知内治之理。愚谓观一部《周礼》，六官分职，陈设置辅，敷布精密，水泄不漏，可为用膏用药之法，读书人当识此意。

膏方取法不外于汤丸，凡汤丸之有效者皆可熬膏，不仅香苏、神术、黄连解毒、木香导滞、竹沥化痰，以及理中、建中、调胃、平胃、六君、六味、养心、归脾、补中益气等为常用之方也。或谓用汤丸熬膏，何不内服？不知吾惟不敢为内服，故用膏耳。自来相戒，误人非必毒药也，所见不真，桂枝下咽，承气入胃，并可以毙。即一味麻黄，一味黄连，一味白术，一味熟地，用不得当，贻害无穷。愚者自是而不知其非，旁观皆窃笑之，明者心知之而不肯自言，未尝不愧且悔也。然焉能吐而出之乎？或又云：良工可不患此。亦思良工古今有九，且良工亦不废外治，昔叶天士用平胃散炒熨治痢，用常山饮炒嗅治疟，变汤剂为外治，实开后人无限法门，吾之用膏，即本于此。使必内服而后可，无论妄为下药，药适加病，倘遇不肯服药之人，不能服药之证，而其情其理，万万不忍坐视者，又将何法以处之？

膏可统治百病，人皆讥之，且举名贤论紫金锭统治百病之非为证，不知此亦偏见耳。药不止走一经治一证，汇而集之，其统治也固宜。如冲和汤为太阳解表之方，而春可治温，夏可治热，秋可治湿，以治杂证亦有神也。通圣散为双解表里之方，而兼治风、热、燥三证。五积散为内伤外感之方，然内而脏腑，外而皮毛经络，上而头项，下而腰脚，妇人调经，无不可用。又，丹溪治痛风，有上中下寒湿食血痰统治方。东垣中满分消丸，合二陈、平胃、泻心、四苓、六君而为一方；麻黄白术散治风火湿热郁而为病，而表里寒热补泻之药咸备；越鞠治气合痰血食湿热，变之而为薛己八味逍遥，加之而为《养生》六郁解毒。高鼓峰治血，以一方统七情饥饱劳役等因,胡念斋深服之,陈修园复赏之。他如三和汤、三一承气、三一肾气、六一顺气之类,古方如此者不胜枚举。膏药本其意而更推之扩之,虽治百病何难?要之,人病不外气滞血凝,及阴有寒湿,阳有燥热而已。观病机十九条,文曰"皆属",皆即统也。病可统而药不可统乎?知其要者,一言而终。制膏药者,亦在乎能握其要而已。满屋散钱,以一线贯串百钱可,即千钱万钱亦无不可,是所谓握其要也。一副牙牌,不过单双配合,而千变万化,用无穷尽,是亦所谓握其要也。握要之道,一"通"字该之,理通则治自通矣,然"通"须虚心读书。

外治药中多奇方,学识未到,断不能悟,或少见多怪,反訾古人为非,则大不可。吾谓医之所患在无法耳,既有其法,可不执一。如一证中古有洗法、熏法,我即以药洗之、熏之;有盦法、擦法、熨法,我即可以药盦之、擦之、熨之。原方可用则用,不可用则选他方,或制新方用之。张元素云:古方今病不相能。许学士云:用其法不用其方。非独时异势殊,证多变迁,方可拘泥,亦恐后人不识前人、妄加訾议,而教人以园而用之之法也,所谓善于师古者此也。

膏中用药味,必得通经走络,开窍透骨,拔病外出之品为引,如姜、葱、韭、蒜、白芥子、花椒,以及槐、柳、桑、桃、蓖麻子、凤仙草、轻粉、山甲之类,要不可少,不独冰、麝也。补药必用血肉之物,则与人有益,如羊肉汤、猪肾丸、乌骨鸡丸、鳖甲煎,鲫鱼膏之类,可以倣加,若紫河车则断不可用,或用牛胞衣代之,其力尤大,此补中第一药也,须知外治者,气血流通即是补,不药补亦可。

膏中用药味,必得气味俱厚者,方能得力。虽苍术、半夏之燥,入油则润;甘遂、牵牛、巴豆、草乌、南星、木鳖之毒,入油则化,并无碍。又炒用蒸用,皆不加生用;勉强凑用,不如竟换用。统领健儿,斩关夺门,擒贼歼魁,此兵家之所以制胜也,膏药似之。若以今医所处和平轻淡之剂相绳,则见者惊走矣。

膏药热者易效,凉者次之,热性急而凉性缓也。攻者易效,补者次之,攻力猛而补力宽也。然大热之证,受之以凉,其气即爽;极虚之证,受之以补,其神即安,只在对证耳。若夫热证亦可以用热者,一则得热则行也;一则以热引热,使热外出,即从治之法也。虚证亦可以用攻者,有病当先去,不可以养患也,且以气相感,虚人亦能胜,无虚虚之祸也,此又在临证之斟酌而变通也。

古汤头治一证,往往有寒热并用者,有消补兼行者,膏药何独不然?《精要》有贴温膏,敷凉药之说,足为用膏药之一诀,推之亦可贴补膏敷消药也,此即扶正以逐邪之义也。若治两证,则寒热消补虽同用,而上不犯下,下不犯上,中不犯上下,更无顾忌。仲景《伤寒论》有火熏令其汗,冷水噀之,赤豆纳鼻,猪胆汁、蜜煎导法,皆外治也。汗下之法具矣,用之失宜,非法之咎也。后贤于痞气结胸,又有盦法、熨法,是病发于阴而误治者,与病发于阳而误治者皆有法也。至于无阳者宜蒸,脏结者宜灸,于无法之中更出一法,至周且详矣,而特以才高识妙,不必专主外治,故外治方不若内治之备,然博采诸书,未始不粗有其规模。或谓温病断不能用外治,吾谓温病治法皆从伤寒推出,能者特于源流辨之分明耳。如吴鞠通《温病条辨》,大旨在手太阴足太阳,伤阳伤阴上认得清,至所用泻心、白虎等法,岂能外于伤寒?而伤寒外治,于热邪传里,有黄连水洗胸法,皮硝水搨胸法,芫花水拍胸法,石膏和雪水敷胸法,老蚓和盐捣敷胸法,发斑有胆汁、青黛水,升麻水扫法,吐衄有井水噀法、搭法,蓄血有苏叶汤摩法,通有犀角地黄熬贴法,其余伤寒兼证变证,无不各有外治法。凡热病应用之药,伤寒皆有之,即伤寒所未有,不难以伤寒之所有者比类求之。然则,以外治法治温病,即可从外治伤寒之法推之而已。或又谓温病传变至速,非膏药所及,不知汤丸不能一日数服,而膏药可一日数易,只在用者之心灵手敏耳。惟是法由我造,不能为捡方治病者道也。破习见而化拘牵,是所望于聪明理达者。(《理瀹骈文》)

〔注释〕

① 《理瀹骈文》略言。以下引文同。

② 《理瀹骈文》续增略言。以下引文均同出此。

③ 随症加药:如伤风热,头疼赤眼喉肿牙痛者,用羌活、防风、荆芥、川芎、白芷、薄荷、细辛、蔓荆子、踯躅花、雄黄、硼砂、青黛、黄连各一钱,生石膏、风化硝各二钱,鹅不食草三钱,僵蚕一钱五分,蝉蜕五分,皂角一两,研末,含水吹鼻。含水者,但取其气上行,不会药入喉也。如中风吐痰,用皂角、藜芦、明矾嗜鼻;或以人参,藜芦并用。一取其相反为用,一取其攻补兼施也,虚人宜之,又斟酌活变之法也。大头瘟及时毒焮

肿喉痛,用延胡一钱五分,川芎一钱,藜芦五分,踯躅花二分五厘嗃鼻,嚏出脓血痰涎为度。时感及湿温等症,用辟瘟散、苍术五钱,细辛三钱、大黄、贯仲、姜厚朴、法半夏、川芎、藿香、羌活、柴胡、前胡、生甘草、防风、白芷、荆芥、独活、枳壳、香附、薄荷、陈皮、神曲炒、石菖蒲、草蔻仁、香薷、广木香、丁香、雄黄、桔梗各一钱,朱砂五分、皂角二两,研末嗃鼻。此法并能治外感,无汗并肚泻,是取嚏解法,发散中兼升提。又夏月治湿病,以瓜蒂赤小豆含水嗃鼻,清肺金而水自下趋,胸中之水,或吐或泻而出。小便不通,探吐提气而水自下,则知嚏法能上升,亦能下降也。如不用嚏,可用湿纸包药塞鼻亦同。

④ 扎指法:即用三棱针刺少商穴出血。

⑤ 敷手腕:用敷蒜泥发小泡,挑破。

⑥ 摩腰法:简便方,用黄蜡麻油为丸,如胡桃大。摩腰,俟腰热,扎之。并可摩腹中诸病。

⑦ 清阳膏:统治四时感冒、风温、温症、热病、温疫、温毒、热毒,一切脏腑火症。薄荷五两、荆芥穗四两、羌活、防风、连翘、牛蒡、天花粉、元参、黄芩、黑栀子、大黄、朴硝各三两,生地、天冬、麦冬、知母、桑皮、地骨皮、黄檗、川郁金、甘遂各二两,丹参、苦参、大贝母、黄连、川芎、白芷、天麻、独活、前胡、紫胡、丹皮、赤芍、当归、秦艽、紫苏、香附、蔓荆子、干葛、升麻、藁本、细辛、桔梗、枳壳、橘红、半夏、胆星、大青、山豆根、山慈姑、杏仁、桃红、龙胆草、蒲黄、紫草、葶苈、忍冬藤、大戟、芫花、白丑、生甘草、木通、五倍子、猪苓、泽泻、车前子、蒌仁、皂角、石决明、木鳖、蓖麻仁、白芍、生山甲、僵蚕、蝉衣、全蝎、犀角各一两,羚羊角、发团各二两,红花、白术、官桂、蛇脱、川乌、白附子各五钱,滑石四两。又生姜(连皮)、葱白(连须)、大蒜头各四两,槐枝(连花角)、柳枝、桑枝(均连叶)、白菊(连根叶)、白凤仙(全株用)各二斤,苍耳草、益母草、马齿苋、诸葛菜(皆全用)、紫花地丁、芭蕉(无蕉用)桑叶、竹叶、桃枝(连叶)、芙蓉叶各八两,侧柏叶、九节菖蒲各二两,以上皆取鲜者,夏秋合方全,内中益母草、地丁、芙蓉叶、凤仙草等,如干者,一斤用四两,半斤用二两。上两药共用小磨麻油三十五斤(凡干药一斤用油三斤,鲜药一斤用油一斤)分两起熬枯,去渣,再并熬,俟油成(油宜老)、仍分两起下丹,免火旺走丹(每净油一斤,用炒丹六七两),再下炒铅粉一斤,雄黄、明矾、硼砂、青黛、轻粉、乳香、没药各一两,生石膏八两、牛胶四两,酒蒸化俟丹收后,搅至温温,以一滴试之,不爆方下,再搅十余边令匀,愈多愈妙,勿炒珠,炒珠无力,且不粘也。以下诸膏,皆照此熬法,如油少,酌加二三斤亦可,凡熬膏总以不老不嫩合用为贵。

⑧ 金仙膏:一名开郁消积膏。通治风寒暑湿气血痰食六郁五积诸症。苍术五两,白术四两,羌活、川乌、姜黄、生半夏、乌药、川芎、青皮、生大黄各三两,生香附、炒香附、生灵脂、炒灵脂、生延胡、炒延胡、枳实、川连、川朴、当归、灵仙、黑丑头半生半炒、巴豆各二两,枯芩、黄檗、生蒲黄、栀子、郁金、莪术、三棱、槟榔、陈皮、山楂、麦芽、神曲、南星、白丑头、苦葶苈、苏梗、藿梗、薄荷、草乌、独活、柴胡、前胡、细辛、白芷、荆芥、防风、连翘、干葛、桔梗、知母、大贝母、甘遂、大戟、芫花、蒌仁、防已、腹皮、花粉、赤芍、白芍、枳壳、茵陈、川楝、木通、泽泻、车前子、猪苓、木瓜、皂角、杏仁、桃仁、苏子、益智、良姜、草果、吴萸、红花、木鳖、蓖麻仁、僵蚕、全蝎、蜈蚣、蝉蜕、生山甲、生甘草各一两,发团二两、滑石四两。又:生姜、葱白、韭白、薤白、蒜头、红凤仙、白凤仙全、槐枝、柳枝、桑枝各一斤(凤仙干者或用四两),榆枝、桃枝各八两,均连叶、石菖蒲、莱菔子、干姜各二两,陈佛手、小茴、艾各一两。两药共用油四十斤,分熬丹收,再入松香、生石膏各四两,陈壁土、明矾各二两、雄黄、轻粉、砂仁、白芥子、川椒、木香、檀香、官桂、乳香、没药各一两制,牛胶四两、酒蒸化,如前下法。或加苏合油,临用加沉麝。

⑨ 硝石散:即犀角地黄、白虎、紫雪诸方加减。

⑩ 硝黄散:即承气诸方加减。

⑪ 散明膏:统治伤寒阴症、寒中三阴、阴毒等症。生附子五两,白附子四两,生南星、生半夏、生川乌、生草乌、生麻黄去节、生大黄、羌活、苍术各三两,川芎、当归、姜黄、细辛、防风、甘遂、延胡、灵仙、乌药各二两,独活、灵脂、黑丑头、荆芥、三棱、莪术、藁本、赤芍、白芍、紫苏、香附、白芷、青皮、陈皮、天麻、秦艽、枳实、川朴、槟榔、远志、益智、杜仲、牛膝、川断、紫荆皮、桂皮、五茄皮、木瓜、吴萸、蛇床子、补骨脂、大茴、巴戟、葫芦巴、巴豆仁、杏仁、桃仁、苏木、红花、草果、良姜、皂角、骨碎补、自然铜、刘寄奴、马鞭草、大戟、商陆、芫花、防已、甘草、木鳖、萆麻仁、生山甲、蜂房、全蝎、蛇蜕、荜茇、甘松、山柰、黄连、黄檗各一两,发团二两,炒蚕砂

二两四钱、干地龙十条。又：生姜、葱白各二斤，韭白、蒜头、桑枝、苍耳草各一斤，凤仙草全株，约二三斤，槐枝、柳枝、桃枝各八两，干姜、艾叶、侧柏叶各四两，炮姜、菖蒲、胡椒、川椒、白芥子各二两。上两药共用油三十五斤，分熬丹收，再入松香八两、金陀僧四两陈壁土、赤石脂煅，各二两，雄黄、明矾、木香、丁香、梓香、乳香、没药、官桂、樟脑、轻粉各一两，牛胶四两，酒蒸化，如清阳膏下法，苏合油一两，搅匀，临用糁麝香末贴。一方加制硫黄（如遇阴寒重症，临时酌加最稳）。

⑫ 药末：即肉桂、丁香、吴萸、灵仙、白胡椒、白芥子、草果、等分；或加巴霜少许。

⑬ 行水膏：统治暑湿之邪，与停水不散诸症。苍术五两，生半夏、黄芩、防己、黄檗、苦葶苈、甘遂、大戟、芫花、木通各三两，生白术、龙胆草、羌活、大黄、黑丑头、芒硝、黑栀子、桑皮、泽泻各一两，川芎、当归、赤芍、黄连、川郁金、苦参、知母、商陆、枳实、连翘、槟榔、郁李仁、腹皮、防风、细辛、杏仁、胆南星、茵陈、白丑头、花粉、苏子、独活、青皮、陈皮、藁本、瓜蒌仁、柴胡、地骨皮、白鲜皮、丹皮、灵仙、旋覆花、生蒲黄、猪苓、牛蒡子、马兜铃、白芷、升麻、川楝子、地肤子、车前子、杜牛膝、香附、莱菔子、土茯苓、川萆薢、生甘草、海藻、昆布、瞿麦、萹蓄、木鳖仁、蓖麻仁、干地龙、土狗、山甲各一两，发团二两、浮萍三两、延胡、厚朴、附子、乌药各五钱，龟板三两、飞滑石四两。又：生姜、韭白、葱白、榆白、桃枝各四两，大蒜头、杨柳枝、槐枝、桑枝各八两，苍耳草、益母草、诸葛菜、车前草、马齿苋、黄花地丁鲜者各一斤，凤仙草全株、干者用一两，九节菖蒲、胡椒、白芥子各一两，皂角、赤小豆各二两。两共用油三十斤，分熬丹收。再入铅粉炒，一斤，松香八两，金陀僧、生石膏各四两，陈壁土、明矾、轻粉各二两，官桂、木香各一两，牛胶四两（酒蒸化，如清阳膏下法）。如外毒拔毒收水，可加黄蜡和用。又龙骨牡蛎皆收水，亦可酌用。

⑭ 清肺膏：治一切咳喘等症属肺热者。生黄芩三两，薄荷、桑白皮、地骨皮、知母、贝母、天冬、麦冬、连翘、苏子、花粉、葶苈、芫花各二两，桔梗、橘红、郁金、香附、荆芥、枳壳、牛子、山豆根、瓜蒌、旋覆花、杏仁、川芎、白芷、马兜铃、前胡、蒲黄、防风、苏梗、青皮、胆星、防己、射干、白前、槟榔、白丑头、款冬花、五倍子、元参、生地、生甘草、忍冬藤、归尾、白芍、赤芍、丹皮、木通、车前子、枳实、黄连、黄檗、黑栀子、白及、白蔹、大黄、芒硝、木鳖仁、蓖麻仁、山甲各一两，滑石四两。又：生姜、葱白各二两，冬桑叶、白菊花、槐枝、柳枝、桑枝各八两，枇杷叶四两，竹叶、柏叶、橘叶各二两，凤仙、百合、莱菔子各一两，花椒、乌梅各五钱。两共用油二十斤，分熬丹收。再入生石膏四两、青黛、海石、蛤粉、硼砂、明矾、轻粉各一两，牛胶四两。

⑮ 清肝膏：治肝经血虚有怒火诸证。鳖甲一个，用麻油三斤，浸熬听用。柴胡四两，川连、龙胆草各三两，元参、生地、川芎、当归、白芍、郁金、丹皮、地骨皮、羌活、防风、胆星各二两，薄荷、黄芩、麦冬、知母、贝母、黄檗、荆芥、天麻、秦艽、蒲黄、枳壳、连翘、半夏、花粉、黑栀子、香附、赤芍、前胡、橘红、青皮、蒌仁、桃仁、胡黄连、延胡、灵脂炒、莪术煨、三棱煨、甘遂、大戟、红花、茜草、牛膝、川断、车前子、木通、皂角、细辛、蓖麻仁、木鳖、大黄、芒硝、羚羊角、犀角、山甲、全蝎、牡蛎、忍冬藤、甘草、石决明各一两，吴萸、官桂、蝉蜕各五钱。又：生姜、葱白、蒜头各二两，韭白四两，槐枝、柳枝、桑枝、冬青枝、枸杞根各八两，凤仙全株、益母草、白菊花、干桑叶、蓉叶各四两，侧柏叶二两，菖蒲、木瓜各一两，花椒、白芥子、乌梅各五钱。两药共用油二十斤，分熬、丹收。再入煅赭石四两，雄黄、青黛各二两，芦荟、青木香各一两，牛胶四两（酒蒸化如前下法）。

⑯ 养心安神膏：治心虚有痰火，不能安神者、亦治胆虚。牛心一个、牛胆一个用小磨麻油三斤、浸熬听用。黄连三两，麦冬、丹参、元参、苦参、郁金、胆南星、黄芩、丹皮、天冬、生地各二两，常参、熟地、生黄芪、于术、酒白芍、当归、贝母、半夏、苦桔梗、陈皮、川芎、柏子仁、连翘、熟枣仁、石斛、远志肉炒黑、天花粉、蒲黄、金铃子、地骨皮、淮山药、五味子、枳壳、黄檗、知母、黑栀子、生甘草、木通、泽泻、车前子、红花、官桂、木鳖仁、羚羊角、犀角各一两，生龟板、生龙齿、生龙骨、生牡蛎各二两。又：生姜、竹茹、九节菖蒲各二两，槐枝、柳枝、竹叶、桑枝各一两，百合、鲜菊花各四两，凤仙花一株。两共用油十六斤、分熬去渣，合牛心油饼熬丹收。再入寒水石、金陀僧各四两，芒硝、朱砂、青黛各二两，明矾、赤石脂、煅赭石各一两，牛胶四两。

⑰ 健脾膏：治脾阳不运，饮食不化，或噎塞饱闷，或泄痢腹痛，或湿痰、水肿、黄疸、鼓胀、积聚等症。牛精肉一斤、牛肚四两，用麻油三斤浸熬听用。苍术四两，白术、川乌各三两，益智、姜半夏、南星、当归、川朴、陈皮、乌药、姜黄、甘草半生半炙、枳实各二两，黄芪、党参、川芎、白芍、赤芍、羌活、白芷、细辛、防风、香附、灵脂、苏梗、苏子、延胡、山楂、麦芽、神曲、木瓜、青皮、槟榔、枳壳、桔梗、灵仙、腹皮、醋三棱、醋莪术、杏

仁、柴胡、升麻、远志、吴萸、五味、草蔻仁、肉蔻仁、巴戟、补骨脂、良姜、荜拔、大茴、红花、川连、黄芩、大黄、甘遂、苦葶苈、大戟、巴仁、黑丑头、茵陈、木通、泽泻、车前子、皂角、木鳖仁、蓖麻仁、全蝎、炮山甲、白附子、附子各一两，滑石四两。又：生姜、薤白、韭白、葱白、蒜头各四两，鲜槐枝、柳枝、桑枝各八两，莱菔子、干姜、川椒各二两，石菖蒲、艾、白芥子、胡椒、佛手干各一两，凤仙草全株、枣七枚。两药共用油二十二斤，分熬、丹收。再入官桂、木香、丁香、砂仁、檀香各一两，牛膝四两。

⑱ 温胃膏：治胃寒不纳，呕泻痞胀疼痛诸症。干姜二两，炒川乌、白术各两半，苍术、党参、附子、吴萸、黄芪、麻黄、桂枝、细辛、羌活、独活、防风、麦冬、藁木、柴胡炒、川芎、酒芍、香附、紫苏、藿梗、杏仁、白芷、青皮、陈皮、半夏炒、南星、川朴、乌药、灵仙、麦芽、炒神曲、枳实、泽泻、荜澄茄、草果、草蔻仁、肉蔻仁、故纸、良姜、益智、大茴、巴戟、荜拔、车前子、延胡、灵脂各一两，川连吴萸水炒、五味子各五钱，甘草七钱。又：生姜、葱白各四两，艾、薤白、韭白、蒜头、菖蒲各二两，凤仙一株、木瓜、川椒、白芥子、胡椒各一两，大枣、乌梅各五个。两药共用油十二斤，分熬丹收。再入木香、丁香、砂仁、官桂、乳香、没药各一两，牛膝四两。一加木鳖、蓖麻仁、山甲各一两。

⑲ 清胃膏：治胃中血不足，燥火用事，心烦口渴，呕吐黄水，噎食吐食，消谷善肌，呕吐血、便难等症，亦治肺燥肾热挟心肝火者。生地四两，麦冬、花粉各三两，川连、知母、当归、瓜蒌仁、白芍、石斛、天冬、干葛、生草各二两，元参、丹参、苦参、羌活、枳实、槟榔、防风、秦艽、枯芩、郁金、大贝母、白芷、半夏、化橘红、桔梗、连翘、川芎、柴胡、前胡、胆星、山药、忍冬藤、蒲黄、杏仁、麻仁、苏子、炙草、青皮、地骨皮、桑白皮、川柏、黑栀子、赤芍、丹皮、红花、五味、五倍子、胡黄连、升麻、白术、甘遂、大戟、细辛、车前子、泽泻、木通、皂角、蓖麻仁、木鳖、羚羊角镑、犀角镑、山甲、大黄、芒硝各一两，滑石四两。又：生姜连皮、竹茹各三两，石菖蒲一两、葱白、韭白、薤白、藿香各二两，茅根、桑叶、芦根、枇杷叶去毛、芭蕉叶、竹叶各四两，槐枝、柳枝、桑枝、白菊花各八两，凤仙草全株、乌梅三个。两药共用油二十斤，分熬丹收。再入石膏八两，寒水石四两、青黛一两、牡蛎粉、元明粉各二两，牛胶四两。

⑳ 滋阴壮水膏：治男子阴虚火旺，妇人骨蒸潮热诸症。生龟板一斤，用小磨麻油三斤，浸熬去渣听用，或下黄丹亦可。元参四两，生地、天冬各三两，丹参、熟地、萸肉、黄檗、知母、麦冬、当归、白芍、丹皮、地骨皮各二两，党参、白术、生黄芪、川芎、柴胡、连翘、桑白皮、杜仲、牛膝、薄荷、郁金、羌活、防风、香附、蒲黄、秦艽、枳壳、杏仁、贝母、青皮、橘皮、半夏、胆星、荆芥、桔梗、天花粉、远志肉炒、女贞子、柏子仁、熟杏仁、紫菀、菟丝饼、石斛、山药、续断、巴戟、黑栀子、茜草、红花、黄芩、黄连、泽泻、车前子、木通、甘遂、大戟、大黄、五味子、五倍子、金樱子、炒延胡、炒灵脂、生甘草、木鳖仁、草麻仁、炮山甲、羚羊角、犀角、生龙骨、生牡蛎、吴萸各一两，飞滑石四两。又：生姜、干姜炒各一两，葱白、韭白、蒜头各二两，槐枝、柳枝、桑枝、枸杞根、冬青枝各八两，凤仙草、旱莲草、益母草各一株，桑叶、白菊花、侧柏叶各四两，菖蒲、小茴香、川椒各一两，发团二两。两共用油二十四斤，发熬去渣，合龟板油并熬丹收，再加铅粉炒一斤，生石膏四两，青黛、轻粉各一两，磁石醋煅二两，官桂、砂仁、木香各一两，牛胶四两，朱砂五钱。

㉑ 扶阳益火膏：治元阳衰耗，脾胃寒冷诸症。生鹿角屑一斤，高丽参四两，用油三四斤，先熬枯，去渣听用，或用黄丹收亦可。生附子四两、川乌、天雄各三两，白附子、益智、苍术、桂枝、生半夏、补骨脂、吴茱萸、巴戟肉、葫芦巴、肉苁蓉各二两，党参、白术、黄芪、熟地、川芎、酒当归、酒白芍、山萸肉、山药、仙茅、蛇床子、菟丝、陈皮、南星、细辛、覆盆子、羌活、独活、白芷、防风、草乌、肉蔻仁、草蔻、远志、毕澄茄、炙甘草、砂仁、厚朴、杏仁、香附、乌药、良姜、黑丑、杜仲、川断、牛膝炒、延胡炒、灵脂炒、秦皮炒、五味子、五倍子、诃子肉、草果仁、大茴、红花、川萆薢、车前子、狗脊、金樱子、甘遂、黄连、黄芩、木鳖仁、火麻仁、龙骨、牡蛎、山甲各一两，炒蚕沙三两，发团一两六钱。又：生姜、蒜头、川椒、韭、葱子、棉花子、核桃仁、艾各四两，凤仙、干姜、炮姜、白芥子、胡椒、石菖蒲、木瓜、乌梅各一两，槐枝、柳枝、桑枝各八两，茴香二两，两共用油二十四斤，分熬，再合鹿角油饼熬丹收。再入松香、陀僧、赤石脂各四两，阳起石煅二两，雄黄、枯矾，木香、檀香、丁香、官桂、乳香、没药各一两，牛胶四两，一方加硫黄。

㉒ 云台膏：通治外科诸症、一切无名肿毒疔毒。生大黄五两、木鳖仁三两，元参、生地、忍冬藤、生草节、薄荷、土贝母、朴硝各二两，生黄芪、当归各一两六钱，苍术、羌活、独活、防风、连翘、香附、乌药、陈皮、青

皮、天花粉、川芎、白芷、栀子、赤芍、杏仁、桃仁、生草乌、生川乌、生南星、生半夏、黄檗、黄连、细辛、五倍子、僵蚕、生山甲、蜈蚣、全蝎、蜂房、黄芩、蝉蜕、蛇蜕、地龙、蟾皮、牡蛎、皂角、红花、火麻仁各一两,发团二两四钱。又:生姜、葱白、蒜头各四两,槐枝、柳枝、桑枝各八两,苍耳草、凤仙草、野紫苏、紫地丁、益母草、石菖蒲二两,川椒一两。两共用油三十斤,分熬丹收。再入铅粉炒一斤,松香八两,金陀僧、陈石灰、黄蜡各四两,铜绿、枯矾、生矾、银硃、扫盆粉、明雄、制乳香、制没药、官桂、丁香、樟脑、苏合油各一两。

11.10 王泰林

王泰林,字旭高,晚号退思居士。江苏无锡人。生于清·嘉庆三年,卒于同治元年(1798~1862年),享年六十五岁①。

先生幼颖悟,及长,从其舅父高锦亭学医。高氏精擅内外科,尤其外科,当时成就很大,影响及于江苏、浙江两省。著有《疡科心得集》,即后世常称的外科三大流派中的"心得派"。先生学医,尝谓于古书则研究古训,于后人书则分别疑似,勤学苦练,必求全面了解而后止。先生初行外科,其舅父殁,乃继其业,求治者日众,浸及内科,无不应手奏效,后乃专力于内科。

先生为一时名医,然绝不骄矜自恃,而朴实无华。出诊往往步行,远道者才骑马以赴。医德亦很好,贫病求诊,不计诊金,或璧还之。无力售药者,免费给药。有些远道病者,察其病之浅深,预为之计,自初病至疾愈,改方不取分文。以此人都感恩戴德。尤其是认真负责的工作态度,如疑难证求治者,必沉思渺虑,疏方与之。厥后或效或否,或有无力再往诊者,先生必悉访之,令其再诊,以竟厥功。故其所存方案,无不光坚响切,无模糊影响之谈,较近贤之专以灵变取巧者,有高下之别②。

王氏著作很多,现在流传的有:《退思集类方歌注》《医方证治汇编歌诀》《增订医方歌诀》《医方歌括》《薛氏温热论歌诀》《西溪书屋夜话录》(周小农编集为王旭高医书六种)。《王旭高临证医案》(常熟方耕霞参订)、《环溪草堂医案》(江阴柳宝治选评,见《柳选四家医案》),以及《医学刍言》等。

其成就之显著者,有以下两点。

11.10.1 肝病证治

王氏认为,"肝病最杂,而治法最广"③。如肝气、肝风、肝火,三者是同出一源,但见症各异;而且尚有侮脾乘胃、冲胸犯肺、挟寒挟痰、本虚标实,种种复杂情况,辨证用药,各有所宜,述其大略如下。

(1) 肝气证治 肝气之治,最常用者是"疏肝理气"。症见肝气自郁于本经,两胁作胀,或见疼痛,得嗳乃舒。药如香附、郁金、苏梗、青皮、橘叶之属。如其兼挟寒者,加吴萸;兼挟热者,加丹皮、栀子;兼挟痰者,加半夏、茯苓。

如其疏肝不应,盖由营气痹室、络脉瘀阻。症见胁肋不舒,胀痛刺痛,这是病久入络之症,即宜用"疏肝通络"法。药如旋覆花、新绛、当归须、桃仁、泽兰叶等。

如其肝气胀甚,疏之不应,反而更甚者,这是肝失柔顺之常,一偏而为刚强。不能再用疏肝理气方法,因为香燥容易伤阴,当改从"柔肝"入手。药如当归、枸杞子、柏子仁、淮牛膝。如兼热化者,加天冬、生地;兼挟寒者,加苁蓉、肉桂。濡润养营,柔顺肝木。

如肝气旺而中气虚者,是肝苦急而胃气亦失其冲和之常,木旺侮土,当用"缓肝"方法。

药如炙甘草、白芍药、大枣、橘饼、淮小麦，缓肝之急，又甘以缓中。

如肝气乘脾，脘腹胀痛者，这是土虚又招木侮，气机为之痹阻，应用“培土泄木”方法。药如六君子汤加吴茱萸、白芍药、木香。培中土而助健运，泄肝木而理气机。

如肝气乘胃，脘痛、呕酸者，这是肝郁气逆、挟火犯胃，当用“泄肝和胃”方法。药如二陈汤加左金丸，或白蔻仁、金铃子。和胃降逆，疏泄肝气。

如肝气上冲于心，热厥心痛（包括胃痛）者，这是气郁化火、气火上逆，应用“泄肝”方法。药如金铃子、延胡、吴茱萸、川连。如兼寒者，去川连；加川椒、桂枝或官桂。如寒热兼有者，仍入川连，或再加白芍药。盖苦、辛、酸配伍，为泄降肝气，以平冲逆的主要方法。

如肝气上冲于肺，突然发生胁痛，气上逆而喘，这是肝气反侮、肺失肃降，宜用“抑肝”方法。药如吴萸汁炒桑白皮、苏梗、杏仁、橘红之属。抑肝之逆，肃降肺气。

（2）肝风证治　肝风一症，多见上冒巅顶，头痛目眩；亦能旁窜四肢，筋脉掣引，肢麻肉瞤。而肝风上冒者，阳亢居多；旁窜者，血虚为多。因为内风多从火出，而气有余便是火，所以说，肝气、肝风、肝火，三者是同出异名，不过见症略异，治法亦有差别。

如肝风初起，头昏目眩者，可用“息风和阳”方法。药如羚羊角、丹皮、甘菊花、钩藤、草决明、石决明、白蒺藜。这是凉肝泻火，以息风阳者。

如其息风和阳不应，风阳伤然上亢，改用“息风潜阳”方法。药如牡蛎、生地、女贞子、玄参、白芍药、甘菊花、阿胶。滋肾凉肝，介类潜阳，这是养阴配阳，亦寓重以镇逆之意。

始其肝风上逆，又中虚气馁，纳谷日少者，这是土虚不能植木，宜两顾肝胃，用“培土宁风”之法。药如人参、甘草、麦门冬、白芍药、甘菊花、玉竹。滋助阳明气阴，柔泄厥阴风木。其实这亦是一种缓肝方法，不过，这里较前去掉橘饼的理气，加用麦门冬、甘菊花、玉竹、重视柔肝熄风了。

如肝风旁窜四肢，筋脉掣引，并见麻木者，这是血少络虚，当用“养肝”方法。药如生地、归身、枸杞子、淮牛膝、天麻、制首乌、三角胡麻。养血息风，即“治风先治血，血行风自灭”之义。

如为风虚头重，眩晕苦极，饮食不知谷味，这是中焦虚馁，阳气不升，髓海不足，虚风内动之症。治宜温中暖土，振奋阳气，以御风寒。药如《金匮要略》所载《近效》白术附子汤，用白术、炮附子、炙甘草、生姜、大枣煎服。这种方法，实际是温补中阳，并非治肝。因为这种虚风，既不属肝，亦非外风，乃阳虚生寒，清阳不能上升，所以头重作眩，有似风状，实非肝风，因此名曰虚风。

（3）肝火证治　肝火为病，火性燔灼，能游行于三焦，使一身上下内外皆病，见症错综，难以悉举，如目红颧赤，痉厥狂躁，淋秘疮疡，善饥烦渴，呕吐不寐，上下血溢等等皆是。

如肝火燔灼，上逆为患，首先宜用“清肝”方法。药如羚羊角、丹皮、黑栀子、黄芩、竹叶、连翘、夏枯草，清火凉肝。

如清肝不应，肝火尚然炽张者，改用“泻肝”方法。药如龙胆泻肝汤、泻青丸、当归龙荟丸之类，苦寒直折其火。

如肝火上炎，清之不应，则火必伤阴，并侮肺金，当改用“制肝”方法。药如北沙参、麦门冬、石斛、枇杷叶、天门冬、玉竹、石决明。清养肺金，使肃降有权，以制木火之亢逆。

如肝火燔灼，属于实热，则清肝而外，还可采用“泻子”方法，即清肝兼泻心火。药如甘草、黄连。所谓“实则泻其子”。

反之,肝火上逆,是由于肾水亏损,阴血不能涵养肝木,以致阴虚火旺,这是虚火,用单纯清肝方法是不应的,当用"补母"方法,即滋补肾水,以养肝木。药如六味地黄丸、大补阴丸之类,所谓"虚则补其母"。但这里亦含有"乙癸同源"之意。

如为郁怒伤肝,气逆动火,烦热不安,胁痛胀满,甚至动血等症,应用"化肝"方法。药如青皮、陈皮、丹皮、栀子、芍药、泽泻、贝母。张景岳名之为化肝煎,这是清化肝经之郁火。

如其肝经有寒,呕吐清涎,肝气上逆者,又当用"温肝"方法。药如肉桂、吴茱萸、蜀椒。如兼见中虚胃寒者,再加人参、干姜,即为大建中汤方法。

另外,尚有"补肝""镇肝""敛肝"三法,无论肝气、肝风、肝火,均可相其机宜,配合运用。补肝之药,如制首乌、菟丝子、枸杞子、酸枣仁、山萸肉、黑脂麻、沙苑蒺藜等。镇肝之药,如石决明、牡蛎、龙骨、龙齿、金箔、青铅、代赭石、慈石之类。敛肝之药,如乌梅、白芍药、木瓜等。

更有"平肝""散肝""搜肝"三法,亦是临床上所常用的。平肝药如金铃子、蒺藜、钩藤、橘叶。散肝药如逍遥散。经云"木郁达之",又云"肝欲散,急食辛以散之",即是散肝之义。搜肝药如天麻、羌活、独活、薄荷、蔓荆子、防风、荆芥、僵蚕、蝉蜕、白附子。这就是搜风方法。因为有些肝风病患者,每每是先有内风,而后感召外风,亦有外风引动内风的,所以肝风门中,病情每多夹杂,因此,搜风之药,亦常配伍运用。

至于补肝方法,亦有很多讲究,如"补肝阴",用地黄、白芍药、乌梅。"补肝阳",用肉桂、川椒、苁蓉。"补肝血",用当归、川断、牛膝、川芎。"补肝气",用天麻、白术、菊花、生姜、细辛、杜仲、羊肝等。以上所述,就是有名的王氏治肝三十法。

肝为风木之脏,主动主升,又为将军之官,易生嗔怒,所以其为病也,每每是气火有余,风阳上潜。王氏抓住肝气、肝风、肝火三者,是深得肝病证治要领的。但肝为刚脏,在正常情况下,有赖于肾水的涵养,营血的濡润,肺金的制约,脾土的栽培,方能遂其条达畅茂之性。在治肝病时,亦必调整五脏之间的生克制化关系,才能起到拨乱反正的作用。上述三十法中,治标治本,兼顾虚实,泻子补母,培土制木,以及乘侮冲逆,兼挟诸治,就是为了调整肝木与四脏之间的关系,考虑周到,方法具备了,所以为临床所常用。

当然,这是王氏的独到经验,亦是有规矩准绳意义,但毕竟有其个人的局限,更缺乏一篇导论,能够更好地提纲挈领。最好同他的医案结合起来阅读,就更能看到他的灵活性和老练程度。至于用药路子,一出于叶天士手法,学有渊源。不过,疏肝不用柴胡,散肝才用逍遥散,郁怒亦仅用化肝煎,可能受到"柴胡劫肝阴说"的一定影响。

11.10.2　方剂学的成就

王氏很重视方剂学,可从方歌和临症处方两方面看到他的研究成果。他编撰许多方歌,穿插自己的经验,用以传道授业。曾经为此题词二首,以表达他的主张。兹举其一,以见他的用心之勤。词云:"退有余闲颇致思,轩岐家秘在于斯。知方然后堪求治,得诀四束好作医。明理必须遵古训,见机也要合时宜。莫嫌言浅无深意,下学工夫上达基。"④这样题词,就充分表达了他对方剂歌诀的重视,亦反映中医传统教学的一种优良学习方法。

他的方歌颇有特点,不仅仅是为了便于诵读,帮助记忆而已,而是一种研究方剂的方法,内容包括考证源流、病机分析、辨证用药、类方联系、阐发自己的经验等,是综合性的概括。试举数例如下。

(1) *麻黄汤*　麻黄发汗之峻剂,监以桂草斯无弊。麻黄入肺杏入心,发汗必通营与卫。先煎麻黄取力专,不须啜粥恐留滞。减去大枣与生姜,恐碍杏麻升降制。要知麻桂性辛温,仲景原为风寒制。无论伤寒与中风,卫实麻黄表虚桂。后人妄用治温暑,无怪下咽人即毙。伤寒初病在太阳,头项强痛此经系。发热恶寒无汗喘,脉浮而紧麻黄谛。寸关浮弱尺迟微,误汗亡阳祸不细。三气成痹用亦灵,冷风哮嗽还堪济。《金匮》麻黄加术汤,湿家身体烦疼诣。寒湿在表汗之宜,麻术相须功益济。发散方中白术加,海藏神术从此例。安道辩论颇精明,《活人》加减休拘泥(《活人书》谓夏至后用麻黄汤,须加知母石膏黄芩)。此乃伤寒第一方,读书勿被书瞒蔽。

(2) 桂枝汤　桂枝汤方是解肌,芍菊甘草姜枣维。啜粥渍形充胃气,调和营卫汗斯滋。中风伤寒太阳病,虚疟虚痢悉治之。大凡发热脉浮弱,恶寒汗出最相宜。若然无汗脉浮紧,酒客血家切忌施。夏月黄芩加入剂,改名阳旦汤宜知。

(3) 左金丸　左金茱连六一汤,肝经火郁吐吞酸,少腹筋急左胁痛,开其郁结直清肝。此乃泻心之变法,逍遥越鞠好相参。大凡杂证多肝病,图治还宜随证观。或加陈米和胃气,噤口痢疾服之安,戊己丸中加芍药,但逢热痢尽宜餐。连附六一治胃痛,寒因热用理一般。

(4) 香连丸　香连丸治赤白痢,茱炒黄连又木香。治痢必用苦辛寒,李绛此方得其义。黄连苦燥涩大肠,初痢宜通勿轻试。益以槟榔与大黄,推陈逐垢斯无忌。噤口痢方加石莲,清心开胃其功异。久痢滑脱涩之宜,断下乌龙诃子使。

如此等等,从经方到时方,由成方到新制方,共列方533道,为歌331首(从《王旭高医书六种》中四个部分统计),可以说是洋洋大观了。较之《汤头歌诀》,理论性强,实用得多。

再从他的临床处方来看,亦是识见老到,富有灵心巧思的。例如,治疗痰饮凌心,蒙蔽神明,而神乱若痴,人皆以为痰火,先生治以苓桂术甘汤加远志[5],通阳以开心窍,获得疗效。又如腹胀结癖,寒热似疟半年一案,先生认定是脾虚而营卫不和,治以连理汤加陈皮[6],运中而通降气机,阐发了喻嘉言"刚中柔剂,能变胃而不受胃变"之旨。又如脾胃寒积,脘中有块,纳食撑胀,而大便坚结,治以温药下之,从温脾汤中去人参甘草之满中,加桂、术、枳实、陈皮、半夏[7],辛通苦降以温下之,能够辨实于虚。又如胃寒脘腹雷鸣切痛,甚时作胀,呕吐酸苦水一案,诊断水寒之气侮脾,中阳不足,治以温通方法,用附子理中去甘草,加川椒、吴茱萸、水红花子[8],温阳泄浊,祛寒止痛。又如内伤咳嗽一案,脾肾两虚,先生用滋燥兼行,标本同治方法,以黑地黄法两补脾肾,合二陈以和胃,菀贝以利肺[9],药品无多,而层层都到。又如小儿咳喘,痰多食少,又畏服药,先生商用药枣方法[10],以平胃六君加川贝、榧子,治脾虚而湿热蒸痰,又符于儿童特点,实属灵心巧想。

综上所述,王氏对于方剂学的研究,思路是很明确的,对于初学,强调打好基本功,熟读多思;及于临床,要能触类旁通,斟酌得当。正是胸中有古书,而又善于化裁者。

【复习思考题】

(1) 试述王泰林治肝分肝气、肝火,肝风的主要内容及其用药方法。

(2) 方剂源流著作,对学习方剂有何帮助?

(3) 能举出王氏化裁运用古方的几个例子吗?

【医案举例】

(1) 风火窜络　肝为风脏而主筋,心为火脏而主脉,心包络与三焦相为表里,俱藏相火。心包主里,三焦统领一身之络。此病起于病后心中烦热,胸间跳跃,继而气攻背脊,如火之灼,或大或小,或长或短,皆在经络脊脉之中。良由病后络脉空虚,相火内风,走窜入络,非清不足以息火,非镇不足以定风。然而络脉空虚,使非堵截其空隙之处,又恐风火去而复入,故清火、熄风、填窍三法,必相须为用也。仿仲景法。羚羊角、寒水石、滑石、紫石英、龙骨、大黄、石决明、生石膏、磁石、赤石脂、牡蛎、甘草各三钱。上药研末，每服一钱，一日三服，用大生地一两，百合一两，煎汤调服。(《柳选四家医案·环溪草堂医案》卷上内风门)

按： 病后而见心中烦热，胸间跳跃，其证属于血虚火旺可知。心火旺，相火亦必随之而动。火旺则风生，所以此证的气攻，实为火假风威所致。心肝居于中，经络布于外，中外息息相通，所以风火起于心肝而外应经络，烦热起于心胸而外灼脊背。此案之治，清火息风，补养心血，堵填脉络，兼而有之，是从风引汤发展而来。王氏于方中增入生地、百合、羚羊角、石决明等药，抓住心肝及肾，颇值得玩味。

(2) 痰火发狂　心境沉闷，意愿不遂，近因患疟，多饮烧酒，酒酣之后，如醉如狂，语言妄乱，及今二日。诊脉小弦滑沉，舌苔薄白，小水短赤，大便不通，渴欲饮冷，昏昏默默，不知病之所的。因思疟必有痰，酒能助火，痰火内扰，神明不安，此少阳、阳明同病，而连及厥阴也。少阳为进出之枢，阳明为藏邪之薮，今邪并阳明，弥漫心包，故发狂而以昏昏默默也。仿仲景柴胡加龙牡汤主之。柴胡、黄芩、半夏、茯苓、龙骨、甘草、牡蛎、铅丹、菖蒲、大黄、竹沥、姜汁(《柳选四家医案·环溪草堂医案》卷上痰火门)。

按： 先因情志忧郁，后则又罹患疟疾，郁者必生火，疟者常有痰。痰火窜扰心主，已足惑乱神明，又得酒热之助，无怪其人狂言乱语，一发难制。少阳为表里之枢，故疟邪出入不离少阳；阳明为藏邪之薮，以其主中土而为万物所归。此病虽已转系少阳阳明，而始终未离厥阴心包。王氏仿仲景柴胡加龙牡汤，去桂枝之辛散，参、枣之补中，一以和少阳之枢，一以除阳明之实。方中金石介类诸品，原为镇摄心神要药，加入竹沥、姜汁、菖蒲，尤能化痰宣窍。

通过以上二案，可以看出，王氏虽娴于仲景之法，而实未泥于仲景之方。

(3) 肾虚咳喘　年过花甲，肾气必亏，即使善自调摄，亦不过少病耳。及至既病，则各随其见证而施治焉。今咳嗽气升，食少倦怠，证形在于肺脾，自宜从肺脾求治。然气之所以升者，即肾水虚而不能藏纳肺气也；食荤油而大便溏者，即肾阳衰而不能蒸运脾土也。然则补肾尤为吃紧，虽不治脾肺而脾肺得其荫矣。党参、五味、山药、紫石英、补骨脂、萸肉、胡桃肉、茯苓，另金匮肾气丸三钱(《柳选四家医案·环溪草堂医案》卷上咳喘门)。

按： 咳喘病情，有初病和久病之异，处理方法，亦有治标与治本之别。层次分明，步步深入，特别抓住气逆由于肾虚，便溏实为阳衰，深入到根本之处，问题就完全突出来了。用药配伍，亦围绕重点，亲切不浮，显得颇有功力。于此尚多启发，即临床治病，不能见症治症，而要见病知源；同时对治脾不如治肾者，又提出了一个很好的实例。

(4) 肝脾腹痛　三四年来，腹痛常发，发则极甚，必数日而平，此脾脏有寒积，肝经有湿热，故痛发则腹中觉热。拟温脾法兼佐凉肝。金铃子、延胡、陈皮、茯苓、白术、川椒、干姜、白芍、吴萸、炒神曲、砂仁。

再诊：腹中寒热错杂而痛，古方越桃散最妙，变散为丸常取可耳，稍为加减，以合体气。干姜、栀子、吴萸、白芍、炙甘草，共为末，神曲糊丸，每服三钱，开水送下。(《柳选四家医案·环溪草堂医案》卷中脘腹痛门)

按： 腹痛是常见病，原因很复杂。此案病经三四年，可知并无恶性实质病变。但每发极甚，而又腹中觉热，诊为脾有寒积，肝有湿热，是可以理解的。治以抑肝扶脾，寒热兼行，从金铃子散、越桃散、戊已丸、大建中加减出入，方药亦丝丝入扣。特别久病之体，病邪错杂，而用药能够一线贯串，条理井然，非老于此道者不易办到，此等处颇值得学习。

【原著选读】

《辨 证 概 述》

四时百病，不出外感内伤。外感者，风、寒、暑、湿、燥、火也；内伤者，喜、怒、忧、思、悲、恐、惊也。

外感六淫：

风　风有风热，有风寒，有风湿，有风燥，有风火也。

寒　寒有寒湿，寒久能化热。

暑　暑有阳暑，有阴暑，暑必挟湿。

湿　湿有寒湿，有湿热，有风湿。

燥　燥有外伤，有内伤，有气燥，有血燥。

火　火有实火，虚火，上焦火，中焦火，下焦火，五脏六腑之火。

内伤七情：

惊喜皆伤心，心跳不寐。

悲忧皆伤肺，咳嗽汗多。

思虑皆伤脾，食少倦怠，无力便溏。

怒伤肝，或腹胁痛，头昏眩而火升。

恐伤肾，或心跳遗精，或腰痛脊痛。

又有劳倦内伤为不足，饮食内伤为不足中之有余。

又有劳力伤脾，色欲伤肾，皆属内伤之证。

暴病初起，寒热头痛，总名之曰风寒。有汗者伤风，多鼻塞；无汗者感寒，多骨节痛。

暑病初起，阴暑挟湿者，多胸痞吐泻；阳暑则壮热，大渴头痛。

湿证因天时，初起者身重发热，或有汗无汗，而足冷者多，其胸必闷，口必腻而不渴者多。间有渴欲饮水而恶心者。因嗜茶酒而病者，必舌腻而不欲饮，小便少而或大便溏。

燥自外感者，必咳嗽咽干，凛凛恶寒。燥因内伤者，必舌干便燥，易饥不欲思食，有伤气伤血之分也。

火证最多，壮热，目赤，口渴，便秘，烦躁，脉洪大。暴病多实，久病多虚；暴病多寒，久病多热。（《医学刍言》）

《温　　病》

吾吴为卑湿之地，病真伤寒者绝少，所看时症，虽曰伤寒，其实皆温热、风温、湿温之病。近见淮上人吴鞠通《温病条辨》，言之甚详，宜读之。

治法：温病初起，即在阳明，虽一日恶寒，至二日即但热，故开首即以栀豉汤加牛蒡、薄荷、橘皮、桔梗杏仁等味；夹食加枳实、山楂；二三日不大便，加瓜蒌仁；三四日热重口渴，加连翘、芦、茅根；五六日即愦愦神昏者，其证必重，加犀、羚、石菖蒲、天竺黄之类。若舌焦黄，脘腹硬痛，大便不通，用凉膈散下之，甚则承气汤。

风温治法：风温之邪，夹风者，必咳嗽头痛，微寒发热，如前胡、杏仁、桔梗、牛蒡、薄荷、荆芥、橘红、枳壳；及其化火，与上温热治同。

湿温治法：湿温必胸痞，舌苔厚而白润，淡豉、橘红、半夏、茯苓、滑石；无汗加葛根。

温热、风温、湿温化火治法　温热、风温、湿热，大便泄者，此为热泄，葛根黄芩黄连汤；呕恶者，橘皮竹茹汤；烦躁透斑疹，牛蒡、镑犀尖、连翘、竺黄、豆豉、鲜地，二味同研名黑膏。若至谵语，舌尖红，中心苔白或燥，此邪自卫传营，如犀角、鲜地、赤芍、丹皮、菖蒲、郁金、栀子、天竺黄等，用万氏牛黄清心丸开之；开之不应，至宝丹，或珠珀犀黄散；有谵语，舌焦黑，不知人，大剂犀、羚、鲜地、鲜斛、川连、连翘、菖蒲、芦根，送下紫雪丹五分，或有开而得生者，然究竟危极矣。

温病调理：温病调理，总以甘凉养胃，清彻余邪，如豆卷（炒黄）、川贝、茯苓、扁豆、丹皮、谷芽、橘皮等味（温病后调理，总以治胃，喻嘉言法也）。

时疫呕恶，用苦辛不效，转用轻清芳香法：温病中间，或病愈后，呕恶烦闷不得寐，泻心汤和温胆汤最妙。用苦泄之药不灵，乃胃虚不胜药味之苦劣也，与七叶饮甚轻灵，如鲜藿香、佩兰叶、竹茹、鲜荷叶、鲜稻叶、冬瓜子、薄荷、枇杷叶，余尝用之见效。

温邪兼感暴寒治法：前言温邪，初在阳明，此其常也。然亦有暴寒引动温邪者，亦见太阳表证，如头项强痛，周身疼，恶寒甚而无汗者，亦宜羌活、防风、葱白、豆豉、秦艽、荆芥温散之，但不用麻、桂耳。

温疫治法：又有时症温疫，沿门阖境，其病相似者是也。吴又可先生以达原饮为开手要方，其证舌苔满白，但热不寒。方中槟榔为辟瘴之药，芩、知为退热之药、芍、草为和中之药，独草果一味，究嫌辛烈，余尝去而不用；即芍、草二味，虽曰和中，而一嫌其敛，一嫌其滞，不若橘、苓、半夏之和中理气化浊而为当也。

《温疫论》中用大黄，极言神妙无比，后人不善用而强效颦，误事亦多。惟疫症误下之害小，伤寒误下之害大，盖以疫多火证耳。

变用承气法：《温疫论》云：人方食肉而适得病，虽下之而食不下，必加人参于下药之中，其积始行，此盖助其胃气，以敷布流行，即又可先生聪明善用大黄处也。曾见吴济亨治一年高人，食牛肉胀满不消，诸药不效，先用人参六君子汤一剂，而后消而下之，即又可先生之意，将一方而为二法也。

变用白虎汤：吴又可用白虎加人参汤，与仲景法不同。仲景云，伤寒脉浮，发热无汗，其表不解者，不可与白虎汤。而《温疫论》中，有脉浮发热无汗者，与白虎加人参汤，气化津回，得汗从表达。盖伤寒之邪，自表传里而化热，其外已解，故必大烦大渴，大热大汗，脉洪大者，用白虎则金清而火退；若温邪时疫，其热自里达表，脉本但数而不浮，脉浮则其邪欲从表出，故温疫脉浮发热无汗，与白虎人参汤，反汗出而解，此亦又可善用古方处也。（《医学刍言》）

〔注释〕

① 据《追访王旭高先生遗事》（见《江苏中医》1963 年第五期）。
② 《柳选四家医案·环溪草堂医案》柳宝贻识。
③ 《西溪书屋夜话录》，以下引文同。
④ 《退思集》。
⑤ 《王旭高临证医案》卷二肝风痰火门陆案。
⑥ 同上。肿胀门尤案。
⑦ 同上。积聚门丁案。
⑧ 同上。卷三脘腹痛门胡案。
⑨ 《柳选四家医案·环溪草堂医案》卷上内伤杂病门。
⑩ 同上。咳喘门。

11.11 王清任

王清任，一名全任，字勋臣。河北玉田鸦鸿桥河东村人。生于清代乾隆三十三年，卒于道光十一年（1768~1831 年），享年六十三岁。少年爱好拳术，曾考中武秀才，又尝损资得千总衔。二十多岁开始行医，三十多岁即有名。曾历游滦州（今河北唐山地区）、奉天（今沈阳）等地，考察尸体解剖。后至北京行医，并开设知一堂药铺，著有《医林改错》两卷，记其脏腑解剖所见和活血化瘀的治疗经验。

王氏治学，有几点是很突出的，试述如下。

11.11.1 重视实践，反对臆度

他认为只有通过自己的实践，总结经验，才具真知灼见，行之有效；否则宁愿缺疑，留待后人补充。尝云："古人立方之本，效与不效，原有两途。其方效者，必是亲治其症，屡验之方；其不效者，多半病由议论，方从揣度。以议论揣度，定论立方，如何能明病之本源？"[①]并且强调，"医家立言著书……必须亲治其症，屡验方法，万无一失，方可传于后人。若一症不明，留与后人再补，断不可徒取虚名，恃才立论，病未经见，揣度立方"[②]。他对本人著作——《医林改错》的态度就是这样，申明"非治病全书……其中尚有不实不尽之处，后人倘遇机

会,亲见脏腑,精查增补,抑又幸矣!”[③]又如他发现半身不遂与口眼㖞斜,有左右交叉的现象,并提出人身经络,“有左右交互之义”,观察是细心的,亦是前人未曾道者,但他不贸然定论,“以待高明细心审查再补”[④],处以审慎。所有这些,都反映他重视实践,实事求是的认真态度。

11.11.2 业医诊病,当先明脏腑

王氏的又一特点是“自恨著书不明脏腑,岂不是痴人说梦;治病不明脏腑,何异于盲子夜行”。所以提出,“业医诊病,当先明脏腑”[⑤]。因为了解脏腑,是识病本,为临床诊治的依据。若不明脏腑,则病本既失,纵有绣虎雕龙之笔,裁云补月之能,医道是不全面的。他为此事,专心致志,不避臭秽和艰难,还请教具有识见的同道,访验尸体脏腑,经历了四十二年之久,可见其功力之深,是做了一件人们不易做到的事,有一定的贡献,亦是有所收获的。如称肺是两叶,并论肺管及其逐级分枝,描述动脉静脉的主要位置和分布,以及胃、肝、胆、胰、胰管、胆管、大网膜等脏器的情况,较前人绘图有了改进。并说灵机记性,不在心而在脑[⑥]。脑与五官有密切关系,两耳通脑,所听之声归于脑。脑气虚,则耳虚聋;两目系如线长于脑,所见之物归于脑;鼻通于脑,所闻香臭归于脑等等,均是有其见解的。这些成就,当与那时西医流入中国的影响有一定关系[⑦]。但需指出,王氏所见,亦有历史的局限,本想改正前人之错,而自己亦有些弄错了。更主要的中医脏象学说,不仅仅是一个解剖学的概念,而有她本身的特点,是形体与功能多方面的概括,不能两者硬套,更不能以前者代替后者,王氏不识此理,所以用心良苦,其言多失,足见做学问的艰难。

11.11.3 治病要诀,在明白气血

这个论点,是王清任学术成就的核心所在。王氏认为:“无论外感内伤,要知初病伤人何物,不能伤脏腑,不能伤筋骨,不能伤皮肉,所伤者无非气血。”所以他强调,“治病之要诀,在明白气血”。[⑧]气血之病如何,他有深刻研究,并有纲领性意见,如云:“气有虚实,实者邪气实,虚者正气虚。正气虚,当与半身不遂门四十种气虚之症,小儿抽风门二十种气虚之症,互相参考。血有亏瘀,血亏必有亏血之因,或因吐血、衄血,或溺血、便血,或破伤流血过多,或崩漏、产后伤血过多。若血瘀,有血瘀之症可查,后有五十种血瘀症,相互参考。”这里,他的许多症状,每每别具见解。特别还有一个重点,是“将平素所治气虚、血瘀之症,记数条示人以规矩,并非全书。”亦就是说,王氏论气血,是以瘀血证和气虚血瘀症为重点的,不是泛论气血诸病。这一点应予注意。

他还进一步指出,“病有千状万态,不可以余为全书。查证有王肯堂《证治准绳》,查方有周定王朱楠《普济方》,查药有李时珍《本草纲目》,三书可谓医学之渊源。可读可记,有国朝之《医宗金鉴》;理足方效,有吴又可《温疫论》。其余名家,虽未见脏腑,而攻发补泻之方,效者不少”[⑨]。于此可知,王氏之学,并不期于成为通才,而全力以赴的,在于成为“气虚、血瘀”的专家。

11.11.4 活血化瘀,补气活血

王清任临床用药的最大宗旨。认为,气通血活,何患不除。气血之在人身,是各有分工的,“气管行气,气行则动;血管盛血,静而不动”。但“气管与血管相连”[⑩]“气无形,不能结块,结块者,必有形之血也”[⑪],是瘀血之症,与气行有着一定的关系;同时,“元气既虚,必不能达于血管,血管无气,必停留而瘀”[⑫]。这就是说,气虚者也能导致血瘀。因此,“能使周身之气通而不滞,血活而不瘀,气通血活,何患疾病不除”[⑬],这就形成了他处方用药的一个独

创路子。扼要而言,王氏处方大致可分为活血逐瘀和益气温阳两大类。活血逐瘀,配伍通(理)气药;益气温阳,配伍活血药。总之,是善于运用活血逐瘀药。但须指出,王氏讲的气管、血管,实际是动脉与静脉。他的气管行气,与中医原来所讲的气,概念并不尽相同,但他的通气药却是理气药。这种矛盾处应予注意。

关于前一类,王氏的方法是,把人身分为内外上下几部分处理,如"在外,分头面四肢,周身血管;在内,分膈膜上下两段,膈膜以上,心肺咽喉,左右气门;其余之物,皆在膈膜以下。立通窍活血汤[14],治头面四肢周身血管血瘀之症;立血府逐瘀汤[15],治胸中血腑血瘀之症;立膈下逐瘀汤[16],治肚腹血瘀之证"[17]。以上三方,是王清任活血逐瘀法具有代表性的方剂。其用药,桃红、赤芍、川芎等是共同的,主要不同的是配伍通气药(即理气药),因病变部位不同而略有所异,如通窍则用麝香酒葱,通窍行气;血府则用柴枳桔梗,通降胸胁之气;膈下则用乌药香附枳壳,调理肝脾之气。如此组方,活血理气,均有理致可寻。

至于后一类,强调元气亏损而成,气虚而血瘀,治以益气为主,方如补阳还五汤[18],黄芪用至四两,甚至八两,使气足血行;其余通经活血药,都是配伍,方中桃红用量很小,可以知其端倪。王氏亦指出,"药味要紧,分量更要紧"[19],此方重黄芪,轻桃红,以及上述三方药量之异,其间均有用意。假如不仅气虚,而且阳虚者,则用急救回阳汤[20],以参术四逆回阳益气为主,配伍活血药,这是回阳急救法中颇有创见的用药方法,值得玩味。

以上是王氏方药中的两大类,亦是基本方法。但从此引申,尚有许多治法,如治瘟毒的解毒活血汤[21],是活血解毒法,以清热解毒药与活血药同用,治疗瘟毒之病,在今天来讲,亦有他新鲜意义。治疗血臌的古下瘀血汤[22],以逐瘀药与逐水药同用,是祛瘀逐水法。治疗痹痛的身痛逐瘀汤[23],以活血药与祛风通络药同用,是活血通络法。治疗妇女少腹积块的少腹逐瘀汤[24],以活血逐瘀与温经调经药合用,是活血温经法。治疗癫狂的癫狂梦醒汤[25],以活血药与理气化痰药同用,是活血化痰法。此外,尚有用治咽喉疾患,皮肤抓痒等,真是善于运用活血化瘀方药了。不过,尽管王氏喜用活血逐瘀之药,但并不滥用,尝说:"病轻者少服,病重者多服,总是病去药止,不可多服。"[26]这一点亦是值得注意的。

11.11.5 病状万千,应互相参考

这又是王氏临床辨证的成就。他在总结平素所治气虚、血瘀之症时说:气虚之病,半身不遂门有四十种,小儿抽风门有二十种;血瘀之症,有五十种,所有这些,都应相互参考,诊断清楚。例如发热,"后半日发烧,前半夜更甚,后半夜轻,前半日不烧,此是血府血瘀。血瘀之轻者,不分四段,惟日落前后烧两时;再轻者,或烧一时。此内烧兼身热而言。若午后身凉,发烧片刻,乃气虚参芪之症;若天明身不热,发烧只一阵,乃参附之症。不可混含从事[27]"。又如头发脱落,见于伤寒、瘟病后者,各医书皆言伤血,不知皮里肉外血瘀,阻塞血路,新血不能养发,发亦脱落;无病脱发,亦是血瘀。又如交节病作,亦属瘀血。何以知之?每见因血结吐血者,交节亦发,启知之[28]。又如头痛,属外感,必有发热恶寒之表证,发散可愈;有积热,必舌干口渴,用承气可愈;属气虚,必似痛不痛,用参芪可愈。查其无表症,无里症,无气虚、痰饮等症,忽犯忽好,百方不效,则为瘀血[29]。如此等等,王氏都为之参互分析,辨证明白。这里有些症状是一望可知的,如皮肤局部青紫、积块,痛不移处,妇女红色或紫或黑,或有血块等;但有些是怪症,如胸不任物,胸任重物,夜不安寐,哭笑不休,詈骂歌唱,不避亲疏等;有些是顽症,如顽固的头痛,自汗盗汗、失眠,以及久泻、久不孕、久痹痛等;有些是疑难杂症,如糟鼻子、白癜风、紫癜风、牙疳、劳病、疳症、夜寐多梦、急躁等,而王氏都把它归之于瘀血为患,真

是大有怪症、顽症、难症皆从瘀治的意味。

总之,王清任是具有独创精神的革新家,敢于向无知处求知,向怪难处闯新,对气虚血瘀列为专门,对遣方用药别具风格,这些都是值得学习的。但不可否认,他批判前人有些偏激,总结疗效亦有些夸张,特别欲纠前人脏腑之失者,自己亦从另一方面重蹈其误,更不理会脏象学说的真谛,而一概否定,亦未免过激了。

【复习思考题】

(1) 试述王清任治病着重气血的主要内容及其特点。

(2) 王清任运用活血化瘀的主要方法如何?他又是怎样灵活运用于各方面的。试述其大略。

【原著选读】

《半身不遂论》

半身不遂,病本一体,诸家立论,竟不相同。始而《灵枢》曰:虚邪偏客于身半,其入深者,内居荣卫,荣卫衰则真气去,邪气独留,发为偏枯。偏枯者,半身不遂也。《素问》曰:风中五脏六腑之俞,新中则为偏风。张仲景曰:夫风之为病,当令人半身不遂。三书立论,本源皆专主于风。至刘河间出世,见古人方论无功,另出手眼,云中风者,非肝水之风内动,亦非外中于风,良由将息失宜,内火暴甚,水枯莫制。心神昏昧,卒倒无所知。其论专主于火。李东垣见河间方论矛盾,又另立论曰:中风者,气虚而风邪中之,病在四旬以后,壮盛希有,肥白气虚者间亦有之。论中有中胸、中脏、中血脉、中经络之分,立法以本气虚,外受风邪,是其本也,朱丹溪见东垣方症不符,又分途立论。言西北气寒有中风,东南气湿非真中风,皆因气血先虚,湿主痰,痰生热,热生风也。其论专主于痰,湿痰是其本也。王安道见丹溪论中有东南气湿,非真中风一句,便云:《灵枢》《素问》仲景所言是真中风。河间东垣丹溪所言是类中风。虞天民言王安道分真中风、类中风之说,亦未全是,四方病此者,尽因气湿痰火挟风而作,何尝见有真中类中之分,独张景岳有高人之见,论半身不遂,大体属气虚,易中风之名,著非风之论。惟引《内经》厥逆,并辨论寒热血虚及十二经之见症,与症不符,其方不效者。可惜先生于此症阅历不多。其余名家所论病因,皆是因风、因火、因气、因痰之论。所立之方俱系散风、清火、顺气、化痰之方。有云气血虚弱而中风邪者,于散风清火方中,加以补气养血之药。有云阴虚亏损,而中风邪者,于滋阴补肾药内,佐以顺气化痰之品。或补多而攻少,或补少而攻多,自谓攻补兼施,于心有得,今人遵用,仍然无效。又不敢议论古人之非,不曰古方不合今病,便云古今元气不同。既云方不合病,元气不同,何得伤寒病麻黄、承气、陷胸、柴胡应手取效。何得中风门愈风导痰,秦艽,三化,屡用无功。总不思古人立方之本,效与不效;原有两途。其方效者,必是亲治其症,屡验之方;其不效者,多半病由议论,方从揣度,以议论揣度,定论立方,如何能明病之本源。因何半身不遂,口眼歪斜,因何语言謇涩,口角流涎。因何大便干燥,小便频数,毫无定见,古人混猜,以一亏损五成元气之病,反用攻发克消之方,安得不错。溯本穷源,非错于医,乃错自著书者之手。嗟乎!此何等事,而竟以意度,想当然乎哉。(《医林改错》下卷)

《半身不遂辨》

或曰半身不遂,古人风火湿痰之论,诸家层次议驳,有证据可凭乎?余曰:即以仲景《伤寒论》中风篇云:中风则令人头疼身痛,发热恶寒,干呕自汗。《金匮要略》论:伤风则令人鼻塞喷嚏,咳嗽声重,鼻流清涕。中风本门又云:夫风之为病,当令人半身不遂,今请问何等风,何等中法,令人头疼身痛,发热恶寒,干呕自汗?何等风,何等中法,则令人鼻塞喷嚏、咳嗽声重、鼻流清涕?何等风,何等中法,则令人半身不遂?半身不遂若果是风,风之中人,必由皮肤入经络,亦必有由表入里之症可查。尝治此证,初得时并无发热恶寒、头疼身痛、目痛鼻干、寒热往来之表证。既无表证,则知半身不遂,非风邪所中。再者,众人风火湿痰之论,立说更为含混。如果是风火湿痰,无论由外中,由内发,必归络络,经络所藏者,无非气血。气血若为风火湿痰阻滞,必有疼痛之症。有疼痛之证,乃是身痛之痹症,非是半身不遂。半身不遂,无疼痛之证。余平生治之最多,从未见因身痛痹症而得半身不遂者,由此思之,又非风火湿痰所中。(《医林改错》下卷)

《半身不遂本源》

或曰:君言半身不遂,亏损元气,是其本源,何以亏至五成方病?愿闻其说。余曰:夫元气藏于气管之内,分布周身,左右各得其半。人行坐动转,全仗元气。若元气足,则有力;元气衰,则无力;元气绝,则死矣。若十分元气,亏二成,剩八成,每半身仍有四成,则无病;若亏五成,剩五成,每半身只剩二成半,此时虽未病半身不遂,已有气亏之症,因不疼不痒,人自不觉。若元气一亏,经络自然空虚,有空虚之隙,难免其气向一边归并。如右半身二成半归并于左,则右半身无气,左半身二成半归并于右,则左半身无气,无气则不能动,不能动,名曰半身不遂。不遂者,不遂人用也。如睡时气之归并,人不能知觉,不过醒则不能翻身。惟睡醒时气之归并,自觉受病之半身,向不病之半身流动,比水流波浪之声尤甚。坐时归并,身必歪倒。行走时归并,半身无气,所以跌仆。人便云因跌仆得半身不遂,殊不知非因跌仆得半身不遂,实因气亏得半身不遂,以致跌仆。(《医林改错》下卷)

〔注释〕

① 《医林改错》下卷半身不遂论。

② 同上。半身不遂论段。

③ 同上。自序。

④ 同上。口眼㖞斜辨。

⑤ 《医林改错》上卷《医林改错脏腑记叙》。

⑥ 同上。《脑髓说》。

⑦ 范行准《王清任传》。

⑧ 《医林改错》上卷《气血合脉说》。

⑨ 同上。《方叙》。

⑩ 同上。《通窍活血汤所治之症目》。

⑪ 同上。《膈下逐瘀汤所治之症目》。

⑫ 《医林改错》下卷《论抽风不是风》。

⑬ 同上。黄芪赤风汤。

⑭ 通窍活血汤:赤芍一钱、川芎一钱、桃仁三钱研泥、红花三钱、老葱三根切碎、鲜姜三钱切碎、红枣七个去核、麝香五厘绢包、用黄酒半斤,将前七味煎一盅,去渣,捋麝香入酒内,再煎二沸,临卧服。

⑮ 血府逐瘀汤:当归三钱、生地三钱、桃仁四钱、红花三钱、枳壳二钱、赤芍二钱、柴胡一钱、甘草二钱、桔梗一钱半、川芎一钱半、牛膝三钱、水煎服。

⑯ 膈下逐瘀汤:五灵脂二钱,炒、当归三钱、川芎二钱、桃仁三钱研泥、丹皮二钱、赤芍二钱、乌药二钱、元胡一钱、甘草三钱、香附一钱半、红花三钱、枳壳一钱半。水煎服。

⑰ 《医林改措》上卷《方叙》。

⑱ 补阳还五汤:黄芪四两生、归尾二钱、赤芍一钱半、地龙一钱、川芎一钱、桃仁一钱、红花一钱。水煎服。

⑲ 《医林改错》下卷《怀胎说》。

⑳ 急救回阳汤:党参八钱、附子八钱、干姜四钱、白术四钱、甘草三钱、桃仁二钱研、红花二钱。

㉑ 解毒活血汤;连翘二钱、葛根二钱、柴胡三钱、当归二钱、生地五钱、赤芍三钱、桃仁八钱、红花五钱、枳壳一钱、甘草二钱,水煎服。

㉒ 古下瘀血汤：治血鼓。桃仁八钱、大黄五分、䗪虫三个、甘遂五分，为末冲服，或八分。水煎服。与前膈下逐瘀汤轮流服之方妥。

㉓ 身痛逐瘀汤：秦艽一钱、川芎二钱、桃仁三钱、红花三钱、甘草二钱、羌活一钱、没药二钱、当归三钱、五灵脂二钱炒、香附一钱、牛膝三钱、地龙二钱。若微热，加苍术、黄檗，若虚弱，量加黄芪一二两。

㉔ 少腹逐瘀汤：小茴香七粒炒、干姜二分炒、元胡一钱、没药二钱研细、当归三钱、川芎二钱、官桂一钱、赤芍二钱、蒲黄三钱、五灵脂二钱炒，水煎服。

㉕ 癫狂梦醒汤：桃仁八钱、柴胡三钱、香附二钱、木通三钱、赤芍三钱、半夏二钱、腹皮三钱、青皮二钱、陈皮三钱、桑皮三钱、苏子四两研、甘草五钱，水煎服。

㉖ 《医林改错》上卷《膈下逐瘀汤所治之症目·积块》。

㉗ 同上。《气血合脉说》。

㉘ 同上。《通窍活血汤所治之症目》。

㉙ 同上。《血府通瘀汤所治之症目》。

11.12 唐宗海

唐宗海，字容川，四川彭县人。生于清代同治元年，卒于民国七年(1862~1918 年)。先生好学，为诸生时即已名闻三蜀，门弟子恒数十人。光绪已丑年举进士，中年嗜好医学，寝馈不辍。并主张“好古而不迷信古人，博学而能取长舍短”。受到当时西方医学的影响，企图以西医知识来解释中医的基本理论，以求实现他所谓“中西汇通”的愿望。曾著《中西汇通医书五种》，内容包括《中西汇通医经精义》《伤寒论浅注补正》《金匮要略浅注补正》《血证论》《本草问对》等。但毕竟限于时代条件，和当时的知识水平，显然不可能达到他的目的。不过对于血证，遍览方书，亲身实践，在理论和治疗经验上，颇有成就，所著《血证论》一书，已成为这方面的专著，并且流传较广，影响亦多，当然，他治疗伤寒病亦是很有经验的。摘其主要者，分述于下。

唐氏论血证，有一个比较全面的设想，他先作一个总的论述明确几个问题，如气血水火的关系问题，血证与脏腑的关系问题，脉证死生问题，用药宜禁问题等，作为以下分论各证的基础。而后又把血证分成为几个类，如血上干证治，血外渗证治，血下泄证治，血中瘀血证治，失血兼见诸证等，逐项具体论述。系统性较强，讨论问题亦比较深入，并且具有唐氏特色者。

11.12.1 气血的相互关系

唐氏认为，气血水火，是密切联系的，血证不能仅就血分而言，应从气血的相互关系中去认识其机理。如云：“人之一身，不外阴阳。而阴阳二字，即是水火；水火二字，即是气血。水即化气，火即化血。”[①]水化气者，如气着于物，复还为水，即是明验。气在人身，“如《易》之坎卦，一阳生于水中，而为生气之根。气既生，则随太阳经脉为布护于外，是为卫气；上交于肺；是为呼吸。五脏六腑，息以相顺，止此一气而已”，这是言其生理之常。“然气生于水，即通化水；水化于气，亦能病气”，生理与病理之间，其变化亦是密切相关的。例如，太阳之气达于皮毛则发汗，是气挟水阴而行于外；上输于肺而为津液，是气载水阴而行于上；气化于下，水道通而为溺，是气行水亦行。假如水停不化，则太阳之气不达于外，而汗不得出；内则津液不生，痰饮交动。这是病水亦即病气。又如肺之制节不行，气不得降，因而癃闭滑数，以及肾中阳气不能镇水，则为饮为泻等，不一而足。这是病气亦即病水。因此，气与水本属一家，水行则气行,水止即气止;治气即是治水,治水亦即治气。能够了解这个道理,亦就掌握了调气的关键。

火化血者,血色赤,即火之色。火为阳,而生血之阴,但又赖阴血以养火,两者亦是密切联系的。所以火不上炎,而血液下注,内藏于肝,寄居血海,由冲任带三脉,行达周身,以温养肢体,这是血盛而火亦不亢,为生理之常。假如血虚,则肝失所藏,木旺而愈动火,心失所养,火旺而益伤血,是血病而火亦病。亦有火化不及,而血不能生者,这是火病而血亦病,又当补火生血。因此,其病理变化,两者亦是密切相关的。所以治火即是治血,血与火原为一家,能够懂得此理,亦就掌握调血的关键了。

总之,水火气血,固然是个对子,但亦互相维系,一阴一阳,相倚而行。如运血者是气,而守气者即是血。水病可以累血,而血病亦可累气。必须深明此理,而后治血理气,调和阴阳,可以左右逢源。

论气血水火,其间还有一个脾土问题,不能忽略,因为,血生于心火,而下藏于肝,气生于肾水,而上主于肺,其间运行于上下者,又赖于脾为之枢纽。同时,"水火二脏,皆系先天。人之初胎,以先天生后天;人之既育,以后天生先天,故水火两脏,全赖于脾"。食气入胃,脾经化汁,上奉于心,心火得之,才变化而赤成为血。因此,治血证者,必以治脾为主,方能抓住要点。试观炙甘草汤[②]之开源导流以补血,地黄通地道而补血,阿胶滋脾燥而生血,参芪补气以运血统血,皆是治脾者。至于治气,亦宜以治脾气为主。虽然气生于肾中,亦赖脾胃水谷之精微下输于肾,而后能蒸腾于上,清升而浊降。但治脾胃用药,宜注意两点:一者不能偏于刚燥,因为脾不制水,固宜燥;脾不升津,则宜滋。这是"气分不可留水邪,气分亦不可无水津"之理。一者不能偏于寒凉,因为火盛者,固宜寒凉,而病在脾土者,又宜甘缓。这些道理并不专指血证,但治血证者,能掌握于此,则调气和血,就不至于差误。

11.12.2 血证与脏腑病机

唐氏尝说:"业医不知脏腑,则病原莫辨,用药无方,乌覩其能治病哉!"[③]因为失血是个统称,而脏腑各有所主,见证不同,"有一脏为病,而不兼别脏之病者,单治一脏而愈;有一脏为病,而兼别脏之病者,兼治别脏而愈"。临症处方,分经用药,都有关系,临床不能不考虑于此。例如心,乃生血之源泉,亦出神之渊海。血虚则神不安而怔忡;有瘀血亦怔忡。火扰其血则懊侬。神不清明,则虚烦不眠,动悸惊惕,水饮克火,心亦动悸。血攻心则昏迷,痛欲死。又如肝,主藏血。其所以能藏者,则以木气冲和条达,不致郁遏,则血脉得畅。如其木郁为火,则血不和;火变为怒,则血横决,吐血错经血痛诸证发作。又如脾,主统血。血之运行上下,全赖乎脾。脾阳虚则不能统血,脾阴虚又不能滋生血脉。又如肺、主行制节,故五脏六腑,皆润利而气不亢。肺中常有津液,润养其金,故金清义伏;若津液伤,则口渴气喘,痈痿咳嗽。金不制木,则肝火旺,火盛刑金,则蒸热喘咳,吐血痨瘵并作。又如肾、水中含阳,化生元气,根结丹田,内主呼吸,达于膀胱。肾水充足,则火藏于水中,气足而鼻息细微;若水虚,则火不归元,喘促虚痨,诸证并作。心肾不交,则遗精失血。如阴气不足,则水泛为痰,凌心冲肺,发为水肿,腹痛奔豚、下利厥冷、亡阳大汗,元气暴脱。

同时,吐血者,病多在胃;呕血者,病在于肝;咯血者,有出于心,有出于肾;唾血者,病由于脾;咳血者,病在于肺。鼻衄者,伤于太阳、阳明之络,亦关乎肺;目衄者,伤于阳明之脉,亦关乎肝,耳衄者,伤于足少阳胆脉,亦关乎肝气与小肠火;齿衄者,伤于胃脉,亦有由于肾虚火旺者;舌衄者,伤于心火,亦有由于胃火者。

以上各条,皆脏腑之性情部位各有不同,而主病亦异,治杂病者宜知之,治血证者亦宜知之,则于临床处理,不致差错了。

11.12.3 血证的脉证死生

血证是个大证,历来都很重视,轻重缓急,预后良恶,前人有很多记载。唐氏认为,主要是抓住几个关键问题。

(1) 视气之平否因为"载气者血也,而运血者气也。人之生也,全赖乎气,血脱而气不脱,虽危犹生,一线之气不绝,则血可徐生,复还其故。血未伤而气先脱,虽安必死,以血为魄,而气为魂,魄未绝而魂先绝,未有不死者。故定血证之死生者,全在乎觇气之平否"[④]。

(2) 视发热吐血而不发热者,易愈,因为营血虽病,而卫气不病,阳和则阴血易守。如发热者难治,以其血分已病,而气分又蒸热,是气血交病,预后不良了。

(3) 视咳嗽吐血而不咳逆者,易愈,因咳为气呛,血伤而气不呛,是肾能纳气,预后较佳;若咳逆不止,则血伤而火又灼金,肾水枯竭,无以含此真气,所以上气咳逆,病为难治;再加喘促,则虚阳无附,其危立见了。

(4) 视大便不溏者,知其脾运尚可,血证尚有转机,可用滋阴之药,养阴配阳;若大便溏泄,是脾气下陷,中流无砥柱,则血因火而上越,气失守而下脱,上越下脱,其危重可知。

(5) 验其脉脉不数者易治,因为其气尚平;脉数者难治,这是气太疾。若浮大革数而无根者,是为虚阳无依;沉细涩数而不缓者,则属真阴损失,皆为难治之诊。若有一丝缓象,则尚可挽回;如无缓象,或兼代散,则为死证。这些脉象,反映阴血受伤,而阳气无归,所以不易治疗。若阴血虽伤,而阳气不浮越者,即便脉虚微迟弱,亦不难治,只要用温补之药,就可以挽回,阳回可以生阴血。总之,阳虚气弱者尚易治,惟阴虚气不得附者为难治,因为血伤而气不伤者,即以气之不伤,而知其血尚未尽损,故气犹有所归附,而其病亦易愈。

11.12.4 血证的治疗方法

唐氏提出,汗、吐、攻、和是治疗杂病的四大法,而于血证,则有宜有不宜。例如汗法,在血证是禁忌的。因为"脉潜气伏,斯血不升;发汗则气发泄。吐血之人,气最难敛,发泄不已,血随气溢,而不可遏"[⑤],所以不能漫用。即使见有表证,亦只能用和散方法,不得径用麻桂羌独。果系因外感失血者,乃可从外表散,但亦须和散两施,毋令过汗亡阴,应该加以注意。又如吐法,尤为严禁。因为"失血之人,气既上逆,若见有痰旋,而复吐之,是助其逆势,必气上不止矣",治疗大法,上者抑之。血既上溢,必须"降其肺气,顺其胃气,纳其肾气,使气下则血下,血止而气亦平复"。血证最忌动气升逆,不但发病时忌吐,即病愈之后,另有杂证,亦不得轻用吐药,往往有因吐而促使血证复发的,不能少有忽略。

下法,可以商用。尤其吐血势甚,其血腾溢,而不可遏,此时下之,逆折其势,正合机宜。因为血证气盛火旺者,十居八九,用药下之,可以直折气火,所以合宜。仲景对阳明证,有急下以存阴法;对少阴证,亦有急下存阴法,血证火气太盛者,最怕亡阴,运用下法,正可以救阴,则"攻之不啻补之矣"。但须注意,下法应该掌握时机,如上文所述,在气火正盛之时,最为恰当;假如实邪久留,正气已见虚象,不能支持者;或脾胃已伤,大便溏泻者,就不适用了。只能缓缓调停,采用清润降利方药,以不违下之之意,就算得法了。

至于和法,最为血证之第一良法。如兼表证者,则和其肺气。在里者,则和其肝气;尤须照顾脾肾之气。或补阴以和阳,或损阳以和阴,或逐瘀以和血,或泻水以和气,或补泻兼施,或寒热互用,如此等等,不胜枚举。

此外,尚有补法,人喜用之,其实亦有宜有忌。如邪气未去而补之,是关门逐贼;瘀血未除而补之,是助贼为殃,均所当忌。综观用补法者,当补脾者,十之三四;当补肾者,十之五六;补阳者,十之二三;补阴者,十之八九。古人有补气摄血法,这是为气脱者立说,非为气逆说;又有引火归元法,这是为水冷火浮者立说,非为阴虚阳亢者说,不能误解。最理想的,惟以甘寒方药,滋其阴而养其阳,使阴平而阳秘,气血调和,败失血可止,而复其本位。

至于具体方药,唐氏又提出四种:止血,消瘀、宁血、补虚。并指出是通治血证之大纲,可以根据病情参酌运用。

(1) 止血 唐氏认为,上逆之血,从口吐出,尽管来路不一,而胃实主之。因为"血之归宿,在于血海。冲为血海,其脉丽于阳明,未有冲气不逆而血逆上者,治阳明即是治冲脉"⑥。同时,"阳明之气,下行为顺,今乃吐逆,失其下行之令,急调其胃,使气顺吐止,则血亦不致奔脱矣"。因此,治吐血以止血为第一要法。止血法独取阳明,以胃家实热为主,亦釜底抽薪之义,是能降气止逆者。其主方为泻心汤。⑦

(2) 消瘀 血止之后,其离经之血而未吐出者,是为瘀血,既与好血不相合,反与好血不相能。或壅而成热,或变而为痨,或结瘕,或刺痛,日久变证,未可预料,必亟为消除,以免后来诸患,故以消瘀为第二法。其主方为花蕊石散⑧,能令瘀血化水而下,且不动五脏真气,为去瘀妙药。如无花蕊石,用三七、郁金、桃仁、牛膝、醋炒大黄,亦有迅扫之功。

(3) 宁血 止血消瘀之后,又恐血再潮动,则须用药安之,故以宁血为第三法。或者止血消瘀后,或数日间,或数十日间,其血复潮动而吐者,乃血不安其经,常更需用宁血之法,使血得安乃愈。宁血之法,当探求各种动血之因,如有外感,是荣卫未和,有胃经遗热,则气燥血伤,有因肺经燥气,使气不清和,尚有肝经风火等等,都需在临证者细审处之。总之,血之所以不安者,皆由于气之不安,所以宁气即是宁血。

(4) 补血 邪之所凑,其正必虚,去血既多,阴无有不虚者。阴者阳之守,阴虚则阳无所附,久且阳随而亡,故又以补虚为收内之法。但补法不一,先以补肺胃为要。用辛字润肺膏⑨,滋补肺中阴液。用甘露饮⑩、清燥养荣汤⑪、叶氏养胃汤⑫滋胃汁;用人参固本汤⑬、炙甘草汤⑭去桂加白芍以补脾。亦可考虑人参养荣汤⑮补脾胃以补心,或归脾汤⑯以统治之,但这是气血两虚,调补后天着重于脾之义。

11.12.5 血上干证治

血上干证治,即出血之见于上窍者,如吐血、呕血、咯血、唾血、咳血、鼻衄、齿衄、舌衄等等,辨明证候及治疗,摘其要者如下。

(1) 吐血 平人之血,畅行脉络,充达肌肤,流通无滞,是谓循经,谓循其经脉之道。一旦不循其常,溢出于肠胃之间,随气上逆,于是吐血。病之重者,其血之来,辟辟弹指,漉漉有声;病之轻者,则无声响。吐血之证,有来于肺者,有来于肝者,但以胃为主。胃为阳明之气,下行为顺,所以逆上者,以其病气实之故;尤其初吐之时,邪气最盛。正虽虚而邪则实,因此治宜降气止逆,清泄胃热,从而止血,用泻心汤。如吐血多者,加童便、茅根,加强清火止血之功。如气逆喘满者,加杏仁,厚朴,降气以引血归经。如血虚者,加生地、当归,养阴益血。如气随血脱,不能归根者,加人参、当归、五味子、附片,益气生血,敛气归元。如见寒热者,加柴胡、生姜,调和其气;或加干姜、艾叶,以反佐之。这种随证加减,总不失其泻心之本意。方名泻心,实则泻胃,胃气下泄,则心火有所消导,而胃中之热气,亦不上壅,斯气顺而血不逆。且大黄一味,能推陈致新,以损阳和阴,非徒下胃中之气,即外而经络肌肤躯壳,凡属气逆于血分之中,致血有不和处,大黄之性,亦无不达,盖其药气最盛,故能克而制之,使气之逆者,不敢不顺,既速下降之势,又无遗留之邪,最为良药。然亦有病之轻者,用十灰散[17]即能见效,其妙亦在方中有大黄。以上是为属实者设法。

亦有属于虚寒者,虽然是吐血家中的极少数,但不可不知。虚证去血太多,其证喘促昏溃,神气不续,六脉细微虚浮散数,此如刀伤出血,血尽而气亦尽,是危脱之证,急用独参汤[18]救护其气,使气不脱,则血亦可以不致崩败。至于寒证,是阳不摄阴,阴血因而走溢。其证必见手足清冷,便溏遗溺,脉细微迟涩,面色惨白,唇口淡和;或内寒外热,即虚寒假热。宜用甘草干姜汤[19]主之。以阳和运阴血,则虚热退而阴血自守。阴寒甚者,阳虚不能摄血,亦当用姜附;上热下寒,芩连姜附同用亦可。

(2) 呕血　呕血与吐血,同是血从口中出,但有小异。吐血是其血撞口而出,血出无声;呕血者,血出有声,重则其声如蛙,轻则呃逆,总由气不畅遂所致。因此,两者的辨证治疗,亦应加以分析。如以病情轻重论,则吐轻而呕重,因为吐血是其气尚较顺,呕血则其气更逆。以脏腑论,则吐血之病,每责于胃,而呕血则多在于肝。所以呕血之证,应以调肝为主。如肝火横逆,迫血呕出,宜先泻火,用当归芦荟丸[20]加丹皮、蒲黄。亦有因怒呕血,气逆血逆,宜凉肝血,调胃气,用犀角地黄汤加柴胡、枳壳。血止以后,再用逍遥散加阿胶、牡蛎、香附以收功。

有平时呕酸呕苦,以及失血之后,常呕酸苦者,呕酸是湿热,呕苦是相火,宜借用左金丸再加血分药以治之。盖此二药,辛苦降泄,治血药中以为引导尤效。

但须注意,凡血证带呕者,但治其血,血止而呕自止;若呕证带血者,有如回食病,呕后见血水,此胃逆血枯,为难治之证。

(3) 咯血　咯血证,是痰中带血丝。其病有出于心者,是心经火旺,血脉不得安静,因而带出血丝。如见咳逆咽痛者,用导赤散加黄连、丹皮、血余、蒲黄、天冬、麦冬、贝母、茯苓治之。

咯血又有出于肾者,是肾经之气不化于膀胱,而反载膀胱之水上行为痰。膀胱者胞之室,膀胱之水,随火上沸,引动胞血随之而上,是水病而连累胞血之一证。治以猪苓汤[21],化膀胱之水,而兼滋其血,最为合法。再加丹皮、蒲黄,以清血分,亦可用六味地黄汤加旋覆花、五味子、天冬、麦冬、蒲黄、火盛者,用大补阴丸[22]。

(4) 咳血　肺主气,咳嗽是气病,所以咳血亦属之于肺。咳血的成因,常见的有两种:一为外感,一为内伤。因为肺主气,外合皮毛,开窍于鼻,外感之邪,侵袭于表,肺气不宣,反而内壅,呛出喉间、发为咳血,这是外因之病。而肺主制节,制节下行,则气顺而息安,若制节不行,则气逆而咳血,这是内因之病。外因之咳,不过邪气郁遏,肺气不宣,而于肺之本体,尚未过伤,所以其病较轻;内因咳血,制节不行,肺中阴液不足,被火刑克,肺气上逆,而为咳血,其病则较重。

病情尚有虚实之分。如外感伤肺,或由胃中积热,或由怒火上逆,以致咳血,这是实证。假如阴虚火旺,或挟脾经忧郁,心经虚火,或肾经阴虚阳浮,以致咳血,这是虚证。尚有先咳而后失血,或先失血而后咳,或暂咳即愈,或久咳不止,种种不一,必须细细分析,对于失血之治,才能调理得法。

至于治疗,外感风寒,属于实证,固宜表散,前人成法,亦可采用。但须注意,解表不能仅用气分之药,必以兼顾血分为宜;解表不能漫用辛温之药,应考虑动气动血之危害,惟小柴胡汤一方,为通利三焦,治肺调肝,和荣卫之良方,对血证兼有表证者,最为妥当。加紫苏、荆芥、当归、白芍、丹皮、杏仁,于气分血分两兼治之,有得和表清里之妙。如火重大便秘结者,可适当加用酒大黄。胸胁腰背刺痛胀满者,为有瘀血,再加桃仁、红花。如病情较轻,亦可改用止嗽散[23],轻剂以调之。止血,加蒲黄、藕节;清火,加黄芩、麦冬;降痰,加贝母、茯苓;降气,加杏仁、枳壳;补血,加当归、生地。

咳血虚证,是肺中津液受伤,阴虚火动,肺失清肃下降之令,气逆为咳,火动失血,最为重症。此病无论寒久变火,火郁似寒,总以保和汤[24]治之。此方清肺涤痰,止血和气,最为适当,如其肺中阴虚,本脏气燥,生痰带血,发为痿咳;以及失血之后,肺燥成痿,痰凝气郁,久咳不止,此乃内伤所致,用清燥救肺汤[25],甘凉滋润,以补胃阴,而生肺金,肺金清润,则火自降、痰自祛,气自调,咳自止。血枯,加生地,火甚加犀角,痰多加贝母,带血加蒲黄。

如肺中痰饮实热,气机壅逆而咳血者,用泻肺丸[26]主之。此方清泄破下,力量最大,果属实证,非此不除。亦有无痰无血,但是气呛作咳,乃是失血家真阴虚损,以致肺气不敛,肾气不纳,其病至重,最为难治。属于肺气不敛者,可用清燥救肺汤加百合、五味、琥珀、钟乳石,以镇补肺金,金得保养,则能覆下收敛,气平不咳;属于肾不纳气者,当用六味丸加沉香、五味子、麦冬、磁石,以滋补镇纳之,使气能吸引归肾,而肾水滋生,又能封固其气,则其咳自止。

当然,亦有肺金虚寒,形寒多痰唾,上气失血的,虽属极少数,但不可不知。前人尝用甘草干姜汤以温之,但用六君子汤为主,再加当归、白芍、炮姜、五味,则于止咳止血皆宜。若脾经虚寒,痰动咳嗽者,此方亦宜。

(5) *鼻衄* 鼻为肺窍,鼻根上接太阳经脉,鼻孔下夹阳明经脉,内通于肺,以司呼吸,乃清虚之道,与天气相通之门户。宜通不宜塞,宜息不宜喘,宜出气,不宜出血。所以鼻衄者,是热伤阳络,即热伤太阳、阳明脉络之故。

伤于太阳经而为衄者者,病由风寒外感,可酌用麻黄人参芍药汤[27]。如为肺火壅盛,头昏痛气喘、脉滑大数实者,用人参泻肺汤[28]加荆芥、葛根、蒲黄、茅根、生地、童便。如久衄血虚,用丹溪止衄散[29]加茅花、黄芩、荆芥、杏仁。

伤于阳明经而为衄者,原因虽多,总是阳明燥金,合邪而致衄血。治法亦总以平燥气为主。方用泻心汤加生地、花粉、枳壳、白芍、甘草;或用犀角地黄汤加黄芩、升麻,大解热毒。鼻衄止后,宜用玉女煎[30]加蒲黄以滋降之,再用甘露饮多服以调养之。肆饮梨膏、藕汁、莱菔汗、白蜜等,皆与病相宜。

(6) *齿衄* 齿虽属肾,而满口之中,皆属于胃,牙床尤为胃经脉络所绕,故凡牙龈口中衄血,皆是胃火上炎,血随火动。治法总以清理胃火为主。

胃中实火,口渴龈肿,发热便闭,脉洪数者,通脾泻胃汤[31]加蒲黄、藕节治之。如大便不闭,不须下利者,但用清凉解之即可。胃中虚火,口燥龈糜,其脉细数,血不足者,宜甘露饮加蒲黄以止衄,玉女煎引胃火以下行,兼滋其阴。

亦有肾虚火旺,齿豁血渗,以及睡则流血,醒则止者,皆阴虚血不收藏之故。统以六味地黄汤加牛膝、天冬、麦冬、骨碎补、蒲黄。上盛下虚,火不归元,尺脉微弱,寸脉浮大者,加肉桂、附子,补肾以引火归元。

11.12.6 血下泄证治

血下泄证治，即出血之见于下窍者，如便血、尿血等，辨明证候及治疗，摘其要者如下。

(1) 便血　大肠者，传道之官，化物出焉。其经与肺相表里。大肠之所以能传送者，全赖于气，气者，肺之所主，此其制节之能事，所以治大肠病者，每多治肺。大肠位居下焦，又系肾之所司，《内经》云："肾开窍于二阴。"又曰："肾为胃关。"故必肾阴充足，则大肠腴润。厥阴肝脉，又绕后阴，肠与胞室，又并域而居，故肝经与肠，亦相干涉。是以大肠之病，有由中气虚陷，湿热下注者；有由肺经遗热，传于大肠者；有由肾经阴虚，不能润肠者；有由肝经血热，渗漏入肠者。乃大肠与各脏相连之义。但病所由来，则自各脏而生，至病已在肠，则不能复还各脏，必先治肠以去其标，后治各脏以清其源，才能病愈而永不复发。

便血《金匮要略》即已分类，先血后便者为近血，先便后血者为远血。但近血之中，尚有二等，即脏毒与肠风。脏毒下血，肛门肿硬，疼痛流血，与痔漏相似。若大肿大痛，大便不通者，用解毒汤[32]；如大便不结，肿痛不甚者，不须重剂，用四物汤加地榆、荆芥、槐角、丹皮、黄芩、土茯苓、地肤子、苡仁、槟榔治之。

肠风下血，肛门不肿痛，仅是出血。同时，脏毒下血，其血多浊；肠风下血，其血多清，这亦是两者的区别点。大肠何以有风？往往是外有太阳风邪，传入阳明；或者内由厥阴肝木，虚热生风，风气煽动而血下。因此，治肠风下血，总以清火养血为主，火清血宁，风亦自息。方用槐角丸[33]。但须注意，病由外风协热而致者，必升举之。因为"治病之法，高者抑之，下者举之。吐衄所以必降气，下血所以必升举也。升举一法，非第补中益气之谓，开提疏发，皆是升举"[34]。葛根黄连黄芩汤加荆芥、当归、柴胡、白芍、槐花、地榆、桔梗治之。若为肝经风热内煽，则下血者，必见胁腹胀满，口苦多怒，或兼寒热，治宜泻青丸[35]加减出入。

至于远血，即古所谓阴结下血。系中宫不守，血无所摄而下。黄土汤一方最佳。有用理中汤加归芍、或归脾丸，补中益气汤者，可以相机出入而用之。

(2) 尿血　膀胱与血室，并域而居。热入血室，则蓄血；热结膀胱，则尿血。尿乃水分之病，而亦干动血分者，以与血室并居，故相连累。其致病之由，常见者有内外二因，在病情上，又有虚实两途。

如外因，大多为太阳、阳明传经之热，结于下焦。其证，身有寒热，口渴腹满，小便不利，溺血疼痛。宜用桃仁承气汤加减治之；小柴胡汤加桃仁、丹皮、牛膝亦治之。

如为内因，乃心经遗热于小肠，肝经遗热于血室。其证，淋秘割痛，小便点滴不通者，为赤淋，治宜清热。清心经者，用导赤散加炒栀子、连翘、丹皮、牛膝；治肝经者，用龙胆泻肝汤加桃仁、丹皮、牛膝、郁金。亦有治心肝而不愈者，当兼治肺，以肺为水之上源，金清则水清，水宁则血宁。盖此证原是水病累血，故治水即是治血。用人参泻肺汤去大黄加苦参治之；清燥救肺汤加藕节、蒲黄亦治之。

以上结热之证，其血溺出，皆有淋漓不通之象，乃尿血之实证。尚有虚证，溺出鲜血，如尿长流，绝无碍滞者。但当清热滋虚，兼用止血之药，无庸再行降利。宜用四物汤加减治之，如养肝凉血，加丹皮、栀子、柴胡、阿胶；清心养血，加黄连、阿胶、血余。若脾气虚寒，不能摄血，四肢清冷，脉微迟，面色暗淡，加鱼鳔胶、黄芪、人参、艾叶、黑姜、甘草、五味治之。如房劳伤肾者，加鹿角胶、海螵蛸。

11.12.7 血中瘀证治

血中瘀证治，如瘀血、蓄血、血蛊等，范围较宽，这里摘要述其瘀血证治如下。

吐衄便漏,其血无不离经。凡离经之血,与荣养周身之血,已睽绝而不合,而且逗留不去,反阻新血之化机。故凡血证,总要注意去瘀。

如瘀血攻心,心痛头晕,神气昏迷,不省人事,无论产妇及吐衄家,都是危候。急降其血,而保其心。可用归芎失笑散加琥珀、朱砂、麝香治之;或归芎汤调血竭、乳香末亦佳。

如瘀血乘肺,咳逆喘促,鼻起烟煤,口目黑色,用参苏饮(即人参、苏木二味)保肺去瘀。此亦危急之候,凡吐血即时毙命者,往往是血乘于肺,壅塞气道所致。若肺实气塞者,但去其瘀,可用葶苈大枣泻肺汤加苏木、蒲黄、五灵脂、童便治之。

瘀血在经络脏腑之间,则周身作痛,以其堵塞气之往来,故滞碍而痛,所谓"痛则不通"。用佛手散(即川芎、当归二味)加桃仁、红花、血竭、续断、秦艽、柴胡、竹茹、甘草,酒引;或用小柴胡汤加当归、芍药、丹皮、桃仁、荆芥,尤为通治内外之方,方药较稳。

瘀血在上焦、中焦、下焦,可以采用王清任方法,用通窍活血汤、血府逐瘀汤、膈下逐瘀汤分治之。

瘀血在里,则口渴,以瘀血阻气不得通,不能载水津上升之故,名曰血渴。用四物汤加枣仁、丹皮、蒲黄、三七、花粉、茯苓、枳壳,甘草;小柴胡汤加桃仁、丹皮、牛膝皆治之。

瘀血在腠理,则荣卫不和,发热恶寒,用小柴胡汤加桃仁、红花、当归、荆芥治之。

瘀血在肌肉,则翕翕发热,自汗盗汗,这是阳明燥气,而与瘀血蒸郁,甚时可以证象白虎。用犀角地黄汤加桃仁、红花治之;血府逐瘀汤加醋炒大黄亦治之。

总之,唐氏对于血证,认识比较全面,并男女而一起论述,亦有其见地,这与他的认真从事、持之以恒,经验的积累是分不开的。同时,他对前人的成就,如李东垣、朱丹溪、黄元御、陈修园等,尤能取长舍短、择善而从,这亦是他的成功之处。这里仅是摘要介绍,没有具体深论,如妇人方面和兼见诸证,亦未能一一采择,容待今后做进一步的研究。

【复习思考题】

(1) 试述唐氏阴阳水火气血论的主要精神。

(2) 判断血证的顺逆生死掌握哪些证候?

(3) 唐氏治疗吐血四法的具体内容是什么?其主要精神何在?

【原著选读】

《阴阳水火气血论》

人之一身,不外阴阳。而阴阳二字,即是水火。水火二字,即是气血,水即化气,火即化血。何以言水即化气哉?气著于物,复还为水,是明验也。盖人身之气,生于脐下丹田气海之中。脐下者肾与膀胱,水所归宿之地也。此水不自化为气,又赖鼻间吸收天阳,从肺管引心火下入于脐之下,蒸其水使化为气。如《易》之坎卦,一阳生于水中,而为生气之根,气既生,则随太阳经脉为布护于外,是为卫气。上交于肺,是为呼吸。五脏六腑,息以相吹,止此一气而已。然气生于水,即能化水,水化于气、亦能病气。气之所至,水亦无不至焉。故太阳之气,达于皮毛则为汗,气挟水阴而达于外者也。太阳之气,上输于肺,膀胱肾中之水阴,即随气升腾而为津液,是气载水阴而行于上者也。气化于下,则水道通而为溺,是气行水亦行也。设水停不化,外则太阳之气不达,而汗不得出;内则津液不生,痰饮交动,此病水而即病气矣。又有肺之制节不行,气不得降,因而癃闭滑数;以及肾中阳气不能镇水,为饮为泻,不一而足,此病气即病水矣。总之,气与水本属一家,治气即治水,治水即是治气。是以人参补气,以其生于北方水中之阳,甘寒滋润,大生津液,津液充足而肺金濡润,肺主气,其叶下垂以纳气,得人参甘寒之阴,内具阳性,为生气化水之良品,故气得所补益焉。即如小柴胡，仲景自注云：“上焦得通，津液得下，胃气因和。”是通津液，即是和胃气。盖津液足，则胃上输肺，肺得润养，其叶下垂，津液又随之而下，如雨露之降，五脏戴泽，莫不顺利，而浊阴全消，亢阳不作，肺之所以制节五脏者如此。若阴水不足，津液枯竭，上则痿咳，无水以济之也；下则闭结，制节不达于下也；外则蒸热，水阴不能濡于肌肤也。凡此之证，皆以生水为治法，故清燥救肺汤生津以补肺气，猪苓汤润利以除痰气，都气丸补水以益肾气。即如发汗，所以调卫气也，而亦戒火攻以伤水阴。故用白芍之滋阴以启汗原，用花粉之生津以救汗液。即此观之，可知滋水即是补气。然补中益气汤、六君子、肾气丸，是皆补气之方也，何以绝不滋水哉？盖无形之水阴，生于下而济于上，所以奉养是气者也，此水则宜滋。有形之水质，入于口而化于下，所以传导是气者也，此水则宜泻。若水质一停、则气便阻滞，故补中汤用陈、术以制水；六君子用苓、半以利水；肾气丸亦用利水之药以佐桂、附，附以气药化水，苓、泽即以利水之药以化气；真武汤尤以术、苓利水为主，此治水之邪，即以治气；与滋水之阴，即以补气者，固并行而不悖也。且水邪不去，则水阴亦不能生，故五苓散去水邪，而即能散津止渴，并能发汗退热，以水邪去，则水阴布故也。然水阴不滋，则水邪亦不能去，故小柴胡通达津液，而即能下调水道。总见水行则气行，水止则气止，能知此者，乃可与言调气矣。

何以言火即化血哉？血色，火赤之色也。火者心之所生，化生血液，以濡周身。火为阳，而生血之阴，即赖阴血以养火。故火不上炎，而血液下注，内藏于肝，寄居血海，由冲、行、带三脉行达周身，以温养肢体，男子则血之转输无从觇验，女子则血之转输，月事时下。血下注于血海之中，心火随之下济，故血盛而火不亢烈，是以男子无病，而女子受胎也。如或血虚，则肝失所藏，木旺而愈动火，心失所养，火旺而益伤血，是血病即火病矣。治法宜大补其血，归、地是也。然血由火而生，补血而不清火，则火终亢而不能生血，故滋血必用清火诸药，四物汤所以用白芍，天王补心丹所以用二冬，归脾汤所以用枣仁，仲景炙甘草汤所以用二冬、阿胶，皆是清火之法。至于六黄汤、四生丸，则又以大泻火热为主。是火化不过，反失其化，抑之以培之，清火即是补血。又有火化不及，而血不能生者、仲景炙甘草汤，所以有桂枝以宣心火；人参养荣汤，所以用远志、肉桂以补心火，皆是补火生血之法。其有血寒血痹者，则用桂枝、细辛、艾叶、干姜等，禀受火气之药，以温达之，则知治火即治血。血与火原一家，知此乃可与言调血矣。

夫水火血气，固是对子，然亦相互维系。故水病则累血，血病则累气，气分之水阴不足，则阳气乘阴而干血，阴分之血液不足，则津液不下而病气。故汗出过多则伤血，下后亡津液则伤血，热结膀胱则下血，是水病而累血也。吐血咳血，必兼痰饮；血虚则精竭水结，痰凝不散；失血家往往水肿；瘀血化水，亦发水肿；是血病而兼水也。盖在下焦，则血海膀胱，同居一地；在上焦，则肺主水道，心主血脉，又并域而居，在躯壳外，则汗出皮毛，血循经脉，亦相依而行，一阴一阳，互相维系，而况运血者即是气，守气者即是血。气为阳、气盛即为火盛；血为阴，血虚即是水虚，一而二，二而一者也。人必深明此理，而后治血理气，调阴和阳，可以左右逢原。又曰：血生于心火，而下藏于肝，气生于肾水，而上主于肺。其间运上下者，脾也。水火二脏，皆系先天。人之初胎，以先天生后天；人之既育，以后天生先天，故水火两脾，全赖于脾。食气入胃，脾经化汁，上奉心火，心火得之，变化而赤，是之谓血。故治血者，必治脾为主，仲景炙甘草汤，皆是此义。以及大黄下血，亦因大黄秉土之色，而大泄地道故也。地黄生血，外因地黄秉土之润，而大滋脾燥故也。其余参、芪运血统血，皆是补脾。可知治血者，必以脾为主，乃为有要。至于治气，亦宜以脾为主，气虽于肾中，然食气入胃，脾经化水，下输于肾，肾之阳气，乃从水中蒸腾而上，清气升而津液四布，浊气降而水道下行，水道下行者，犹地有江河，以流其恶也；津液上升者，犹士膏脉动，而雨露升也。故治气者必治脾为主，六君子汤和脾利水以调气，真武汤扶脾镇水以生气，十枣、陷胸等汤攻脾下水以通气，此去水邪以补气之法也。只有水降不灌，壮火食气，则用人参滋脾以益气，花粉清脾以和气，凡治气者，亦必知以脾为主，而后有得也。李东垣治病，以气为主，故专主脾胃，然而用药偏于刚燥，不知脾不制水固宜燥，脾不生津则宜滋，气分不可留水邪，气分亦不可无水津也。朱丹溪治病以血为主，故用药偏于寒凉，不知病在火脏宜寒凉，病在土脏宜甘缓也。此论不专为失血立说，然治者，必先知之，而后于调气和血，无差云。（《血证论》卷一）

《脏腑病机论》

脏腑各有主气，各有经脉，各有部分，故其主病，亦各有见证之不同。有一脏为病，而不兼别脏之病者，兼治别脏而愈，业医不知脏腑，则病原莫辨，用药无方，乌睹其能治病哉？吾故将脏腑大旨，论列于后，庶几于病症药方，得其门径云。

心者，君主之官，神明出焉。盖心为火脏，烛照事物，故司神明，神有名而无物，即心中之火气也，然此气非虚悬无著，切而指之，乃心中一点血液，湛然朗润，以含此气，故其气时有精光发见，即为神明。心之能事，又主生血，而心窍中数点血液，则又血中之最精微者，乃生血之源泉，亦出神之渊海。血虚则神不安而怔忡，有瘀血亦怔忡，火扰其血则懊侬；神本清明，则虚烦不眠，动悸惊惕，水饮克火，心亦动悸；血攻心则昏迷，痛欲死，痰入心则癫，火乱心则狂，与小肠相为表里，遗热于小肠，则小便赤涩；火不下交于肾，则神浮梦遗。心之脉上挟咽喉，络于舌本，实火上壅为喉痹；虚火上升，则舌强不能言，分部于胸前，火结则为结胸，为痞，为心痛；火不宣发则为胸痹；心之积曰伏梁，在心下，大如臂，病在脐上有动气；此心经主病之大旨也。

包络者，心之外卫。心为君主之官，包络即为臣，故心称君火，包络称相火。心经宣布火化，凡心之能事，皆包络为之，见证治法，亦如心脏。

肝为风木之脏，胆寄其间。胆为相火，木生火也。肝主藏血，血生于心，下行胞中，是为血海。凡周身之血，总视血海为治乱，血海不扰，则周身之血，无不随之而安。肝经主其部分，故肝主藏血焉。至其所以能藏之故，则以肝属木，木气冲和条达，不致遏郁，则血脉得畅。设木郁为火，则血不和；火发为怒，则血横决，吐血错经，血痛诸证作焉。怒太甚则狂；火太甚则颊肿面青，目赤头痛；木火克土，则口燥泄痢，饥不能食，回食逆满，皆系木郁为火之见证也，若木挟火邪上攻，又为子借母势，肆虐脾经，痰饮泄泻，呕吐头痛之病又作矣。木之性主于疏泄，食气入胃，全赖肝木之气以疏泄之，而水谷乃化。设肝之清阳不升，则不能疏泄水谷，渗漏中满之证，在所不免。肝之清阳，即魂气也，故又主藏魂。血不养肝，火扰其魂，则梦遗不寐；肝又主筋，瘛疭囊缩，皆属肝病，分部于季胁少腹之间，凡季胁少腹疝痛，皆责于肝。其经名厥阴，谓阴之尽也，阴极则变阳，故病至此，厥深热亦深，厥微热亦微，血分不和，尤多寒热并见。与少阳相表里，故肝病大胆，亦能吐酸呕苦，耳聋目眩，于位居左，多病左胁痛，又左胁有动气。肝之主病，大略如此。

胆与肝连，司相火，胆汁味苦，即火味也。相火之宣布在三焦，而寄居则在胆腑，胆火不旺，则虚怯惊悸；胆火太亢，则口苦呕逆，目眩耳聋，其经绕耳故也。界居身侧，风火交煽，则身不可转侧，手足抽掣，以表言里，则少阳之气，内行三焦，外行腠理，为荣卫之枢机，逆其枢机，则呕吐胸满，邪客腠理、入与阴争，则热；出与阳争，则寒。故疟疾，少阳主之，虚劳骨蒸，亦属少阳，以荣卫腠理之间不和，而相火炽甚故也。相火挟痰，则为癫痫；相火不戢，则肝魂亦不宁，故烦梦遗精。且胆中相火，如不亢烈，则为清阳之木气，上升于胃，胃土得其疏达，故水谷化。亢烈则清阳遏郁，脾胃不和。胸胁之间骨尽处，乃少阳之分，病则其分多痛。经行身之侧，痛则不利屈伸。此胆经主病之大略也。

胃者，仓廪之官，主纳水谷。胃火不足，则不思食，食入不化，良久仍然吐出。水停胸膈，寒客胃中，皆能呕吐不止。胃火炎上，则饥不能食，拒隔不纳，食入即吐，津液枯竭，则成隔食；粪如羊屎。火甚则结鞕，胃家实则谵语，手足出汗，肌肉潮热，以四肢肌肉，皆中官所主故也。其经行身之前，至面上，表证目痛鼻干，发痉不能仰，开窍于口，口干咽痛，气逆则哕。又与脾相表里，遗热于脾，则从湿化，发为黄瘅。胃实脾虚，则能食而不消化，主燥气，故病阳明，总系燥热。独水泛水结，有心下如盘等证，乃为寒病。胃之大略，其病如此。

脾称湿土，土湿则滋生万物，脾润则长养脏腑。胃土以燥纳物，脾土以湿化气，脾气不布，则胃燥而不能食，食少而不能化，譬如釜中无水，不能熟物也。故病隔食，大便难，口燥唇焦，不能生血，血虚火旺，发热盗汗。若湿气太甚，则谷亦不化，痰饮泄泻，肿胀腹痛之证作焉。湿气挟热，则发黄发痢，腹痛壮热，手足不仁，小水赤涩。脾积名曰痞气，在心下如盘，脾病则当脐有动气，居于中州，主灌四旁，外合肌肉，邪在肌肉，则手足蒸热汗出，或肌肉不仁。其体阴而其用阳，不得命门之火以生土，则土寒而不化，食少虚羸。土虚而不运，不能升达津液,以奉心化血,渗灌诸经,经云:脾统血,血之运行上下,全赖乎脾,脾阳虚则不能统血,脾阴虚又不能滋生血脉,血虚津少,则肺不得润养,是为土不生金,盖土之生金,全在津液以滋之,脾土之义,有如是者。

肺为乾金,象天之体,又名华盖,五脏六腑,受其复冒,凡五脏六腑之气,皆能上熏于肺以为病。故于中口肺脉,可以诊知五脏。肺之令主行制节,以其居高,清肃下行,天道下际而光明,故五脏六腑,皆润利而气不亢,莫不受其制节也。肺中常有津液,润养其金,故金清火伏,若津液伤,则口渴气喘,痈痿咳嗽,水源不清,而小便涩,遗热大肠,而大便难。金不制木,则肝火旺,火盛刑金,则蒸热喘咳,吐血痨瘵并作。皮毛者,肺之合也,故凡肤表受邪,皆属于肺,风寒袭之,则皮毛洒淅;客于肺中,则为肺胀,为水饮冲肺。以其为娇脏,故畏火,亦畏寒。肺开窍于鼻,主呼吸,为气之总司,盖气根于肾,乃先天水中之阳,上出鼻,肺司其出纳。肾为水,肺为天,金水相生,天水循环,肾为生火之源,肺即为制气之主也。凡气喘咳息,故皆主于肺。位在胸中,胸中痛属于肺,主右胁,积曰息贲,病则右胁有动气。肺之为义,大率如此。

肾者水脏,水中含阳,化生元气,根结丹田,内主呼吸,达于膀胱,运行于外,则为卫气。此气乃水中之阳,别名之曰命火。肾水充足,则火之藏于水中者,韬光匿彩,龙雷不升,是以气足而鼻息细微。若水虚,则火不归元,喘促虚痨,诸证并作。咽痛声哑,心肾不交,遗精失血,肿满咳逆,痰喘盗汗。如阳气不足者,则水泛为痰,凌心冲肺,发为水肿,腹痛奔豚,下利厥冷,亡阳大汗,元气暴脱。肾又为先天,主藏精气,女子主天癸,男子生精,水足则精血多,水虚则精血竭。于体主骨,骨痿故属于肾。肾病暑,脐下有动气、肾上交于心,则水火既济,不交则火愈亢,位在腰,主腰痛,开窍于耳,故虚则耳鸣耳聋。瞳人属肾,虚则神水散缩,或发内障,虚阳上泛,为咽痛颊赤,阴虚不能化水,则小便不利;阳虚不能化水,小便亦不利也;肾之病机,有如此者。

膀胱者。贮小便之器,经谓"州都之官,津液藏焉,气化则能出矣"。此指汗出,非指小便。小便虽出于膀胱,而实则肺为水之上源,上源清则下源自清;脾为水之堤防,堤防利则水道利。肾又为水之主,肾气行,则水行也。经所谓:"气化则能出"者,谓膀胱之气,载津液上行外达,出而为汗,则有云行两施之象,故膀胱称为太阳经,谓水中之阳,达于外以为卫气,乃阳之最大者也。外感则伤其卫阳,发热恶寒。其经行身之背,上头项,故头项痛、背痛、角弓反张,皆是太阳经病。皮毛与肺合,肺又为水源,故发汗须治肺,利水亦须治肺,水天一气之义也。位居下部,与胞相连,故血结亦病水,水结亦病血。膀胱之为病,其略有如此。

三焦,古作膲,即人身上下内外相连之油膜也。唐宋人不知焦形,以为有名无象,不知《内经》明言焦理纵者,焦理横者,焦有文理,岂得谓其无象。西洋医书,斥中国人不知有连网,言人饮水入胃,即渗出走连网而下,以渗至膀胱,膀胱上口,即连网中也。中国《医林改错》一书,亦言水走网油而入膀胱。观剖牲畜,其网油中有水铃铛,正其水过其处,而未入膀胱也。此说近出,力斥旧说之谬,而不知唐宋后,古膲作焦,不知膜油即是三焦,是以致谬。然《内经》明言三焦者,决渎之官,水道出焉,与西洋医法,《医林改错》正合,古之圣人,何尝不知连网膜膈也哉。按两肾中一条油膜,为命门,即是三焦之原,上连肝气胆气,及胸膈,而上入心,为包络,下连小肠大肠,前连膀胱,下焦夹室,即血室气海也。循腔子为肉皮,透肉外出,为包裹周身之白膜,皆是三焦所司。白膜为腠理,三焦气行腠理,故有寒热之证。命门相火,布于三焦,火化而上行为气,火衰则元气虚,火逆则元气损,水化而下行为溺,水溢则肿,结则淋,连肝胆之气,故多挟木火,与肾心包相通,故原委多在两处,与膀胱一阴一阳,皆属肾之腑也,其主病可知矣。

小肠者,受盛之官,变化出焉。上接胃腑,下接大肠,与心为表里,遗热则小水不清;与脾相连属,土虚则水谷不化。其部分,上与胃接,故小肠燥屎,多借胃药治之;下与肝相近,故小肠气痛,多借肝药治之。

大肠司燥金,喜润而恶燥,寒则滑脱,热则秘结,泄痢后重,痔漏下血,与肺相表里,故病多治肺以治之,与胃同是阳明之经,故又多借治胃之法以治之。

以上条列,皆脏腑之性情部位,各有不同,而主病亦异,治杂病者宜知之,治血证者亦宜知之,临证处方,分经用药,斯不致南辕北辙耳。(《血证论》卷一)

〔注释〕

① 《血证论》一卷"阴阳水火气血论"。以下引文同。

② 炙甘草汤(《伤寒论》):炙甘草、生姜、人参、生地黄、楂枝、阿胶、麦门冬、麻仁、大枣。

③　《血证论》一卷“脏腑病机论”。以下引文同。

④　同上。“脉证死生论”。以下引文同。

⑤　同上。“用药宜忌论”。以下引文同。

⑥　同上。二卷“吐血”。以下引文同。

⑦　泻心汤(《血证论》)：大黄二钱、酒炒、黄连三钱、黄芩四钱。按：此即《金匮要略》泻心汤，但改变了剂量，亦未言明用法。

⑧　花蕊石散(《十药神书》)：花蕊石煅为末、每服三钱。男用酒调，女用醋水服。按：《十药神书》用童便调服，或与酒醋对服。

⑨　辛字润肺膏(《十药神书》)：羊肺一具、杏仁四钱、柿霜五钱、真酥(即上白羊乳)五钱、真粉(即上白花粉)三钱、白蜜五钱，为末，搅匀入肺中，炖熟食。按：此方用药量与《十药神书》异。

⑩　甘露饮(陈修园方，录自《血证论》)：天冬、麦冬、生地黄、熟地黄、黄芩各三钱，枳壳一钱，石斛、茵陈各三钱，甘草一钱，枇杷叶二片。

⑪　清燥养荣汤(《医门法律》)：人参一钱、甘草一钱、黑芝麻一钱、石膏煅二钱、阿胶一钱、杏仁一钱、麦冬二钱、枇杷叶炙一片、桑叶三钱。

⑫　叶氏养胃汤：麦冬三钱、扁豆三钱、玉竹三钱、甘草一钱、沙参三钱、桑叶三钱。

⑬　人参固本汤：人参、熟地、生地、白芍、天冬、五味子、知母、陈皮、麦冬、炙甘草。

⑭　炙甘草汤：人参、地黄、麦冬、阿胶、芝麻、炙甘草、大枣、桂枝、生姜、清酒。

⑮　人参养荣汤：人参、炙黄芪、白术、甘草、当归、熟地、大枣、生姜、远志、桂心、陈皮、白芍、茯苓、五味子。

⑯　归脾汤：白术、黄芪、茯神、人参、远志、木香、炙甘草、枣仁、当归、桂圆肉。

⑰　十灰散(《十药神书》)：治呕血、吐血、咯血、嗽血，先用此药止之。大蓟、小蓟、荷叶、扁柏叶、茅根、茜根、栀子、大黄、牡丹皮、棕榈皮。

⑱　独参汤(《十药神书》)：止血后，此药补之。人参一味加枣五枚煎汤，细细呷之。

⑲　甘草干姜汤(《伤寒论》)：甘草、干姜，水煎服。

⑳　当归芦荟丸：当归、龙胆草、芦荟、青黛、栀子、黄连、黄檗、黄芩、大黄、木香、麝香。

㉑　猪苓汤(《伤寒论》)：猪苓、茯苓、泽泻、滑石、阿胶，水煎服。

㉒　大补阴丸：熟地、知母、黄檗、龟板。

㉓　止嗽散：桔梗、荆芥、紫菀、百部、白前、陈皮、甘草。

㉔　保和汤(《十药神书》)：知母、贝母、天门冬、款冬花各三钱，天花粉、薏苡仁、杏仁、五味子各二钱，甘草、兜铃、紫菀、百部、百合、桔梗、阿胶、当归、地黄、紫苏、薄荷各一钱五分，水二盏，生姜三片，煎一盏，入饴糖一匙调服。

㉕　清燥救肺汤：人参、甘草、芝麻、石膏、阿胶、杏仁、麦冬、枇杷叶、桑叶。

㉖　泻肺丸(录自《血证论》)：瓜蒌霜三钱、贝母三钱、半夏三钱、郁金二钱、葶苈炒三钱、杏仁三钱、黄连二钱、黄芩三钱、大黄钱半、甘草一钱。

㉗　麻黄人参汤芍药汤：麻黄一钱、桂枝三钱、黄芪三钱、人参三钱、炙草一钱，当归三钱、白芍三钱、麦冬三钱、五味子一钱。

㉘　人参泻肺汤：人参三钱、黄芩三钱、栀子三钱、枳壳二钱、甘草一钱、连翘一钱、杏仁三钱、桔梗二钱、桑皮三钱、大黄酒炒一钱、薄荷一钱。

㉙　丹溪止衄散：生地五钱、白芍三钱、黄芪三钱炙、赤苓三钱、阿胶二钱。

㉚　玉女煎：熟地五钱、石膏三钱、知母三钱、麦冬三钱、牛膝三钱。

㉛　通脾泻胃汤：黄檗三钱、元参三钱、防风三钱、大黄一钱、知母三钱、炒栀子三钱、石膏三钱、茺蔚三钱。

㉜　解毒汤：大黄一钱、黄连三钱、黄芩三钱、黄檗二钱、栀子炒三钱、赤芍二钱、枳壳一钱、连翘一钱、

防风三钱、甘草一钱。

㉝ 槐角丸：槐角三钱、地榆二钱、黄连一钱、黄芩三钱、黄檗三钱、生地三钱、当归三钱、川芎一钱、防风二钱、荆芥二钱、侧柏二钱、枳壳二钱、乌梅三个，生姜一钱用汁。

㉞ 《血证论》卷四便血门肠风一节。

㉟ 泻青丸：龙胆草三钱、大黄一钱、川芎一钱、当归二钱、羌活二钱、炒栀子二钱、防风二钱、竹叶一钱。

11.13 张山雷

张寿颐，字山雷，江苏嘉定县人。生于1873年（清代同治十二年），卒于1934年。先生禀赋聪颖，自幼好学。先后随当地老中医俞德琈、侯春林及吴门黄醴泉诸先生学习。不数年，学业大进。戚友邻居，时以疾病相告，给方服药，效皆桴应，于是求治者日众。但先生并不以此为满足，深感于疾病之变化多端，学无止境，又从同邑黄墙村名医朱阆仙先生学习，以求深造。朱氏为医学世家，业医五代，精通各科，对外科尤为擅长，望重一时。临症甚多，悉心传授经验，从此先生学识亦更见精深。当时西学东渐，中医日受排挤，朱氏感叹于此，乃自出家资，筹设中医学校于黄墙村家塾，并委先生拟订教学规划，编纂讲义之重任。黄墙中医学校是全国早期的中医学校之一，其成就实先生之功。后又应浙江兰溪中医专门学校聘请，担任教务主任。编写讲义，亲自执教，日夜辛勤，任教十五年如一日。受业学生达六百多人，遍布江、浙、皖、赣、沪等省市，为中医事业培养了许多出色人才，而先生之声誉，亦随之大振，成为清末民初有名的中医工作者、教育家、著作家。

先生著作很多，有《难经汇注笺正》《脏腑药式补正》《中风斠诠》《疡科概要》《沈氏女科辑要笺正》《医事蒙求》《脉学正义》《本草正义》《小儿药证直诀笺正》《医论稿》等25种[①]，大部分是作为当时学校教材用的。

张氏的学术思想，主张“融洽中西”。尝谓：“吾究其理，彼究其形，互有专长，岂宜偏重……苟非融洽为一家，奚以排解夫纷乱。”[②]但目的是“发扬国粹，造就真才……望千万人扶持国学”。所以他对经典著作很重视，学习强调以《黄帝内经》《难经》《伤寒杂病论》《神农本草经》等为基础。至于临床，虽分列内、外、妇、儿科，但对医案很推重，认为，“医书论证，但纪其常，而兼证之纷淆，病源之递嬗，则万不能条分缕析，反致杂乱无章，惟医案则恒随见证为转移，活泼无方，具有万变无穷之妙，俨如病人在侧，謦咳亲闻，所以多读医案，绝胜于随侍名师而相与晤对一堂，上下议论，何快如之”[②]。即其病理学讲义，亦是纂辑先贤诸子酣畅精论而成。如喻嘉言、徐洄溪、柯韵伯、张石顽、尤在泾、陆九芝、王孟英、莫士枚等的著述。

最能反映他的学术思想和临症成就者，要推《中风斠诠》一书，重点介绍如下。

11.13.1 中风为内风脑病说

张氏对中风具有卓识，是在张伯龙《雪雅堂医案》的启示下而后有所成就的。张伯龙氏据《素问·调经论》之旨，“血之与气，并走于上，则为大厥，厥则暴死，气复反则生，不反则死”。参用西学血冲脑经之说，诊断中风病。认为皆由肝火自旺，化风煽动，激其血气，并走于上，直冲犯脑，震扰神经，而为昏不识人，㖞斜倾跌，肢体不遂，言语不清诸证，这是脑神经失其功用之病。先生很加赞赏，称“伯龙氏引证古籍，更能推敲其所以然之病源，言明且清，效近而显，贯通中西两家学理，沆瀣一气，而后病情之原委，治疗之正宗，胥有以大白于天下后世”[3]。

先生并谓“《素问·脉要精微论》浮而散者为昏仆，固明谓眩晕昏仆，为肝风之上扬，故脉为之浮；甚则气将不反，故脉为之散。又谓‘来疾去徐，上实下虚，为厥巅疾’。又明谓气血奔涌于上，故脉亦踊跃奋迅而出，其来甚疾；且上既实，则下必虚，故几几于有出无入。其去若徐，谓之厥，固即血菀于上之薄厥，气血并走于上之大厥，谓之巅疾，盖亦几几于说明气血之上冲入脑矣。可见古人之于是病，论证辨脉，何等精当。”[4]

先生论中风。又是外因、内因两纲论者。认为“《素问》《甲乙》《病源》《千金》等书，于风病言之甚详，叙述病变，亦极繁赜，大率自外感受者，由浅入深，自经络而府脏，幻化百端，不可思议，古所谓善行而数变者，其故可思也。此外因之风邪，为害固是甚厉。凡古人祛风方药，恒主疏邪解表者，诚以外感为病，仍须治之于外，泄而散之，此外因证治之一大纲也”。至于“五脏之性，肝为暴，肝木横逆，则风自生。五志之极皆生火，火焰升腾，则风亦动。推之而阴虚于下，阳浮于上，则风与阳而暗煽，津伤液耗，营血不充，则风以燥而猖狂，所以病至有传，时有风阳陡动，而一蹶不可复振者，是人有此生，又恒与风相为始终。大率自内而发者，由静生动，则猝然而震撼，波谲云诡，一往无前，古所谓风为百病之长者，殆即指此。此内因之风火，恣肆又最难驯。凡古人息风良法，必以潜阳镇定者，诚以内因为病，务必治之于内，安而宅之，此内因证治之又一大纲也……诚能判别此外内二因之来源去委，则于古今中风证治，思过半矣”[5]。

其实，先生欲融洽中西，亦限于时代条件，对西医学说知之不多不深。中医论中风病，范围比较宽，证候亦较复杂，内容概括西医学的四种急性脑血管疾病，如脑出血、蛛网膜下腔出血、脑动脉血栓形成、脑栓塞等，还有部分中枢性瘫痪病、部分周围神经病变等。这些病症的出现，病因并不一致，发病形式亦不完全一样，其意识状态、瘫痪程度等都有差别，而中医都可以称之为中风。所以论中风而强调绝对典型化，定型化，是不容易的。先生所论之中风、内风，亦主要是出血性脑卒中病情，中医中风病中的部分病情，不是全体；如上述外风病者，即已排除在外。但说“遍考古今医籍，亦莫不各有议论，各有方药，然寻绎其词旨，大多模糊隐约，疑是疑非，所以如法治疗，亦复无效”[3]，则未免无视历史成就，有些妄自菲薄了。

11.13.2 提出内风治疗八法

张氏认为，内风治法大体有八。论是病之源，虽同是木旺水衰、肝阳陡动、气升痰壅、激犯神经，而真阴之虚，有微有甚，即木火之焰，有重有轻，因此最初见者，即有闭、脱二证。如阴虚之未甚者，则木火之势必盛，痰升气升，一发难遏，多为闭证。如目定口呆，牙关紧急，痰声曳锯，气粗息高，面赤唇红，脉息洪大，皆是乍闭之确据。而阴虚之已盛者，则木火之焰必微，痰气内结，猝然痉厥，多为脱证，如目合口开，气息微续，昏倦无神，面色皖白，痰声隐约，脉息细微，皆是欲脱之显象；其尤甚者，则脉伏不见，自汗如油，肢冷面青，撒手遗尿，更是至危极险之候，多不及救。[6]当此之时，闭者宜开，脱者宜固，生死关关，进行抢救，入手不能弄错。

(1) 开窍法　开窍法主是要开其闭塞。如气窒声不能出者，必先通其气，用通关散[1]嗜鼻取嚏。同时针刺水沟、合谷等穴，以回知觉。如牙关不开者，用乌梅肉擦牙启闭。俟其晕厥既苏，声出牙开，急进潜阳镇逆化痰之药。

在此，张氏指出两点，是颇有见解的[1]。如为闭证，必以开其闭塞的急务，潜阳降气，镇逆化痰，犹在其次。这是危证急救，需要单刀直入，不能稍有夹杂牵制[2]。中风闭证，乃是痰气之郁窒，与夏令之暑疫秽浊，及南方之山岚毒瘴不同。凡芳香逐秽，斩关夺门之要药，如诸葛行军散、痧气蟾酥丸等，于此气火升浮，上冲入脑者，不能误用；惟有石菖蒲根之清芬，可以化痰，不致窜散太甚，用以作为向导，庶合分寸。

(2) 固脱法　固脱法主要是固摄真元式微、龙雷暴动之脱证，但要辨别阴阳。如见元阴告匮、真气不续者，则以摄纳真阴、固护元气为主，以恋阴益液之剂与潜镇虚阳之法并进。如人参、阿胶、鸡子黄等与龙、牡、玳瑁、龟板、鳖甲等大队浓煎频灌。如阴亡而阳亦随亡者，则当用参附汤、黑锡丹等；俟神清气续，再用滋液育阴、潜镇摄纳之药。

在此，张氏亦很仔细，认为，救阴固脱之时，不可羼杂开泄痰涎之药，以免分散滋填之力。阴亡阳脱之时，进参附而痰塞喉间，欲咯无力，药不能下者，可以真猴枣末，煎石菖蒲汤先服，暂开其逆涌之势，但如通关散、稀涎散之类燥烈克痰药，则不可妄试。

(3) 潜镇法　肝肾阴虚，相火浮越，是卒暴昏仆，为闭为脱的根源，当其病变未甚之前，潜藏实为紧要良图，可以遏制病情恶化，可以防患未然。潜阳之法，介类是第一良药，非但沉潜有力，而且能收摄虚阳。如真珠母、石决明、玳瑁、牡蛎、贝齿、龟板、鳖甲等，最为潜阳妙剂；又如石类中之磁石、龙骨，具有吸引力者，其用亦同。至于金石类之黑铅、铁落、赭石、辰砂等，惟以镇坠见长，而不能吸引，是其次者，仅对痰火上壅，体质犹实者为宜。其余如石英、浮石、玄精石、寒水石等，力量较薄，可为辅助，非专用重材。

(4) 开泄法　猝中之证，肝阳上扰，气升火升，都挟胸中痰浊，陡然泛溢，壅塞气道，以致神志昏迷，声如曳锯，两吻流涎。此时治疗，开痰降浊，为唯一要务。治痰之法，首在量其虚实，分别攻克消导之等级。如形壮气实者，荡之涤之，虽猛烈之剂，亦无所畏，如稀涎散、滚痰丸、控涎丹、青州白丸子[8]之类，皆可扫除痰浊，以为权宜之计。如其形馁气衰者，泄之化之，只能用和平之剂，方可无虞。如二陈、杏、贝、枳实、竹茹之属，而胆南星、天竺黄、竹沥、荆沥、桑沥数者，则性最和平，而力量尤堪重任，无论为虚为实，皆宜用为正将。惟痰本浊腻之质，且性又粘韧，非得芳香之物，不足以助正气而化浊阴，如石菖蒲根之芳烈，最堪为向导；远志之微苦微温，亦是化痰之良剂。

(5) 顺降法　猝中之病，火升痰升，喘促不止，皆气逆之为患。《素问·调经论》所谓"气血并走于上，则为大厥"一条，至理名言。所以治此证者，不顺其气，则血亦无下降之理，而痰即无平定之时，肝阳亦无潜藏之法。其气能降，即所谓"气返则生"，气不能降，即所谓"不返则死"。所以定其横逆、调其升降，顺气是为当务之急。但顺气之药并不太多，而顺气之理亦非一端。如上条之潜阳镇逆，摄纳肝肾，以及化痰开泄数者，固无一非顺气之要诀。而古方之二陈，温胆之属，亦是消痰降逆辅助之品，又有匀气散[9]、乌药顺气散等[10]，选药虽未尽纯猝，亦可以酌量运用。

(6) 育阴养血法　猝中之病，其标为肝阳之暴动，其本是血液之不足。因为肝性刚急，无阴血以涵濡之，则暴戾恣肆，一发难收，所以治肝之法，急则定其标，镇摄潜阳为先务，而缓则培其本，必以育阴养血为良图。惟真阴之盛衰系于肾，而血液之枯菀系于心。试观肝阳易动之人，必有惊悸怔忡，健忘恍惚诸症，谓非血少心虚之明验。因此，为肝病培本之计，虽宜滋肾之水，补母以及其子，亦必生心之血，助阴以涵其阳，所以养心一层，亦治肝阳者必不可忽。惟养心之正药无多，不过枣仁、淮小麦、茯神之类；其余是清热化痰，祛邪宁神。这种养心宁神之法，清而不滞、淡而不浊，无助痰之患，有养正之功，可与潜阳镇逆法门同时并进，至于培养肝阴一法，如滋水清肝饮[11]、一贯煎[12]等，皆主养阴，而能疏通肝气，苟痰浊已化，亦可参用。

(7) 滋填肾阴法 肝阳之病,肝为标而肾为本,河间所谓肾水虚衰,不能制火者。因此治肝阳者,养水滋肾一法,必不可少。但须注意,肝阳暴动,责之肾虚,是为研究病本之原因,并非治疗见症之急务;何况痰塞喉间,气填中州,滋肾粘腻之药,能够透过这些关隘,直补下焦?这是不可能的。这里必须分清主次缓急,惟在潜降摄纳之后,气火既平,痰浊不塞,乃可徐图滋养,固护其本。方如六味、四物等斟酌用之。

(8) 通经宣络法 猝暴昏仆,多兼有手足不仁,半身不遂,及刺痛瘫痪诸症,其平居无病而忽然不用者,皆是气血上菀,脑神经被其扰乱而失去功用。此症病在形体肢节,而病原实在神经,与一般痺着不同,因此,宣络通经之药,动而不静者,不能滥用。惟在数日之后,其势稍息,其气少和,而肢体之瘫痪如故,经络隧道之中,为痰浊壅塞,血脉不灵通者,然后可用通经宣络,活血通络之药,或有效力;但半身不遂已久,机械不灵,此法亦少效果。通络方张氏推重桑枝煎[13]、张文仲疗一切风方[14]、虎骨四斤丸[15]等。

以上就是张氏对内风暴动、猝仆痰壅的治法八条。界限清楚,次序步骤井然,对临床有一定的实用价值。张氏亦很自许,认为“洞见癥结,有理可寻……于此证之曲折细微,约略已尽”[6]。其实,言中风而分真假内外,言治疗宗河间、丹溪而着重阴虚为多者,明代缪仲淳氏已开其端,即这里的八法,亦是补充和发展了缪氏的“中风治疗大略”,主张还是一致的。

【复习思考题】

(1) 你对张山雷“融洽中西”论有什么看法?如何才能真正达到这一点?

(2) 试述张氏中风为内风脑病说的主要内容。

(3) 内风治疗八法的主要内容是什么?如何具体运用?

【医案举例】

(1) 中风之一 吴左,逾甲之年,猝中偏枯,明是气血交并于上。脉右搏大,左亦沉弦;舌心白垢,尖边色红。六府不行,矢气自转,此宜化痰开泄瓜蒌皮二钱、光杏仁三钱、陈胆星一钱半、旋覆花二钱、红花八分、枳壳七分、象贝母二钱、生打代赭石三钱,生打牡蛎六钱先煎、生白芍二钱、延胡一钱半、礞石滚痰丸五钱、分吞。

二诊:昨进开宣泄化,大便已利,燥而不结,今日言语稍清。脉右搏较和,左手起色舌乃黄厚垢腻,仍须昨意进步。前方去瓜蒌皮、杏仁、红花、白芍;加全瓜蒌四钱、天竹黄一钱、广郁金一钱半、川黄连四分。

(2) 中风之二 某左,肝阳不藏,气升上逆,目眩耳鸣,甚则猝厥。脉细软,舌光燥。治宜养液潜阳,以藏木火。金铃子二钱、生牡蛎四钱、生打石决明五钱、山萸肉一钱半、北沙参二钱、瓜蒌皮一钱半、天麻二钱、丹皮一钱半、枸杞子一钱半、全当归一钱半、黄菊花一钱半、陈皮一钱半。

按:以上二案,是开泄法和潜镇法的具体运用。方药路子清楚,很可师法。张氏在此,用开泄法时,兼以柔肝潜镇;在用潜镇法时,兼以养液疏肝。考虑问题很全面,可见八法亦不能分割看待,要灵活运用。

(3) 温病 尤左,病起十多日,咳痰不活。昨日大汗神昏,手舞咬牙。脉中候滑大有力,齿垢舌燥。阳明热盛,将有动风瘛疭之变。瓜蒌皮仁各三钱、生石膏八钱、知母三钱、象贝母三钱、胆星一钱半、枳实六分、郁金一钱半、马兜铃一钱、黄芩一钱半、黄连八分、牛蒡子一钱半、紫雪丹四分(吞)。

按:温病延至十多日,不得清解,往往是由于痰热互结,气分窒痹所致,从此案叙症来看,更可了解。其大汗神昏致痉诸症,实际是邪气内陷,逆传心包之变。方中用芩连、白虎,清阳明之热;枳实、瓜蒌、胆星、贝母开泄肺胃气机;郁金、紫雪透彻内陷心包之邪,丝丝入扣,理法周至。

(4) 肿胀 某左,脾肾两亏,膜胀起伏,腹鸣便泄,脉迟带弦,舌不甚腻,宜温养柔肝,暂缓进补。川楝子一钱半、乌药一钱、藿梗一钱半、明附片一钱、淡附片五分、淡吴萸四分、制半夏一钱半、炮姜炭四分、乌梅肉炭一钱半、炒萸肉二钱、生淮山药三钱、生鸡金二钱、炙干蟾蜍半只、小青皮一钱。

二诊：脾虚䐜胀，溏泻纳呆，前投温养扶土，便坚胀定。脉本弦涩，今渐流利，苔尚薄白，是当补脾运气，兼以柔肝。

前方去藿梗、附片、吴萸、乌梅肉、鸡金、蟾蜍、青皮；加党参一钱半、炒冬术一钱半、杞子二钱、广木香八分、广皮一钱、连壳砂仁五分、生牡蛎三钱。

三诊：脾弱䐜胀，昨投温运，已见桴应，胃纳亦醒。脉迟而弦，舌滑无苔，宜扶土和木。炒党参一钱半、炒冬术一钱半、乌药一钱、青陈皮各一钱、炒白芍二钱、炮姜炭四分、生淮药三钱、净萸肉二钱、生内金二钱、制半夏一钱半、广木香八分、淡吴萸四分、生石决明二钱。（以上四案均录自《医林荟萃·张山雷学术经验专辑》）

按：此例肿胀，属于土虚木乘的病情，张氏处理，标本缓急，井然有序。初诊入手，治标顾本，疏理肝气，先治其胀者；但刚燥中寓以柔药，就很得体，所以疗效亦佳。二诊重视培本，使中流有个砥柱，亦合情合法。三诊筹划于消补虚实之间，亦是常规用药方法。此等证候，要能善守，急功往往致变，张氏盖深有体会者。

【原著选读】

《仲景法主存津液》

仲景法主存津液，夫人而知之矣。然其所以存津液者，汗吐下和寒温之六法皆是也。六法中尤以急下存阴为刻不容缓。其用滋阴之剂以为可存津液者，适与六法相反，故百病无一治。寿颐按伤寒是热邪为病，热邪不去，则津液不存。六法皆去邪之法，必邪去而津液始可保，则六法皆存津液之法可也。独有甘寒滋腻，柔润养阴不在六法之中，适以恋邪助虐，而津液且难存，故仲景书独无养阴之法，其竹叶石膏汤、炙甘草汤皆自有主治之症，非可妄用于邪气正盛时也。至于急下存阴之际，尤为存亡绝续关头，必一鼓作气，而邪热荡涤无余，然后津液乃不患其再耗也。

《膏黄参附羚石之能起死回生》

病之能起死回生者，惟有石膏、大黄、人参、附子，有此四药之病，一剂可以回春，舍此外则不能。寿颐按病当吃紧要头，一举手而定乱扶危，功成反掌者，自膏黄参附以外，确鲜此专阃大将。惟有肝阳陡动者，其发极暴，猝不可遏，及疡科疔毒大症，势剧且不救者（此即俗称疔疮走黄），一进羚羊，无不就范（外疡大毒，腐巨红肿痛不可耐者亦然）。此外则又有气火升腾，血冲脑经之猝厥昏瞀抽搐痉直诸症，非重用石药介类，潜降摄纳大剂，必无捷效，惟此数者亦能奏功于俄顷，化险为夷。固临证时之历验不爽者，而举世尚未尽知，爰附志之，以告同嗜。

《论　方　案》

案者，断也，必能断乃可云案；方者法也，必有法乃可云方。若非步武前贤，安能有此学术。寿颐按病者本有一定之病理。识理毕真，认证确当，自然敢下断语，案无遁情，则所立之方，也必配合停匀，有条不紊，而后药能中病。此种功候，半在读书，立其根底，亦半在阅历，广其见闻，而尤必于临证时细心研求，复诊时一一探究其成绩，何者桴应，何者变爻，渐渐炉火纯青，方能隔垣洞见。是之谓真经验，是之谓真功夫。万不可徒读父书，师心自用，否则笃信好古，守死善道，方药虽好，病症却非，医者方以为无上妙法，而病不对药，反是病人之自误矣。况乎旧籍纷纭，无奇不有，杀人捷诀，亦何莫非古人已往之陈言耶。

〔**注释**〕

① 《医林荟萃》第五辑《张山雷生平简介》。

② 同上。《对中医教育事业的贡献》。

③ 《中风斠铨自序》。

④ 《中风斠铨》脉法总论。

⑤ 同上。中风总论。

⑥ 同上。内风暴动之脉因证治;以下引文均见本篇。

⑦ 通关散:细辛、牙皂等分,炒炭为末。每用少许,吹入鼻中,取嚏为效。

⑧ 青州白丸子:白附子生用、半夏生用、南星生用、川乌生用。

⑨ 匀气散:白术、乌药、人参、天麻、沉香、青皮、白芷、木瓜、紫苏、甘草、加姜煎。

⑩ 乌药顺气散:麻黄、橘皮、乌药、僵蚕、川芎、枳壳、炙甘草、白芷、桔梗、炮干姜、姜枣煎。

⑪ 滋水清肝饮:即六味地黄汤加归身、白芍、柴胡、栀子、大枣。

⑫ 一贯煎:沙参、麦冬、生地、归身、枸杞子、川楝子。

⑬ 桑枝煎:《外台》张文仲方,药用桑枝一味浓煎服。

⑭ 张文仲序一切风方:牛蒡根、生地黄、牛膝、枸杞子,酒浸服。

⑮ 虎骨四斤丸:木瓜、天麻、牛膝、苁蓉。

⑯ 见《医学广笔记》。

11.14 恽树珏

恽树珏,字铁樵,江苏武进人。生于(1878年,清光绪四年),卒于1935年,享年五十八岁。先生生于福建台州父亲住所,父母卒,返武进之孟河老家,年二十六。读书于南洋公学,毕业成绩最佳。曾任长沙某校教授,后在上海商务书馆任编译,主编《小说月报》,以译西洋小说著称[①]。他是中医界接触西方文化而兼通中西的人才之一。

先生少时为病所困,以后几个孩子接连死亡,才转事于中医学事业。与当时名医丁甘仁先生交往,更增进了他的学术水平。

在他业医之时,正值余云岫等掀起民族虚无主义思潮,诬蔑中医不科学,主张废医存药。于1927年狂妄地提出"废止旧医以扫除医事卫生之障碍案",并得到了国民党反动派的支持,成为当时中医发展史上的一股逆流。而恽氏则是当时捍卫中医,反对逆流斗争的中坚人物,主张以中医本身学说为主的改革论者。并在上海先后两次开办铁樵中医函授学校,宣传他的主张,培养中医人才,一时间问业者甚众,先后达千余人。医界风气为之一变,咸知革新,对中医事业的发展做出了很大贡献。

先生著作很多,有《文苑集》《论医集》(以上第一辑),《群经见智录》《伤寒论研究》《温病明理》《热病学》(以上第二辑),《生理新语》《脉学发微》《病理概论》《病理各论》(以上第三辑),《临诊笔记》《临诊讲演录》《金匮翼方选按》《风劳臌病论》(以上第四辑),《保赤新书》《妇科大略》《论药集》(以上第五辑),《十二经穴病候撮要》《神经系病理治疗》《鳞爪集》(以上第六辑),《伤寒论辑义按》(以上第七辑),《药庵医案》(以上第八辑)等,统名之曰《药庵医学丛书》。

11.14.1 对《黄帝内经》学的阐发

恽氏阐发《黄帝内经》学,既是学术上的探讨,亦是为了当时反对消灭中医的斗争需要而发。余云岫反对中医,首先攻击《黄帝内经》,认为这是攻坚,把《黄帝内经》攻破了,则中医学便无立足之地,亦就易于消灭了,其用心是很毒辣的。恽氏针锋相对,亦首先维护《黄帝内经》,指出进攻中医,《黄帝内经》不能废[④],专著《群经见智录》一书,以驳斥余氏的谬论,并反驳当时中央国医馆的错误意见。

（1）改进中医，《黄帝内经》不能废除　当时中央国医馆，受余云岫的影响，学术整理会把中医学统一于西医之下，不谈《黄帝内经》，而仅从张机、巢元方开始，恽氏一见此议，就知其别有用心，当即提出，整理可以舍《素》《灵》也，此又期期不可！“仲景撰伤寒，自言用《素》《难》，巢元方以下，皆宗此书。《素问》之研读，是不易懂，并非《素问》本书不善，即如‘东方生风’，余云岫《灵素商兑》痛如驳斥，其实余氏之言，只攻击到表面，风指动言，与‘风以动之’风字，同一意义。佛家言地水风火，水火指燥湿言，地风指动静言，其意亦同。此所以古医书如《千金》，凡神经病手足肌肉及能不由意志命令而自动者，统谓之风。此风之意义，与余氏所说完全不同。惟其如此，所以风生木，木生肝，肝之变动为握，握训痉挛。肝之府为胆，胆之经气为少阳，少阳从火化，火曰炎上。下厥上冒，过在足厥阴少阳，如此为厥颠疾。其语意是一串的。”

“又《内经》以肾属冬，以肝属春，以心属夏。《伤寒论》以足少阴经为末传，其病实属肾。何以知其属肾？伤寒少阴症，脉沉微，倦卧但欲寐，得附子便愈；其不可愈者，乃是病机已逸，治之太晚之故。附子是肾药，附子之药位在小腹，小腹为肾之领域，用附子而能愈，则可知病之属肾为真确。人身之腺体，以肾腺为根本，以汗腺为末梢，就形能研究之，见其连带关系。故是足少阴经病，则汗腺亦病，因而汗出恶风。今考《伤寒论》之用附子各方，其见症十九皆汗出恶风者，于是形能之关系，乃益显著。又如甘露消毒丹为温病特效药，此乃现在中医界所公认。此丹专治暑温、湿温。暑温、湿温者，夏季之病也，《内经》以心属之夏，则暑温、湿温实手少阴经病症。手少阴经，心也，何以证明暑温、湿温之属心？观于甘露消毒丹之为特效药，可以知之。何以故？因此丹有菖蒲之故。菖蒲、心药也，故孔圣枕中丹用为主药，甘露消毒丹之用菖蒲，实是引经药，所以变更药位者，因其病以暑为主要，是以温病单用菖蒲不效，甘露消毒中除去菖蒲亦不效。谚云：种瓜得瓜，种豆得豆，种瓜有时不必得瓜，而得瓜可以知其绝不是种豆。故循因执果，有时靠不住，而执果溯因，则千百不失一。今执菖蒲附子之药效，推求伤寒温病之属肾属心，非妄语也。此为千虑之一得，虽不必便是铁案，然其事实非偶然。据此是《内经》确有精义，并非扣盘扪烛之谈。”④不仅如此，能够懂得《黄帝内经》大义，就更能懂得中医确有道理。

（2）《黄帝内经》的大义

① 全书的总提纲　恽氏认为，《黄帝内经》的学术成就，极其博大精深，委实是有价值的好东西，而且有它一个总提纲，可以掌握运用，如《素问·玉版论要》的“揆度奇恒，道在于一，神转不回，回则不转，乃失其机”，此数语即是它的关键。能够于此了了，则《黄帝内经》的全部精神亦就了了；假如在此等吃紧关头含糊不清，则于全书亦不能了然于胸中。

这几句话的精神是什么？岐伯所言的奇恒，是“奇对于恒言。恒，常也；奇，非常也。不病，人之常也；病，人之非常也。即奇，病也；恒，不病也。揆度奇恒，审察其人病不病也。岐伯曰：‘奇恒者，言奇病也。’孟谓奇恒之法，乃揆度不循常规而病之法，因不言循常规而不病者。深一层言之，其又虽有病，苟循常规，病无害也；其人虽无病，苟不循常规，大病且来，预测之而不爽也。何以知其循常规或不循常规，曰：此所谓奇恒也，当有事于揆度，故曰‘奇恒事也，揆度事也’。”⑤

揆度奇恒，道在于一，“一”又指什么？指“天”（大自然）。即“善言人者，必有验于天……使吾身脏腑之气，与天地运行之气，合而为一也。能一者不病，不能一则病”。至于转与回，“转为恒，回为奇”。《黄帝内经》以转为顺，以回为逆，逆即回而不转之意。病人是否转而不回，抑气回而不转，此在诊病之医，当权衡揆度。故《素问·平人气象论》曰：“常以不病调病人，医不病，故为病人平息以调之为法。”推之以谈，是《黄帝内经》全书皆言奇病也……转为恒，回为奇，故奇恒回转，有为《黄帝内经》之总纲。奇恒之道在于一，则一又为总纲之总纲。[5]这种论述，是深有研究的，是能抓住《黄帝内经》主要精神的。

②《黄帝内经》与《易经》医道通天论，医道通《易》道，医《易》同源论，这是前人早已有所论及的，而恽氏则有更进一步见解，如云：《易经》无神秘，此书于《黄帝内经》则有密切的关系。如欲明白奇恒之道，在于一的全部含义，就非求于《易经》不可。“《内经》常言‘少、壮、老、已，生、长、化、藏、收’，此十字即《易》之精义。含生之论，无论动植，莫不有少壮老病已，生长化收藏。而尤妙者，在生则必长，少则必壮，壮则必老，老则必已。已者自己，生者自生，万汇纷纭，绝无一刻介息。毕竟孰为之？孰会致此？则时序为之也。夏暖就必凉，冬寒春必温，假使无温凉寒暑之变化，则无生老病死之变化。自今日言之，南北极终年冰雪，动植不生，殆近于无变化者。古人虽不知有南北极，然早已洞明此理，故《内经》全书言四时，其著者如‘彼春之暖，为夏之暑，彼秋之忿，为冬之怒’。如敷和，升明，备化，审平，静顺各纪之类。《易经》则曰，法象莫大乎天地，变化莫大于四时。’[6]知万事万物，无不变化，故书名曰‘易’。知万事万物之变化，由于四时寒暑；四时寒暑之变化，由于日月运行。欲万物不变，非四时不行不可；欲四时不行，非日月不运不可。故曰：‘易不可见，则乾坤或几乎息矣。乾坤毁，则无以易。’[8]四时为基础，《内经》与《易经》，同建筑于此基础之上者也。”[9]《易》所谓“法象莫大乎天地也。”[10]这样，《黄帝内经》强调“阴阳者，天地之道也，万物之纲纪，变化之父母，生杀之本始，神明之府也。”得到《易经》“法象莫大乎天地，变通莫大乎四时”的印证，就更加明白晓畅。

③ 五行为四时的代词　恽氏根据《黄帝内经》以四时为基础的观点，进一步解释五行之义，认为五行是四时的代名词，它与阴阳，六气是密切相连的。“《内经》言五行配以五脏，其来源本于天之四时，脏有五而时反四，故以六月为长夏，以配脾。何以言之？……《内经》认为人类生老病死，皆受四时寒暑支配，故以四时为全书总骨干。四时有风寒暑湿之变化，则立六气之论，以属之于天；四时有生长收藏之变化，则立五行之论，以属之于地。五行六气，皆所以说明四时者也。今姑置六气而言五行。春为发阵，乃万物向荣之候，此时植物之生意最著，则用木字以代表春季。夏日溽暑，骄阳若火，则以火字代表夏季。秋时万木黄落，有肃杀之气，比之兵革，则以金字代表秋季；金，兵也。冬令寒，惟水亦寒。冬为夏之对，水为火之对，故以水字代表冬季。夏至一阴生，其时为一岁之中央，其气候多湿，故以土字代表长夏。”[11]

至于五行相生相克之理，亦是易于理解的。“其云木生火者，谓春既尽，夏当来，夏从春生也；火生土得，谓夏之季月为长夏，长夏以夏生也；土生金者，谓长夏尽为秋，秋以长夏来也；金生水者，秋尽为冬日也；水生木者，冬尽则为春也。春主生，所以能成生之功者，实拜冬日秘藏之赐；夏主长，所以能长之功者，拜春日发阵之赐；秋主收，所以能成收之功者，拜夏日长养之赐；冬至藏，所以能成藏之功者，拜秋日成实之赐，故曰相生也。”其相克者，“春行秋冬，勾萌乍达，肃杀之气加之，春之功用败矣；夏行冬令，严寒折盛热，闭不得发，长养之功隳矣；秋行夏令，收束不得，发泄无余，秀不实矣；冬见长夏郁蒸之气，寒水不冰，当收反泄，盖藏竭矣；长夏为夏至阴生之候，行春令，则阳亢不知矣，故曰克也”[12]。总之，五行之气为宾，四时为主,而变化不离乎阴阳,揆度奇恒,则其道在于一。这就是恽氏阐发的《黄帝内经》大义,是颇有研究价值的;其在临床亦处处显出它的指导作用,《黄帝内经》岂能废除?!

11.14.2 改进中医,应以中医学术为主体

恽氏当时,正是取消中医和维护中医斗争激烈之时。当时的中央国医馆,受余云岫等人的影响,曾经一度想取消中医病名,为进一步取消中医张本。恽氏坚决反对,提出改进中医学,应以中医学术的主体的主张,写了《对于改进中医的意见》[13]、《对于统一病名建议书之商榷》[14]等文章,以反驳中央国医馆的错误意见,主要内容如下。

统一病名,当以中医为主,其理由有四点:"中西医学基础不同,外国以病灶定名,以细菌定名;中国则以脏腑定名,以气候定名,此因中西文化不同之故。建议书第二章云:'天下事物,只有一个真是。西医病名,既立于科学基础上,今新造病名,必不能异于西医;能异于西医,即不能合于科学;不然,科学将有两个可云是。'此说可商,鄙意以为科学是进步的,昨日之是,今日已非,故不能谓现在之科学,即是真是,西医尽多议论与事实不符之处,是其明证。此其一也。天下之真是,原只有一个,但究此真是之方法,则殊途同归,方法却不是一个,譬之数学,用数学求得得数,用代数亦求得得数,方法不同,得数同也。如谓数学之得数,不是代数之得数,则非确论。故西方科学,不是学术唯一之途径;东方医学,自有立脚点。此其二也。今若以西医为主名,不废中国学说,则名实不相符;若废中国学说,则中医即破产。不于此,则于彼,更无回旋舍地。例如《伤寒》一书,包括气管炎、胸膜炎、腹膜炎、胸水,乃至流行性脑脊髓膜炎、日射病,等等,假如用此诸名色,初步《伤寒论》本文,将渐次无人研读;进一步,必伤寒方无人能用;及后一步,必讲究注射灭菌。如此则中医消灭,中药消灭。是故用中国病名为统一病名,在所必争。事非得已,不止以从主人而已。此其三也。名者实之宾,先有事实,然后有名。鄙意以为整理中医,当先从诠明学理起,今贵馆既从正名着手,自从一种方法。但定名之时,眼光须注重于本身学说。因学说是主,名是宾。今若不顾一切,惟名是务,则有宾而无主。改进中医,整理学术,是欲使退化之中医进步,欲使凌乱之学术整齐,今统一病名,而用西名为主体,则与本身之学术冲突,与整理改进之初心相背。仅有此统一之名,将来可以步步荆棘,则此番定名的工作何为者?此其四也。"[4]这里提出的问题,直至今天还在作怪,恽氏之见,颇多卓识,尚有它的现实意义。

为此他提出了许多具体改进意见,如首先整理中医典籍,使之通俗化。因为中医优点很多,但古书晦涩难懂,如能"诠释明白,使尽人可喻"[13],就易于普及。其次是要定出标准。因为"改进中医,不在方药本身,而在运用方药有其确定标准"。复次是药物改进,要懂得植物学,做好标本,自己种植,保证性味成效,即所谓研究地道药材。至于化学提炼,是其次要。因为中医所谓药材,大都是天然物品,其精密远过人工配置。"此事当加以慎重之考虑,不能贸然盲从"。至于明白生理之真相,当然是重要的,现在亦是当务之急,亦当采用西方学说,"但亦不过是诸重要工作之一种,万不可舍本求末,以科学化为时髦而专求形似,忘其本来……断不能使中医同化于西医,只能取西国学理,补助中医。质言之,可以借助他山,不能援儒入墨"(同化到反对派哪一方面去)!

这些意见,在当时来讲,在维护中医方面是异军突起的,有他的真知灼见;即从今天来看,还是值得注意,很可参考,有进一步加以探讨研究之必要。

他有两个观念,可以说是改进中医主张的思想基础,亦可说是他治学所得的成果。他认为,"治医学不能单就医学讲医学,若是单就医学讲医学,那就讲一百年,也不能达到那吻合

真理的境界"[14]。又认为,以为医学是个不完全的东西,不但医学,各种科学都是如此。现在科学中的某某科这不过是一个段落,并不算得完全,知道是一个段落,更知道我们只能说一个段落,所以著者见西医书里面说微菌是病源,就不免有了怀疑的态度,以为未必可以算得铁案。惟其有了这种的怀疑,所以不肯跟着他们乱走……"我抱定了这两个观念,将《黄帝内经》所说的,证之于病态,不得其解,求之于西学,那是轩岐医学,西洋医学,和我自己的实地经验,三合而成。而又截头截脚,弃去一切玄妙微茫不可知之物"。这就是恽氏改进中医,应以中医学术为主体的主张,并亲自加以实验的大略。他有一个信念,"中国医学是平正的,非玄妙的,是近情着理,人人可解的,非艰深难晓,不可思议的。"[15]只要加以改进,使之"民众化",使举国皆能明了,则西医亦就无从非薄中医了。

总之,恽氏是在半殖民地半封建的旧中国,由于反动政府的奴化教育,国人学习一些西国医学者,民族虚无主义思想泛滥,竭力反对中国医学,甚至要想消灭中医,他是揭竿而起,迎着余云岫等攻击锋芒,进行针锋相对斗争的。他竭力维护中医,提出改进中医说,成为一个改进中医论者,在当时中医学术界是有很大影响的。当然,由于时代和个人的局限,对于恽氏学说的全面评价,亦正如他自己所说,是不完全的,尤其对古人和同道,言论有些偏激;但这个段落,是有他特色的,在很多地方值得借鉴和研究。

【复习思考题】

(1) 你对恽氏改进中医理论是怎么理解的?

(2) 恽氏阐发《黄帝内经》大义,其主要精神何在?你能指出他的优点吗?

【医案举例】

(1) 伤寒证治 张宧官,初发热便甚壮,得西药大汗出,热降,旋复热高,反暵燥无汗,是伤寒也。不得再误药(八月十日)。炙麻黄四分、杏仁三钱、六一散三钱、炙甘草六分、川桂枝三分、川朴四分、鲜藿香钱半、生姜二片原注:得药大汗出,热降,旋复热高者,惟伤寒则然。大汗后汗闭,用桂枝二麻黄一汤,本仲圣法。

二诊:药后得微汗,热仍高,胸闷腹痛,大便多日不行,舌苔黄垢,伤寒在一候中,表证已解,既热化为阳明,及早下之(八月十二日)。川连四分、川朴四分、元明粉一钱(冲入)、楂炭三钱、淡芩一钱、枳实一钱、制锦纹一钱后入、槟榔八分。原注:大汗出,热降复高,微汗出,热仍高,信是伤寒病型。其传为阳明,不是病变,乃自然之趋势。表症罢而攻之,悉合大论之法。

三诊:药后得大便甚多,热遂下降,但此热退清须时日。现在色脉都好,不吃坏,愈期不远(八月十×日)。川连四分、丹皮三钱、炒香豉三钱、西瓜皮三钱、赤白苓各三钱、淡芩一钱、枳实一钱、益元散三钱、鲜藿香钱半。原注:得泻,邪毒松解,但热虽下挫,非旦夕可清解也,亦伤寒热之定型。(录自《药庵医案》卷二)。

按:恽氏言伤寒,平实易理解。此症先表后里,法度亦很清楚,所以疗效亦佳。但病在八月,时当暑湿之令,而称之为伤寒,实是广义的伤寒,因而概括了温病之暑湿,这在第三诊的用药看得很清楚。另外,从这些医案亦可了解当时上海称为伤寒家的大略。

(2) 噎膈辨证 胡右,食后须臾吐出,食物不化是噎膈,胃寒故也。病已三年,右脉气当未败,可冀有效(三月九日)。桂枝四分、炮姜炭三分、姜半夏钱半、砞茯神三钱、川连三分、制香附三钱、炙甘草六分、青陈皮各二钱。

二诊:呕吐已止,食物尚感不适。脉平舌润,毕竟寒多于热(三月十二日)。桂枝三分、制香附三钱、姜半夏钱半、砞茯神三钱、川连三分、炮姜炭三分、吴萸三分、老生姜一片。

三诊:病已瘥,而自虑再发,鄙意再发恐是另一种病,若此可冀不发。左金丸四分、归身三钱、砂仁七分、人参须七分、制香附三钱、姜半夏钱半、生姜一片、青陈皮各一钱。原注:而方宗喻嘉言进退黄连汤法,

证偏于寒，故热药为多，数剂而愈三年痼疾，信是胃寒而已，恐不足云噎膈大证。（录自《药庵医案》卷五）

按：噎膈是大证，但不尽是目前所讲的食道癌，所以此病历程三年，而右脉气当未败，恽老许其“可冀有效”，是有真知灼见的。临床上最忌再食名词，不从四诊八纲深入研究，轻易中西两名乱套，把中医的传统特色抛弃了。不仅影响治疗，实是害人尤多。此案此治，是可以获得一些启发的。

(3) 肝胃之病　王右：肝胃病甚深，胃不能化，恶心与吐皆胃之反应。带多经不调，乃肝之病候（十月十六日）。人参须钱半、川连四分、吴萸三分、青陈皮各一钱、制香附三钱、枳实八分、天麻三钱、杭菊钱半、细生地四钱、蒺藜三钱、归身三钱、琥珀四分研容。

二诊：脉甚佳，舌苔未化，虽饥不可多食不宜进不消化之物，带饿可以养胃，因胃病深也（十月十九日）。人参须钱半、白芍三钱、炙甘草六分、枸杞三钱，竹茹钱半、白归身三钱、橘络钱半、杜仲三钱、枳实六分（录自《药庵医案》卷六）。

按：肝胃病在临床上较多见，妇女尤甚。因为它每每与月经病联在一起，形成错综复杂的病情。恽氏此案，就是治肝胃病又兼调经者，养脾和胃。所以用药在一般中有特殊，并可以此了解他在临床上的证治手法。

【原著选读】

《创办函授学校宣言》

读吾书者。第一当知中国医学是平正的，非玄妙的，是近情著理，人人可解的。非艰深难晓，不可思议的。何以言之？将健体与病躯比较，见病躯种种异状而知其为病，从种种不同之病，推究致病原因，而知病之来路；从种种病状观察其将来，而知病之结果。从病因病状以求免祸之道，而产生治法。以治法之有效者能愈甲病，更能用同样之法愈乙病愈丙病，推而至于十百千万皆能愈者，著为定法，即医术也。然而健体与健体相较，不能无几微之差异，遗传其一也，环境其二也，年龄其三也，男子其四也。病状不同之中求其同，同样之病亦不能无几微之差异，山泽平陆，地之异也；春、夏、秋、冬，时之异也；阴晴旱涝，气候之异也；剧劳、盛怒、嗜好，乃至大兵荒年，太平盛世，人事之异也。种种异点既极复杂，而各异点又复交互错综而生变化，则歧途之中又有歧途。从此诸多复杂异点之中，求得其公例，消息其治法。治甲乙丙丁而效，治十百千万人而皆效，然后著为定例，而为文说明，太繁冗也，为之术语，难辨析也，为之证例，夫是之为医理。理与术相合，见病能知起源，循因能测结果，望颜色、听声音、诊脉搏，候权衡规矩，可知痛苦，可知寿夭，能预定可治与不可治，返躬可以自信，语人可以了解，著书可以传后，夫是之谓医学。吾闻国人之学西医也，述其师德人某之言曰，中国殆无医之国（此语见北京某医学杂志）。吾国现在之医生，诚不少笑话。然以卫生行政与泰西较，良有逊色。若以平均人民之寿夭言之，以人民之死亡数增殖言之，虽无精密之统计，要亦相去不远。若以中德医生治病之功过言之，更不能指出确证可以轩轾。若谓中医不能出国门一步，此则有国力关系。况现在情形是暂时的，统千百年计之，将来固未可知。又况现在科学能力非无限的，即让一步说，亦五十步之于百步。然则有则皆有，无则皆无，中国果可谓是无医之国，德国亦不可谓是有医之国。若云中国无医，则更不然。夫执果可以溯因，循因可以测果，预言可以征验，语人可以了解，著书可以传后，若此者不足当学，吾不知学字之范围当如何而后可也。若云中国治医者，不能知藏府之真相，体工之变化，以故不足当学，此尤更不然。藏府血肉骨脉，躯体之内景也，喜怒动作痛苦，躯体所标著也。躯体、物质也。其所标著，物质所发生之势力也。凡物质皆有势力，凡势力皆附物质，物质消灭，势力消灭，物质变化，势力变化，就势力之变化欲明其所以然之故，而研究物质之内景，两两对勘，然后知内景若何变化，斯势力若何变化，此即西方人士自负之二十世纪新医学。见势力之变化，心知是物质内景之变化，然无术研求内景，仅仅就势力变化之不同，以推测内景而为之说，见某种势力有变化，悬拟必其所附之物质内景有若何变化，结果其所悬拟，不能与真实相符，此即今日为人诟病之中国旧医学。新旧之争，千言万语，只此数言，已题无剩义。夫所悬拟不能与真实相符，旧医学之劣，已无从为之辩护，天演公例，优胜劣败，既确如其为劣，摧残之可也，废弃之可也，尚安足以言学。然此种见解,可以判断他种事物,不足以判断医学,尤不足以判断中国医学,何以故?曰:此其理由有三。

凡理论与结果不误,必先前提不误。若前提有疑义,则结果鲜有能正确者。今问:西国医学之优点,在能知躯体内景,西国治医者,何故欲知躯体内景,夫亦曰躯体为物质,疾病为势力,欲知势力之所以发生,必先明物质之若何变化,此语良是。然动物之躯体内景与其动作所标著之关系,确有不可思议之秘密,人为尤甚。如云物质消灭,势力消灭,而动物之死躯体绝不消灭,即是一可怪之事。以故近顷学者,颇注力于生命之研究。夫躯体机能完全存在,而有死时之动作忽然息灭,然则躯体为物质,疾病痛苦为此物质所发生之势力,其然而不尽然也。抑不仅生命,即睡眠亦一绝大神秘。西国人谓睡眠是脑筋休息,或谓是仅仅官能休息,但何故睡中有梦,而又不定有梦,于是又有梦的研究,至今莫能揭破其秘密。而西医遇失眠症,辄用安眠药,吾曾值三人,其二皆用安眠药不效,竟至数星期之久目不交睫,后延不佞诊治,用珍珠母丸应手而效。其一为同乡张琴耜之妹,其一为南市富豪沈某也。至于第三人,则为合肥李少川之老太太,因失眠西医予以多量之安眠药,竟长眠不醒,延不佞诊治时,已在大渐之顷,口唇目珠均呈筋挛,如中风状,是似寐而实非寐也。据此,是人类之动作与躯体,其关系尤为不可思议。但就解剖以研究体工,对于治病果能胜任愉快无遗憾乎?此其一也。

中国古医书……对于躯体内景无所知。此亦时代为之无可讳言者。然汉医对于外面可见之病状,所为之条例,创立之治法,则精确无误。往往神行意会,超乎象外,得其环中。例如呕血,面红而脚冷,血液奔迫上溢,此时之有效治法为热酒熨脚,则血可立止。又用生附子麝香贴涌泉穴,则血可以不复上行。是故《内经》云:病在上而取之于上,病在下者取之于上。此有铜山西崩,洛钟东应之妙。后世不知其妙,妄自造作,惯作神话,羌无理由。社会普通人以为中医治病,无非医者意也,而中医之不肖者,亦云医者意也,几何不令人齿冷。再就西医言之,例如遇呕血之病,谓是肺藏血管破裂,此于内景,诚不啻见赐一方……以吾所见西医治血症大多如此沄。吾曾见十人以上,无一幸免者。此种知内景讲解剖之治法,较之汉医不知内景者之治法。一相比较,其相去之悬绝,恐不止百里千里,又孰者当剪辟,孰者不当剪辟也。此其二也。

我国之医学……自汉以前。文字既极简古。且又无书非残编断简,不佞所以疲精劳神治医学者,不过在此残编断简中,于无字处悟得数条精义。假使向者不能于此残偏断简中有所领悟,则吾亦将谓中国无医。须知学问为内美,膏粱文绣为外美,世固不乏处膏粱文绣之中,负有绝大学问之人,亦不乏用其学问,猎取膏粱文绣之人。然内美外美,必竟是两件事。而世人往往误认,以为有外美者必有内美,以故劬学穷儒,言虽是不为世所重,缙绅阀阅,言虽非不为世所轻,此亦目光之视差,识阅之幻觉。此种视差幻觉,振古如斯,于今为烈,而西洋人为尤甚。吾国习惯,他种学问,内美外美尚不甚相远,惟医学则极端相反……故中国医学为尤不易判断。此其三也。

现在西医无有不蔑视中医者,然就吾以上三个理由观之,蔑视果正当否,恐正多商量余地。鄙人此篇之作,初不欲向西医饶舌,但世有学习西医之人,对于中国国粹毫不爱惜,甚至谓轩岐杀人已四千年于兹,如此者其人神经实太躁急,得吾说而存之,亦一剂安脑药也。第二当知学术乃天下之公器,无所谓秘密。又当知凡学有必具之条件。条件云何?可以自谕,可以谕人,可以著书,可以传后。既如此,无所谓可以意会而不可以言传。中国医学所以如此破碎,皆秘之一字为之厉阶。详秘之来由,仍因于无学譬如吾有验方数十,持此方以治病,可以糊口致富,若公开之,则不复能得钱,固所有者仅仅此方,安得不秘。若医学,则如吾上文所言,有学理。学理至细密,辨别至不易,若小有讹误,毫厘千里。如此,苟不欲传人则已,如欲传人,耳提面命之不暇,又安所用秘。又凡学术之真际皆演进的,其假象则退化的,拙著伤寒研究导言中已详言之。是故一种学术,吾受之于师,治之十年二十年,必有所损益,既有损益,必有变化。其所受学苟不误,则所损益变化,必为演进的。如此,则其学当成片段。既成片段,则其人必思于学术史上占一位置。既有此思想,则必设法使吾学能传而后已,此与传种思想同一天性,虽孔颜孟荀之贤圣,浑敦穷奇之凶恶,胥不能外此轨道,则又安有所谓秘密。《千金》云:昔江南诸师,得仲景方秘不示人。历年既久,遂使《伤寒论》破碎不完。所谓江南诸师,皆俗医不能读仲景书者。吾尝以此自验学力,一两年前,尚未能免俗,偶有心得,辄思秘而不宣。今则不然,乃知秘之一字未尽涤除者,学力限之也。客或难曰:君之不辞疲精劳神以讲医学,无非于古书中悟得数条精义,今既不秘,直捷宣布此数条精义可矣,安用函授? 曰:此欲不然。所谓精义,当于无字处求之,是有本源,非可一蹴几者。况吾历无数艰苦,迄今凡十三年,乃仅得之,今兹所定课程,仅两年耳,安有两年书不读,而能得所谓精义者。读书又虑脉学不能了解,必须临诊,此亦不然。若如王叔和、李濒湖之脉学,虽耳提面命,亦不能了解。若吾所言者,首一悉心探讨,无有不彻底明白者。实习固必不可少,然亦不必有师,第最初当于家人父子亲戚朋友之有病者,潜心研究其脉,以观其究竟,既确有把握,然后可为人处方耳。凡医谓脉学仅可意会不可言传,皆自文之辞,不通之论也。

〔注释〕

① 孙世扬《恽铁樵先生年谱》。
② 《保赤新书》章炳麟序。
③ 《保赤新书·小孩难育之故》。
④ 《论医集·对于统一病名建议书之商榷》。
⑤ 《群经见智录·内经之总提纲》。
⑥ 《周易·系辞上传》第十一章。
⑦ 同上。第十二章。
⑧ 同上。
⑨ 《群经见智录·易之基础在四时》。
⑩ 同上。《万物愈变愈繁》。
⑪ 同上。《五行之研究·五行为四时之代名词》。
⑫ 同上。《五行相生之理》《五行相克之理》。
⑬ 《论医集·对于改进中医之意见》以下引文同。
⑭ 《生理新语》,以下引文同。
⑮ 见《论医集·创办函授学校宣言》。